# 临床中医护理方案实用指南

培养临床护理人员掌握中医护理方案的基础知识及具体操作

主审 李 平

主编 冯 凤 高 瞻
　　　夏 艳 张艳秋

山东科学技术出版社

图书在版编目（CIP）数据

临床中医护理方案实用指南/冯凤等主编.—济南：山东科学技术出版社,2019.6
ISBN 978-7-5331-9730-8

Ⅰ.①临… Ⅱ.①冯… Ⅲ.①中医学—护理学—岗位培训—教材 Ⅳ.①R248

中国版本图书馆CIP数据核字（2019）第014958号

# 临床中医护理方案实用指南
LINCHUANG ZHONGYI HULI FANGAN SHIYONG ZHINAN

责任编辑：马　祥
装帧设计：侯　宇

| | |
|---|---|
| 主管单位： | 山东出版传媒股份有限公司 |
| 出　版　者： | 山东科学技术出版社 |
| | 地址：济南市市中区英雄山路189号 |
| | 邮编：250002　电话：（0531）82098088 |
| | 网址：www.lkj.com.cn |
| | 电子邮件：sdkj@sdpress.com.cn |
| 发　行　者： | 山东科学技术出版社 |
| | 地址：济南市市中区英雄山路189号 |
| | 邮编：250002　电话：（0531）82098071 |
| 印　刷　者： | 日照梓名印务有限公司 |
| | 地址：山东省日照市莒县城区潍徐南路西侧 |
| | 邮编：276500　电话：（0633）6826211 |

规格：16开（184mm×260mm）
印张：36.5　字数：755千　印数：1~500
版次：2019年6月第1版　2019年6月第1次印刷
定价：86.00元

主　编　冯　凤　高　瞻　夏　艳　张艳秋
副主编（按姓氏笔画排序）
　　　　万　莹　冯　冉　吕筱霞　邱　岩　陈旭梅　翟　燕
编　委（按姓氏笔画排序）
　　　　王　姗　王力宁　杜曰华　杨俊利　李　军　张　璇
　　　　张　毅　张丹丹　张树光　林庆香　郑可心　崔玲玉
　　　　满红岩

# 前　言

为发挥中医护理特色优势，提高中医护理效果，规范中医护理行为，依据《国家中医护理重点专科建设要求（2013版）》（国中医药办医政发〔2013〕31号）的有关要求，我们积极响应国家中医药管理局的指示和要求，认真推行了52个病种的中医护理方案，并对开展的优势病种中医护理方案的护理效果做了较全面、深入的总结、归纳与分析。在此基础上又增加了50个病种的中医护理方案，并根据国家中医药管理局下发的《22个专业95个病种中医诊疗方案》和《24个专业105个病种中医诊疗方案》中的症状分级标准及疗效评价标准，先后修订了102个病种的"中医护理效果评价表"及"护理效果评价量表"，能够客观地评价中医护理效果，在临床实践中应用良好。

全书分内科系统、外科系统、妇科系统、儿科系统、五官科系统五篇，共102节，另加附录部分。收录了102个病种的中医护理方案，每个方案由六大要素组成，即常见证候要点、常见症状/证候施护、中医特色治疗护理、健康指导、护理难点及护理效果评价，并在每个病种后附表"中医护理效果评价表"及"护理效果评价量表"。附录部分主要载录了中药应用注意事项、特色技术应用注意事项、康复操方法及注意事项、"中医护理效果评价表"的填表说明。

此书为中医临床护理工具用书，内容简明实用，可操作性强，适用于各级中医医院和各级综合性医院中医科的广大临床护理工作者，对中医护理方案的应用起到指导和帮助作用。

由于时间紧，书中不当之处，敬请广大护理同仁提出宝贵意见，予以指正。

编　者<br>2019年5月

# 目 录

## 第一章 内科系统

第一节 哮病（支气管哮喘）中医护理方案 ······················································ 1
第二节 喘证（慢性阻塞性肺疾病急性发作期）中医护理方案 ··························· 7
第三节 肺胀（慢性阻塞性肺疾病稳定期）中医护理方案 ································· 15
第四节 肺痿（肺间质纤维化）中医护理方案 ················································ 20
第五节 心衰（心力衰竭）中医护理方案 ······················································ 26
第六节 胸痹心痛（慢性稳定性心绞痛）中医护理方案 ··································· 34
第七节 促脉证（阵发性心房颤动）中医护理方案 ········································· 40
第八节 眩晕（原发性高血压）中医护理方案 ················································ 46
第九节 中风（脑出血急性期）中医护理方案 ················································ 51
第十节 中风（脑梗死急性期）中医护理方案 ················································ 58
第十一节 中风（脑梗死恢复期）中医护理方案 ············································ 66
第十二节 痴呆（阿尔茨海默病）中医护理方案 ············································ 74
第十三节 颤证（帕金森病）中医护理方案 ·················································· 78
第十四节 面瘫（面神经炎）中医护理方案 ·················································· 83
第十五节 积聚（肝硬化）中医护理方案 ······················································ 88
第十六节 酒癖（酒精性脂肪性肝病）中医护理方案 ······································ 94
第十七节 肝着（慢性乙型病毒性肝炎）中医护理方案 ··································· 99
第十八节 胁痛（胆石症）中医护理方案 ···················································· 104
第十九节 肝内胆管结石急性发作期中医护理方案 ········································· 109
第二十节 胃脘痛（慢性胃炎）中医护理方案 ·············································· 114
第二十一节 胃疡（消化性溃疡）中医护理方案 ··········································· 120
第二十二节 吐酸（胃食管反流病）中医护理方案 ········································ 125
第二十三节 久痢（溃疡性结肠炎）中医护理方案 ········································ 131
第二十四节 大肠息肉（结肠息肉）中医护理方案 ········································ 135
第二十五节 肾衰（慢性肾衰竭）中医护理方案 ··········································· 140
第二十六节 水肿（肾病综合征）中医护理方案 ··········································· 146

— 1 —

| 第二十七节 | 热淋（尿路感染）中医护理方案 | 153 |
| 第二十八节 | 消渴（2型糖尿病）中医护理方案 | 158 |
| 第二十九节 | 消渴病肾病（糖尿病肾病）中医护理方案 | 167 |
| 第三十节 | 瘿病（甲状腺功能亢进症）中医护理方案 | 172 |
| 第三十一节 | 虚劳（甲状腺功能减退症）中医护理方案 | 178 |
| 第三十二节 | 虚劳（慢性再生障碍性贫血）中医护理方案 | 183 |
| 第三十三节 | 虚劳（急性白血病）中医护理方案 | 188 |
| 第三十四节 | 紫癜（免疫性血小板减少症）中医护理方案 | 193 |
| 第三十五节 | 尪痹（类风湿关节炎）中医护理方案 | 198 |
| 第三十六节 | 脊痹（强直性脊柱炎）中医护理方案 | 204 |
| 第三十七节 | 阴阳毒（系统性红斑狼疮）中医护理方案 | 210 |
| 第三十八节 | 肺积（肺癌）中医护理方案 | 216 |
| 第三十九节 | 胃积（胃癌）中医护理方案 | 225 |
| 第四十节 | 肝积（肝癌）中医护理方案 | 231 |
| 第四十一节 | 外感发热（上呼吸道感染）中医护理方案 | 239 |

## 第二章　外科系统

| 第一节 | 肠痈（阑尾炎）中医护理方案 | 244 |
| 第二节 | 肠结（肠梗阻）中医护理方案 | 248 |
| 第三节 | 噎膈（食管癌）中医护理方案 | 253 |
| 第四节 | 脑瘤（颅内肿瘤）中医护理方案 | 258 |
| 第五节 | 脑髓震荡（脑震荡）中医护理方案 | 263 |
| 第六节 | 气瘿（结节性甲状腺肿）中医护理方案 | 267 |
| 第七节 | 乳痈（乳腺炎）中医护理方案 | 272 |
| 第八节 | 乳岩（乳腺癌）中医护理方案 | 278 |
| 第九节 | 癃闭（前列腺增生）中医护理方案 | 284 |
| 第十节 | 筋疝（精索静脉曲张）中医护理方案 | 289 |
| 第十一节 | 石淋（泌尿系结石）中医护理方案 | 293 |
| 第十二节 | 骨折（锁骨骨折）中医护理方案 | 298 |
| 第十三节 | 骨折（桡骨远端骨折）中医护理方案 | 302 |
| 第十四节 | 骨折（跟骨骨折）中医护理方案 | 306 |
| 第十五节 | 骨折（肱骨干骨折）中医护理方案 | 311 |
| 第十六节 | 骨折（胫腓骨骨折）中医护理方案 | 317 |
| 第十七节 | 骨折（股骨粗隆间骨折）中医护理方案 | 322 |

第十八节　骨折（单纯性胸腰椎压缩骨折）中医护理方案 …………………………… 327

第十九节　骨折（股骨颈骨折）中医护理方案 …………………………………… 333

第二十节　腰椎间盘突出症中医护理方案 ………………………………………… 339

第二十一节　项痹（神经根型颈椎病）中医护理方案 …………………………… 347

第二十二节　腰腿痛（腰椎管狭窄症）中医护理方案 …………………………… 356

第二十三节　膝痹（膝关节骨性关节炎）中医护理方案 ………………………… 363

第二十四节　骨蚀（成人股骨头缺血性坏死）中医护理方案 …………………… 369

第二十五节　脱位（发育性髋关节脱位）中医护理方案 ………………………… 375

第二十六节　骨折（儿童肱骨髁上骨折）中医护理方案 ………………………… 381

第二十七节　骨折（儿童股骨干骨折）中医护理方案 …………………………… 386

第二十八节　骨蚀（儿童股骨头坏死）中医护理方案 …………………………… 392

第二十九节　骨痹（骨性关节炎）中医护理方案 ………………………………… 396

第三十节　筋伤（膝关节韧带损伤）中医护理方案 ……………………………… 401

第三十一节　漏肩风（肩周炎）中医护理方案 …………………………………… 407

第三十二节　股肿（下肢深静脉血栓形成）中医护理方案 ……………………… 413

第三十三节　臁疮（下肢溃疡）中医护理方案 …………………………………… 418

第三十四节　脱疽（闭塞性动脉硬化症未溃期）中医护理方案 ………………… 424

第三十五节　脱疽（糖尿病足——糖尿病肢体动脉闭塞症）
未溃期中医护理方案 ……………………………………………………… 429

第三十六节　丹毒护理方案 ………………………………………………………… 434

第三十七节　痔（混合痔）中医护理方案 ………………………………………… 438

第三十八节　肛痈（肛门直肠周围脓肿）中医护理方案 ………………………… 444

第三十九节　肛漏（肛瘘）中医护理方案 ………………………………………… 450

第四十节　结直肠癌中医护理方案 ………………………………………………… 454

第四十一节　白疕（寻常型银屑病）中医护理方案 ……………………………… 460

第四十二节　蛇串疮（带状疱疹）中医护理方案 ………………………………… 465

第四十三节　湿疮（湿疹）中医护理方案 ………………………………………… 470

## 第三章　妇科系统

第一节　胎动不安（先兆流产）中医护理方案 …………………………………… 475

第二节　滑胎（习惯性流产）中医护理方案 ……………………………………… 480

第三节　异位妊娠中医护理方案 …………………………………………………… 485

第四节　月经过多症（无排卵性功能失调性子宫出血）中医护理方案 ………… 489

第五节　带下（盆腔炎性疾病）中医护理方案 …………………………………… 493

第六节　不孕症中医护理方案 ·················· 498

## 第四章　儿科系统

第一节　肺炎喘嗽（小儿肺炎）中医护理方案 ·················· 503

第二节　哮病（小儿支气管哮喘）中医护理方案 ·················· 508

第三节　心痹（小儿病毒性心肌炎）中医护理方案 ·················· 513

第四节　紫癜（小儿过敏性紫癜）中医护理方案 ·················· 518

第五节　痫证（癫痫）中医护理方案 ·················· 523

第六节　泄泻（小儿腹泻病）中医护理方案 ·················· 527

## 第五章　五官科系统

第一节　青盲（视神经萎缩）中医护理方案 ·················· 532

第二节　视瞻昏渺（老年性黄斑变性）中医护理方案 ·················· 536

第三节　圆翳内障（白内障）中医护理方案 ·················· 541

第四节　暴聋（突发性耳聋）中医护理方案 ·················· 545

第五节　耳鸣（特发性耳鸣）中医护理方案 ·················· 551

第六节　耳胀（分泌性中耳炎）中医护理方案 ·················· 556

## 附　录

附录1　中药应用注意事项 ·················· 561

附录2　特色技术应用注意事项 ·················· 562

附录3　物理疗法的方法及注意事项 ·················· 572

附录4　"中医护理效果评价表"填表说明 ·················· 574

# 第一章 内科系统

## 第一节 哮病(支气管哮喘)中医护理方案

### 一、常见证候要点

(一)发作期(病期诊断中属急性发作期和部分慢性持续期患者)

1. 风哮证　时发时止,发作时喉中哮鸣有声,反复发作,休止时又如常人,发病前多有鼻痒、咽痒、喷嚏、咳嗽等症。舌淡苔白。

2. 寒哮证　喉中哮鸣如水鸡声,呼吸急促,喘憋气逆,痰多、色白多泡沫,易咯,口不渴或渴喜热饮,恶寒,天冷或受寒易发;肢冷,面色青晦。舌苔白滑。

3. 热哮证　喉中痰鸣如吼,咯痰黄稠,胸闷,气喘息粗,甚则鼻翼煽动,烦躁不安,发热口渴,或咳吐脓血腥臭痰,胸痛,大便秘结,小便短赤。舌红苔黄腻。

4. 虚哮证　喉中哮鸣如鼾,声低,气短气促,动则喘甚,发作频繁,甚至持续喘哮,咳痰无力。舌质淡或偏红,或紫暗。

(二)缓解期(病期诊断中属缓解期和部分慢性持续期患者)

1. 肺脾气虚证　气短声低,喉中时有轻度哮鸣,痰多质稀,色白,自汗,怕风,常易感冒,倦怠乏力,食少便溏,舌质淡,苔白。

2. 肺肾两虚证　气短气促,动则为甚,吸气不利,咳痰质黏起沫,脑转耳鸣,腰膝酸软,心慌,不耐劳累,或五心烦热,颧红,口干,舌质红,少苔,脉细数;或畏寒肢冷,面色苍白,舌苔淡白,质胖。

### 二、常见症状/证候施护

(一)喘息哮鸣

1. 观察呼吸频率、节律、深浅,发作持续时间,发现异常应及时报告医师。

2. 取适宜体位,可高枕卧位、半卧位或端坐位。

3. 遵医嘱耳穴贴压(耳穴埋豆),取平喘、肺、肾上腺、交感等穴。

4. 遵医嘱穴位按摩,取中府、云门、孔最、膻中等穴。

5. 遵医嘱拔火罐,取肺俞、膏肓、定喘等穴。

6. 遵医嘱穴位贴敷,取肺俞、天突、天枢、定喘等穴,三伏贴效果尤甚。

7. 遵医嘱中药泡洗。

8. 遵医嘱中药离子导入。

9. 遵医嘱刮痧,取大椎、肺俞、膻中等穴。

(二)咳嗽、咳痰

1. 观察咳嗽的性质、程度、持续时间,以及咳痰的量、颜色、性状。

2. 咳嗽胸闷者取半坐卧位。

3. 持续性咳嗽时,可频饮温开水。

4. 做深呼吸训练,采用有效咳嗽、翻身拍背、胸背部叩击或机械排痰等方法。

5. 指导患者正确留取痰标本,以采集清晨的第一口痰为宜,先漱口,再从气管深处咳出痰液,吐入无菌容器内,留取的痰标本最好立即送检。

6. 遵医嘱耳穴贴压(耳穴埋豆),取肺、气管、神门、皮质下、大肠等穴。

7. 遵医嘱拔火罐,取肺俞、膏肓、定喘、脾俞、肾俞等穴。

8. 遵医嘱穴位贴敷,取肺俞、膏肓、定喘、天突等穴。

9. 遵医嘱穴位按摩,取肺俞、膻中、中府、云门、孔最等穴。

(三)胸闷、气短

1. 观察胸闷的性质、持续时间、诱发因素及伴随症状等。

2. 协助患者变换舒适体位。

3. 遵医嘱氧疗。

4. 遵医嘱拔火罐,取膻中、肺俞等穴。

5. 遵医嘱耳穴贴压(耳穴埋豆),取心、胸、神门、小肠、皮质下等穴。

### 三、中医特色治疗护理

(一)药物治疗

1. 内服中药　寒哮证服用中药汤剂宜热服,热哮证宜偏凉服。补虚汤药宜温服。服用含麻黄的中药时,注意观察患者汗出及生命体征变化情况。

2. 注射给药。

3. 外用中药。

4. 用药注意事项

(1)使用吸入剂的注意事项:①患者吸入药物时取坐位,指导其正确使用吸入装置,保证嘴唇包住吸入制剂的吸嘴。②指导患者正确的呼吸方法,用力呼气后再用口尽力吸入,屏气5秒,确保药物充分发挥药效。③使用含激素类药物后应及时漱口,避免激素残留在口腔引起真菌感染。④不得擅自停药。

(2)指导患者按时用药,遵医嘱适时调整药物,不可自行减药或停药。

(3)告知患者哮病难以速愈和根治。虽然在缓解期常自我感觉没有症状,但是气道的高反应性还持续存在,必须坚持长期用药。

(二)特色技术

1. 耳穴贴压(耳穴埋豆)。

2. 穴位按摩。

3. 拔火罐。

4. 穴位贴敷。

5. 中药泡洗。

6. 中药离子导入。

7. 刮痧。

(三)物理治疗

1. 胸部叩击　患者取侧卧位或坐位,叩击者手掌弯曲呈杯状,以手腕力量从肺底自下而上、由外向内迅速有节律地叩击胸壁,每侧肺叶叩击1~3分钟,每分钟叩击120~180次。

注意事项:①用单层薄布保护叩击部位。②叩击时避开心脏骨突部位及衣服拉链、纽扣处。③叩击力量适中,宜在餐后2小时或餐前30分钟完成。

2. 有效咳嗽　指导患者采取坐位,咳嗽时同时收缩腹肌,或用手按压上腹部,帮助痰液咳出。

注意事项:①不宜在空腹或饱餐时进行,宜在饭后1~2小时进行。②有效咳嗽时可让患者怀抱枕头。

3. 振动排痰　可采用振动排痰机每日治疗2~4次,每次15~20分钟。

注意事项:①不宜在饱餐时进行,宜在餐后1~2小时进行。②应避开胃肠、心脏和脊柱等部位。③建议使用一次性叩罩,避免交叉感染。

(四)呼吸功能锻炼

1. 腹式呼吸。

2. 缩唇呼吸。

3. 呼吸吐纳功。

四、健康指导

(一)生活起居

1. 寒哮患者病室宜阳光充足,温度宜偏暖,避风寒;热哮患者病室应凉爽通风。

2. 在心肺康复锻炼基础上增加太极拳、八段锦,可做腹式呼吸、缩唇呼吸和呼吸吐纳功,以提高肺活量,改善呼吸功能。

3. 注意加强过敏原识别与规避,及时检测过敏原的类别,在日常生活中规避防范过敏原。

4. 自我保健锻炼

(1) 按摩保健穴位,取迎香、风池、三阴交、膻中等穴。

(2) 足底按摩,取涌泉穴。

(3) 叩齿保健。

(二) 饮食指导

避免摄入易引起过敏的食品,如蛋白、海鲜类,忌食辛辣油腻等刺激之品。

1. 风哮证　宜食祛风涤痰、降气平喘的食品,如杏仁、萝卜等。食疗方:杏仁粥等。

2. 寒哮证　宜食温肺散寒、豁痰利窍的食品,如葱、姜、胡椒等。食疗方:椒目粉可配菜或制成胶囊。

3. 热哮证　宜食清热宣肺、化痰定喘的食品,如梨汁、杏仁等。食疗方:雪梨川贝冰糖饮等。

4. 虚哮证　宜食补肺纳肾、降气化痰的食品,如木耳、核桃、胡桃等。食疗方:核桃粥等。

5. 肺脾气虚证　宜食健脾补肺益气的食品,如南瓜、银耳、山药等。食疗方:莲子银耳汤等。

6. 肺肾两虚证　宜食补肺益肾的食品,如杏仁、黑豆、百合等。食疗方:白果核桃粥等。

(三) 情志调理

1. 进行心理疏导,耐心倾听患者的倾诉,避免不良情绪刺激。

2. 鼓励家属多陪伴患者,给予患者心理支持。

3. 介绍疾病相关知识,积极配合治疗。

4. 告知患者情志因素对疾病的影响。

五、护理难点

患者对哮喘的规范治疗配合及依从性较差。指导患者预防过敏原的方法。

解决思路如下。

1. 向患者讲解规范用药的重要性和必要性,告知患者哮喘是可以预防和治疗的,良好的哮喘控制可以提高生活质量。

2. 保持病室空气新鲜和流通,温湿度适宜,防止粉尘、药物和花草等产生的刺激性气味,不养猫狗等宠物以及铺地毯,饮食忌辛辣和海鲜,春秋高发季节外出需戴口罩。

六、护理效果评价

见:哮病(支气管哮喘)中医护理效果评价表

见:哮病(支气管哮喘)护理效果评价量表

## 附表1 哮病（支气管哮喘）中医护理效果评价表

医院：　　　　科室：　　　　入院日期：　　　出院日期：　　　住院天数：

患者姓名：　　　性别：　　　年龄：　　　　ID：　　　　文化程度：

纳入中医临床路径：是□　否□

证候诊断：发作期　　风哮证□　　寒哮证□　　热哮证□　　虚哮证□

　　　　　缓解期　　肺脾气虚证□　　肺肾两虚证□　　其他□

（一）护理效果评价

| 主要症状 | 主要辨证施护方法 | 中医护理技术 | 护理效果 |
|---|---|---|---|
| 喘息哮鸣□ | 1. 口腔清洁□<br>2. 活动指导□<br>3. 饮食指导□<br>4. 其他护理措施 | 1. 耳穴贴压□　应用次数：＿＿次　应用时间：＿＿天<br>2. 穴位贴敷□　应用次数：＿＿次　应用时间：＿＿天<br>3. 穴位按摩□　应用次数：＿＿次　应用时间：＿＿天<br>4. 其他：＿＿　应用次数：＿＿次　应用时间：＿＿天 | 好　□<br>较好□<br>一般□<br>差　□ |
| 咳嗽、咳痰□ | 1. 体　　位□<br>2. 有效咳嗽□<br>3. 胸部叩击□<br>4. 振动排痰□<br>5. 其他护理措施 | 1. 耳穴贴压□　应用次数：＿＿次　应用时间：＿＿天<br>2. 拔火罐□　应用次数：＿＿次　应用时间：＿＿天<br>3. 足部中药泡洗□　应用次数：＿＿次　应用时间：＿＿天<br>4. 中药离子导入□　应用次数：＿＿次　应用时间：＿＿天<br>5. 其他：＿＿　应用次数：＿＿次　应用时间：＿＿天<br>（请注明，下同） | 好　□<br>较好□<br>一般□<br>差　□ |
| 胸闷、气短□ | 1. 体　　位□<br>2. 氧　　疗□<br>3. 呼吸功能锻炼□<br>4. 放松术□<br>5. 其他护理措施 | 1. 耳穴贴压□　应用次数：＿＿次　应用时间：＿＿天<br>2. 穴位按摩□　应用次数：＿＿次　应用时间：＿＿天<br>3. 穴位贴敷□　应用次数：＿＿次　应用时间：＿＿天<br>4. 其他：＿＿　应用次数：＿＿次　应用时间：＿＿天 | 好　□<br>较好□<br>一般□<br>差　□ |
| 其他□<br>（请注明） | 1.<br>2.<br>3. |  | 好　□<br>较好□<br>一般□<br>差　□ |

## (二)护理依从性及满意度评价

| 评价项目 | | 患者对护理的依从性 | | | 患者对护理的满意度 | | |
|---|---|---|---|---|---|---|---|
| | | 依从 | 部分依从 | 不依从 | 满意 | 一般 | 不满意 |
| 中医护理技术 | 耳穴贴压(耳穴埋豆) | | | | | | |
| | 拔火罐 | | | | | | |
| | 穴位贴敷 | | | | | | |
| | 穴位按摩 | | | | | | |
| | 中药离子导入 | | | | | | |
| | 中药雾化 | | | | | | |
| | 中药泡洗 | | | | | | |
| | 艾灸 | | | | | | |
| 健康指导 | | / | / | / | | | |
| 签名 | | 责任护士签名: | | | 上级护士或护士长签名: | | |

## (三)对本病中医护理方案的评价

实用性强□　　实用性较强□　　实用性一般□　　不实用□

改进意见:

## (四)评价人(责任护士)

姓名:_____　技术职称:_____　完成日期:_____　护士长签字:_____

### 附表2　哮病(支气管哮喘)护理效果评价量表

| 分级<br>症状 | 无<br>(0分) | 轻(2分) | 中(4分) | 重(6分) | 实施前评价 | | 实施后评价 | |
|---|---|---|---|---|---|---|---|---|
| | | | | | 日期 | 分值 | 日期 | 分值 |
| 咳痰 | 无 | 昼夜咳痰10~60 mL | 昼夜咳痰60~100 mL | 昼夜咳痰>100 mL | | | | |
| 喘息 | 无 | 活动后感气急,呼吸困难轻度发作 | 休息时易感呼吸困难 | 静息时喘息明显,不能平卧,影响睡眠和生活 | | | | |

(续表)

| 分级<br>症状 | 无<br>(0分) | 轻(2分) | 中(4分) | 重(6分) | 实施前评价 | | 实施后评价 | |
|---|---|---|---|---|---|---|---|---|
| | | | | | 日期 | 分值 | 日期 | 分值 |
| 气短 | 无 | 偶有发作,不影响正常工作 | 轻度疼痛,不影响工作 | 发作频繁 | | | | |
| 咳嗽 | 无 | 间断咳嗽,不影响正常生活 | 介于轻度和中度之前 | 咳嗽频繁或阵咳,影响睡眠和工作 | | | | |

# 第二节 喘证(慢性阻塞性肺疾病急性发作期)中医护理方案

## 一、常见证候要点

(一)外寒内饮证

受凉后出现头痛、身痛,发热畏寒,咳嗽,气急,喉中痰声辘辘,痰色白清稀,胸闷气憋。舌质淡,苔薄白,脉滑或弦紧。

(二)风热犯肺证

发热,头痛、肢体酸痛,咳嗽,憋喘,气急,痰黄质稠。舌质红,苔薄白或黄,脉滑或脉浮数。

(三)痰浊壅肺证

咳嗽喘息,咯唾痰涎,量多色灰白,心胸憋闷,气短,不得平卧,脘痞纳呆。苔白腻,脉弦滑。

(四)肺气郁闭证

常因情志刺激而诱发,发时突然呼吸短促,息粗气憋,胸闷,咽中如窒。平素多忧思抑郁,失眠,心悸。苔薄,脉弦。

## 二、常见症状/证候施护

(一)咳嗽咳痰

1. 保持病室空气新鲜,温度保持在18~22℃,湿度控制在50%~60%。减少环境的不良刺激,避免寒冷或干燥空气、烟尘、花粉及刺激性气体等。

2. 使患者保持舒适体位,咳嗽胸闷者取半卧位或半坐卧位,持续性咳嗽时,可频饮温开水,以减轻咽喉部的刺激。

3. 每日清洁口腔2次,保持口腔卫生,有助于预防口腔感染、增进食欲。

4. 密切观察咳嗽的性质、程度、持续时间、规律以及咳痰的颜色、性状、量及气味,有无喘促、发绀等伴随症状。

5. 加强气道湿化,痰液黏稠时多饮水,在心肾功能正常的情况下,每日饮水 1 500 mL 以上,必要时遵医嘱行雾化吸入,痰液黏稠无力咳出者可行机械吸痰。

6. 协助翻身拍背,指导患者掌握有效咳嗽、咳痰、深呼吸的方法。

7. 指导患者正确留取痰标本,及时送检。

8. 遵医嘱给予止咳、祛痰药物,用药期间注意观察药物疗效及不良反应。

9. 遵医嘱耳穴贴压(耳穴埋豆),根据病情需要,可选择肺、气管、神门、皮质下等穴位。

10. 遵医嘱穴位贴敷,三伏天时根据病情需要,可选择肺俞、膏肓、定喘、天突等穴位。

11. 遵医嘱拔火罐疗法,根据病情需要,可选择肺俞、膏肓、定喘、脾俞、肾俞等穴位。

12. 饮食宜清淡、易消化,少食多餐,避免油腻、辛辣刺激及海腥发物。可适当食用化痰止咳的食疗方,如杏仁、梨、陈皮粥等。

(二)喘息气短

1. 保持病室安静、整洁、空气流通、温湿度适宜,避免灰尘、刺激性气味。

2. 密切观察生命体征变化,尤其是呼吸频率,指导患者做缓慢深呼吸。

3. 遵医嘱给予吸氧,一般给予鼻导管、低流量、低浓度持续给氧,每分钟 1~2 L,氧疗时间每日不少于 15 小时。观察用氧效果。

4. 取适宜体位,如高枕卧位、半卧位或端坐位,端坐呼吸者提供床旁桌支撑以减少体力消耗,鼓励患者缓慢深呼吸,以减缓呼吸困难。

5. 密切观察患者喘息气短的程度、持续时间及有无短期内突然加重的征象,评价缺氧的程度。观察有无皮肤潮红、球结膜充血、搏动性头痛等二氧化碳潴留的表现。

6. 指导患者进行呼吸功能锻炼,常用的锻炼方式有缩唇呼吸、腹式呼吸等。

7. 遵医嘱耳穴贴压(耳穴埋豆),根据病情需要,可选择交感、心、胸、肺、皮质下等穴位。

8. 遵医嘱穴位按摩,根据病情需要,可选择列缺、内关、气海、足三里等穴位。

9. 遵医嘱艾灸疗法,根据病情需要,可选择大椎、肺俞、命门、足三里、三阴交等穴位。

10. 指导患者进食低糖、高蛋白、高维生素饮食,忌食辛辣、煎炸之品。

(三)发热

1. 保持病室整洁、安静,空气清新流通,温湿度适宜。

2. 卧床休息。

3. 监测体温并记录生命体征。

4. 降低体温

(1)物理降温,用温水擦浴、冰袋等措施,患者汗出时,及时协助擦拭和更换衣服、被褥,避免汗出当风。

(2)药物降温,遵医嘱应用药物降温,发汗解表时,密切观察体温变化、汗出情况以及药物不良反应,以逐渐降温为宜,防止虚脱。

5. 口腔护理,饭后刷牙,可用金银花液等漱口,每日饮水≥2 000 mL。

6. 饮食护理,饮食以清淡、易消化、富营养为原则。多食新鲜水果和蔬菜,进食清热生津之品,如苦瓜、冬瓜、绿豆、荸荠等,忌煎炸、肥腻、辛辣之品。

7. 感受外邪引起的发热,遵医嘱行刮痧疗法,可选择大椎、风池、肺俞、脾俞等穴位。

(四)腹胀纳呆

1. 保持病室整洁、空气流通,避免刺激性气味,及时倾倒痰液,更换污染被褥、衣服,以利促进患者食欲。

2. 保持口腔清洁,去除口腔异味。

3. 与患者有效沟通,积极开导,帮助其保持情绪稳定,避免不良情志刺激。

4. 鼓励患者多运动,病情较轻者鼓励下床活动,可每日散步20~30分钟,或打太极拳等。病情较重者,指导其在床上进行翻身、四肢活动等主动运动,或予四肢被动运动,以肚脐为中心,顺时针按摩腹部10~20分钟,每日2~3次。

5. 遵医嘱耳穴贴压(耳穴埋豆),可选择脾、胃、三焦、胰、胆等穴位。

6. 遵医嘱穴位按摩,可选择足三里、中脘、内关等穴位。

7. 遵医嘱穴位贴敷,可选择中脘、气海、关元、神阙等穴位。

8. 遵医嘱使用中药热罨包热熨,可选择粗盐加艾绒、吴茱萸、木香等行气消胀的中药,以温经通络、调和气血。

9. 饮食宜清淡易消化,忌肥甘厚味、甜腻之品,少量多餐,避免在餐前和进餐时食入过多,摄入豆类、芋头、红薯等产气食物。

三、中医特色治疗护理

(一)药物治疗

1. 内服中药(中药汤剂、中成药) 严格按医嘱用药,宜早晨和晚上睡前空腹温水调服,服药期间避免油腻、海鲜、辛辣之品。戒烟、限酒,忌饮浓茶。

2. 中药静脉给药。

(二)特色技术

1. 穴位贴敷。

2. 耳穴贴压(耳穴埋豆)。

3. 中药熏蒸。

4. 穴位按摩。

5. 灸法(葫芦灸)。

6. 中药泡洗。

7. 拔火罐。

8. 中药热熨包。

9. 雾化吸入，遵医嘱用药，给予超声雾化吸入治疗，每日 2 次，每次 15~20 分钟。

（三）物理治疗

1. 抹胸拍肺　两手交替由一侧肩部由上至下呈斜线抹至另侧肋下角部，各 10 次。两手自两侧肺尖部开始沿胸廓自上而下拍打，各 10 次。

2. 胸部叩击　患者侧卧位或在他人协助下取坐位，操作者从肺底自下而上、由外向内、迅速而有节律地叩击胸壁。每一肺叶叩击 1~3 分钟，每分钟叩击 120~180 次。

注意事项：①叩击前听诊评估；②用单层薄布覆盖叩击部位；③叩击时避开乳房、心脏、骨突部位及衣服拉链、纽扣等处；④叩击力量应适中，宜在餐后 2 小时至餐前 30 分钟完成。

3. 有效咳嗽　患者尽可能采用坐位，先进行深而慢的腹式呼吸 5~6 次，然后深吸气至膈肌完全下降，屏气 3~5 秒，继而缩唇，经口将肺内气体缓慢地呼出，再深吸一口气屏气 3~5 秒，身体前倾，从胸腔进行 2~3 次短促有力的咳嗽，咳嗽时同时收缩腹肌，或用手按压上腹部，帮助痰液咳出。

注意事项：①不宜在空腹、饱餐时进行，在饭后 1~2 小时进行为宜；②有效咳嗽时，可让患者怀抱枕头。

4. 振动排痰　可采用振动排痰机，每日治疗 2~4 次，每次 15~20 分钟。

注意事项：①不宜在饱餐时进行，在餐前或餐后 1~2 小时为宜；②叩击头应避开胃肠、心脏、脊柱等部位；③建议使用一次性纸制叩击头罩，避免交叉感染。

（四）呼吸功能锻炼

1. 腹式呼吸　患者取立位、坐位或平卧位，两膝半屈或膝下垫小枕，使腹肌放松。一手放于腹部，一手放于胸部，用鼻缓慢吸气时膈肌最大幅度下降，腹肌松弛，腹部手感向上抬起，胸部手在原位不动，抑制胸廓运动；呼气时腹肌收缩帮助膈肌松弛，膈肌随腹腔内压增加而上抬，增加呼气潮气量。

注意事项：腹式呼吸需要增加能量消耗，因此应指导患者只能在疾病恢复期进行锻炼，同时可配合缩唇呼气法，每日进行锻炼，时间由短到长，逐渐习惯于平稳而缓慢的腹式呼吸。

2. 缩唇呼吸　患者闭嘴经鼻吸气，然后通过缩唇（吹口哨样）缓慢呼气，同时收缩腹部，吸气和呼气时间比为 1∶2 或 1∶3，尽量深吸慢呼，每分钟呼吸 7~8 次，每次 10~20 分钟，每日锻炼 2 次。

3. 呼吸操（坐式呼吸操）　坐于椅上或床边，双手握拳，肘关节屈伸 4~8 次，屈吸伸呼；平静深呼吸 4~8 次；展臂吸气，抱胸呼气 4~8 次；双膝交替屈伸 4~8 次，伸吸屈呼；双手抱单膝时吸气，压胸时呼气，左右交替 4~8 次；双手分别搭同侧肩，上身左右旋转 4~8 次，旋吸复呼。

注意事项:①呼吸功能锻炼时,全身肌肉要放松,节奏要自然轻松,动作由慢而快;②不可操之过急,要长期坚持锻炼;③不宜空腹及饱餐时进行,在饭后 1~2 小时进行为宜;④呼吸操一般每日练习 2~3 次,每次 5~10 分钟,根据个人病情进行,以患者不感到疲劳为宜。

### 四、健康指导

(一)生活起居

1. 保持室内空气新鲜流通,温湿度适宜。指导患者戒烟,室内勿放鲜花等可能引起过敏的物品,避免花粉及刺激性气体的吸入。

2. 在寒冷季节或气候转变时,及时增减衣物,勿汗出当风。在呼吸道传染病流行期间,尽量避免去人群密集的公共场所,避免感受外邪诱发或加重病情。

3. 劳逸结合,起居有常。喘证患者易疲劳,应保证充分的休息和睡眠,病情加重时减少活动量。

4. 经常做深呼吸,腹式呼吸和缩唇呼吸联合应用,提高肺活量,改善呼吸功能。

5. 自我保健锻炼

(1)步行:每日步行 500~1 500 米,运动量由小到大。开始时,可用自己习惯的中速步行,以后可采用中速—快速—慢速的程序步行。

(2)按摩保健穴位:经常按摩睛明、迎香、颊车、合谷、内关、足三里、肾俞、三阴交等。

(3)足底按摩:取肾、输尿管、膀胱、肺、喉、气管、肾上腺等反射区,每个反射区按摩 3 分钟,每日 3 次。

(4)叩齿保健:指导患者叩齿,每日早晚各 1 次,每次 3 分钟左右。叩齿时可用双手指有节律地搓双侧耳孔,提拉双耳郭直到发热为止。

(5)传统养生操:可选择五禽戏、太极拳或八段锦,每周进行 3 次以上,每次 15 分钟。

(二)饮食指导

饮食调节原则:以高热量、高蛋白和高维生素为宜,并补充适量无机盐,同时避免摄入过多糖类及易产气食物。多吃绿叶蔬菜及水果,食物宜软烂,以利于消化吸收,同时忌辛辣、肥腻、过甜、过咸及煎炸之品,戒烟酒。

(1)外寒内饮证:宜进食疏风散寒、宣肺止咳的食物,如紫苏粥、白果煲鸡等。

(2)风热犯肺证:宜进食疏风清热、宣肺化痰的食物,如金银花茶。

(3)痰浊壅肺证:宜进食清肺化痰、理气止咳的食物,如雪梨银耳百合汤等。

(4)肺气郁闭证:宜进食开郁宣肺、降气平喘的食物,如杏仁粥、萝卜生姜汁等。

(三)情志调理

1. 责任护士多与患者沟通,了解其心理状态,及时予以心理疏导。

2. 责任护士应主动介绍疾病知识,使患者了解引起喘证的原因和转归,指导排痰和呼吸功能锻炼,鼓励患者积极防治,消除消极悲观态度及焦虑情绪,克服对疾病的恐惧心理,改善其治疗依从性。

3. 鼓励病友间多沟通交流防治疾病的经验,指导患者学会自我排解烦恼及忧愁,通过适当运动、音乐欣赏、书法绘画等移情易性,保持乐观开朗情绪,避免忧思恼怒对人体的不利影响。

4. 鼓励家属多陪伴患者,给予患者情感支持,增强其治疗疾病的信心。

### 五、护理难点

患者对呼吸功能锻炼的配合及依从性较差:患者年龄较大,对呼吸功能锻炼的方法较难掌握;同时对锻炼效果期望过高,但实际效果并非立竿见影,故容易失去坚持锻炼的信心。

解决思路如下。

1. 向患者讲解疾病的发生、发展及转归,使患者了解呼吸功能锻炼的重要性和必要性。

2. 建立良好的护患关系,制订切实可行的呼吸功能锻炼方案。

3. 采用多种教育方法,理论与实践结合进行呼吸功能锻炼指导,使患者易于接受和理解。

4. 鼓励病友间沟通、交流,争取亲友等社会支持,提高患者训练的信心。

### 六、护理效果评价

见:喘证(慢性阻塞性肺疾病急性发作期)中医护理效果评价表

见:喘证(慢性阻塞性肺疾病急性发作期)护理效果评价量表

**附表1 喘证(慢性阻塞性肺疾病急性发作期)中医护理效果评价表**

医院:　　　　科室:　　　　入院日期:　　　　出院日期:　　　　住院天数:

患者姓名:　　　性别:　　　年龄:　　　ID:　　　　　　文化程度:

纳入中医临床路径:是□　否□

证候诊断:外寒内饮证□　　风热犯肺证□　　痰浊壅肺证□　　肺气郁闭证□
　　　　其他□

(一)护理效果评价

| 主要症状 | 主要辨证施护方法 | 中医护理技术 | 护理效果 |
|---|---|---|---|
| 咳嗽、咳痰□ | 1. 体　位□<br>2. 有效咳痰/深呼吸□<br>3. 口腔护理□<br>4. 气道湿化<br>5. 翻身拍背□<br>　　___次/天<br>6. 其他护理措施 | 1. 耳穴贴压□　应用次数:___次　应用时间:___天<br>2. 穴位贴敷□　应用次数:___次　应用时间:___天<br>3. 拔火罐□　　应用次数:___次　应用时间:___天<br>4. 其他:_____　应用次数:___次　应用时间:___天<br>(请注明,下同) | 好　□<br>较好□<br>一般□<br>差　□ |

（续表）

| 主要症状 | 主要辨证施护方法 | 中医护理技术 | 护理效果 |
|---|---|---|---|
| 喘息、气短□ | 1. 体位□<br>2. 氧疗□（方案中无）<br>3. 缓慢深呼吸□<br>4. 缩唇/腹式呼吸训练□<br>5. 其他护理措施 | 1. 耳穴贴压□ 应用次数：____次 应用时间：____天<br>2. 穴位按摩□ 应用次数：____次 应用时间：____天<br>3. 灸　法□ 应用次数：____次 应用时间：____天<br>4. 其他：____ 应用次数：____次 应用时间：____天 | 好　□<br>较好□<br>一般□<br>差　□ |
| 发热□ | 1. 监测体温□<br>2. 物理降温□<br>3. 口腔护理□<br>4. 皮肤护理□<br>5. 其他护理措施 | 1. 刮痧□ 应用次数：____次 应用时间：____天<br>2. 其他：____ 应用次数：____次 应用时间：____天 | 好　□<br>较好□<br>一般□<br>差　□ |
| 腹胀、纳呆□ | 1. 口腔清洁□<br>2. 情志护理□<br>3. 运动指导□<br>4. 饮食调护□<br>5. 其他护理措施 | 1. 耳穴贴压□ 应用次数：____次 应用时间：____天<br>2. 穴位按摩□ 应用次数：____次 应用时间：____天<br>3. 穴位贴敷□ 应用次数：____次 应用时间：____天<br>4. 中药热罨包□ 应用次数：____次 应用时间：____天<br>5. 其他：____ 应用次数：____次 应用时间：____天 | 好　□<br>较好□<br>一般□<br>差　□ |
| 其他□<br>（请注明） | 1.<br>2.<br>3. | | 好　□<br>较好□<br>一般□<br>差　□ |

## （二）护理依从性及满意度评价

| 评价项目 | | 患者对护理的依从性 | | | 患者对护理的满意度 | | |
|---|---|---|---|---|---|---|---|
| | | 依从 | 部分依从 | 不依从 | 满意 | 一般 | 不满意 |
| 中医护理技术 | 耳穴贴压（耳穴埋豆） | | | | | | |
| | 灸　法 | | | | | | |
| | 拔火罐 | | | | | | |
| | 穴位贴敷 | | | | | | |
| | 穴位按摩 | | | | | | |
| | 药熨法 | | | | | | |
| | 刮痧 | | | | | | |
| 健康指导 | | / | / | / | | | |
| 签　　名 | | 责任护士签名： | | | 上级护士或护士长签名： | | |

(三)对本病中医护理方案的评价
　　实用性强□　　实用性较强□　　实用性一般□　　不实用□
　　改进意见：

(四)评价人(责任护士)
　　姓名：_____　　技术职称：_____　　护士长签字：_____

### 附表2　喘证(慢性阻塞性肺疾病急性发作期)护理效果评价量表

| 分级<br>症状 | 无<br>(0分) | 轻(2分) | 中(4分) | 重(6分) | 实施前评价 | | 实施后评价 | |
|---|---|---|---|---|---|---|---|---|
| | | | | | 日期 | 分值 | 日期 | 分值 |
| 咳嗽 | 从不 | 白天间断咳嗽,程度轻微 | 频繁咳嗽,但不影响睡眠 | 昼夜频咳或阵咳,影响睡眠 | | | | |
| 咳痰 | 无 | 昼夜咳痰10~50 mL | 昼夜咳痰>50 mL,<100 mL | 昼夜咳痰>100 mL | | | | |
| 喘息 | 无 | 偶发,不影响睡眠或活动 | 喘息日夜可见,不影响生活 | 喘息不能平卧,影响睡眠及活动 | | | | |
| 气短 | 无 | 感气短 | 气短,活动后加剧 | 明显气短,影响工作及生活 | | | | |
| 发热 | 36.0~37.4℃ | 37.5~37.9℃ | 38.0~38.9℃ | 39.0℃以上 | | | | |
| 腹胀 | 无 | 偶腹胀 | 时有腹胀 | 持续腹胀 | | | | |
| 纳呆 | 无 | 食欲减退,食量未少 | 不欲食,尚能进食,食欲稍减 | 无食欲,食量减少1/3以上 | | | | |

# 第三节 肺胀（慢性阻塞性肺疾病稳定期）中医护理方案

## 一、常见证候要点

（一）肺脾气虚证

咳嗽，喘息，气短，动则加重；神疲、乏力或自汗；恶风，易感冒；纳呆或食少；胃脘胀满或腹胀或便溏。舌体胖大或有齿痕，舌苔薄白或腻。

（二）肺肾气虚证

喘息，气短，动则加重；乏力或自汗；易感冒，恶风；腰膝酸软，耳鸣，头昏或面目虚浮；小便频数、夜尿多，或咳而遗尿。舌质淡、舌苔白。

（三）肺肾气阴两虚证

喘息，气短，动则加重；自汗或乏力；易感冒；腰膝酸软；耳鸣，头昏或头晕；干咳或少痰、咳嗽不爽；盗汗；手足心热。舌质淡或红、舌苔薄少或花剥。

## 二、常见症状/证候施护

（一）咳嗽、咳痰

1. 取舒适体位，指导患者有效咳嗽、咳痰、深呼吸的方法。卧床患者定时翻身拍背，痰液无力咳出者，予胸部叩击或振动排痰。

2. 遵医嘱耳穴贴压（耳穴埋豆），取肺、气管、神门、皮质下等穴。

3. 遵医嘱拔火罐，取大椎、定喘、肺俞、风门、膏肓等穴。

4. 遵医嘱中药离子导入，离子导入的部位为背部湿啰音最明显处。

5. 遵医嘱足部中药泡洗。

（二）喘息、气短

1. 观察喘息气短的程度及有无发绀，遵医嘱给予氧疗，观察吸氧效果。

2. 取合适体位，如高枕卧位、半卧位或端坐位，指导患者采用放松术，如缓慢呼吸、全身肌肉放松、听音乐等。

3. 指导患者进行呼吸功能锻炼，常用的锻炼方式有缩唇呼吸、腹式呼吸等。

4. 遵医嘱穴位贴敷，取大椎、定喘、肺俞、脾俞、天突等穴。

5. 遵医嘱耳穴贴压（耳穴埋豆），取交感、心、胸、肺、皮质下等穴。

6. 遵医嘱穴位按摩，取列缺、内关、气海、关元、足三里等穴。

7. 遵医嘱艾灸，取大椎、肺俞、命门、足三里、三阴交、气海等穴，用补法。

（三）自汗、盗汗

1. 衣着柔软、透气，便于穿脱；汗出时及时擦干汗液、更衣，避免汗出当风。

2. 遵医嘱耳穴贴压（耳穴埋豆），取交感、肺、内分泌、肾上腺等穴。

3.遵医嘱穴位贴敷,取神阙等穴。

（四）腹胀、便秘、纳呆

1.病室整洁,避免刺激性气味,咳痰后及时用温水漱口。

2.顺时针按摩腹部10~20分钟,鼓励患者适当运动,促进肠蠕动,减轻腹胀。

3.多食富含纤维素高的蔬菜与水果,如菠菜、芹菜、丝瓜、葡萄、苹果等,促进肠蠕动。

4.遵医嘱穴位贴敷,取中脘、气海、关元、神阙、天枢、足三里等穴。

5.遵医嘱耳穴贴压（耳穴埋豆）,取脾、胃、三焦、胰、交感、神门等穴。

6.遵医嘱穴位按摩,取中脘、足三里等穴。

7.遵医嘱艾灸,取中脘、足三里等穴。

8.遵医嘱行药熨法,中药热罨包联合穴位贴敷治疗便秘。

### 三、中医特色治疗护理

（一）药物治疗

1.内服中药（膏方） 宜早晨和晚上睡前空腹温水调服,服药期间避免油腻、海鲜、辛辣之品,戒烟、限酒,忌食萝卜、忌饮浓茶。感冒、咳嗽痰多或其他急性疾病时应暂停服用。膏方开启后应冷藏。

2.注射给药。

（二）特色技术

1.穴位贴敷。

2.耳穴贴压（耳穴埋豆）。

3.穴位按摩。

4.拔火罐。

5.中药离子导入。

6.中药泡洗。

7.艾灸（葫芦灸）。

8.中药雾化。

（三）五音疗法

宜选用商调、羽调音乐,于15时至19时欣赏《阳春白雪》《黄河》《金蛇狂舞》等曲目可助长肺气,于7时至11时欣赏《梅花三弄》《船歌》《梁祝》等曲目可促使肾气隆盛。

（四）物理治疗

1.胸部叩击（详见喘证中医护理方案）。

2.有效咳嗽（详见喘证中医护理方案）。

3.振动排痰。

4.体位引流。

(五)呼吸功能锻炼

1. 缩唇呼吸及腹式呼吸(详见喘证中医护理方案)。

2. 全身呼吸操练习 以缩唇呼吸配合肢体动作为主,用鼻吸气,用嘴呼气。第一节:双手上举吸气,放下呼气,10~20次。第二节:双手放于身体侧面,交替沿体侧上移下滑,10~20次。第三节:双肘屈曲握拳,交替向斜前方击拳,出拳吸气,还原呼气,10~20次。第四节:双腿交替抬起,屈曲90°,抬起吸气,放下呼气。第五节:吹悬挂的小纸球训练。

**四、健康指导**

(一)生活起居

1. 保持室内空气清新,温湿度适宜,室内勿摆放鲜花。

2. 顺应四时,根据气温变化,及时增减衣物,勿汗出当风。呼吸道传染病流行期间,避免去公共场所,防止感受外邪诱发或加重病情。

(二)饮食指导

1. 肺脾气虚证,宜食健脾补肺的食品,如山药、百合、薏苡仁、核桃、胡萝卜、鸡肉等。

2. 肺肾气虚证,宜食补益肺气、肾气的食品,如枸杞子、黑芝麻、核桃、木耳、山药、杏仁、桂圆、牛肉、猪心、羊肉等。

3. 肺肾气阴两虚证,宜食益气养阴的食品,如莲子、牛乳、蛋类、百合、荸荠、鲜藕、雪梨、银耳、老鸭等。

4. 汗出较多者,可多饮淡盐水,进食含钾丰富的食物,如橘子、香蕉等;腹胀纳呆者可用山楂、炒麦芽少许代茶饮。

5. 饮食宜少量多餐,每餐不宜过饱,以高热量、高蛋白、高维生素、易消化的饮食为主,烹调方式以炖、蒸、煮为宜,忌食辛辣、煎炸或过甜、过咸之品。

(三)情志调理

1. 经常与患者沟通,了解其心理问题,及时予心理疏导。

2. 采取说理开导、顺情解郁、移情易性等方法对患者进行情志护理,并注意充分发挥患者社会支持系统的作用。

(四)康复指导

1. 呼吸功能锻炼,腹式呼吸、缩唇呼吸和全身呼吸操锻炼,提高肺活量,改善呼吸功能。

2. 病情较轻者鼓励下床活动,可每日散步20~30分钟或打太极拳等。病情较重者指导其在床上进行翻身、四肢活动等主动运动,或予四肢被动运动。

3. 自我按摩印堂、迎香、合谷、内关、足三里、三阴交、涌泉等穴位,以促进气血运行。

4. 进行耐寒训练,如入秋后开始用凉水洗脸等。

5. 劝告戒烟,吸烟是慢阻肺疾病的诱因。

6. 放松疗法,改善呼吸肌功能。

7. 遵医嘱家庭氧疗,以改善全身缺氧症状。

### 五、护理难点

患者呼吸功能锻炼依从性差。

解决思路如下。

1. 向患者讲解呼吸功能锻炼对改善肺功能,延缓疾病的进展,提高生活质量的重要意义。

2. 为患者制订切实可行的锻炼方案,采取多种指导和教育的方法,使患者易于接受和掌握。

3. 提供病友之间沟通交流的机会,分享锻炼体会,提高患者锻炼的信心。

4. 定期随访,鼓励坚持锻炼。

### 六、护理效果评价

见:肺胀(慢性阻塞性肺疾病稳定期)中医护理效果评价表

见:肺胀(慢性阻塞性肺疾病稳定期)护理效果评价量表

#### 附表1 肺胀(慢性阻塞性肺疾病稳定期)中医护理效果评价表

医院:　　　　科室:　　　　入院日期:　　　　出院日期:　　　　住院天数:

患者姓名:　　　　性别:　　　　年龄:　　　　ID:　　　　文化程度:

纳入中医临床路径:是□　否□

证候诊断:肺肾气虚证□　　肺脾气虚证□　　肺肾气阴两虚证□　　其他□

(一)护理效果评价

| 主要症状 | 主要辨证施护方法 | 中医护理技术 | 护理效果 |
|---|---|---|---|
| 咳嗽、咳痰□ | 1. 体位引流□<br>2. 有效咳嗽□<br>3. 胸部叩击□<br>4. 振动排痰□<br>5. 其他护理措施 | 1. 耳穴贴压□　应用次数:____次　应用时间:____天<br>2. 拔火罐□　　应用次数:____次　应用时间:____天<br>3. 足部中药泡洗□　应用次数:____次　应用时间:____天<br>4. 中药离子导入□　应用次数:____次　应用时间:____天<br>5. 其他:____　应用次数:____次　应用时间:____天<br>(请注明,下同) | 好　□<br>较好□<br>一般□<br>差　□ |
| 喘息、气短□ | 1. 体　位□<br>2. 氧　疗□<br>3. 呼吸功能锻炼□<br>4. 放松术□<br>5. 其他护理措施 | 1. 耳穴贴压□　应用次数:____次　应用时间:____天<br>2. 穴位按摩□　应用次数:____次　应用时间:____天<br>3. 穴位贴敷□　应用次数:____次　应用时间:____天<br>4. 葫芦灸□　　应用次数:____次　应用时间:____天<br>5. 其他:____　应用次数:____次　应用时间:____天 | 好　□<br>较好□<br>一般□<br>差　□ |

（续表）

| 主要症状 | 主要辨证施护方法 | 中医护理技术 | 护理效果 |
|---|---|---|---|
| 自汗、盗汗□ | 1.皮肤护理□<br>2.其他护理措施 | 1.耳穴贴压□ 应用次数：____次 应用时间：____天<br>2.穴位贴敷□ 应用次数：____次 应用时间：____天<br>3.其他：____ 应用次数：____次 应用时间：____天 | 好 □<br>较好□<br>一般□<br>差 □ |
| 腹胀、便秘、纳呆□ | 1.口腔清洁□<br>2.腹部按摩□<br>3.活动指导□<br>4.饮食指导□<br>5.其他护理措施 | 1.耳穴贴压□ 应用次数：____次 应用时间：____天<br>2.穴位贴敷□ 应用次数：____次 应用时间：____天<br>3.穴位按摩□ 应用次数：____次 应用时间：____天<br>4.艾　　灸□ 应用次数：____次 应用时间：____天<br>5.中药热熨包□ 应用次数：____次 应用时间：____天<br>6.其他：____ 应用次数：____次 应用时间：____天 | 好 □<br>较好□<br>一般□<br>差 □ |
| 其他□<br>（请注明） | 1.<br>2.<br>3. | | 好 □<br>较好□<br>一般□<br>差 □ |

## （二）护理依从性及满意度评价

| 评价项目 | | 患者对护理的依从性 | | | 患者对护理的满意度 | | |
|---|---|---|---|---|---|---|---|
| | | 依从 | 部分依从 | 不依从 | 满意 | 一般 | 不满意 |
| 中医护理技术 | 耳穴贴压（耳穴埋豆） | | | | | | |
| | 拔火罐 | | | | | | |
| | 穴位贴敷 | | | | | | |
| | 穴位按摩 | | | | | | |
| | 中药离子导入 | | | | | | |
| | 中药泡洗 | | | | | | |
| | 葫芦灸 | | | | | | |
| | 中药热熨包 | | | | | | |
| | 健康指导 | ／ | ／ | ／ | | | |
| 签　　名 | | 责任护士签名： | | | 上级护士或护士长签名： | | |

(三) 对本病中医护理方案的评价

实用性强□　　实用性较强□　　实用性一般□　　不实用□

改进意见：

(四) 评价人（责任护士）

姓名：_____　技术职称：_____　完成日期：_____　护士长签字：_____

附表2　肺胀（慢性阻塞性肺疾病稳定期）护理效果评价量表

| 分级<br>症状 | 无<br>(0分) | 轻(2分) | 中(4分) | 重(6分) | 实施前评价 ||实施后评价||
|---|---|---|---|---|---|---|---|---|
| | | | | | 日期 | 分值 | 日期 | 分值 |
| 咳嗽 | 无 | 仅早晨咳嗽 | 全天时有咳嗽加上早晨咳嗽 | 咳嗽频繁加上早晨咳嗽 | | | | |
| 咳痰 | 无 | 昼夜咳痰10~20 mL | 昼夜咳痰20~30 mL | 昼夜咳痰30 mL以上 | | | | |
| 喘息 | 无 | 较重活动偶发，不影响正常活动 | 多数日常活动发生但休息时不发生 | 休息时亦发生 | | | | |
| 胸闷 | 无 | 偶有胸闷，尚能耐受 | 胸闷时作，活动加重 | 胸闷较甚，休息时亦发生 | | | | |
| 气短 | 无 | 较重活动时即感气短 | 稍事活动时即感气短 | 休息时即感气短 | | | | |
| 乏力 | 无 | 精神稍疲乏 | 精神疲乏 | 精神极度疲乏 | | | | |
| 发绀 | 无 | 口唇轻度发绀 | 口唇指甲中度青紫 | 口唇指甲严重发绀 | | | | |

## 第四节　肺痿（肺间质纤维化）中医护理方案

### 一、常见证候要点

(一) 气虚风热犯肺证

胸闷气急，咳痰黏稠，咽痛咽干，口干欲饮。舌红，苔薄白或薄黄，脉浮数。

(二)阴虚燥热伤肺证

胸闷胸痛,唇鼻干燥,口干,少痰或血丝痰,或五心烦热,夜不得寐。舌红,苔薄黄而干或无苔,或舌绛有裂纹,脉细或细数。

(三)痰热壅肺证

胸闷憋喘,发热,咳吐黄痰或黄脓痰,痰量较平常增多,喉中痰鸣,痰黏难咯,胸背胀满疼痛,口干欲饮。舌红,苔黄腻,脉滑数。

(四)痰瘀阻肺证

胸痛隐隐或胸脘痞闷,气短喘甚,动则加重,痰黏腻稠厚。面色晦暗,唇甲发绀,或趾(指)端杵状。舌暗淡,苔厚腻有瘀斑,脉沉弦或滑。

二、常见症状/证候施护

(一)咳嗽、咳痰

1. 保持病室空气清新,温湿度适宜,温度保持在18～22℃,湿度控制在50%～60%,减少环境的不良刺激,避免寒冷或干燥空气、烟尘、花粉及刺激性气味等。

2. 使患者保持舒适体位,咳嗽胸闷者取半卧位或半坐卧位,持续咳嗽时,可频饮温开水,以减轻咽喉部的刺激,长期卧床者定时翻身叩背,保持呼吸道通畅,痰黏难咳时给予雾化吸入。

3. 密切观察咳嗽的性质、程度、持续时间、规律以及咳痰的颜色、性状、量及气味,有无喘促、发绀等伴随症状。

4. 遵医嘱给予耳穴贴压(耳穴埋豆),选择肺、神门、皮质下等穴位。

5. 遵医嘱给予穴位贴敷,选择定喘、肺俞、天突等穴位。

6. 遵医嘱给予拔火罐,选择定喘、肺俞、肾俞等穴位。

(二)喘息、气短

1. 保持病室空气清新,温湿度适宜,室内及时通风,空气流通,避免灰尘、烟雾及刺激性气味。

2. 密切观察患者生命体征,遵医嘱给予氧气吸入。

3. 根据胸闷憋喘的程度及伴随症状,取适宜体位,如高枕卧位,半卧位或端坐位必要时安置床上桌,以利于患者休息,鼓励患者深呼吸,以缓解呼吸困难。

4. 遵医嘱给予耳穴贴压(耳穴埋豆),可选择心、肺、皮质下等穴位。

5. 遵医嘱给予穴位按摩,可选择大椎、肺俞、足三里等穴位。

(三)腹胀、便秘、纳呆

1. 病室整洁,避免刺激性气味,咳痰后及时用温水漱口。

2. 顺时针按摩腹部10～20分钟,鼓励患者适当运动,促进肠蠕动,减轻腹胀。

3. 多食富含纤维素高的蔬菜与水果,如菠菜、芹菜、丝瓜、葡萄、苹果等。

4. 遵医嘱穴位贴敷,取神阙、天枢、足三里、中脘等穴。

5. 遵医嘱药熨法,用中药热罨包治疗,顺时针按摩腹部,放于神阙、中脘处。

6. 遵医嘱穴位按摩,取中脘、天枢、足三里等穴。

7. 遵医嘱耳穴贴压(耳穴埋豆),取脾、胃、大肠、小肠等穴。

### 三、中医特色治疗护理

(一)药物治疗

内服中药:严格按医嘱用药。宜早晨和晚上睡前空腹温水调服,服药期间避免油腻、海鲜、辛辣之品,戒烟、限酒,忌食萝卜、忌饮浓茶。

(二)特色技术

1. 穴位贴敷。

2. 耳穴贴压(耳穴埋豆)。

3. 穴位按摩。

4. 艾灸。

5. 拔火罐。

6. 中药雾化。

7. 中药泡洗。

8. 中药离子导入。

9. 药熨法,中药热罨包联合穴位贴敷治疗便秘。

(三)物理治疗

胸部叩击:患者侧卧位或在他人协助下取坐位,叩击者两手手指弯曲并拢使掌侧呈杯状,以手腕力量,从肺底自下而上,由外向内,迅速而有节律地叩击胸壁。每一肺叶叩击1~3分钟,每分钟叩击120~180次,叩击时发出一种空而深的拍击音。

注意事项:①叩击前听诊评估;②用单层薄布覆盖叩击部位;③叩击时避开心脏骨突部位及衣服拉链、纽扣处;④叩击力量适中,宜在餐后2小时至餐前30分钟完成。

### 四、健康指导

(一)生活起居

1. 保持室内空气清新,温湿度适宜,避免刺激性气体的吸入。

2. 随气温变化及时增减衣物,避免出汗,呼吸道传染病流行期间,尽量避免去人群密集的公共场所。

3. 保证充分的休息和睡眠,避免过劳,病情加重时卧床休息。

(二)饮食指导

饮食调节原则:饮食宜清淡,以高热量、高蛋白、高维生素为宜,并补充适量的无机盐,多食水果蔬菜,忌辛辣、肥腻、过甜、过咸及煎炸之品,鼓励患者多饮水,及时补充水分,纠正或防止失水。

(1)气虚风热犯肺证:宜进食疏风清热的食物,如菊花茶、桑果等。

(2)阴虚燥热伤肺证:宜进食疏风润肺的食物,如桑杏汤、西瓜、蜂蜜等。

(3)痰热壅肺证:宜进食清热化痰的食物,如梨、橘子等。

(4)痰瘀阻肺证:宜进食化痰止咳的食物,如枇杷、百合粥、柑橘等。

(三)情志调理

了解患者心理状态,及时予以心理疏导,鼓励患者积极防治,消除悲观态度及焦虑情绪,克服对疾病的恐慌。

(四)康复指导

1. 呼吸功能锻炼,腹式呼吸、缩唇呼吸和全身呼吸操锻炼,提高肺活量,改善呼吸功能。

2. 病情较轻者可以适当下床进行每日 10～20 分钟散步,病情较重者指导床上进行翻身,四肢活动。

3. 自我按摩内关、足三里、三阴交等穴位,以促进血气运行,增强体质。

## 五、护理难点

患者对疾病存在恐惧心理,无法正规合理使用激素。

解决思路如下。

1. 向患者讲解病情,树立勇气和信心。要持有乐观积极向上的心态,以抗病邪。不要寄托于特效药物,更不要谈激素色变,要遵医嘱正规治疗。

2. 长期使用激素可能诱发溃疡病,可以使用激素时加用抑酸药,长期服用激素应注意补充钙剂,防止骨质疏松。不能擅自加量、减量或停药。

## 六、护理效果评价

见:肺痿(肺间质纤维化)中医护理效果评价表

见:肺痿(肺间质纤维化)护理效果评价量表

### 附表 1  肺痿(肺间质纤维化)中医护理效果评价表

医院:　　　　　科室:　　　　　入院日期:　　　　　出院日期:　　　　　住院天数:

患者姓名:　　　　　性别:　　　　　年龄:　　　　　ID:　　　　　文化程度:

纳入中医临床路径:是□　否□

证候诊断:气虚风热犯肺证□　阴虚燥热伤肺证□　痰热壅肺证□
　　　　　痰瘀阻肺证□　　　其他□

(一)护理效果评价

| 主要症状 | 主要辨证施护方法 | 中医护理技术 | 护理效果 |
|---|---|---|---|
| 咳嗽、咳痰□ | 1. 体　位□<br>2. 有效咳嗽□<br>3. 胸部叩击□<br>4. 振动排痰□<br>5. 其他护理措施 | 1. 耳穴贴压□　应用次数：＿＿次　应用时间：＿＿天<br>2. 拔火罐□　应用次数：＿＿次　应用时间：＿＿天<br>3. 足部中药泡洗□　应用次数：＿＿次　应用时间：＿＿天<br>4. 中药离子导入□　应用次数：＿＿次　应用时间：＿＿天<br>5. 中药雾化□　应用次数：＿＿次　应用时间：＿＿天<br>6. 其他：＿＿＿　应用次数：＿＿次　应用时间：＿＿天<br>（请注明，下同） | 好　□<br>较好□<br>一般□<br>差　□ |
| 喘息、气短□ | 1. 体　位□<br>2. 氧　疗□<br>3. 呼吸功能锻炼□<br>4. 放松术□<br>5. 其他护理措施 | 1. 耳穴贴压□　应用次数：＿＿次　应用时间：＿＿天<br>2. 穴位按摩□　应用次数：＿＿次　应用时间：＿＿天<br>3. 穴位贴敷□　应用次数：＿＿次　应用时间：＿＿天<br>4. 艾　灸□　应用次数：＿＿次　应用时间：＿＿天<br>5. 其他：＿＿＿　应用次数：＿＿次　应用时间：＿＿天 | 好　□<br>较好□<br>一般□<br>差　□ |
| 腹胀、便秘、纳呆□ | 1. 口腔清洁□<br>2. 腹部按摩□<br>3. 活动指导□<br>4. 饮食指导□<br>5. 其他护理措施 | 1. 耳穴贴压□　应用次数：＿＿次　应用时间：＿＿天<br>2. 穴位贴敷□　应用次数：＿＿次　应用时间：＿＿天<br>3. 穴位按摩□　应用次数：＿＿次　应用时间：＿＿天<br>4. 艾　灸□　应用次数：＿＿次　应用时间：＿＿天<br>5. 中药热熨包□　应用次数：＿＿次　应用时间：＿＿天<br>6. 其他：＿＿＿　应用次数：＿＿次　应用时间：＿＿天 | 好　□<br>较好□<br>一般□<br>差　□ |
| 其他□<br>（请注明） | 1.<br>2.<br>3. | | 好　□<br>较好□<br>一般□<br>差　□ |

## (二)护理依从性及满意度评价

| 评价项目 | | 患者对护理的依从性 | | | 患者对护理的满意度 | | |
|---|---|---|---|---|---|---|---|
| | | 依从 | 部分依从 | 不依从 | 满意 | 一般 | 不满意 |
| 中医护理技术 | 耳穴贴压(耳穴埋豆) | | | | | | |
| | 拔火罐 | | | | | | |
| | 穴位贴敷 | | | | | | |
| | 穴位按摩 | | | | | | |
| | 艾灸 | | | | | | |
| 健康指导 | | / | / | / | | | |
| 签名 | | 责任护士签名: | | | 上级护士或护士长签名: | | |

## (三)对本病中医护理方案的评价

实用性强□　　实用性较强□　　实用性一般□　　不实用□

改进意见:

## (四)评价人(责任护士)

姓名:_____　技术职称:_____　完成日期:_____　护士长签字:_____

### 附表2　肺痿(肺间质纤维化)护理效果评价量表

| 分级症状 | 无(0分) | 轻(2分) | 中(4分) | 重(6分) | 实施前评价 | | 实施后评价 | |
|---|---|---|---|---|---|---|---|---|
| | | | | | 日期 | 分值 | 日期 | 分值 |
| 喘息 | 无 | 活动后不觉喘息 | 明显活动后喘息 | 安静时喘息不著,稍事活动后即加重 | | | | |
| 憋气 | 无 | 活动后不觉憋气 | 明显活动后轻度憋气 | 安静时憋气不著,稍事活动后即加重 | | | | |
| 胸闷 | 无 | 活动后不觉胸闷 | 明显活动后轻度胸闷 | 安静时胸闷不著,稍事活动后即加重 | | | | |
| 气短 | 无 | 活动后不觉气短 | 明显活动后轻度气短 | 安静时气短不著,稍事活动后即加重 | | | | |

(续表)

| 症状 \ 分级 | 无(0分) | 轻(2分) | 中(4分) | 重(6分) | 实施前评价 日期 | 实施前评价 分值 | 实施后评价 日期 | 实施后评价 分值 |
|---|---|---|---|---|---|---|---|---|
| VELCROS啰音 | 无 | 双肺未能闻及 | 一侧肺可闻及 | 双肺散在VELCROS啰音 | | | | |
| 咳嗽 | 无 | 无咳嗽 | 间断咳嗽 | 阵咳,不影响睡眠 | | | | |
| 咯痰 | 无 | 无痰 | 偶有痰,24小时痰量20~50 mL | 24小时痰量50~100 mL | | | | |
| 发热 | 36.0~37.4℃ | 37.5~37.9℃ | 38.0~38.9℃ | 39.0℃以上 | | | | |
| 乏力 | 无 | 劳则即乏 | 动则即乏 | 不动亦乏 | | | | |
| 心慌 | 无 | 偶尔发生,不适感轻微 | 时有发生,持续时间较长,不适感较明显 | 经常发生,惕惕而动,难以平静,甚则影响生活 | | | | |

# 第五节 心衰(心力衰竭)中医护理方案

## 一、常见证候要点

(一)慢性稳定期

1.心肺气虚,心血瘀阻证 胸闷气喘,心悸,活动后诱发或加重,神疲乏力,咳嗽,咯白痰,面色苍白,或发绀。舌质淡或边有齿痕,或紫暗,有瘀点、瘀斑,脉沉细、虚数或涩、结代。

2.气阴两虚,心血瘀阻证 胸闷气喘,心悸,动则加重,乏力自汗,两颧泛红,口燥咽干,五心烦热,失眠多梦,或发绀。舌红少苔,或紫暗,有瘀点、瘀斑,脉沉细、虚数或涩、结代。

3.心阳亏虚,心血瘀阻证 胸闷气喘、心悸、咳嗽、咯稀白痰,肢冷、畏寒,尿少浮肿,自汗,汗出湿冷。舌质暗淡或绛紫,苔白腻,脉沉细或涩、结代。

4.肾精亏损,阴阳两虚证 心悸,动辄气短,时尿少浮肿。腰膝酸软,头晕耳鸣,四肢不温,步履无力,或口干咽燥。舌淡红质胖,苔少,或舌红胖,苔薄白乏津,脉沉细无力或数,或结代。

（二）急性加重期

1. 阳虚水泛证　喘促气急，痰涎上涌，咳嗽，咯吐粉红色泡沫样痰，口唇青紫，汗出肢冷，烦躁不安。舌质暗红，苔白腻，脉细促。

2. 阳虚喘脱证　面色晦暗，喘悸不休，烦躁不安，或额汗如油，四肢厥冷，尿少肢肿，面色苍白。舌淡苔白，脉微细欲绝或疾数无力。

3. 痰浊壅肺证　咳喘痰多，或发热形寒，倚息不得平卧；心悸气短，胸闷，动则尤甚，尿少肢肿，或颈脉显露。舌淡或略青，苔白腻，脉沉或弦滑。

二、常见症状/证候施护

（一）喘促

1. 观察患者病情变化，如面色、血压、心率、心律、脉象及心电示波变化，慎防喘脱危象（张口抬肩、稍动则咳喘欲绝，烦躁不安，面色灰白或面青唇紫，汗出肢冷，咯吐粉红色泡沫样痰）。

2. 遵医嘱控制静脉滴注的速度及总量。

3. 遵医嘱准确使用解痉平喘、强心药物，注意观察用药反应，如有无出现血压下降、纳差、恶心、呕吐、头痛、乏力、黄视、绿视及各型心律失常等洋地黄中毒症状。

4. 遵医嘱穴位按摩风门、肺俞、合谷等穴以助宣肺定喘。

5. 喘脱的护理

（1）立即通知医师，配合抢救。

（2）给予端坐位或双下肢下垂坐位。

（3）遵医嘱予中高流量面罩吸氧，湿化瓶中加入20%～30%乙醇。

（4）遵医嘱准确使用镇静、强心药，如吗啡、洋地黄类药物等。

（5）安慰患者，稳定患者恐惧情绪。

（二）胸闷、心悸

1. 协助患者取舒适卧位减少气血耗损，保证充足的睡眠。

2. 给予间断低流量吸氧，记录用氧时间，观察吸氧后的效果。

3. 心理护理方面，嘱患者平淡情志，避免焦虑、紧张及过度兴奋等七情过极。必要时让亲属陪伴，给予亲情支持。

4. 加强生活护理，限制探视。

（三）神疲乏力

1. 卧床休息，限制活动量；减少交谈，限制探视。

2. 加强生活护理和巡视，将常用物品放置在患者随手可及的地方。

3. 加强安全护理，加设床档，外出检查时有人陪同，防跌倒、坠床等。

4. 加强口腔护理，以防发生由于药物治疗引起菌群失调而导致的口腔黏膜感染。

5. 大便秘结时,可鼓励患者多食蜂蜜、水果、粗纤维蔬菜,可予腹部按摩中脘、中极、关元等穴位,促进肠蠕动,帮助排便。必要时遵医嘱使用缓泻药。

(四)尿少肢肿

1. 准确记录24小时出入量,限制摄入量(入量比出量少200~300 mL),正确测量每日晨起体重(晨起排空大小便,穿轻薄衣服,空腹状态)。

2. 遵医嘱给予少盐、易消化、高维生素、高膳食纤维饮食,忌饱餐。选用有利尿作用的食品,如芹菜、海带、赤小豆、西瓜等,也可用玉米须煎水代茶饮。

3. 做好皮肤护理,保持床单位整洁干燥,定时翻身,协助患者正确变换体位,避免推、拉、扯等动作,预防压疮。可使用减压垫、气垫床、翻身枕等预防压疮的辅助工具。温水清洁皮肤,勤换内衣裤、勤剪指甲。对会阴部水肿患者做好会阴清洗,防止尿路感染。对男性患者可予吊带托起阴囊防止摩擦,减轻水肿。对下肢水肿者,可抬高双下肢,利于血液回流。

4. 应用利尿药后观察用药后效果,定期复查电解质,观察有无水、电解质紊乱。

5. 形寒肢冷者注意保温,可用艾叶煎水浴足,温阳通脉促进血液循环。

6. 中药汤剂宜浓煎,少量多次温服,攻下逐水药宜白天空腹服用。

7. 遵医嘱予以冰硝散封包治疗水肿部位,以渗湿利水消肿。

### 三、中医特色治疗护理

(一)药物治疗

1. 内服中药

(1)根据医师诊疗要求,辨证施护指导患者中药汤剂及中成药服用方法,汤剂宜浓煎,每剂100 mL,分上下午服用。服药期间不宜进食辛辣刺激之品,以免影响药效。红参、西洋参宜另煎,宜上午服用。

(2)中成药适用于慢性稳定期患者,宜饭后半小时服用,以减少对胃黏膜的刺激,服药期间根据治疗药物服用注意事项、禁忌,做好饮食调整。

(3)内服中药。

2. 注射给药

(1)根据医嘱辨证选择适宜中药输注的静脉。用药前询问患者过敏史。

(2)加强巡视输液过程,严格遵医嘱控制液体的入量及输入速度。

(3)执行药物注射给药。

(二)特色技术

1. 中药泡洗(中药浴足)

(1)适宜心衰病稳定期。

(2)方药遵医嘱执行。

2. 耳穴贴压(耳穴埋豆)  遵医嘱耳穴贴压(耳穴埋豆),随症配穴。心悸:主穴为心、小肠、皮质下,配穴为心脏点、交感、胸、肺、肝,水肿:主穴为肾、肾俞、输尿管、膀胱,配穴为交感、肾上腺、神门、三焦、内分泌,便秘:主穴为大肠、三焦、脾、皮质下,配穴为肺、便秘点等。

3. 灸法  遵医嘱取穴,随症配穴。如心俞、足三里、肺俞、百会、内关、肾俞、三焦俞、关元等穴。

4. 穴位贴敷
(1)适宜心衰稳定期。
(2)遵医嘱准确选定穴位,按药方将药物研末并用食醋调成糊状,贴敷于选定穴位,每日1次,每次6~8小时。
(3)穴位和药物组方按医嘱执行。

5. 冰硝散外敷  适用于阳虚喘脱证患者。取芒硝2 kg、冰片10 g置于外敷袋中,外敷于肢体肿胀部位,每2~3小时观察1次,必要时及时更换。

6. 中医特色锻炼
(1)太极拳,每日1次,每次20分钟。可改善不良心理状态,疏通经络气血,具有保精、养气和存神的作用。
(2)根据患者个体差异,可按医嘱进行"三伏贴""三九贴"疗法,减少慢性心力衰竭复发率。贴敷后注意事项:①局部避免挤压。②贴药后皮肤产生的轻度灼热感为正常现象。③无特别治疗要求者,可在3~4小时后将药物自行除去,切忌贴药时间过长。④贴药当日禁食生冷寒凉辛辣之物,忌食海鲜、鹅、鸭等;并用温水洗澡。⑤此疗法对皮肤有较强烈的刺激,孕妇、年老体弱、皮肤过敏者慎用。

**四、健康指导**

(一)生活起居

1. 作息规律  在保证夜间睡眠时间的基础上,尽量安排患者有规律的起床和入睡时间,最好在上午、下午各有1次卧床休息或短暂睡眠的时间,以30分钟为宜,不宜超过1小时。

2. 动静结合,改善心功能  活动中若出现明显胸闷、气促、眩晕、面色苍白、发绀、汗出、极度疲乏时,应停止活动,就地休息。
(1)心功能Ⅳ级:绝对卧床休息。1~2天病情稳定后从被动活动各关节每次5~10分钟,每天1~2次,以不产生疲劳感为度,到逐渐做床上主动活动,再到协助下床坐直背扶手椅,逐步增加活动时间。在日常生活活动方面,帮助患者在床上进食、洗漱、翻身、坐盆大小便等。
(2)心功能Ⅲ级:卧床休息,严格限制一般的体力活动。床边站立、移步、扶持步行练习到反复床边步行、室内步行。部分生活护理补偿。

(3)心功能Ⅱ级:多卧床休息,中度限制一般的体力活动,避免比较重的活动。室外步行,自行上1层楼梯,逐步过渡到通过步行测验,制订步行处方。在日常生活活动能力(ADL)方面,患者能自行站位沐浴,蹲厕大小便,进行轻松文娱活动如广播操、健身操、太极拳等。

(4)心功能Ⅰ级:不限制一般的体力活动,但必须避免重体力活动,增加午睡和晚睡时间,全天控制在10小时为宜。

3.恢复期护理

(1)静坐调息法:患者取坐位,双手伸开,平放于大腿上,双脚分开与肩等宽,膝关节、髋关节均成90°沉肩坠肘,含胸收腹双眼微闭,全身放松。

(2)腹式呼吸法:患者盘坐于床上,有意识地调整呼吸,自然腹式呼吸,要求呼吸做到深、长、细、匀、稳、悠。呼气时轻轻用力,使腹肌收缩,膈肌上抬。呼气完毕后不要憋气,立即吸气,腹壁鼓起,膈肌下移,胸廓膨胀。呼气和吸气时间之比为3:2,每分钟呼气10~15次,疗程视病情而定。

(二)饮食指导

1.饮食调节原则 低盐、低脂、清淡、易消化、富含维生素和微量元素的食物。

(1)心肺气虚,心血瘀阻证:饮食宜甘温,忌生冷肥腻之品。宜食补益心肺、活血化瘀之品,如莲子、大枣、蜂蜜、花生等。可选食红糖银耳羹等。

(2)气阴两虚,心血瘀阻证:宜食甘凉,忌食辛辣、温燥、动火之食物。宜食益气养阴、活血化瘀之品,如山药、银耳、百合、莲子、枸杞子等。

(3)心阳方虚,心血瘀阻证:宜食温热,忌生冷、寒凉、黏腻食物。宜食益气温阳、化瘀利水之品,如海参、鸡肉、羊肉、桃仁、木耳、大枣、冬瓜、玉米须等。可选食莲子山药饭等。

(4)肾精亏虚,阴阳两虚证:宜食温,忌辛辣寒凉之物。宜食填精化气、益阴通阳之品,如芝麻、黑豆、枸杞子、鹌鹑、牡蛎、鸽肉、桑椹等。可选食山药鸡蛋羹等。

(5)阳虚水泛证:宜食温阳利水、泻肺平喘之品,如牛鞭、海参、羊肉、冬瓜等。

(6)阳虚喘脱证:避免进食产气食物,加重呼吸困难,如豆制品、萝卜等。

(7)痰浊壅肺证:宜食宣肺化痰之品,如橘皮薏苡仁粥等。

2.控制液体摄入量 减轻心脏负荷,24小时入量比出量少200~300 mL为宜。

3.控制钠盐摄入量 限制量视心衰的程度而定。遵医嘱轻度者每日供给食盐不超过5 g,中度者每日不超过3 g,重度者每日不超过1 g。

4.进食的次数 宜少量多餐,每日进餐4~6次,每晚进食宜少,避免饱餐。

(三)情志调理

1.指导患者注意调摄情志,避免七情过激和外界不良刺激,不宜用脑过度,避免情绪波动。

2.劝慰患者正确对待因病程较长造成的体虚、易急躁的情绪变化,帮助患者保持心情愉快,消除因此产生的紧张心理,树立战胜疾病的信心和勇气,以利于疾病的好转或康复。

3. 告知患者诱发心力衰竭的各种因素,使患者对疾病有正确的认识,掌握相关的医学知识,积极主动加强自我保健,增强遵医行为。

**五、护理难点**

心衰为慢性疾病,患者在院期间对于治疗、护理的依从性较好,而出院后患者的依从性降低,病情易复发和加重。自身知识及行为的加强对患者再住院率、住院时间及病死率均有明显改善。护理难点在于如何加强和改善慢性心衰患者的知识及行为依从性。

解决思路如下。

1. 入院时评估患者及照顾者在知识及行为方面的欠缺程度,据此制订个性化的健康教育内容,出院时及出院后建立患者档案,电话及门诊追访患者,提高其依从性。

2. 可通过完善社区护理的职能而起到监督工作,加强患者意识,增加患者在各个方面的依从性,减少疾病复发和加重。

**六、护理效果评价**

见:心衰(心力衰竭)中医护理效果评价表

见:心衰(心力衰竭)护理效果评价量表

### 附表1 心衰(心力衰竭)中医护理效果评价表

医院:　　　　科室:　　　　入院日期:　　　　出院日期:　　　　住院天数:
患者姓名:　　　性别:　　　年龄:　　　　ID:　　　　　文化程度:
纳入中医临床路径:是□　否□
证候诊断:慢性稳定期　心肺气虚,心血瘀阻证□　　气阴两虚,心血瘀阻证□
　　　　　　　　　　　心阻方虚,心血瘀阻证□　　肾精亏损,阴阳两虚证□
　　　　　急性加重期　阳虚水泛证□　阳虚喘脱证□　痰浊塞肺证□　其他□

(一)护理效果评价

| 主要症状 | 主要辨证施护方法 | 中医护理技术 | | 护理效果 |
|---|---|---|---|---|
| 喘促□ | 1. 体位□<br>2. 活动□<br>3. 情志护理□<br>4. 强心药用药护理<br>5. 其他护理措施 | 1. 中药泡洗□<br>2. 耳穴贴压□<br>3. 灸　　法□<br>4. 中药贴敷□<br>5. 穴位按摩□<br>6. 其他:＿＿＿<br>(请注明,下同) | 应用次数:＿＿次　应用时间:＿＿天<br>应用次数:＿＿次　应用时间:＿＿天<br>应用次数:＿＿次　应用时间:＿＿天<br>应用次数:＿＿次　应用时间:＿＿天<br>应用次数:＿＿次　应用时间:＿＿天<br>应用次数:＿＿次　应用时间:＿＿天 | 好　□<br>较好□<br>一般□<br>差　□ |

（续表）

| 主要症状 | 主要辨证施护方法 | 中医护理技术 | | | 护理效果 |
|---|---|---|---|---|---|
| 胸闷、心悸□ | 1. 体位□<br>2. 活动□<br>3. 情志护理□<br>4. 其他护理措施 | 1. 中药泡洗□<br>2. 耳穴贴压□<br>3. 灸　　法□<br>4. 中药贴敷□<br>5. 其他：＿＿＿ | 应用次数：＿＿次<br>应用次数：＿＿次<br>应用次数：＿＿次<br>应用次数：＿＿次<br>应用次数：＿＿次 | 应用时间：＿＿天<br>应用时间：＿＿天<br>应用时间：＿＿天<br>应用时间：＿＿天<br>应用时间：＿＿天 | 好　□<br>较好□<br>一般□<br>差　□ |
| 神疲乏力□ | 1. 限制活动□<br>2. 生活照顾□<br>3. 排便护理□<br>4. 皮肤护理□<br>5. 情志护理□<br>6. 其他护理措施 | 1. 穴位按摩□<br>2. 中药泡洗□<br>3. 耳穴贴压□<br>4. 灸　　法□<br>5. 其他：＿＿＿ | 应用次数：＿＿次<br>应用次数：＿＿次<br>应用次数：＿＿次<br>应用次数：＿＿次<br>应用次数：＿＿次 | 应用时间：＿＿天<br>应用时间：＿＿天<br>应用时间：＿＿天<br>应用时间：＿＿天<br>应用时间：＿＿天 | 好　□<br>较好□<br>一般□<br>差　□ |
| 尿少肢肿□ | 1. 准确记录出入量□<br>2. 正确测量体重□<br>3. 合理体位□<br>4. 饮食护理□<br>5. 皮肤护理□<br>6. 其他护理措施 | 1. 中药泡洗□<br>2. 耳穴贴压□<br>3. 灸　　法□<br>4. 其他：＿＿＿ | 应用次数：＿＿次<br>应用次数：＿＿次<br>应用次数：＿＿次<br>应用次数：＿＿次 | 应用时间：＿＿天<br>应用时间：＿＿天<br>应用时间：＿＿天<br>应用时间：＿＿天 | 好　□<br>较好□<br>一般□<br>差　□ |
| 其他□<br>（请注明） | 1.<br>2.<br>3. | | | | 好　□<br>较好□<br>一般□<br>差　□ |

## （二）护理依从性及满意度评价

| 评价项目 | | 患者对护理的依从性 | | | 患者对护理的满意度 | | |
|---|---|---|---|---|---|---|---|
| | | 依从 | 部分依从 | 不依从 | 满意 | 一般 | 不满意 |
| 中医护理技术 | 耳穴贴压（耳穴埋豆） | | | | | | |
| | 灸　　法 | | | | | | |
| | 穴位按摩 | | | | | | |
| | 中药外敷 | | | | | | |
| | 中药泡洗 | | | | | | |
| | 健康指导 | | | | | | |
| 签　　名 | | 责任护士签名： | | | 上级护士或护士长签名： | | |

(三)对本病中医护理方案的评价

实用性强□　　实用性较强□　　实用性一般□　　不实用□

改进意见：

(四)评价人(责任护士)

姓名：_____　　技术职称：_____　　护士长签字：_____

### 附表2　心衰(心力衰竭)护理效果评价量表

| 分级症状 | 无(0分) | 轻(2分) | 中(4分) | 重(6分) | 实施前评价 | | 实施后评价 | |
|---|---|---|---|---|---|---|---|---|
| | | | | | 日期 | 分值 | 日期 | 分值 |
| 喘促 | 无 | 喘息偶发，程度轻，不影响休息或活动 | 喘息较频繁，但不影响睡眠 | 喘息明显，不能平卧，影响睡眠或活动 | | | | |
| 胸闷、心悸 | 无 | 正常活动时稍感心悸或胸胁隐隐闷痛，不影响日常生活工作 | 正常活动时明显心悸，休息可缓解或胸胁闷痛时作时止，可勉强坚持日常活动 | 轻微活动即会引起心悸或胸胁闷痛明显，不能坚持日常活动 | | | | |
| 神疲乏力 | 无 | 精神不振，气力较差，可坚持日常工作及活动 | 精神疲乏，全身无力，勉强坚持工作 | 精神气力严重贫乏，难以坚持日常活动 | | | | |
| 尿少肢肿 | 无 | 双足及双踝部水肿，按压后指印可明视或用手抚摸有凹陷者，尿量稍减少，24小时尿量400~1 000 mL | 双下肢水肿，按压后有较深的指印，10秒后仍不能恢复，水肿可明视，皮肤紧张可不发亮，尿量减少，24小时尿量100~400 mL | 双下肢明显水肿，甚至周身浮肿，短时间(3秒内)轻压却能在长时间(10秒以上)内不恢复，皮肤发亮，甚至裂口流水等，尿量明显减少，24小时尿量<100 mL | | | | |
| 睡眠 | 无 | 睡眠时常觉醒或睡而不稳，晨醒过早，但不影响工作 | 睡眠不足4小时，但尚能坚持工作 | 彻夜不眠，难以坚持工作 | | | | |
| 便秘 | 无 | 不便干，每日一行 | 大便秘结，两日一行 | 大便艰难，数日一行 | | | | |

## 第六节　胸痹心痛(慢性稳定性心绞痛)中医护理方案

### 一、常见证候要点

(一)心痛发作期

1.寒凝血瘀证　遇冷则疼痛发作,或闷痛。舌淡暗、苔白腻,脉滑涩。

2.气滞血瘀证　疼痛剧烈,多与情绪因素有关。舌暗或紫暗、苔白,脉弦滑。

(二)心痛缓解期

1.气虚血瘀证　胸闷、胸痛,动则尤甚,休息时减轻,乏力气短,心悸汗出,舌体胖有齿痕。舌质暗有瘀斑或瘀点,苔薄白,脉弦或有间歇。

2.气阴两虚,心血瘀阻证　胸闷隐痛,时作时止,心悸气短,倦怠懒言,面色少华,头晕目眩,遇劳则甚。舌暗红少津,脉细弱或结代。

3.痰阻血瘀证　胸脘痞闷如窒而痛,或痛引肩背,气短,肢体沉重,形体肥胖痰多,纳呆恶心。舌暗苔浊腻,脉弦滑。

4.气滞血瘀证　胸闷胸痛,时痛时止,窜行左右,疼痛多与情绪因素有关,伴有胁胀,喜叹息。舌暗或紫暗、苔白,脉弦。

5.热毒血瘀证　胸痛发作频繁、加重,口苦口干,口气浊臭,烦热,大便秘结。舌紫暗或暗红,苔黄厚腻,脉弦滑或滑数。

### 二、常见症状/证候施护

(一)胸闷、胸痛

1.密切观察胸痛的部位、性质、持续时间、诱发因素及伴随症状,遵医嘱监测心率、心律、脉搏、血压等变化。出现异常或胸痛加剧,汗出肢冷时,立即汇报医师。

2.保持病室环境安静,环境柔和,避免噪声刺激而加重病情。

3.发作时绝对卧床休息,必要时给予氧气吸入。

4.遵医嘱舌下含服麝香保心丸或速效救心丸,必要时舌下含服硝酸甘油,并观察疗效。

5.遵医嘱穴位贴敷,选取心俞、膈俞、脾俞、肾俞等穴位。

6.遵医嘱耳穴贴压(耳穴埋豆),取穴心、神门、交感、内分泌、肾心俞、内关等。

7.遵医嘱中药泡洗,常选用当归、红花等活血化瘀药物。

8.遵医嘱穴位按摩,取穴内关、神门、心俞等。

9.寒凝血瘀,气虚血瘀者取穴隔姜灸,选取心俞、膈俞、膻中、气海等穴位,每日交替施灸,也可选用艾条灸,取穴足三里、内关等。

(二)心悸、气短

1. 观察心率、心律、血压、脉搏、呼吸频率、节律,面唇色泽及有无头晕、黑矇等伴随症状。

2. 心悸发作时,应卧床休息,及时给予氧气吸入。

3. 遵医嘱穴位贴敷,选取关元、气海、膻中、足三里、太溪、复溜等穴位。

4. 遵医嘱耳穴贴压(耳穴埋豆),选取心、肺、肾、神门、皮质下等穴位,伴失眠者配伍交感、内分泌等穴位。

5. 遵医嘱穴位按摩,选取神门、心俞、肾俞、三阴交、内关等穴位,伴汗出者加合谷、复溜穴。

6. 遵医嘱中药泡洗,选用红花、当归、川芎、薄荷、艾叶等药物,伴失眠者配合按摩涌泉穴。

(三)便秘

1. 腹部按摩,顺时针按摩,每次 15~20 分钟,每日 2~3 次。

2. 遵医嘱穴位贴敷,可用醋调大黄粉、吴茱萸粉贴敷神阙穴。

3. 遵医嘱穴位按摩,虚寒性便秘,取穴天枢、上巨虚等;实热性便秘,取穴足三里、支沟、上髎、次髎等。

4. 晨起饮温水一杯 200~300 mL(消渴患者除外),15 分钟内分次频饮。

5. 虚秘者服用苁蓉通便口服液;热秘者口服黄连上清丸或麻子仁丸;虚实夹杂者口服灵菇合剂;热毒血瘀者遵医嘱用大黄煎剂 200 mL 灌肠。

### 三、中医特色治疗护理

(一)药物治疗

1. 内服中药

(1)中药汤剂一般饭后温服。寒凝血瘀者偏热服;热毒血瘀者偏凉服。

(2)速效救心丸舌下含服,麝香保心丸、丹参滴丸舌下含服或口服。须密闭保存,置于阴凉干燥处。

(3)三七粉用少量温水调服,或装胶囊服用。

(4)活血化瘀类中成药宜饭后服用,如人参健心胶囊、冠心丹参胶囊、通心络胶囊、血栓通胶囊、银杏叶片、血府逐瘀口服液等。

(5)宁心安神类药睡前半小时服用,如滋肾安神合剂、枣仁宁心胶囊、琥珀粉等。

(6)补益类药饭前服用,如滋心阴口服液、补心气口服液等。

2. 注射给药

(1)中药注射剂应单独输注,须使用一次性精密输液器;与西药注射剂合用时,建议用生理盐水间隔,注意观察有无不良反应。

（2）使用活血化瘀药注意有无出血倾向。常用药物有丹参、丹红、红景天、血栓通、参芎、银杏提取物（舒血宁）、红花、灯盏细辛、苦碟子等注射液。

（三）外用药

宽胸气雾剂。

（四）特色技术

1. 穴位贴敷。
2. 耳穴贴压（耳穴埋豆）。
3. 中药泡洗。
4. 穴位按摩。
5. 灸法。
6. 中药灌肠。

## 四、健康指导

（一）生活起居

1. 环境安静，空气新鲜，温湿度适宜。
2. 避免劳累、饱餐、情绪激动、寒冷、便秘、感染等诱发因素，戒烟限酒。
3. 起居有常，发作时休息，缓解期适当锻炼，如快步走、打太极拳、练八段锦等，以不感疲劳为度。

（二）饮食指导

1. 寒凝血瘀证，宜食温阳散寒、活血通络之品，如龙眼肉、羊肉、韭菜、荔枝、山楂、桃仁、薤白、干姜、大蒜等；少食苦瓜等生冷、寒凉之品。食疗方：薤白粥、当归生姜羊肉汤等。

2. 气滞血瘀证，宜食行气活血之品，如山药、山楂、桃仁、木耳、白萝卜等；少食红薯、豆浆等壅阻气机之品。食疗方：陈皮桃仁粥等。

3. 气虚血瘀证，宜食益气活血之品，如鸡肉、牛肉、蛇肉、山药、木耳、大枣、薏苡仁等。食疗方：海带煲猪蹄、归芪蒸鸡等。

4. 气阴两虚、心血瘀阻证，宜食益气养阴、活血通络之品，如甲鱼、鸭肉、海参、木耳、香菇、山药、荸荠、甘蔗、百合、莲子、藕汁等。食疗方：山药粥、百合莲子羹等。

5. 痰阻血瘀证，宜食通阳泄浊、活血化瘀之品，如海参、海蜇、薏苡仁、荸荠、冬瓜、海带、白萝卜、蘑菇、百合、扁豆、桃仁、柚子等。食疗方：薏苡仁桃仁粥等。

6. 热毒血瘀证，宜食清热解毒、活血化瘀之品，如百合、芹菜、菊叶、苦瓜、绿豆、莲子芯、黑木耳、荸荠、马齿苋等；忌食羊肉、荔枝、龙眼肉等温燥、动火之品。食疗方：绿豆汤、菊花决明子粥等。

### (三)情志调理

1. 保持情绪稳定,避免不良刺激。
2. 鼓励患者表达内心感受,针对性给予心理支持。
3. 指导患者掌握自我排解不良情绪的方法,如音乐疗法、谈心释放法、转移法、正念治疗。

### 五、护理难点

#### (一)服药依从性差

解决思路如下。

1. 建立目标人群档案,利用多种形式进行健康教育干预。
2. 对目标人群进行定期追踪、随访和效果评价。

#### (二)不良生活方式

解决思路如下。

1. 利用多种形式进行健康教育并进行个体化指导,建立良好的生活方式。
2. 定期门诊复查。
3. 筛查危险因素(不良生活习惯、便秘等),进行针对性干预。

#### (三)中医特色疗法开展过程中患者依从性较差,影响疗效

解决思路如下。

1. 利用多种形式进行中医特色疗法宣教。
2. 及时评估疗效,提高依从性。
3. 为患者建立病情档案,长期观察疗效,以便进行疗效评价。

### 六、护理效果评价

见:胸痹心痛(慢性稳定性心绞痛)中医护理效果评价表
见:胸痹心痛(慢性稳定性心绞痛)护理效果评价量表

#### 附表1 胸痹心痛(慢性稳定性心绞痛)中医护理效果评价表

医院:　　　　科室:　　　　入院日期:　　　　出院日期:　　　　住院天数:
患者姓名:　　　性别:　　　年龄:　　　ID:　　　　　　文化程度:
纳入中医临床路径:是□　否□
证候诊断:发作期　寒凝血瘀证□　　气滞血瘀证□
　　　　　缓解期　气虚血瘀证□　　气阴两虚,心血瘀阻证□　　痰阻血瘀证□
　　　　　　　　　气滞血瘀证□　　热毒血瘀证□　　　　　　　其他□

## (一)护理效果评价

| 主要症状 | 主要辨证施护方法 | 中医护理技术 | | 护理效果 |
|---|---|---|---|---|
| 胸闷、胸痛□ | 1. 体　　位□<br>2. 活　　动□<br>3. 情志护理□<br>4. 其他护理措施 | 1. 耳穴贴压□　应用次数：___次　应用时间：___天<br>2. 灸　　法□　应用次数：___次　应用时间：___天<br>3. 穴位按摩□　应用次数：___次　应用时间：___天<br>4. 中药泡洗□　应用次数：___次　应用时间：___天<br>5. 穴位贴敷□　应用次数：___次　应用时间：___天<br>6. 中药离子导入□　应用次数：___次　应用时间：___天<br>7. 其他：_____　应用次数：___次　应用时间：___天<br>（请注明，下同） | | 好　□<br>较好□<br>一般□<br>差　□ |
| 心悸、气短□ | 1. 活　　动□<br>2. 情志护理□<br>3. 其他护理措施 | 1. 耳穴贴压□　应用次数：___次　应用时间：___天<br>2. 穴位按摩□　应用次数：___次　应用时间：___天<br>3. 中药泡洗□　应用次数：___次　应用时间：___天<br>4. 穴位贴敷□　应用次数：___次　应用时间：___天<br>5. 其他：_____　应用次数：___次　应用时间：___天 | | 好　□<br>较好□<br>一般□<br>差　□ |
| 便秘□ | 1. 饮　　水□<br>2. 腹部按摩□<br>3. 排便指导□<br>4. 其他护理措施 | 1. 耳穴贴压□　应用次数：___次　应用时间：___天<br>2. 穴位按摩□　应用次数：___次　应用时间：___天<br>3. 穴位贴敷□　应用次数：___次　应用时间：___天<br>4. 中药灌肠□　应用次数：___次　应用时间：___天<br>5. 其他：_____　应用次数：___次　应用时间：___天 | | 好　□<br>较好□<br>一般□<br>差　□ |
| 其他□<br>（请注明） | 1.<br>2.<br>3. | | | 好　□<br>较好□<br>一般□<br>差　□ |

## (二)护理依从性及满意度评价

| 评价项目 | | 患者对护理的依从性 | | | 患者对护理的满意度 | | |
|---|---|---|---|---|---|---|---|
| | | 依从 | 部分依从 | 不依从 | 满意 | 一般 | 不满意 |
| 中医护理技术 | 耳穴贴压 | | | | | | |
| | 艾　灸 | | | | | | |
| | 穴位按摩 | | | | | | |
| | 穴位贴敷 | | | | | | |
| | 中药足浴 | | | | | | |

(续表)

| 评价项目 | | 患者对护理的依从性 | | | 患者对护理的满意度 | | |
|---|---|---|---|---|---|---|---|
| | | 依从 | 部分依从 | 不依从 | 满意 | 一般 | 不满意 |
| 中医护理技术 | 中药灌肠 | | | | | | |
| | 健康指导 | / | / | / | | | |
| 签名 | | 责任护士签名： | | | 上级护士或护士长签名： | | |

（三）对本病中医护理方案的评价

实用性强□　　实用性较强□　　实用性一般□　　不实用□

改进意见：

（四）评价人（责任护士）

姓名：_____　技术职称：_____　完成日期：_____　护士长签字：_____

### 附表2　胸痹心痛（慢性稳定性心绞痛）护理效果评价量表

| 分级症状 | 无(0分) | 轻(2分) | 中(4分) | 重(6分) | 实施前评价 | | 实施后评价 | |
|---|---|---|---|---|---|---|---|---|
| | | | | | 日期 | 分值 | 日期 | 分值 |
| 胸痛 | 无 | 有较典型的心绞痛发作,每次持续时间数分钟,每次疼痛至少发作2~3次,或每日发作1~3次,但疼痛不重,有时需要含服硝酸甘油 | 每日有数次较典型的心绞痛发作,每次持续时间数分钟到10分钟左右,绞痛较重,一般都需要含服硝酸甘油 | 每次有多次典型的心绞痛发作,因而影响日常生活活动(如大便、穿衣等)每次发作持续时间较长,需多次含服硝酸甘油 | | | | |
| 胸闷 | 无 | 轻微胸闷 | 胸闷明显,有时叹息样呼吸 | 胸闷如窒,叹息不止 | | | | |
| 心悸 | 无 | 偶尔发生,不适感轻微 | 时有发生,持续时间较长,不适感较明显 | 经常发生,惕惕而动,难以平静,甚则影响生活 | | | | |

(续表)

| 症状\分级 | 无(0分) | 轻(2分) | 中(4分) | 重(6分) | 实施前评价 | | 实施后评价 | |
|---|---|---|---|---|---|---|---|---|
| | | | | | 日期 | 分值 | 日期 | 分值 |
| 气短 | 无 | 一般活动后气短 | 稍活动后气短 | 平素不活动亦感气短喘促 | | | | |
| 便秘 | 无 | 大便干,每日一行 | 大便秘结,两日一行 | 大便艰难,数日一行 | | | | |
| 睡眠 | 无 | 睡不稳,晨醒过早,但不影响工作眠时常觉醒或睡而 | 睡眠不足4小时,但尚能坚持工作 | 彻夜不眠,难以坚持工作 | | | | |

# 第七节 促脉证(阵发性心房颤动)中医护理方案

## 一、常见证候要点

(一)气阴两虚证

心中悸动,五心烦热,失眠多梦,短气,咽干,口干烦躁。舌红少苔。

(二)心虚胆怯证

心悸怔忡,善惊易恐,坐卧不安,恶闻声响,多梦易醒。舌质淡红,苔薄白。

(三)痰热内扰证

心悸,睡眠不安,心烦懊侬,胸闷脘痞,口苦痰多,头晕目眩,胸闷或胸痛。舌红苔黄腻。

(四)气虚血瘀证

心悸怔忡,气短乏力,胸闷心痛阵发,面色淡白,或面唇紫暗。舌质暗淡或有瘀斑。

## 二、常见症状/证候施护

(一)心悸

1. 严密观察心率、心律、呼吸、面色、血压等变化。重症患者遵医嘱持续心电监护。患者出现呼吸不畅、面色苍白、大汗或自觉濒死感时,报告医师并留置静脉通路,遵医嘱予吸氧、药物治疗,配合做好急救工作。

2. 心悸发作时,卧床休息,取舒适体位,尽量减少搬动患者;病室保持安静,避免噪声干扰,减少探视。

3. 遵医嘱中药泡洗,泡洗时以微微出汗为宜,时间不宜过长,泡洗后可用温水清洗泡洗处,减少过敏可能。

4. 遵医嘱穴位贴敷,取关元、气海、膻中、足三里、太溪、复溜、内关、三阴交等穴。

5. 遵医嘱耳穴贴压(耳穴埋豆),取心、肺、肾、神门、皮质下等穴;伴失眠者可配交感、内分泌等穴。

6. 遵医嘱穴位按摩,取神门、心俞、肾俞、三阴交、内关等穴;伴汗出者可加合谷穴。

(二)胸闷、胸痛

1. 密切观察胸闷胸痛的部位、性质、持续时间、诱发因素及伴随症状,遵医嘱监测心率、心律、脉搏、血压等变化。绝对卧床休息,遵医嘱给予氧气吸入。出现异常或胸痛加剧、汗出肢冷时,报告医师,配合处理。遵医嘱用药,并观察服药后症状缓解程度。

2. 遵医嘱穴位贴敷,取心俞、膈俞、脾俞、肾俞、内关、膻中等穴。

3. 遵医嘱耳穴贴压(耳穴埋豆),取心、神门、交感、内分泌、肾等穴。

4. 病情稳定时可遵医嘱中药泡洗。

5. 遵医嘱穴位按摩,取内关、神门、心俞、膻中等穴。

6. 遵医嘱艾灸治疗,取心俞、膈俞、膻中、足三里、内关、气海等穴;气虚血瘀者,给予隔姜灸,取心俞、膻中、关元、气海等穴;也可给予艾条灸,取足三里、内关等穴。气阴两虚、痰热内扰病证者慎用此方法。

(三)气短乏力

1. 卧床休息,限制活动,减少探视。

2. 加强巡视和生活护理,做好患者安全防护。

3. 遵医嘱中药泡洗,泡洗时以微微出汗为宜,时间不宜过长,泡洗后可用温水清洗泡洗处,减少过敏可能。

4. 遵医嘱穴位贴敷,取内关、神门、关元、气海等穴。

(四)夜寐不安

1. 环境安静舒适,光线宜暗,床被褥松软适宜,避免噪声。

2. 遵医嘱穴位按摩,睡前按摩神门、三阴交、中脘等穴。

3. 遵医嘱耳穴贴压(耳穴埋豆),取心、脾、神门、三焦、皮质下、肝等穴。

4. 遵医嘱中药泡洗,每晚睡前半小时遵医嘱予中药泡足。

三、中医特色治疗护理

(一)药物治疗

1. 内服中药

(1)气阴两虚证、心虚胆怯证及气虚血瘀证宜热服中药汤剂;痰热内扰证宜温服中药汤剂;利水药需浓煎空腹或饭前服用;活血化瘀类中成药宜饭后服用(其他详见附录1)。

(2)辨证选择口服中药汤剂、中成药。气阴两虚证需益气养阴、复脉安神,可选用炙甘草汤加减或生脉饮、稳心颗粒等；心虚胆怯证需益气养心、安神定悸，可选用安神定志丸加减；痰热内扰证需清热化痰、宁心安神，可选用黄连温胆汤加减；气虚血瘀证需益气活血、养心安神，可选用补阳还五汤加减或复方丹参滴丸、通心络胶囊、复方血栓通胶囊等。

2．注射给药

（1）严格按医嘱调节输注速度，可选用输液泵控制速度。

（2）严密观察药物反应，尤其抗心律失常药物的反应，如出现纳差、恶心、呕吐、头痛、乏力、黄绿视、心律失常等症状，及时报告医师，予以处理。

（二）特色技术

1．耳穴贴压（耳穴埋豆）。

2．中药泡洗。

3．穴位贴敷。

4．穴位按摩。

5．灸法　应用华法林等抗凝药物的患者，慎用艾灸（其他详见附录2）。

## 四、健康指导

（一）生活起居

1．合理安排休息与活动，协助患者制订合理作息时间，不宜晚睡，睡前不宜过度兴奋。最好在上午、下午各有一次卧床休息或短暂睡眠的时间，以30分钟为宜。

2．气候变化大，季节交替温差变化大时，注意预防感冒。

3．发作期静卧休息，缓解期适当锻炼，根据患者情况制订活动计划，活动量应按循序渐进的原则，以不引起胸闷、心悸等不适症状为度，活动中密切观察患者心率、呼吸、血压变化，如有头晕、气促、出汗、胸闷痛等症状要停止活动，休息缓解，严重不适及时报告医师处理。

4．指导患者养成每日定时排便习惯，排便时勿过于用力屏气，保持排便通畅。

（二）饮食指导

1．气阴两虚证，宜食补气、性平、味甘或甘温，营养丰富、容易消化的食品，如大枣、花生、山药等。忌食破气耗气、生冷性凉、油腻厚味、辛辣的食品，避免煎炸食物。

2．心虚胆怯证，宜食安神定悸的食品，如柏子玉竹茶。忌食辛辣香燥食品。

3．痰热内扰证，宜食清化痰热、补中益气、滋养心阴的食品，如荸荠、甘蔗等；也可选用薏苡仁、大枣、山药、莲子等熬粥食用。

4．气虚血瘀证，宜食补气、化瘀通络，行气活血的食品，如山药、菱角、荔枝、葡萄、鲢鱼、鳝鱼等。忌食破气耗气、生冷酸涩、油腻厚味、辛辣等食品。

5．注意饮食的相对稳定性，不能随意大幅度改变饮食。

（三）情志调理

1. 对心悸发作时自觉心慌恐惧的患者专人守护，稳定情绪。

2. 指导患者平淡静志，避免七情过激和外界不良刺激。消除患者的紧张心理，树立战胜疾病的信心和勇气，以利于疾病的好转或康复。

3. 告知患者诱发促脉证的各种因素，使患者对疾病有正确的认识，积极主动加强自我保健，提高患者的依从性。

### 五、护理难点

患者自我护理能力差，疾病复发率高。

解决思路如下。

1. 教会患者自测脉搏，甄别心房颤动的节律，一旦疾病发作时能够早就医，以免延误病情。

2. 建立促脉证患者自我疾病认知调查档案，对患者及家属的疾病认知进行评估。提出护理问题，协同患者及家属共同制订护理计划，逐步实施。

3. 针对出院后的患者进行定期电话随访监控，出院后15天、30天、60天。随访内容为用药依从性、生活起居规律性、自我疾病管理的自律性。提升患者自我护理能力。

### 六、护理效果评价

附：促脉证（阵发性心房颤动）中医护理效果评价表

附：促脉证（阵发性心房颤动）护理效果评价量表

#### 附表1　促脉证（阵发性心房颤动）中医护理效果评价表

医院：　　　　科室：　　　　入院日期：　　　　出院日期：　　　　住院天数：

患者姓名：　　　性别：　　　年龄：　　　ID：　　　　文化程度：

纳入中医临床路径：是□　否□

证候诊断：气阴两虚证□　心虚胆怯证□　痰热内扰证□　气虚血瘀证□　其他□

（一）护理效果评价

| 主要症状 | 主要辨证施护方法 | 中医护理技术 | 护理效果 |
|---|---|---|---|
| 心悸□ | 1. 病情观察□<br>2. 体　位□<br>3. 氧　疗□<br>4. 用药护理□<br>5. 其他护理措施 | 1. 中药泡洗□　应用次数：____次　应用时间：____天<br>2. 穴位贴敷□　应用次数：____次　应用时间：____天<br>3. 耳穴贴压□　应用次数：____次　应用时间：____天<br>4. 穴位按摩□　应用次数：____次　应用时间：____天<br>5. 其他：____　应用次数：____次　应用时间：____天<br>（请注明，下同） | 好　□<br>较好□<br>一般□<br>差　□ |

（续表）

| 主要症状 | 主要辨证施护方法 | 中医护理技术 | | | 护理效果 |
|---|---|---|---|---|---|
| 胸闷、胸痛□ | 1.病情观察□<br>2.氧　疗□<br>3.生命体征监测□<br>4.用药护理□<br>5.其他护理措施 | 1.耳穴贴压□　应用次数：＿＿次<br>2.穴位贴敷□　应用次数：＿＿次<br>3.穴位按摩□　应用次数：＿＿次<br>4.中药泡洗□　应用次数：＿＿次<br>5.艾　　灸□　应用次数：＿＿次<br>6.其他：＿＿　应用次数：＿＿次 | 应用时间：＿＿天<br>应用时间：＿＿天<br>应用时间：＿＿天<br>应用时间：＿＿天<br>应用时间：＿＿天<br>应用时间：＿＿天 | | 好　□<br>较好□<br>一般□<br>差　□ |
| 气短乏力□ | 1.体　位□<br>2.安全防护□<br>3.其他护理措施 | 1.中药泡洗□　应用次数：＿＿次<br>2.穴位贴敷□　应用次数：＿＿次<br>3.其他：＿＿　应用次数：＿＿次 | 应用时间：＿＿天<br>应用时间：＿＿天<br>应用时间：＿＿天 | | 好　□<br>较好□<br>一般□<br>差　□ |
| 夜寐不安□ | 1.生活护理□<br>2.其他护理措施 | 1.中药泡洗□　应用次数：＿＿次<br>2.穴位按摩□　应用次数：＿＿次<br>3.耳穴贴压□　应用次数：＿＿次<br>4.其他：＿＿　应用次数：＿＿次 | 应用时间：＿＿天<br>应用时间：＿＿天<br>应用时间：＿＿天<br>应用时间：＿＿天 | | 好　□<br>较好□<br>一般□<br>差　□ |
| 其他□<br>（请注明） | 1.<br>2.<br>3. | | | | 好　□<br>较好□<br>一般□<br>差　□ |

## （二）护理依从性及满意度评价

| 评价项目 | | 患者对护理的依从性 | | | 患者对护理的满意度 | | |
|---|---|---|---|---|---|---|---|
| | | 依从 | 部分依从 | 不依从 | 满意 | 一般 | 不满意 |
| 中医护理技术 | 艾　灸 | | | | | | |
| | 穴位贴敷 | | | | | | |
| | 耳穴贴压（耳穴埋豆） | | | | | | |
| | 穴位按摩 | | | | | | |
| | 中药泡洗 | | | | | | |
| 健康指导 | | ／ | ／ | ／ | | | |
| 签　名 | | 责任护士签名： | | | 上级护士或护士长签名： | | |

(三)对本病中医护理方案的评价

实用性强□　　实用性较强□　　实用性一般□　　不实用□

改进意见：

(四)评价人(责任护士)

姓名：_____　技术职称：_____　完成日期：_____　护士长签字：_____

**附表2　促脉证(阵发性心房颤动)护理效果评价量表**

| 分级<br>症状 | 无<br>(0分) | 轻(2分) | 中(4分) | 重(6分) | 实施前评价 || 实施后评价 ||
|---|---|---|---|---|---|---|---|---|
| | | | | | 日期 | 分值 | 日期 | 分值 |
| 心悸 | 无 | 表面无鳞屑可见 | 大多数皮损表面完全或不完全覆有鳞屑,鳞屑呈片状 | 几乎全部皮损表面覆有鳞屑,鳞屑较厚呈层 | | | | |
| 胸痛 | 无 | 偶有发作,隐作痛,不影响正常工作 | 发作频繁,疼痛重,影响工作 | 反复发作,疼痛剧烈难以忍受 | | | | |
| 胸闷 | 无 | 轻度胸憋 | 胸闷明显,时见太息 | 胸闷如窒 | | | | |
| 气短 | 无 | 活动后即气急,呼吸困难(轻度发作) | 休息时亦感呼吸困难 | 静息时喘息明显,不能平卧,影响睡眠和生活 | | | | |
| 乏力 | 无 | 偶有疲乏,可坚持轻体力劳动 | 活动后即感乏力,勉强支持日常活动 | 活动休息后仍感疲乏,不能坚持日常活动 | | | | |
| 夜寐不安 | 无 | 睡眠时常觉醒或睡而不稳,晨醒过早,但不影响工作 | 睡眠不足4小时,尚能坚持工作 | 彻夜不眠,难以坚持工作 | | | | |

# 第八节　眩晕(原发性高血压)中医护理方案

## 一、常见证候要点

(一)肾气亏虚证

腰脊酸痛(外伤性除外),胫酸膝软和足跟痛,耳鸣或耳聋,心悸或气短,发脱或齿摇,夜尿频、尿后有余沥或失禁。舌淡苔白、脉沉细弱。

(二)痰瘀互结证

头如裹,胸闷,呕吐痰涎,胸痛(刺痛、痛有定处或拒按),脉络瘀血,皮下瘀斑,肢体麻木或偏瘫,口淡食少。舌胖苔腻脉滑,或舌质紫暗有瘀斑瘀点,脉涩。

(三)肝火亢盛证

眩晕,头痛,急躁易怒,面红,目赤,口干,口苦,便秘,溲赤。舌红苔黄,脉弦数。

(四)阴虚阳亢证

腰酸,膝软,五心烦热,心悸,失眠,耳鸣,健忘。舌红少苔,脉弦细而数。

## 二、常见症状/证候施护

(一)眩晕

1.眩晕发作时应卧床休息,改变体位时应动作缓慢,防止跌倒,避免深低头、旋转等动作。环境宜清静,避免声光刺激。

2.观察眩晕发作的次数、持续时间、伴随症状及血压等变化。

3.进行双侧血压监测并做好记录。若出现血压持续上升或伴有眩晕加重、头痛剧烈、呕吐、视物模糊、语言謇涩、肢体麻木或行动不便者,要立即报告医师,并做好抢救准备。

4.遵医嘱耳穴贴压(耳穴埋豆),可选择神门、肝、脾、肾、降压沟、心、交感等穴位。

5.遵医嘱穴位按摩,可选择百会、风池、上星、头维、太阳、印堂、天柱穴、太冲穴等穴位,每次20分钟,每晚睡前1次。

6.遵医嘱中药泡足,根据不同证型,选用相应中药制剂,每日1次。

7.遵医嘱穴位贴敷,可选择双足涌泉穴,每日1次。

(二)头痛

1.观察头痛的性质、持续时间、发作次数及伴随症状。

2.进行血压监测并做好记录,血压异常及时报告医师并遵医嘱给予处理。

3.头痛时嘱患者卧床休息,抬高床头,改变体位时如起、坐、下床动作要缓慢,必要时有人扶持。

4. 避免劳累、情绪激动、精神紧张、环境嘈杂等不良因素。

5. 遵医嘱穴位按摩,常用穴位有太阳、印堂、风池、百会等穴。

6. 遵医嘱耳穴贴压(耳穴埋豆),可选择内分泌、神门、皮质下、交感、降压沟等穴位。隔日更换1次,双耳交替。

7. 遵医嘱穴位贴敷,可选择两侧太阳穴。

8. 目赤心烦、头痛者,可用菊花泡水代茶饮。

(三)心悸气短

1. 观察心悸发作是否与情志、进食、体力活动等变化有关。

2. 心悸发作时卧床休息,观察患者心率、心律、血压、呼吸、神色、汗出等变化。

3. 心悸发作有恐惧感者,应有专人陪伴,并给予心理安慰。必要时遵医嘱给予镇静安神类药物。

4. 遵医嘱耳穴贴压(耳穴埋豆),可选择心、交感、神门、枕等穴位。

5. 遵医嘱穴位按摩,可选择内关、通里穴,配穴取大陵、心俞、膻中、劳宫、照海等。

(四)呕吐痰涎

1. 急性发作呕吐剧烈者暂禁食,根据医嘱予以静脉补液,以防水、电解质紊乱。呕吐停止后可给予流质或半流质易消化饮食。

2. 出现恶心呕吐者及时清理呕吐物,指导患者采取正确体位,以防止发生窒息,根据病情及医嘱,给予止吐药、镇静药、解痉药,可按揉双侧内关、合谷、膻中、足三里等穴,以降压止吐。

3. 呕吐甚者,中药宜少量多次频服,并可在服药前口含鲜生姜片,或服少量姜汁。

4. 呕吐停止后,协助患者用温开水或淡盐水漱口以保持口腔清洁。

5. 饮食宜细软温热素食,如生姜枇杷叶粥或生姜陈皮饮,忌食生冷、肥甘、甜腻生痰之品。

### 三、中医特色治疗护理

(一)药物治疗

1. 内服中药

(1)中药与西药的服药时间应间隔1~2小时,补心脾、安心神、镇静安眠的药物在睡前15~30分钟服用。

(2)眩晕伴有呕吐者宜姜汁滴舌后服,并采用少量频服。

(3)遵医嘱服用调节血压的药物,密切观察患者血压变化情况。

2. 注射给药 静脉滴注扩血管药应遵医嘱调整滴速,并监测血压、心电图、肝肾功能等变化,静脉滴注中药注射液,建议用生理盐水间隔,避免药物之间发生反应。指导患者在改变体位时要动作缓慢,预防直立性低血压的发生,如出现头晕、目眩、恶心等应立即平卧。

(二)特色技术

1. 中药泡洗。

2. 穴位贴敷。

3. 耳穴贴压(耳穴埋豆)。

4. 穴位按摩。

5. 中医技术"三联疗法" 根据不同证型选择不同的中药方剂足浴,穴位贴敷双足涌泉穴或神阙穴每日1次,遵医嘱耳穴贴压(耳穴埋豆),可选择神门、肝、脾、肾、降压沟、心、交感等穴位。

6. 中药药枕 将夏枯草、菊花、决明子和晚蚕沙匀量装入布袋制成枕芯枕于头部,通过药物的发散作用以达到清肝明目、息风化痰之功效。

7. 运动疗法 降压操、舌操、眩晕康复操。

### 四、健康指导

(一)生活起居

1. 病室保持安静、舒适,空气新鲜,光线不宜过强。

2. 眩晕轻者可适当休息,不宜过度疲劳。眩晕急性发作时,应卧床休息,闭目养神,减少头部晃动,切勿摇动床架,症状缓解后方可下床活动,动作宜缓慢,防止跌倒。

3. 为避免强光刺激,外出时佩戴变色眼镜,不宜从事高空作业。

4. 指导患者自我监测血压,如实做好记录,以供临床治疗参考。

5. 指导患者戒烟限酒。

(二)饮食指导

饮食调节原则:指导患者正确选择清淡、高维生素、高钾、低脂肪、低胆固醇、低盐饮食。

(1)肾气亏虚证:饮食宜富营养,如甲鱼、淡菜、银耳等,忌食煎炸炙烤及辛辣烟酒。日常可以黑芝麻、核桃肉捣烂加适当蜂蜜调服。

(2)痰瘀互结证:少食肥甘厚腻、生冷荤腥。素体肥胖者适当控制饮食,高血压患者饮食不宜过饱,急性发作呕吐剧烈者暂时禁食,呕吐停止后可给予半流饮食。可配合食疗,如荷叶粥等。

(3)肝火亢盛证:饮食以清淡为主,宜食山楂、淡菜、紫菜、芹菜等,禁食辛辣、油腻及过咸之品。

(4)阴虚阳亢证:饮食宜清淡和富于营养、低盐,多吃新鲜蔬菜水果,如芹菜、萝卜、海带、雪梨等,忌食辛辣烟酒、动物内脏等。可配合菊花泡水代茶饮。

(三)情志调理

1. 护理人员多与患者沟通,了解其心理状态,针对性给予心理支持。

2.肝阳上亢,情绪易激动者,讲明情绪激动对疾病的不良影响,指导患者学会自我情绪控制。

3.眩晕较重,心烦焦虑者,减少探视人群,给患者提供安静的休养空间,鼓励患者听舒缓音乐,保持情绪稳定,利于气血条达。

4.多与患者介绍有关疾病知识及治疗成功经验,增强患者信心,鼓励患者积极面对疾病。

(四)功能锻炼

根据患者病情,在医师指导下可适当选择舌操、降压操等进行功能锻炼,在眩晕缓解期,可在医师指导下进行眩晕康复操进行功能锻炼。

五、护理难点

患者服用降压药物依从性较差;对高血压的危害认识不足。

解决思路如下。

1.加强与患者的沟通,重视对眩晕患者的宣教,普及眩晕病(原发性高血压)知识。使患者认识到高血压控制不良对机体造成的严重后果。

2.让患者认识到高血压降压治疗是长期的,而且是终身的,强调长期药物治疗的重要性,对无症状者更应强调。因此,让患者了解到规律服药对疾病的转归有着重要的作用。

3.指导患者必须遵医嘱按时服药,遵医嘱适时调整药物,可以避免药物不良反应的发生。

4.讲解药膳饮食及调摄护理方面的知识。

5.建立眩晕病患者信息系统,对出院患者定期随访,增强患者对高血压自我防护意识及行为管理能力。

六、护理效果评价

见:眩晕(原发性高血压)中医护理效果评价表

见:眩晕(原发性高血压)护理效果评价量表

**附表1 眩晕(原发性高血压)中医护理效果评价表**

医院:　　　　科室:　　　　入院日期:　　　　出院日期:　　　　住院天数:
患者姓名:　　　性别:　　　　年龄:　　　　ID:　　　　　　文化程度:
纳入中医临床路径:是□　否□
证候诊断:肾气亏虚证□　痰瘀互结证□　肝火亢盛证□　阴虚阳亢证□　其他□

## （一）护理效果评价

| 主要症状 | 主要辨证施护方法 | 中医护理技术 | | | | 护理效果 |
|---|---|---|---|---|---|---|
| 眩晕□ | 1. 体　　位□<br>2. 监测血压□<br>3. 其他护理措施 | 1. 耳穴贴压□ 应用次数：＿＿次 应用时间：＿＿天<br>2. 穴位按摩□ 应用次数：＿＿次 应用时间：＿＿天<br>3. 中药泡洗□ 应用次数：＿＿次 应用时间：＿＿天<br>4. 穴位贴敷□ 应用次数：＿＿次 应用时间：＿＿天<br>5. 其他：＿＿＿ 应用次数：＿＿次 应用时间：＿＿天<br>（请注明，下同） | | | | 好　□<br>较好□<br>一般□<br>差　□ |
| 头痛□ | 1. 监测血压□<br>2. 体　　位□<br>3. 情志护理□<br>4. 其他护理措施 | 1. 耳穴贴压□ 应用次数：＿＿次 应用时间：＿＿天<br>2. 穴位按摩□ 应用次数：＿＿次 应用时间：＿＿天<br>3. 穴位贴敷□ 应用次数：＿＿次 应用时间：＿＿天<br>4. 其他：＿＿＿ 应用次数：＿＿次 应用时间：＿＿天 | | | | 好　□<br>较好□<br>一般□<br>差　□ |
| 心悸气短□ | 1. 活　　动□<br>2. 情志护理□<br>3. 其他护理措施 | 1. 耳穴贴压□ 应用次数：＿＿次 应用时间：＿＿天<br>2. 穴位按摩□ 应用次数：＿＿次 应用时间：＿＿天<br>3. 其他：＿＿＿ 应用次数：＿＿次 应用时间：＿＿天 | | | | 好　□<br>较好□<br>一般□<br>差　□ |
| 呕吐痰涎□ | 1. 体　　位□<br>2. 口腔清洁□<br>3. 服药护理□<br>4. 其他护理措施 | 1. 穴位按摩□ 应用次数：＿＿次 应用时间：＿＿天<br>2. 其他：＿＿＿ 应用次数：＿＿次 应用时间：＿＿天 | | | | 好　□<br>较好□<br>一般□<br>差　□ |
| 其他□<br>（请注明） | 1.<br>2.<br>3. | | | | | 好　□<br>较好□<br>一般□<br>差　□ |

## （二）护理依从性及满意度评价

| 评价项目 | | 患者对护理的依从性 | | | 患者对护理的满意度 | | |
|---|---|---|---|---|---|---|---|
| | | 依从 | 部分依从 | 不依从 | 满意 | 一般 | 不满意 |
| 中医护理技术 | 耳穴贴压（耳穴埋豆） | | | | | | |
| | 穴位贴敷 | | | | | | |
| | 中药泡洗 | | | | | | |
| | 穴位按摩 | | | | | | |
| 健康指导 | | / | / | / | | | |
| 签　　名 | | 责任护士签名： | | | 上级护士或护士长签名： | | |

(三)对本病中医护理方案的评价

实用性强□  实用性较强□  实用性一般□  不实用□

改进意见：

(四)评价人(责任护士)

姓名：_____  技术职称：_____  完成日期：_____  护士长签字：_____

附表2  眩晕(原发性高血压)护理效果评价量表

| 分级<br>症状 | 无<br>(0分) | 轻(2分) | 中(4分) | 重(6分) | 实施前评价 ||  实施后评价 ||
|---|---|---|---|---|---|---|---|---|
| | | | | | 日期 | 分值 | 日期 | 分值 |
| 眩晕 | 无 | 头晕、目眩,时作时止 | 视物旋转,不能行走 | 眩晕欲仆,不能站立 | | | | |
| 头痛 | 无 | 轻微头痛,时作时止 | 头痛可忍,持续不止 | 头痛难忍,上冲额顶 | | | | |
| 心悸<br>气短 | 无 | 活动后气短或偶见轻微心悸 | 未活动亦气短或心悸振作 | 气短较重或心悸怔忡 | | | | |
| 睡眠 | 无 | 睡眠稍有较少 | 时见失眠 | 不能入睡 | | | | |
| 便秘 | 无 | 大便干,每日一行 | 大便秘结,两日一行 | 大便艰难,数日一行 | | | | |

## 第九节  中风(脑出血急性期)中医护理方案

### 一、常见证候要点

(一)中脏腑

1.风阳上扰证  突发头痛,面红耳赤,口苦咽干,心烦易怒,尿赤便干,反复呕吐,时时抽搐,舌质红绛。舌苔黄腻而干,脉弦数。

2.痰热腑实证  意识障碍,半身不遂或瘫痪,言语謇涩,痰多气促,反复呕吐,烦躁不安或昏睡,大小便闭。舌红苔黄脉弦滑。

3. 阳亢阴亏证　突然昏仆，意识障碍，呕吐咖啡样物，二便失禁。舌痿，脉细数。

4. 脏气衰退证　突然昏仆，意识障碍，呕吐咖啡样物，鼻鼾息微，肢冷汗出，二便失禁。舌痿，脉微欲绝。

(二) 中经络

1. 风阳上扰证　突发偏侧、双侧或交叉性麻木，头痛头晕、呕吐，耳鸣目眩，舌质红绛，苔黄腻、脉弦数。

2. 瘀痹经络证　半身不遂或瘫痪，肢软无力，口眼㖞斜，言语謇涩，头痛头晕、耳鸣目眩，舌偏红苔黄、脉弦滑。

二、常见症状/证候施护

(一) 意识障碍

1. 密切观察神志、瞳孔、心率、血压、呼吸、汗出等生命体征等变化，及时报告医师，配合抢救。

2. 保持病室空气流通，温湿度适宜，保持安静，避免人多惊扰。

3. 绝对卧床休息，宜将床头摇高15°~30°，避免搬动，防止出血加重。防止头颈部过度扭曲、用力，保持呼吸道通畅，可根据病情将首次翻身时间延长到12小时后进行，预防压疮发生。床边加床档，专人陪护。

4. 保持呼吸道通畅，及时清理呼吸道分泌物，防止脑缺氧。

5. 眼睑不能闭合者，覆盖生理盐水纱布。

6. 大量脑出血昏迷患者，24~48小时内禁食，以防呕吐物反流至气管造成窒息或吸入性肺炎。

7. 遵医嘱鼻饲流质饮食，留置胃管、尿管者，给予口腔护理、会阴护理；定时翻身，预防压疮。

8. 遵医嘱给予醒脑开窍药枕，借助中药辛散香窜的药性刺激头部腧穴，如风池、风府、哑门、大椎等。

(二) 半身不遂

1. 观察患侧肢体的感觉、肌力、肌张力、关节活动度的变化。

2. 加强对患者的安全保护使用床档，防止坠床摔伤；每日用温水擦拭全身1~2次，促进血液循环预防压疮发生等。

3. 指导患者进行良肢位摆放，经常观察并及时予以纠正，指导并协助患者进行肢体功能锻炼，如伸屈、抬肢等主动被动运动，注意患肢保暖防寒。

4. 遵医嘱穴位按摩，患侧上肢取穴极泉、尺泽、肩髃、合谷等；患侧下肢取穴委中、阳陵泉、足三里等。

(三) 痰多气促

1. 密切观察痰的色、质、量，注意有无喘促、发绀等伴随症状，保持呼吸道通畅，持续氧气吸入。

2. 定时翻身拍背,及时清除口腔内分泌物,每日用中药漱口液清洁口腔 2 次;痰液黏稠时多饮水,或遵医嘱予雾化吸入,促进痰液排出;神昏或痰多无力咳出者可给予吸痰。

3. 循经拍背法,排痰前沿脊柱两侧膀胱经,由下向上轻叩,每日 2~3 次,每次 20 分钟,根据痰液的多少,增加力度、时间、次数。

4. 遵医嘱穴位贴敷,取穴肺俞、膏肓、定喘、天突等。

(四)高热

1. 监测体温变化及汗出情况。

2. 遵医嘱予头部冷敷、冰毯、温水擦浴等物理降温方法。

3. 遵医嘱穴位按摩,取穴大椎、合谷、曲池等;或耳尖放血疗法。

4. 指导多饮温开水,漱口液漱口。进食清热生津之品,如西瓜、荸荠等。忌辛辣、香燥、助热动火之品。

(五)二便失禁

1. 观察二便色、质、量。必要时遵医嘱给予留置导尿。

2. 保持会阴及肛周皮肤清洁干燥,使用便器时动作轻缓,避免拖、拉。

3. 遵医嘱穴位按摩,适用于气虚及元气衰败所致的二便失禁,取穴肾俞、八髎、足三里、天枢等。

(六)便秘

1. 指导患者定时排便,忌努挣。

2. 鼓励患者多饮水,建议每日饮水量在 1 500 mL 以上。

3. 饮食以粗纤维为主,多食用有利于通便的食物,如黑芝麻、蔬菜、瓜果等;禁食产气多、刺激性的食物,如甜食、豆制品、洋葱等。

4. 遵医嘱穴位按摩,取穴胃俞、脾俞、内关、足三里、中脘、关元等,腹胀者加涌泉穴,用揉法。

5. 腹部按摩,取平卧位,以肚脐为中心,顺时针方向按揉腹部。以腹内有热感为宜,每次 20~30 周,每日 2~3 次。

6. 遵医嘱中药贴敷,大黄粉 3 g 加醋适量调制成糊状,敷于神阙穴。

(七)言语謇涩

1. 评估患者语言功能,建立护患交流板,对家属进行健康宣教,共同参与语言康复训练,随时给予肯定以增强患者的信心。

2. 配合康复治疗师进行语言康复训练。

3. 遵医嘱穴位按摩,取廉泉、哑门、承浆、大椎等穴。

(八)吞咽困难

1. 评估患者吞咽功能级别。制订吞咽康复训练计划。

2. 必要时遵医嘱留置胃管，做好留置胃管的护理。

3. 对轻度吞咽障碍以摄食训练和体位训练为主。一般先用糊状或胶状食物进行训练，少量多次，逐步过渡到普通食物。

4. 中度、重度吞咽障碍患者以间接训练为主，主要包括增强口面部肌群运动、舌体运动和下颌骨的张合运动，咽部冷刺激，空吞咽训练，呼吸功能训练等。

### 三、中医特色治疗护理

（一）药物治疗

1. 内服中药。

2. 注射给药。

（二）特色技术

1. 穴位按摩。

2. 穴位贴敷。

3. 中药擦浴。

4. 循经拍背。

（三）康复护理

1. 安全防护方面，防跌倒、坠床。

2. 落实早期康复计划，鼓励患者坚持锻炼，如肢体运动、语言功能、吞咽功能训练等，增强自我照顾的能力。

### 四、健康指导

（一）生活起居

1. 病室宜安静，整洁，光线柔和，避免噪声、强光等一切不良刺激。

2. 指导患者起居有常，保持大便通畅，养成定时排便的习惯，勿努挣。

3. 做好安全宣教，防呛咳窒息、防跌倒坠床、防烫伤等意外，增强患者及家属的防范意识。

（二）饮食指导

中脏腑昏迷或吞咽困难者，根据病情给予禁食或鼻饲喂服，提供足够的水分及富有营养的流食，如米汤、匀浆膳、混合奶等，忌肥甘厚味等生湿助火之品。

（三）情志调理

1. 关心尊重患者，多与患者沟通，了解其心理状态，及时予以心理疏导。

2. 鼓励家属多陪伴患者，多给予情感支持。

3. 鼓励病友间相互交流治疗体会，提高认知，增强治疗信心。

**五、护理难点**

患者及家属对康复护理的依从性差。

解决思路如下。

1. 向患者及家属讲解疾病的发生、发展及转归,使患者了解尽早开展康复锻炼的重要性和必要性。

2. 加强与患者及家属的沟通和反复宣教。

3. 制订可行的康复锻炼计划,积极指导患者进行康复训练。

**六、护理效果评价**

见:中风(脑出血急性期)中医护理效果评价表

见:中风(脑出血急性期)护理效果评价量表

附表1 中风(脑出血急性期)中医护理效果评价表

医院: 科室: 入院日期: 出院日期: 住院天数:

患者姓名: 性别: 年龄: ID: 文化程度:

纳入中医临床路径:是□ 否□

证候诊断:中脏腑 风阳上扰证□ 痰热腑实证□ 阳亢阴亏证□ 脏气衰退证□

中经络 风阳上扰证□ 瘀痹经络证□ 其他□

(一)护理效果评价

| 主要症状 | 主要辨证施护方法 | 中医护理技术 | 护理效果 |
| --- | --- | --- | --- |
| 意识障碍□ | 1. 体 位□<br>2. 观 察□<br>3. 皮肤口腔护理□<br>4. 饮 食□<br>5. 其他护理措施 | 1. 穴位按摩□ 应用次数:___次 应用时间:___天<br>2. 其他:___ 应用次数:___次 应用时间:___天<br>(请注明,下同) | 好 □<br>较好□<br>一般□<br>差 □ |
| 半身不遂□ | 1. 观 察□<br>2. 安全保护□<br>3. 功能锻炼□<br>4. 其他护理措施 | 1. 穴位电刺激□ 应用次数:___次 应用时间:___天<br>2. 艾 灸□ 应用次数:___次 应用时间:___天<br>3. 循经按摩□ 应用次数:___次 应用时间:___天<br>4. 中药熏洗□ 应用次数:___次 应用时间:___天<br>5. 中药热熨□ 应用次数:___次 应用时间:___天<br>6. 其他:___ 应用次数:___次 应用时间:___天 | 好 □<br>较好□<br>一般□<br>差 □ |

(续表)

| 主要症状 | 主要辨证施护方法 | 中医护理技术 | 护理效果 |
|---|---|---|---|
| 痰多气促□ | 1. 观　　察□<br>2. 环　　境□<br>3. 排　　痰□<br>4. 其他护理措施 | 1. 循经拍背□　应用次数：＿＿次　应用时间：＿＿天<br>2. 穴位贴敷□　应用次数：＿＿次　应用时间：＿＿天<br>3. 其他：＿＿＿　应用次数：＿＿次　应用时间：＿＿天 | 好　　□<br>较好　□<br>一般　□<br>差　　□ |
| 高热□ | 1. 监　　测□<br>2. 物理降温□<br>3. 饮　　食□<br>4. 其他护理措施 | 1. 穴位按摩□　应用次数：＿＿次　应用时间：＿＿天<br>2. 中药擦浴□　应用次数：＿＿次　应用时间：＿＿天<br>3. 其他：＿＿＿　应用次数：＿＿次　应用时间：＿＿天 | 好　　□<br>较好　□<br>一般　□<br>差　　□ |
| 二便失禁□ | 1. 观　　察□<br>2. 皮肤护理□<br>3. 饮食护理□<br>4. 其他护理措施 | 1. 艾　　灸□　应用次数：＿＿次　应用时间：＿＿天<br>2. 穴位按摩□　应用次数：＿＿次　应用时间：＿＿天<br>3. 耳穴贴压□　应用次数：＿＿次　应用时间：＿＿天<br>4. 其他：＿＿＿　应用次数：＿＿次　应用时间：＿＿天 | 好　　□<br>较好　□<br>一般　□<br>差　　□ |
| 便秘□ | 1. 观　　察□<br>2. 饮食护理□<br>3. 其他护理措施 | 1. 艾　　灸□　应用次数：＿＿次　应用时间：＿＿天<br>2. 穴位按摩□　应用次数：＿＿次　应用时间：＿＿天<br>3. 腹部按摩□　应用次数：＿＿次　应用时间：＿＿天<br>4. 其他：＿＿＿　应用次数：＿＿次　应用时间：＿＿天 | 好　　□<br>较好　□<br>一般　□<br>差　　□ |
| 言语謇涩□ | 1. 观　　察□<br>2. 语言功能训练□<br>3. 其他护理措施 | 1. 穴位按摩□　应用次数：＿＿次　应用时间：＿＿天<br>2. 其他：＿＿＿　应用次数：＿＿次　应用时间：＿＿天 | 好　　□<br>较好　□<br>一般　□<br>差　　□ |
| 吞咽困难□ | 1. 评　　估□<br>2. 鼻饲管□<br>3. 吞咽功能训练□<br>4. 其他护理措施 | 1. 穴位电刺激□　应用次数：＿＿次　应用时间：＿＿天<br>2. 其他：＿＿＿　应用次数：＿＿次　应用时间：＿＿天 | 好　　□<br>较好　□<br>一般　□<br>差　　□ |
| 其他□<br>（请注明） | 1.<br>2.<br>3. | | 好　　□<br>较好　□<br>一般□<br>差　　□ |

## (二)护理依从性及满意度评价

| 评价项目 | | 患者对护理的依从性 | | | 患者对护理的满意度 | | |
|---|---|---|---|---|---|---|---|
| | | 依从 | 部分依从 | 不依从 | 满意 | 一般 | 不满意 |
| 中医护理技术 | 腹部按摩 | | | | | | |
| | 中药擦浴 | | | | | | |
| | 循经拍背 | | | | | | |
| | 中药热熨 | | | | | | |
| | 穴位按摩 | | | | | | |
| | 中药熏洗 | | | | | | |
| | 穴位贴敷 | | | | | | |
| | 艾 灸 | | | | | | |
| | 耳穴贴压(耳穴埋豆) | | | | | | |
| | 循经按摩 | | | | | | |
| | 穴位电刺激 | | | | | | |
| 健康指导 | | / | / | / | | | |
| 签 名 | | 责任护士签名: | | | 上级护士或护士长签名: | | |

## (三)对本病中医护理方案的评价

实用性强□　　实用性较强□　　实用性一般□　　不实用□

改进意见:

## (四)评价人(责任护士)

姓名:_____　技术职称:_____　完成日期:_____　护士长签字:_____

### 附表2　中风(脑出血急性期)护理效果评价量表

| 分级 症状 | 无 (0分) | 轻(2分) | 中(4分) | 重(6分) | 实施前评价 | | 实施后评价 | |
|---|---|---|---|---|---|---|---|---|
| | | | | | 日期 | 分值 | 日期 | 分值 |
| 意识障碍 | 清醒 | 嗜睡 | 昏睡 | 昏迷 | | | | |
| 半身不遂 | 5级 | 3~4级 | 1~2级 | 0级 | | | | |
| 痰多 | 无 | 偶有咯痰 | 咯痰较多 | 痰涎壅盛或喉中痰鸣 | | | | |

(续表)

| 分级<br>症状 | 无<br>(0分) | 轻(2分) | 中(4分) | 重(6分) | 实施前评价 | | 实施后评价 | |
|---|---|---|---|---|---|---|---|---|
| | | | | | 日期 | 分值 | 日期 | 分值 |
| 气促 | 无 | 偶有气促 | 动则气促 | 安静时即感气促 | | | | |
| 高热 | 36.0~37.4℃ | 37.5~37.9℃ | 38.0~38.9℃ | 39.0℃以上 | | | | |
| 二便失禁 | 无 | 熟睡时偶有失禁 | 排便偶有示意 | 完全失禁 | | | | |
| 便秘 | 无 | 大便干,每日1次 | 大便干,2~3日1次 | 大便干硬,数日不行 | | | | |
| 言语謇涩 | 无 | 4~5级 | 2~3级 | 0~1级 | | | | |
| 吞咽困难 | Ⅰ级 | Ⅱ级 | Ⅲ~Ⅳ级 | Ⅴ级 | | | | |

# 第十节 中风(脑梗死急性期)中医护理方案

## 一、常见证候要点

(一)中脏腑

1.痰蒙清窍证 意识障碍,半身不遂,口舌㖞斜,言语謇涩或不语,痰鸣辘辘。舌质紫暗,苔白腻。

2.痰热内闭证 意识障碍,半身不遂,口舌㖞斜,言语謇涩或不语,鼻鼾痰鸣,或肢体拘急,或躁扰不宁,或身热,或口臭,或抽搐。舌质红,舌苔黄腻。

3.元气败脱证 昏愦不知,目合口开,四肢松懈瘫软,肢冷汗多,二便自遗。舌卷缩,舌质淡或紫暗,苔白腻。

(二)中经络

1.风火上扰证 肢体麻木或活动不利,言语謇涩,眩晕头痛,面红耳赤,口苦咽干,心烦易怒,尿赤便干。舌质红绛,舌苔黄腻而干,脉弦数。

2.风痰阻络证 肢体麻木或活动不利,言语謇涩,头晕目眩,痰多而黏。舌质暗淡,舌苔薄白或白腻,脉弦滑。

3.痰热腑实证 肢体麻木或活动不利,言语謇涩,腹胀便秘,头痛目眩,咯吐黄痰。舌质暗红,苔黄腻,脉弦滑或偏瘫侧弦滑而大。

4. 气虚血瘀证　肢体麻木或活动不利,言语謇涩,面色㿠白,气短乏力,口角流涎,自汗出,心悸便溏,手足肿胀。舌质暗淡,舌苔白腻,有齿痕,脉沉细。

5. 阴虚风动证　肢体麻木或活动不利,言语謇涩,眩晕耳鸣,手足心热,咽干口燥。舌质红而体瘦,少苔或无苔,脉弦细数。

### 二、常见症状/证候施护

（一）意识障碍

1. 密切观察神志、瞳孔、心率、血压、呼吸、汗出等生命体征的变化,及时报告医师,配合抢救。

2. 保持病室空气流通,温湿度适宜,保持安静,避免人多惊扰。

3. 取适宜体位,避免引起颅内压增高的因素,如头颈部过度扭曲、用力,保持呼吸道通畅等。

4. 定时变换体位,用温水擦身,保持局部气血运行,预防压疮发生。

5. 眼睑不能闭合者,覆盖生理盐水纱布。

6. 遵医嘱取藿香、佩兰、金银花、荷叶等煎煮后做口腔护理。

7. 遵医嘱鼻饲流质饮食,如肠内营养液、匀浆膳、混合奶、米汤等。

8. 遵医嘱留置导尿管,做好管道护理,保持会阴部洁净。

（二）半身不遂

1. 观察患侧肢体的感觉、肌力、肌张力、关节活动度和肢体活动的变化。

2. 安全保护,如安装床档,防止坠床摔伤,预防压疮等。

3. 指导患者进行良肢位摆放及肢体的主动、被动运动,注意患肢保暖防寒。

4. 遵医嘱施穴位按摩,患侧上肢取穴极泉、尺泽、肩髃、合谷等;患侧下肢取穴委中、阳陵泉、足三里等。

5. 遵医嘱施艾条灸,患侧上肢取穴极泉、尺泽、肩髃、合谷等;患侧下肢取穴委中、阳陵泉、足三里等。

6. 遵医嘱中药熏洗,中药局部熏洗患肢,每日1次或隔日1次。

（三）眩晕

1. 观察眩晕发作的次数、程度、持续时间、伴随症状等。

2. 监测血压,若出现血压持续上升或伴有眩晕加重、头痛剧烈、呕吐、视物模糊等变化,及时通知医师,做好抢救准备。

3. 向患者宣教眩晕的病因、诱因,指导患者避免诱因的方法,如自我调适,保持心理平衡,避免急躁、发怒等不良情绪刺激,改变体位时动作缓慢,避免深低头、旋转等动作,防止摔倒坠床。

4. 眩晕发作时应卧床休息,头部稍抬高,呕吐时取侧卧位,光线调暗,避免光刺激。

5. 遵医嘱穴位按摩,取穴百会、太阳、风池、内关、曲池等,每日4~5次,每次30分钟。适用于风痰阻络、阴虚风动引起的眩晕头痛。

6. 遵医嘱耳穴贴压(耳穴埋豆),取穴神门、肝、脾、肾、降压沟、心、交感等,每日按压3~5次,每次3分钟,隔日更换1次,双耳交替。

7. 遵医嘱穴位贴敷,取双足涌泉穴,每日1次。

(四)痰多气促

1. 密切观察痰的颜色、性状、量及气味,有无喘促、发绀等伴随症状,必要时给予氧气吸入。

2. 保持室内空气流通、温湿度适宜,避免外感风寒。限制探视,避免交叉感染。

3. 保持呼吸道通畅,定时翻身拍背,及时清除口腔内分泌物,每日用中药漱口液清洁口腔2次;痰液黏稠时多饮水,或遵医嘱予雾化吸入,促进痰液排出;神昏或痰多无力咳出者可行机械吸痰。

4. 循经拍背法,排痰前,沿脊柱两侧膀胱经,由下向上轻叩,每日2~3次,每次20分钟。

5. 遵医嘱穴位贴敷,取穴肺俞、膏肓、定喘、天突等。

(五)高热

1. 遵医嘱定时观测体温,监测生命体征及汗出情况,及时擦干皮肤,更换汗湿的衣服、被褥等,保持皮肤和床单位清洁、干燥。

2. 脱证之高热者应忌用汗药以防脱不可收,可采用亚低温治疗仪、中药擦浴、头部冷敷等物理降温方法;闭证之高热者可遵医嘱使用汗药。

3. 遵医嘱穴位按摩,取穴大椎、合谷、曲池等以泄热开窍。

4. 指导多饮温开水,漱口液漱口,使用中药时应遵医嘱。

5. 进食清热生津之品,忌辛辣、香燥、助热动火之品。

(六)二便失禁

1. 观察排便色、质、量,尿液的色、质、量,有无尿频、尿急、尿痛感。

2. 保持会阴及肛周皮肤清洁干燥,使用便器时动作轻缓,避免拖、拉,以免擦伤患者的皮肤。如留置导尿,做好留置导尿护理。

3. 遵医嘱艾条灸,适用于气虚及元气衰败所致的二便失禁,取穴神阙、气海、关元、百会、三阴交、足三里等。

4. 遵医嘱穴位按摩,适用于气虚及元气衰败所致的二便失禁,取穴肾俞、八髎、足三里、天枢等。

(七)便秘

1. 观察排便次数、性状、排便费力程度及伴随症状。

2. 养成良好生活习惯,适当运动,定时排便,忌努挣。

3. 鼓励患者多饮水,多食用有利于通便的食物,戒烟酒,禁食产气多、刺激性的食物,辨证施膳。

4. 遵医嘱穴位按摩,取穴胃俞、脾俞、内关、足三里、中脘、关元等,腹胀者加涌泉,用揉法。

5. 腹部按摩,取平卧位,以肚脐为中心,顺时针方向按揉腹部。以腹内有热感为宜,每次 20～30 周。每日 2～3 次。

6. 遵医嘱艾灸,取神阙、天枢、气海、关元等穴。

(八)言语謇涩

1. 观察患者语言功能情况,建立护患交流板,与患者达到良好沟通,对家属进行健康宣教,共同参与语言康复训练。

2. 鼓励患者开口说话,随时给予肯定,对遗忘性患者应有意识地反复进行,以强化记忆。

3. 语言康复训练过程中,遵循由易到难的原则,鼓励患者读书看报,适当听收音机。

4. 遵医嘱穴位按摩,取廉泉、哑门、承浆、大椎等穴。

(九)吞咽困难

1. 协助医师进行吞咽试验以观察有无呛水、呛食等情况。

2. 遵医嘱胃管鼻饲,做好留置胃管的护理。

3. 轻度吞咽障碍患者以摄食训练和体位训练为主。

4. 中度、重度吞咽障碍患者以间接训练为主,如增强口面部肌群运动、咽部冷刺激、空吞咽训练等,以促进患者的吞咽功能恢复。

5. 保持环境安静、舒适,减少进餐时分散注意力的干扰因素,指导患者进餐时不要讲话,防止误吸。

6. 在患者床旁准备负压吸引装置,以防误咽窒息。

### 三、中医特色治疗护理

(一)药物治疗

1. 内服中药。

2. 注射给药。

(二)特色技术

1. 穴位按摩时应避免对痉挛组肌肉群的强刺激。常用的按摩手法有揉法、捏法,亦可配合其他手法,如弹拨法、叩击法、擦法等。

2. 中药熏洗。

3. 穴位贴敷。

4. 艾灸。

5. 耳穴贴压(耳穴埋豆)。

6. 循经拍背。

7. 中药擦浴。

(三)康复护理

1. 安全防护方面,康复锻炼时必须有人陪同,防外伤,防跌倒,防坠床。

2. 落实早期康复计划,鼓励患者坚持锻炼,如肢体运动、语言功能、吞咽功能训练等,增强自我照顾的能力。

3. 康复过程中根据病情及时调整训练方案。

## 四、健康指导

(一)生活起居

1. 病室宜安静,整洁,光线柔和,避免噪声、强光等一切不良刺激。

2. 指导患者起居有常,慎避外邪,保持大便通畅,养成定时排便的习惯,勿努挣。

3. 实施防呛咳窒息、防跌倒坠床、防烫伤、防压疮及非计划拔管等安全护理。

(二)饮食指导

中脏腑昏迷或吞咽困难者,根据病情予禁食或鼻饲喂服,给予充足的水分及富有营养的流质,如米汤、匀浆膳、混合奶等,饮食忌肥甘厚味等生湿助火之品。

(三)情志调理

1. 关心尊重患者,多与患者沟通,了解其心理状态,及时予以心理疏导。

2. 解除患者因突然得病而产生的恐惧、焦虑、悲观情绪:可采用释放、宣泄法,使患者心中的焦躁、痛苦释放出来。

3. 鼓励家属多陪伴患者,多给予情感支持。

4. 鼓励病友间相互交流治疗体会,提高认知,增强治疗信心。

## 五、护理难点

患者及家属对治疗与护理依从性差。

解决思路如下。

1. 向患者及家属讲解疾病的发生发展及转归,使患者了解尽早开展康复锻炼的重要性和必要性。

2. 加强与患者及家属的沟通和反复宣教。

3. 制订可行的康复锻炼计划,积极指导患者进行康复训练。

## 六、护理效果评价

见:中风(脑梗死急性期)中医护理效果评价表

见:中风(脑梗死急性期)护理效果评价量表

## 附表1 中风(脑梗死急性期)中医护理效果评价表

医院：　　　　　科室：　　　　　入院日期：　　　　　出院日期：　　　　　住院天数：

患者姓名：　　　　性别：　　　　年龄：　　　　ID：　　　　　文化程度：

纳入中医临床路径：是□　否□

证候诊断：中脏腑　　痰蒙清窍证□　　痰热内闭证□　　元气败脱证□

　　　　　中经络　　风火上扰证□　　风痰阻络证□　　痰热腑实证□

　　　　　　　　　　气虚血瘀证□　　阴虚风动证□　　其他□

（一）护理效果评价

| 主要症状 | 主要辨证施护方法 | 中医护理技术 | 护理效果 |
|---|---|---|---|
| 意识障碍□ | 1. 体　　位□<br>2. 观　　察□<br>3. 皮肤口腔护理□<br>4. 饮　　食□<br>5. 其他护理措施 | 1. 穴位按摩□　应用次数：＿＿次　应用时间：＿＿天<br>2. 其他：＿＿＿　应用次数：＿＿次　应用时间：＿＿天<br>（请注明，下同） | 好　□<br>较好□<br>一般□<br>差　□ |
| 半身不遂□ | 1. 观　　察□<br>2. 安全保护□<br>3. 功能锻炼□<br>4. 其他护理措施 | 1. 穴位电刺激□　应用次数：＿＿次　应用时间：＿＿天<br>2. 艾　　灸□　应用次数：＿＿次　应用时间：＿＿天<br>3. 循经按摩□　应用次数：＿＿次　应用时间：＿＿天<br>4. 中药熏洗□　应用次数：＿＿次　应用时间：＿＿天<br>5. 中药热熨□　应用次数：＿＿次　应用时间：＿＿天<br>6. 其他：＿＿＿　应用次数：＿＿次　应用时间：＿＿天 | 好　□<br>较好□<br>一般□<br>差　□ |
| 眩晕□ | 1. 观　　察□<br>2. 避免诱因□<br>3. 卧床休息□<br>4. 其他护理措施 | 1. 穴位按摩□　应用次数：＿＿次　应用时间：＿＿天<br>2. 耳穴贴压□　应用次数：＿＿次　应用时间：＿＿天<br>3. 穴位贴敷□　应用次数：＿＿次　应用时间：＿＿天<br>4. 其他：＿＿＿　应用次数：＿＿次　应用时间：＿＿天 | 好　□<br>较好□<br>一般□<br>差　□ |
| 痰多气促□ | 1. 观　　察□<br>2. 环　　境□<br>3. 排　　痰□<br>4. 其他护理措施 | 1. 循经拍背□　应用次数：＿＿次　应用时间：＿＿天<br>2. 穴位贴敷□　应用次数：＿＿次　应用时间：＿＿天<br>3. 其他：＿＿＿　应用次数：＿＿次　应用时间：＿＿天 | 好　□<br>较好□<br>一般□<br>差　□ |
| 高热□ | 1. 监　　测□<br>2. 物理降温□<br>3. 饮　　食□<br>4. 其他护理措施 | 1. 穴位按摩□　应用次数：＿＿次　应用时间：＿＿天<br>2. 中药擦浴□　应用次数：＿＿次　应用时间：＿＿天<br>3. 其他：＿＿＿　应用次数：＿＿次　应用时间：＿＿天 | 好　□<br>较好□<br>一般□<br>差　□ |

(续表)

| 主要症状 | 主要辨证施护方法 | 中医护理技术 | 护理效果 |
|---|---|---|---|
| 二便失禁□ | 1.观　　察□<br>2.皮肤护理□<br>3.饮食护理□<br>4.其他护理措施 | 1.艾　　灸□　应用次数：___次　应用时间：___天<br>2.穴位按摩□　应用次数：___次　应用时间：___天<br>3.耳穴贴压□　应用次数：___次　应用时间：___天<br>4.其他：___　应用次数：___次　应用时间：___天 | 好　□<br>较好□<br>一般□<br>差　□ |
| 腹胀便秘□ | 1.观　　察□<br>2.饮食护理□<br>3.其他护理措施 | 1.艾　　灸□　应用次数：___次　应用时间：___天<br>2.穴位按摩□　应用次数：___次　应用时间：___天<br>3.腹部按摩□　应用次数：___次　应用时间：___天<br>4.其他：___　应用次数：___次　应用时间：___天 | 好　□<br>较好□<br>一般□<br>差　□ |
| 言语謇涩□ | 1.观　　察□<br>2.语言功能训练□<br>3.其他护理措施 | 1.穴位按摩□　应用次数：___次　应用时间：___天<br>2.其他：___　应用次数：___次　应用时间：___天 | 好　□<br>较好□<br>一般□<br>差　□ |
| 吞咽困难□ | 1.评　　估□<br>2.鼻饲管□<br>3.吞咽功能训练□<br>4.其他护理措施 | 1.穴位电刺激□　应用次数：___次　应用时间：___天<br>2.其他：___　应用次数：___次　应用时间：___天 | 好　□<br>较好□<br>一般□<br>差　□ |
| 其他□<br>(请注明) | 1.<br>2.<br>3. |  | 好　□<br>较好□<br>一般□<br>差　□ |

## (二)护理依从性及满意度评价

| 评价项目 | | 患者对护理的依从性 | | | 患者对护理的满意度 | | |
|---|---|---|---|---|---|---|---|
| | | 依从 | 部分依从 | 不依从 | 满意 | 一般 | 不满意 |
| 中医护理技术 | 循经拍背 | | | | | | |
| | 中药热熨 | | | | | | |
| | 穴位按摩 | | | | | | |
| | 中药熏洗 | | | | | | |
| | 穴位贴敷 | | | | | | |
| | 艾　灸 | | | | | | |

(续表)

| 评价项目 | | 患者对护理的依从性 | | | 患者对护理的满意度 | | |
| --- | --- | --- | --- | --- | --- | --- | --- |
| | | 依从 | 部分依从 | 不依从 | 满意 | 一般 | 不满意 |
| 中医护理技术 | 耳穴贴压(耳穴埋豆) | | | | | | |
| | 循经按摩 | | | | | | |
| | 穴位电刺激 | | | | | | |
| | 中药擦浴 | | | | | | |
| | 腹部按摩 | | | | | | |
| 健康指导 | | / | / | / | | | |
| 签　　名 | | 责任护士签名: | | | 上级护士或护士长签名: | | |

(三)对本病中医护理方案的评价

实用性强□　　实用性较强□　　实用性一般□　　不实用□

改进意见：

(四)评价人(责任护士)

姓名:_____　技术职称:_____　完成日期:_____　护士长签字:_____

### 附表2　中风(脑梗死急性期)护理效果评价量表

| 分级<br>症状 | 无<br>(0分) | 轻(2分) | 中(4分) | 重(6分) | 实施前评价 | | 实施后评价 | |
| --- | --- | --- | --- | --- | --- | --- | --- | --- |
| | | | | | 日期 | 分值 | 日期 | 分值 |
| 意识障碍 | 清醒 | 嗜睡 | 昏睡 | 昏迷 | | | | |
| 半身不遂 | 5级 | 3~4级 | 1~2级 | 0级 | | | | |
| 眩晕 | 无 | 偶尔出现 | 经常出现,尚可忍受 | 频繁出现,难以忍受 | | | | |
| 痰多 | 无 | 偶有咯痰 | 咯痰较多 | 痰涎壅盛或喉中痰鸣 | | | | |
| 气促 | 无 | 偶有气促 | 动则气促 | 安静时即感气促 | | | | |
| 高热 | 36.0~37.4℃ | 37.5~37.9℃ | 38.0~38.9℃ | 39.0℃以上 | | | | |

(续表)

| 症状\分级 | 无(0分) | 轻(2分) | 中(4分) | 重(6分) | 实施前评价 | | 实施后评价 | |
|---|---|---|---|---|---|---|---|---|
| | | | | | 日期 | 分值 | 日期 | 分值 |
| 二便失禁 | 无 | 熟睡时偶有失禁 | 排便偶有示意 | 完全失禁 | | | | |
| 便秘 | 无 | 大便干,每日1次 | 大便干,2~3日1次 | 大便干硬,数日不行 | | | | |
| 言语謇涩 | 无 | 4~5级 | 2~3级 | 0~1级 | | | | |
| 吞咽困难 | Ⅰ级 | Ⅱ级 | Ⅲ~Ⅳ级 | Ⅴ级 | | | | |

# 第十一节 中风(脑梗死恢复期)中医护理方案

本方案适用于中风(脑梗死)发病2周至6个月处于恢复期患者的护理。

## 一、常见证候要点

(一)风痰瘀阻证

口眼㖞斜,舌强语謇或失语,半身不遂,肢体麻木,舌暗紫,苔滑腻。

(二)气虚血瘀证

肢体偏枯不用,肢软无力,面色萎黄。舌质淡紫或有瘀斑,苔薄白。

(三)肝肾亏虚证

半身不遂,患肢僵硬,拘挛变形,舌强不语,或偏瘫,肢体肌肉萎缩,舌红脉细,或舌淡红。

## 二、常见症状/证候施护

(一)半身不遂

1. 观察四肢肌力、肌张力、关节活动度和肢体活动的变化。

2. 根据疾病不同阶段,指导协助患者良肢位摆放、肌肉收缩及关节运动,减少或减轻肌肉挛缩及关节畸形。

3. 尽早指导患者进行床上的主动性活动训练,包括翻身、床上移动、床边坐起、桥式运动等。如患者不能做主动活动,则应尽早进行各关节被动活动训练。

4. 做好各项基础护理,满足患者生活所需。

5. 遵医嘱选用以下中医护理特色技术1~2项

(1)中药熏洗:活血止痛散熏蒸,先熏后洗,将患肢浸入药液中洗浴。

(2)中频、低频治疗仪：遵医嘱选取上肢肩井、曲池、合谷、外关等穴，下肢委中、昆仑、悬钟、阳陵泉等穴，进行经络穴位电刺激，每日1~2次，每次30分钟。适用于肢体萎软乏力、麻木，严禁直接刺激痉挛肌肉。

(3)拔罐疗法：遵医嘱选穴，每日1次，留罐5~10分钟。适用于肢体萎缩、关节疼痛。

(4)艾灸：遵医嘱取穴。中风(脑梗死急性期)痰热腑实证和痰火闭窍者不宜。

(5)穴位拍打：遵医嘱用穴位拍打棒循患肢手阳明大肠经(上肢段)、足阳明胃经(下肢段)轻轻拍打，每日2次，每次30分钟。有下肢静脉血栓者禁用，防止栓子脱落，造成其他组织器官血管栓塞。

(6)中药热罨包：遵医嘱取穴。中药籽装入药袋混合均匀，微波加热≥70℃或蒸锅蒸煮药袋30分钟，温度≥50℃，放于患处相应的穴位上适时来回或旋转药熨15~30分钟，每日1~2次，达到温经通络、消肿止痛的作用，以助于恢复肢体功能。

(二)舌强语謇

1. 与患者共同协商设定一种表达需求的方式，与患者达到良好沟通。

2. 训练有关发音肌肉，先做简单的张口、伸舌、露齿、鼓腮动作，再进行软腭提高训练，再做舌部训练，还有唇部训练，指导患者反复进行抿嘴、噘嘴、叩齿等动作。采用吞咽言语治疗仪电刺激发音肌群同时配合发音训练。

3. 采用"示教—模仿方法"，即训练者先做好口形与发音示范，然后指导患者通过镜子观察自己发音的口形，来纠正发音错误。

4. 进行字、词、句训练，单音训练1周后逐步训练患者"单词—词组—短句"发音。阅读训练及书写训练，经过1~2周时间训练，掌握一般词组、短句后即能接受跟读或阅读短文的训练。

5. 对家属进行健康宣教，共同参与语言康复训练。

6. 遵医嘱穴位按摩，取廉泉、哑门、承浆、通里等穴，以促进语言功能恢复。

(三)吞咽困难

1. 对轻度吞咽障碍以摄食训练和体位训练为主。

2. 对中度、重度吞咽障碍患者采用间接训练为主，主要包括：增强口面部肌群运动、舌体运动和下颌骨的张合运动，咽部冷刺激，空吞咽训练，呼吸功能训练等。

3. 有误吸风险患者，给予鼻饲饮食。

(四)便秘

1. 鼓励患者多饮水，每日在1 500 mL左右；养成定时排便的习惯，克服长时间如厕、忌努挣。

2. 多吃增加胃肠蠕动的食物，如黑芝麻、蔬菜、瓜果等；多饮水，戒烟酒，禁食产气多、刺激性的食物,如甜食、豆制品、洋葱等。热秘患者以清热、润肠、通便饮食为佳,可食用白萝卜、蜂蜜汁;气虚便秘患者以补养气血、润肠通便饮食为佳,可食用核桃仁、松子仁、芝麻粥,适用于各种症状的便秘。

3. 气虚血瘀证患者大多为慢传输型便秘,可教会患者或家属用双手沿脐周顺时针按摩,每次20~30周,每日2~3次,促进肠蠕动。

4. 遵医嘱选用以下中医护理特色技术1~2项

(1) 穴位按摩:取穴胃俞、脾俞、内关、足三里、中脘、关元等,腹胀者加涌泉,用揉法。

(2) 耳穴贴压(耳穴埋豆):主穴取大肠、直肠、三焦、脾、皮质下,配穴小肠、肺。

(3) 艾条温和灸:脾弱气虚者选穴脾俞、气海、太白、三阴交、足三里;肠道气秘者选穴太冲、大敦、大都、支沟、天枢;脾肾阳虚者选穴肾俞、大钟、关元、承山、太溪。于腹部施回旋灸,每次20分钟。

(4) 葱白敷脐(行气通腑):取适量青葱洗净沥干,用葱白,加适量食盐,置于研钵内捣烂成糊状后敷贴于脐周,厚薄0.2~0.3 cm,外用医用胶贴包裹,用纱布固定,每日1~2次,每次1~2小时。

(5) 中药泡服:必要时遵医嘱番泻叶10~15 g泡水顿服,气虚血瘀、肝肾亏虚的患者不宜使用。

(6) 神阙穴位贴敷:虚秘用吴茱萸,热秘用大黄粉。

(五) 二便失禁

1. 观察排便次数、量、质;尿液的色、质、量,有无尿频、尿急、尿痛感。

2. 保持会阴皮肤清洁干燥,如留置导尿,预防非计划拔管,会阴护理。

3. 进食健脾养胃益肾食物,如山药、薏苡仁、小米、木瓜、南瓜、胡萝卜等。

4. 遵医嘱选用以下中医护理特色技术1~2项

(1) 艾条灸:取穴神阙、气海、关元、百会、三阴交、足三里。适用于气虚及元气衰败所致的二便失禁。

(2) 耳穴贴压(耳穴埋豆):主穴取大肠、小肠、胃、脾,配穴交感、神门。

(3) 穴位按摩:取穴肾俞穴、八髎、足三里、天枢等。适用于气虚及元气衰败所致的二便失禁。

(4) 中药贴敷加红外线灯照射:中药置于患者中脘或神阙穴,予红外线灯在距离相应穴位或病变部位30~50 cm处直接照射,治疗30分钟,注意防烫伤。

### 三、中医特色治疗护理

(一) 药物治疗

1. 内服中药　遵医嘱辨证服药,中药与西药间隔半小时服用。中药汤剂宜温服,观察服药后反应。

2. 注射给药　根据不同药物调节适当滴速,加强巡视,观察用药反应。

3. 外用中药　紫草油外涂(清热凉血、收敛止痛),适用于二便失禁或便溏所致的肛周潮红、湿疹。涂药次数视病情而定,涂药后观察局部皮肤情况,如有皮疹、奇痒或局部肿胀等过敏现象时,应立即停止用药,并将药物拭净或清洗,遵医嘱内服或外用抗过敏药物。

(二)特色技术

1. 中药热罨包。

2. 艾条灸法。

3. 中药熏洗。

4. 耳穴贴压(耳穴埋豆)。

5. 脐灸疗法。

### 四、健康指导

(一)生活起居

1. 调摄情志、建立信心,起居有常、不妄作劳,戒烟酒,慎避外邪。

2. 注意安全,防呛咳窒息、防跌倒坠床、防压疮、防烫伤、防走失等意外。

(二)饮食指导

1. 风痰瘀阻证,进食祛风化痰开窍的食品,如山药、荸荠、黄瓜。食疗方:鱼头汤。忌食羊肉、牛肉、狗肉等。

2. 气虚血瘀证,进食益气活血的食物,如山药。食疗方:大枣滋补粥(大枣、枸杞子、瘦猪肉)。

3. 肝肾亏虚证,进食滋养肝肾的食品,如芹菜黄瓜汁、清蒸鱼等。食疗方:百合莲子薏仁粥。

4. 神智障碍或吞咽困难者,根据病情予禁食或鼻饲喂服,以补充足够的水分及富有营养的流质,如果汁、米汤、肉汤、菜汤、匀浆膳等,饮食忌肥甘厚味等生湿助火之品。

5. 注意饮食宜忌,如糖尿病患者注意控制葡萄糖及糖类的摄入,高血脂患者注意控制总热量、脂肪、胆固醇的摄入等。

(三)情志调理

1. 语言疏导法　运用语言,鼓励病友间多沟通、多交流。鼓励家属多陪伴患者,家庭温暖是疏导患者情志的重要方法。

2. 移情易志法　培养患者某种兴趣、爱好,以分散患者注意力,调节其心境情志。

3. 五行相胜法　在情志调护中,护士要善于运用五行制约法则,即"怒伤肝,悲胜怒;喜伤心,恐胜喜;思伤脾,怒胜思;忧伤肺,喜胜忧;恐伤肾,思胜恐"。同时,要注意掌握情绪刺激的程度,避免刺激过度带来新的身心问题。

(四)功能锻炼

1. 良姿位的摆放

(1)仰卧位:①偏瘫侧肩放在枕头上,保持肩前伸,外旋;②偏瘫侧上肢放在枕头上,外展20°~40°,肘、腕、指关节尽量伸直,掌心向上;③偏瘫侧臀部固定于枕头上;④偏瘫侧膝部膝外应放在枕头上,防止屈膝位控制不住突然髋膝旋造成股内收肌拉伤,膝下垫一小枕保持患膝稍屈,足尖向上。

(2)患侧卧位:①躯干略后仰,背后放枕头固定;②偏瘫侧肩向前平伸外旋;③偏瘫侧上肢和躯干呈90°,肘关节尽量伸直,手掌向上;④偏瘫侧下肢膝关节略弯曲,髋关节伸直;⑤健侧上肢放在身上或枕头上;⑥健侧下肢保持踏步姿势,放枕头上,膝关节和踝关节略为屈曲。

(3)健侧卧位:①躯干略为前倾;②偏瘫侧肩关节向前平伸,患肩前屈90°~100°;③偏瘫侧上肢放在枕头上;④偏瘫侧下肢膝关节、髋关节略为弯曲,下肢放在枕头上,避免足外翻;⑤健侧上肢摆放以患者舒适为宜;⑥健侧下肢膝关节、髋关节伸直。

2. 功能锻炼方法

(1)防止肩关节僵硬:平卧于床上,两手相握,肘部保持伸直,以健侧手牵拉患侧肢体向上伸展,越过头顶,直至双手能触及床面。

(2)防止前臂伸肌挛缩:仰卧,屈膝,两手互握,环抱双膝,臂部稍用力伸展,使双肘受牵拉而伸直,臂也受牵拉伸展,重复做这样的动作,也可以只屈患侧腿,另一腿平置于床上。

(3)保持前臂旋转:坐在桌旁,两手掌心相对,手指互握,手臂伸直,身体略向患侧倾斜,以健侧手推动患侧手外旋,直至大拇指能触及桌面。反复锻炼,逐渐过渡到两手手指伸直对合,健侧手指能使患侧大拇指接触桌面。

(4)保持手腕背屈:双肘支撑于桌面,双手互握,置于前方,健侧手用力按压患侧手,使患侧手腕充分背屈。

(5)防止腕、指、肘屈肌挛缩:站立于桌前,双手掌对合,手指交叉互握,将掌心向下支撑于桌面,然后伸直手臂,将体重施加于上,使手腕充分背屈,屈肌群收到牵拉伸展;或坐于椅上,用健侧手帮助患侧手腕背屈,掌心置于椅面,并将蜷曲的患指逐一伸直,然后以健侧手保持患肢伸直,稍倾斜身体,将体重施加于患肢。

(6)防止跟腱缩短和脚趾屈曲:将一条毛巾卷成一卷,放在患肢脚趾下,站立起来,用健侧手按压患肢膝盖,尽量使足跟触地。站稳后,抬起健侧腿,让患肢承受体重,并反复屈曲膝关节。

（7）保持患臂水平外展：患者平卧，两手相握，向上举过头顶，然后由助手抓住患臂，保持伸直并慢慢水平移动，直至手臂平置于床面上，掌心向上，患肢与身体成90°；再将其大拇指拉直、外展，并将其余患指伸展。在锻炼时，患者背部垫枕头，可增强锻炼的效果，同时还可以使胸椎保持伸直。

### 五、护理难点

功能锻炼依从性差。患者多表现为近期记忆力明显减退、反应迟钝、呆滞等，对康复锻炼配合不主动。

解决思路如下。

1. 向患者及家属讲解疾病知识，使其了解早期进行康复锻炼的重要性和必要性。

2. 护士多与患者沟通交流，制订可行的康复训练计划和分阶段目标，积极指导康复锻炼。

3. 鼓励病友间沟通、交流，争取亲友等社会支持。

### 六、护理效果评价

附：中风（脑梗死恢复期）中医护理效果评价表

附：中风（脑梗死恢复期）护理效果评价量表

**附表1  中风（脑梗死恢复期）中医护理效果评价表**

医院：　　　　科室：　　　　入院日期：　　　　出院日期：　　　　住院天数：

患者姓名：　　　性别：　　　年龄：　　　　　ID：　　　　　　文化程度：

纳入中医临床路径：是□　否□

证候诊断：风痰瘀阻证□　　气虚血瘀证□　　肝肾亏虚证□　　其他□

（一）护理效果评价

| 主要症状 | 主要辨证施护方法 | 中医护理技术 | 护理效果 |
|---|---|---|---|
| 半身不遂□ | 1. 体　　位□<br>2. 皮肤护理□<br>3. 功能锻炼□<br>　　___次数/天<br>4. 其他护理措施 | 1. 拔罐疗法□　应用次数：___次　应用时间：___天<br>2. 艾　　灸□　应用次数：___次　应用时间：___天<br>3. 中药热熨□　应用次数：___次　应用时间：___天<br>4. 循经按摩□　应用次数：___次　应用时间：___天<br>5. 穴位电刺激□　应用次数：___次　应用时间：___天<br>6. 中药熏洗□　应用次数：___次　应用时间：___天<br>7. 其他：___　应用次数：___次　应用时间：___天<br>（请注明，下同） | 好　□<br>较好□<br>一般□<br>差　□ |

(续表)

| 主要症状 | 主要辨证施护方法 | 中医护理技术 | 护理效果 |
|---|---|---|---|
| 舌强语謇□ | 1. 体　位□<br>2. 功能锻炼□<br>　　___次数/天<br>3. 口腔清洁□<br>4. 情志护理□<br>5. 其他护理措施 | 1. 穴位按摩□　应用次数：___次　应用时间：___天<br>2. 其他：___　应用次数：___次　应用时间：___天 | 好　□<br>较好□<br>一般□<br>差　□ |
| 吞咽困难□ | 1. 体　位□<br>2. 功能锻炼□<br>　　___次数/天<br>3. 口腔清洁□<br>4. 情志护理□<br>5. 其他护理措施 | 1. 其他：___　应用次数：___次　应用时间：___天 | 好　□<br>较好□<br>一般□<br>差　□ |
| 便秘□ | 1. 饮　食□<br>2. 腹部按摩□<br>3. 排便指导□<br>4. 其他护理措施 | 1. 穴位按摩□　应用次数：___次　应用时间：___天<br>2. 耳穴贴压□　应用次数：___次　应用时间：___天<br>3. 艾　灸□　应用次数：___次　应用时间：___天<br>4. 敷脐疗法□　应用次数：___次　应用时间：___天<br>5. 其他：___　应用次数：___次　应用时间：___天 | 好　□<br>较好□<br>一般□<br>差　□ |
| 二便失禁□ | 1. 皮肤护理□<br>2. 饮食/水□<br>3. 其他护理措施 | 1. 艾　灸□　应用次数：___次　应用时间：___天<br>2. 耳穴贴压□　应用次数：___次　应用时间：___天<br>3. 穴位按摩□　应用次数：___次　应用时间：___天<br>4. 中药贴敷□　应用次数：___次　应用时间：___天<br>5. 其他：___　应用次数：___次　应用时间：___天 | 好　□<br>较好□<br>一般□<br>差　□ |
| 其他□<br>（请注明） | 1.<br>2.<br>3. |  | 好　□<br>较好□<br>一般□<br>差　□ |

## (二)护理依从性及满意度评价

| 评价项目 | | 患者对护理的依从性 | | | 患者对护理的满意度 | | |
|---|---|---|---|---|---|---|---|
| | | 依从 | 部分依从 | 不依从 | 满意 | 一般 | 不满意 |
| 中医护理技术 | 拔罐疗法 | | | | | | |
| | 艾灸 | | | | | | |
| | 中药热熨 | | | | | | |
| | 耳穴贴压(耳穴埋豆) | | | | | | |
| | 穴位按摩 | | | | | | |
| | 敷脐疗法 | | | | | | |
| | 循经按摩 | | | | | | |
| | 穴位拍打 | | | | | | |
| | 穴位电刺激 | | | | | | |
| | 中药熏洗 | | | | | | |
| 健康指导 | | / | / | / | | | |
| 签名 | | 责任护士签名: | | | 上级护士或护士长签名: | | |

## (三)对本病中医护理方案的评价

实用性强□ 实用性较强□ 实用性一般□ 不实用□

改进意见:

## (四)评价人(责任护士)

姓名:_____ 技术职称:_____ 完成日期:_____ 护士长签字:_____

### 附表2 中风(脑梗死恢复期)护理效果评价量表

| 症状\分级 | 无(0分) | 轻(2分) | 中(4分) | 重(6分) | 实施前评价 | | 实施后评价 | |
|---|---|---|---|---|---|---|---|---|
| | | | | | 日期 | 分值 | 日期 | 分值 |
| 半身不遂 | 5级 | 3~4级 | 1~2级 | 0级 | | | | |
| 舌强语謇 | 无 | 4~5级 | 2~3级 | 0~1级 | | | | |
| 吞咽困难 | Ⅰ级 | Ⅱ级 | Ⅲ~Ⅳ级 | Ⅴ级 | | | | |
| 便秘 | 无 | 大便干,每日1次 | 大便干,2~3日1次 | 大便干结,数日不行 | | | | |
| 二便失禁 | 无 | 熟睡时偶有失禁 | 排便时偶有示意 | 完全失禁 | | | | |

## 第十二节　痴呆(阿尔茨海默病)中医护理方案

### 一、常见证候要点

(一)肾精亏虚证

表情呆滞,沉默寡言,记忆力减退,口齿含糊,兼有大便久泄不止,形体消瘦,颧红盗汗,心烦失眠,或倦怠无力、骨骼痿软。舌淡苔白,脉沉迟。

(二)痰浊蒙窍证

表情呆滞,智力减退,或哭笑无常,喃喃自语,或终日无语,伴头重如裹,脘腹胀满,多痰,形体偏胖。舌体胖大,苔白腻,脉濡滑。

(三)瘀血阻络证

表情呆滞,言语不利,善忘,易惊恐,或思维异常,行为古怪,伴肌肤甲错,口干不欲饮。舌质暗或有瘀点瘀斑,脉细涩。

(四)脾气亏虚证

表情呆滞,智力减退,口齿含糊,肌肉萎缩,食少纳呆,口涎外溢,四肢倦怠,腹胀便溏,眠差。舌质淡白,苔薄,脉细无力。

### 二、常见症状/证候施护

(一)认知功能减退

1.保持病室安静整洁,将患者安置于重点病房安全位置,以免受到伤害。

2.加强认知功能训练,包括记忆力、定向力、计算力、智能训练等,延缓衰退速度。

3.体能锻炼,适当以维持和保留原有的能力。

4.安全防护,注意防走失、防跌倒坠床等意外发生,认知障碍患者外出时可佩戴身份识别卡,并由家人陪同防走失,避免意外事件的发生。

5.遵医嘱选用以下中医护理特色技术1~2项

(1)脑电仿生电刺激仪刺激头部腧穴改善脑功能。

(2)穴位按摩:取穴百会、神庭、太冲、太溪等。

(3)耳穴贴压(耳穴埋豆):取穴心、神门、肾、脑等。

(4)灸法:取穴百会、足三里、风池、神阙等。

(二)行为改变

1.保持病室安静整洁,做好患者生活护理,使其生活舒适。

2.培养及训练患者维持正常生活的能力,保持患者个人卫生。

3. 对有抑郁、幻觉、自杀倾向的患者,嘱患者家属专人看护,防止意外。

(三)情感改变

1. 保持病室安静,避免人多惊扰。

2. 护理人员态度和蔼,使患者心情舒畅,保证充足睡眠。

3. 鼓励患者多与他人交流,保持良好的人际关系。

4. 指导患者家属多给予患者情感支持。

### 三、中医特色治疗护理

(一)药物治疗

1. 内服中药　遵医嘱用药,观察用药后反应,中药汤剂根据证型给予温服或温凉服,中西药之间间隔30分钟以上。

2. 注射给药

(1)用药前询问患者药物过敏史。

(2)用药过程中注意调整用药速度,中西药分开使用。

(3)观察患者用药后反应,若有不适,及时通知医师配合处理。

(二)特色技术

1. 穴位按摩。

2. 耳穴贴压(耳穴埋豆)。

3. 艾灸。

4. 穴位电刺激。

### 四、健康指导

(一)生活起居

1. 病室宜安静,整洁,空气流通,温湿度适宜。

2. 指导患者起居有常,慎避外邪,勿劳累。

3. 加强安全防护,防呛咳窒息、防跌倒坠床、防烫伤等意外。做好健康宣教,增强患者及家属的防范意识。

(二)饮食指导

1. 病情较轻、生活能自理的患者,以营养丰富、易消化的食物为主,按时进食,温度适宜;餐具宜选用不易损坏的材料,以免发生意外。

2. 病情较重、不能自理的患者,应协助进食,必要时给予喂食;吞咽困难者进食宜缓慢,防止呛咳。根据病情,必要时给予患者鼻饲饮食,并告知患者及家属鼻饲饮食的注意事项。

(三)情志调理

1. 多与患者沟通,了解其心理状态,缓解患者的焦虑、恐惧等不良情绪。

2. 鼓励患者多与他人交流,保持良好的人际关系。

3. 创造和睦的家庭环境,取得家人及社会支持。

(四)综合能力训练

1. 生活能力训练　选择与日常生活密切相关的内容,如进食、穿衣、洗漱、家务等训练,每日活动安排从简单到复杂。

2. 智能训练

(1)回忆与生命回顾:帮助患者回忆并讲述往事,可借用图片、物品、音乐等激发远期记忆,可多次反复训练,强化记忆。

(2)定向力训练:包括时间、地点、人物等方面。通过放置醒目的标志、熟悉的物品,反复训练,使其逐步形成时间、空间等观念。

(3)分析、判断、推理能力训练:训练排列数字和简单的数字运算,训练推理能力,从物品、工具、食品中选取一样,让其说出与其同类的东西,并要求进行分类。

3. 体能训练　根据身体情况,选择合适的体能训练,如老年体操、舞蹈等,要循序渐进,不可过劳。

## 五、护理难点

患者及家属对治疗与护理的依从性差。

解决思路如下。

1. 向患者及家属讲解疾病的发生发展及转归,使患者了解尽早开展康复锻炼的重要性和必要性。

2. 加强与患者及家属的沟通和反复宣教。

3. 制订可行的康复锻炼计划,积极指导患者进行康复训练。

## 六、护理效果评价

见:痴呆(阿尔茨海默病)中医护理效果评价表

见:痴呆(阿尔茨海默病)护理效果评价量表

### 附表1　痴呆(阿尔茨海默病)中医护理效果评价表

医院:　　　　科室:　　　　入院日期:　　　　出院日期:　　　　住院天数:

患者姓名:　　　性别:　　　年龄:　　　　ID:　　　　　　文化程度:

纳入中医临床路径:是□　否□

证候诊断:肾精亏虚证□　痰浊蒙窍证□　瘀血阻络证□　脾气亏虚证□　其他□

## （一）护理效果评价

| 主要症状 | 主要辨证施护方法 | 中医护理技术 | | 护理效果 |
|---|---|---|---|---|
| 认知功能减退□ | 1. 观　察□<br>2. 安全防护□<br>3. 功能锻炼□<br>4. 其他护理措施 | 1. 穴位电刺激□　应用次数：＿＿次　应用时间：＿＿天<br>2. 艾　　灸□　应用次数：＿＿次　应用时间：＿＿天<br>3. 耳穴贴压□　应用次数：＿＿次　应用时间：＿＿天<br>4. 穴位按摩□　应用次数：＿＿次　应用时间：＿＿天<br>5. 其他：＿＿＿　应用次数：＿＿次　应用时间：＿＿天<br>（请注明，下同） | | 好　□<br>较好□<br>一般□<br>差　□ |
| 行为改变□ | 1. 观　察□<br>2. 安全保护□<br>3. 其他护理措施 | 1. 其他：＿＿＿　应用次数：＿＿次　应用时间：＿＿天 | | 好　□<br>较好□<br>一般□<br>差　□ |
| 情感改变□ | 1. 观　察□<br>2. 心理护理□<br>3. 安全保护□<br>4. 其他护理措施 | 1. 其他：＿＿＿　应用次数：＿＿次　应用时间：＿＿天 | | 好　□<br>较好□<br>一般□<br>差　□ |
| 其他□<br>（请注明） | 1.<br>2.<br>3. | | | 好　□<br>较好□<br>一般□<br>差　□ |

## （二）护理依从性及满意度评价

| 评价项目 | | 患者对护理的依从性 | | | 患者对护理的满意度 | | |
|---|---|---|---|---|---|---|---|
| | | 依从 | 部分依从 | 不依从 | 满意 | 一般 | 不满意 |
| 中医护理技术 | 穴位按摩 | | | | | | |
| | 耳穴贴压（耳穴埋豆） | | | | | | |
| | 穴位电刺激 | | | | | | |
| | 艾　灸 | | | | | | |
| 健康指导 | | / | / | / | | | |
| 签　名 | | 责任护士签名： | | | 上级护士或护士长签名： | | |

(三) 对本病中医护理方案的评价
　　实用性强□　　实用性较强□　　实用性一般□　　不实用□
　　改进意见：

(四) 评价人(责任护士)
　　姓名：_____　技术职称：_____　完成日期：_____　护士长签字：_____

附表2　痴呆(阿尔茨海默病)护理效果评价量表

| 分级<br>症状 | 无<br>(0分) | 轻(2分) | 中(4分) | 重(6分) | 实施前评价 | | 实施后评价 | |
|---|---|---|---|---|---|---|---|---|
| | | | | | 日期 | 分值 | 日期 | 分值 |
| 记忆障碍 | 无 | 轻微减退 | 介于轻重度之间 | 严重减退 | | | | |
| 定向障碍 | 无 | 轻微 | 介于轻重度之间 | 严重,不能写字和识别人物 | | | | |
| 情绪 | 无 | 情绪不稳 | 介于轻重度之间 | 情绪不能自制 | | | | |
| 人格改变 | 无 | 兴趣减少、主动性差、社会性退缩 | 介于轻重度之间 | 生活不能自理,运动功能逐渐丧失,甚至出现躁狂、幻觉等 | | | | |

# 第十三节　颤证(帕金森病)中医护理方案

## 一、常见证候要点

(一) 肝风内动证

头部或肢体摇动、颤抖,不能自主,伴有眩晕耳鸣,头痛且胀,腰膝酸软,颜面潮红,尿黄。舌红苔黄,脉细数。

(二) 痰浊阻滞证

头或肢体震颤尚能自制,神呆懒动,胸脘痞满,口干多汗,头晕头沉,痰多,大便黏滞或秘结。舌质红,舌苔黄腻,脉弦滑。

(三) 瘀血阻滞证

头部或肢体颤抖,易激惹,善太息,胸胁满闷,不思饮食,舌质淡暗或有瘀点瘀斑,苔薄白,脉弦或细涩。

(四)气血两虚证

肢体震颤或摇头,项背僵直或肢体拘挛,步态不稳,神呆懒言,面色无华,气短乏力,头晕眼花,自汗,口角流涎。舌体胖,边有齿痕,舌质暗淡,舌苔薄白或白腻,脉象细无力或沉细。

(五)阴阳两虚证

头摇肢颤,筋脉拘挛,畏寒肢冷,四肢麻木,心悸懒言,动则气短,自汗,舌淡,苔薄白,脉沉迟无力。

## 二、常见症状/证候施护

(一)运动障碍

1. 观察患者运动障碍的程度,运动的幅度、速度。

2. 加强安全防护,防止坠床、跌倒,做好患者及家属的健康宣教,增强安全意识。

3. 行动不便、起坐困难者,呼叫器放于床边,生活物品放于易取处。

4. 卧床患者保持皮肤清洁、床单位整洁、干净。

5. 指导及鼓励患者自我护理,做力所能及的事情,必要时给以协助。

6. 指导患者尽早进行主动或被动功能锻炼,预防关节痉挛、肌肉萎缩。

7. 遵医嘱给予循经按摩,每次40~60分钟,每日1次。

8. 遵医嘱给予艾灸,取穴尺泽、合谷、委中、足三里等。

(二)震颤

1. 观察患者震颤发展的程度、节律、幅度及伴随症状。

2. 做好安全防护。

3. 保持病室安静、空气流通、温湿度适宜。

4. 做好生活护理,使患者身心舒畅。

5. 遵医嘱给予患者穴位按摩,取穴百会、风池、曲池、合谷等。

(三)强直

1. 观察患者肌肉强直的部位、程度、步态等。

2. 加强安全防护,防止坠床跌倒。

3. 指导及协助患者功能锻炼,四肢各关节做最大范围的屈伸旋转等活动,防止关节僵硬、肌肉萎缩。

4. 遵医嘱给予循经按摩,促进肢体血液循环、功能康复。

5. 遵医嘱给予艾灸。

## 三、中医特色治疗/护理

(一)药物治疗

1. 内服中药　遵医嘱用药,观察用药后反应,中药汤剂根据证型给予温服或温凉服,中西药之间间隔30分钟以上。

2.注射给药

（1）用药前询问患者药物过敏史。

（2）用药过程中注意调整用药速度，中西药分开使用。

（3）观察患者用药后反应，若有不适，及时通知医师配合处理。

（二）特色技术

1.穴位按摩。

2.循经按摩。

3.艾灸。

### 四、健康指导

（一）生活起居

1.起居有常、勿劳累，保持病室安静整洁、空气流通。

2.加强患者及家属的健康宣教，增强安全意识，防止跌倒、坠床，外出要有家属陪同。

（二）饮食指导

1.多吃新鲜蔬菜、水果，多饮水、多食含酪胺酸的食物，如瓜子、杏仁、芝麻等，适当控制脂肪的摄入。

2.食物宜选择软食，以便于咀嚼和吞咽。

3.进餐时不宜过快，防止吸入性肺炎。

（三）情志调理

使患者心情舒畅，避免不良情绪的刺激，给予适当的鼓励、劝告和指导，积极面对疾病，主动配合治疗。

（四）功能锻炼

1.放松锻炼　放松和深呼吸锻炼有助于减轻帕金森病患者的紧张心理，缓解动作缓慢及肢体震颤等症状。

2.关节运动范围训练　力求每个关节的活动都要到位，避免过度牵拉及出现疼痛。

3.平衡训练　双足分开站立，向前后左右移动重心，跨步运动并保持平衡；躯干和骨盆左右旋转，并使上肢随之进行大的摆动；重复投扔和拣回物体；运动变换训练包括床上翻身、上下床、从坐到站、床到椅的转换等。

4.步态训练　关键在于抬高脚尖和跨大步距。患者两眼平视，身体站直，两上肢的协调摆动和下肢起步合拍，跨步要尽量慢而大，两足分开，两上肢在行走时做前后摆动，同时还要进行转弯和跨越障碍物训练。转弯时要有较大的弧度，避免两足交叉。

### 五、护理难点

患者功能锻炼依从性差。

解决思路如下。

1. 向患者及家属讲解有关疾病的知识,使其了解进行功能锻炼的必要性。

2. 增强护患沟通,制订切实可行的训练计划,指导患者进行康复功能训练。

3. 鼓励病友间互相交流沟通,争取亲友支持。

**六、护理效果评价**

见:颤证(帕金森病)中医护理效果评价表

见:颤证(帕金森病)护理效果评价量

### 附表 1 颤证(帕金森病)中医护理效果评价表

医院: 　　　科室: 　　　入院日期: 　　　出院日期: 　　　住院天数:

患者姓名: 　　　性别: 　　　年龄: 　　　ID: 　　　文化程度:

纳入中医临床路径:是□　否□

证候诊断:肝风内动证□　　痰浊阻滞证□　　瘀血阻滞证□

　　　　　气血两虚证□　　阴阳两虚证□　　其他□

（一）护理效果评价

| 主要症状 | 主要辨证施护方法 | 中医护理技术 | 护理效果 |
|---|---|---|---|
| 运动障碍□ | 1. 体　　位□<br>2. 观　　察□<br>3. 皮肤口腔护理□<br>4. 功能锻炼□<br>5. 其他护理措施 | 1. 循经按摩□　应用次数:＿＿次　应用时间:＿＿天<br>2. 艾　　灸□　应用次数:＿＿次　应用时间:＿＿天<br>3. 其他:＿＿＿　应用次数:＿＿次　应用时间:＿＿天<br>（请注明,下同） | 好　□<br>较好□<br>一般□<br>差　□ |
| 震颤□ | 1. 观　　察□<br>2. 安全保护□<br>3. 功能锻炼□<br>4. 其他护理措施 | 1. 穴位按摩□　应用次数:＿＿次　应用时间:＿＿天<br>2. 艾　　灸□　应用次数:＿＿次　应用时间:＿＿天<br>3. 其他:＿＿＿　应用次数:＿＿次　应用时间:＿＿天 | 好　□<br>较好□<br>一般□<br>差　□ |
| 强直□ | 1. 观　　察□<br>2. 卧床休息□<br>3. 安全保护□<br>4. 功能锻炼□<br>5. 其他护理措施 | 1. 循经按摩□　应用次数:＿＿次　应用时间:＿＿天<br>2. 艾　　灸□　应用次数:＿＿次　应用时间:＿＿天<br>3. 穴位敷贴□　应用次数:＿＿次　应用时间:＿＿天<br>4. 其他:＿＿＿　应用次数:＿＿次　应用时间:＿＿天 | 好　□<br>较好□<br>一般□<br>差　□ |
| 其他□<br>（请注明） | 1.<br>2.<br>3. | | 好　□<br>较好□<br>一般□<br>差　□ |

## (二)护理依从性及满意度评价

| 评价项目 | | 患者对护理的依从性 | | | 患者对护理的满意度 | | |
|---|---|---|---|---|---|---|---|
| | | 依从 | 部分依从 | 不依从 | 满意 | 一般 | 不满意 |
| 中医护理技术 | 穴位按摩 | | | | | | |
| | 循经按摩 | | | | | | |
| | 穴位敷贴 | | | | | | |
| | 艾 灸 | | | | | | |
| 健康指导 | | / | / | / | | | |
| 签 名 | | 责任护士签名: | | | 上级护士或护士长签名: | | |

## (三)对本病中医护理方案的评价

实用性强□　　实用性较强□　　实用性一般□　　不实用□

改进意见:

## (四)评价人(责任护士)

姓名:_____　技术职称:_____　完成日期:_____　护士长签字:_____

### 附表2　颤证(帕金森病)护理效果评价量表

| 分级<br>症状 | 无<br>(0分) | 轻(2分) | 中(4分) | 重(6分) | 实施前评价 | | 实施后评价 | |
|---|---|---|---|---|---|---|---|---|
| | | | | | 日期 | 分值 | 日期 | 分值 |
| 肢体震颤 | 无 | 轻微 | 介于轻重度之间 | 明显 | | | | |
| 言语謇涩 | 无 | 4~5级 | 2~3级 | 0~1级 | | | | |
| 不寐 | 无 | 睡眠时常觉醒或睡而不稳,晨醒过早,但不影响工作 | 睡眠不足4小时,尚能坚持工作 | 彻夜不眠,难以坚持工作 | | | | |
| 肌肉僵直 | 无 | 轻微 | 介于轻重度之间 | 明显 | | | | |

## 第十四节　面瘫（面神经炎）中医护理方案

### 一、常见证候要点

（一）风寒袭络证

突然口眼㖞斜，眼睑闭合不全，兼见面部有受寒史。舌淡苔薄白，脉浮紧。

（二）风热袭络证

突然口眼㖞斜，眼睑闭合不全，继发于感冒发热，或咽部感染史。舌红苔黄腻，脉浮数。

（三）风痰阻络证

突然口眼㖞斜，眼睑闭合不全，或面部抽搐，颜面麻木发胀，伴头重如蒙、胸闷或呕吐痰涎。舌胖大，苔白腻，脉弦滑。

（四）气虚血瘀证

口眼㖞斜，眼睑闭合不全日久不愈，面肌时有抽搐。舌淡紫，苔薄白，脉细涩或细弱。

### 二、常见症状/证候施护

（一）口眼㖞斜

1. 观察患者口眼㖞斜的程度和方向。

2. 指导患者面肌运动，包括抬眉训练、闭眼训练、耸鼻训练、示齿训练、努嘴训练、鼓腮训练等。

3. 遵医嘱使用红外线照射患侧面部。

4. 遵医嘱面部中药湿敷。

5. 遵医嘱面部中药熏洗。

6. 遵医嘱穴位按摩，取患侧太阳、阳白、四白、地仓、颊车、印堂、迎香等穴。

（二）眼睑闭合不全

1. 观察患侧眼睑闭合的程度。

2. 眼部护理，注意眼部卫生，擦拭时尽量闭眼，由上眼睑内侧向外下侧轻轻擦拭。

3. 睡觉时应佩戴眼罩，外出时佩戴有色眼镜，避免强光刺激。遵医嘱给予营养、润滑、抗感染眼药水滴眼或眼膏涂眼。

4. 遵医嘱穴位按摩，取患侧太阳、阳白、颊车、印堂等穴。

5. 遵医嘱穴位注射，取足三里、曲池等穴。

（三）颜面麻木

1. 遵医嘱患侧面部中药湿敷。

2. 指导患者面肌运动,包括抬眉训练、闭眼训练、耸鼻训练、示齿训练、努嘴训练、鼓腮训练等。

3. 遵医嘱穴位按摩,取患侧太阳、地仓、颊车、印堂、迎香等穴。

4. 遵医嘱耳穴贴压(耳穴埋豆),取面颊、肝、口、眼、皮质下等穴。

5. 遵医嘱穴位贴敷,取患侧颊车、地仓、太阳、翳风等穴。

6. 遵医嘱面部中药熏洗。

(四)面部抽搐

1. 注意观察面肌痉挛患者抽搐发生的时间、性质、程度等情况。

2. 遵医嘱艾灸,风寒袭络证者取翳风、四白、颊车等穴。

3. 遵医嘱穴位按摩,取患侧颊车、地仓、迎香、四白等穴。

4. 遵医嘱面部中药熏洗。

### 三、中医特色治疗护理

(一)药物治疗

1. 内服中药。

2. 注射给药。

(二)特色技术

1. 穴位按摩。

2. 穴位注射。

3. 穴位贴敷。

4. 艾灸。

5. 中药熏洗。

6. 中药湿敷。

7. 耳穴贴压(耳穴埋豆)。

8. 红外线照射　照射面部时,应用纱布遮盖双眼,开启红外线后3～5分钟,询问患者的温热感是否适宜。照射过程中询问局部有无灼痛感,及时调整距离,防止灼伤,治疗结束时,将照射部位的汗液擦干,观察局部皮肤有无异常,于室内休息15分钟后方可外出。

9. 光电治疗　采用光电治疗仪照射患者翳风穴,每日1次,每次30分钟,10次为1个疗程。

### 四、健康指导

(一)生活起居

1. 病室避免对流风,慎避外邪,注意面部和耳后保暖,热水洗脸,外出佩戴口罩。

2. 保持口腔清洁,餐后漱口,遵医嘱予清热解毒类中药汤剂口腔护理,预防感染。

3. 眼部护理，急性期减少户外活动，保持眼部清洁；可用眼罩盖住患眼或涂抹眼药膏，预防结膜及角膜感染。

(二) 饮食指导

1. 风寒袭络证　宜食辛温祛风散寒的食品，如大豆、葱白、生姜等。忌食凉性食物及生冷瓜果等食品。

2. 风热袭络证　宜食疏风清热的食品，如丝瓜、冬瓜、黄瓜、赤小豆等。忌辛辣燥热的食品。

3. 风痰阻络证　宜食通阳泄浊的食品，如海参、海蜇、荸荠、白萝卜、百合、桃仁、蘑菇、柚子等。忌食肥甘厚味的食品。

4. 气虚血瘀证　宜食益气活血的食品，如桃仁等。忌食辛香行窜、滋腻补血的食品。

(三) 情志调理

1. 面瘫患者易产生紧张或悲观情绪。关心尊重患者，疏导其紧张情绪，鼓励家属多陪伴患者，建立良好的社会支持系统，共同帮助患者正视疾病。

2. 指导患者倾听舒心的音乐或喜悦的相声，抒发情感，排解悲观情绪，达到调理气血阴阳的作用。

3. 鼓励病友间相互交流治疗体会，提高认知，增强信心。

(四) 康复指导

1. 抬眉训练　抬眉动作的完成主要依靠枕额肌额腹的运动。嘱患者上提健侧与患侧的眉目，有助于抬眉运动功能的恢复。每次抬眉 10～20 次，每日 2～3 次。

2. 闭眼训练　闭眼功能主要依靠眼轮匝肌的运动收缩完成。训练闭眼时，嘱患者开始时轻轻地闭眼，两眼同时闭合 10～20 次，如不能完全闭合眼睑，露白时可用食指的指腹沿着眶下缘轻轻地按摩 1 次，然后再用力闭眼 10 次，有助于眼睑闭合功能的恢复。

3. 耸鼻训练　耸鼻运动主要靠提上唇肌及压鼻肌的运动收缩来完成。耸鼻训练可促进压鼻肌、提上唇肌的运动功能恢复。

4. 示齿训练　示齿动作主要靠颧大、小肌、提口角肌及笑肌的收缩来完成。嘱患者口角向两侧同时运动，避免只向一侧用力练成一种习惯性的口角偏斜运动。

5. 努嘴训练　努嘴主要靠口轮匝肌收缩来完成。进行努嘴训练时，用力收缩口唇并向前努嘴，努嘴时要用力。口轮匝肌恢复后，患者能够鼓腮，刷牙漏水或进食流口水的症状随之消失。训练努嘴时同时训练了提上唇肌、下唇方肌及颏肌的运动功能。

6. 鼓腮训练　鼓腮训练有助于口轮匝肌及颊肌运动功能的恢复。鼓腮漏气时，用手上下捏住患侧口轮匝肌进行鼓腮训练。患者能够进行鼓腮运动，说明口轮匝肌及颊肌的运动功能可恢复正常，刷牙漏水、流口水及食滞症状消失。此方法有助于防治上唇方肌挛缩。

**五、护理难点**

眼睑闭合不全导致暴露性结膜炎。

解决思路如下。

1. 保护眼睛,闭眼、注意休息,保证充足睡眠,减少用眼。

2. 外出时戴墨镜,睡觉时用眼罩或盖纱布块等保护措施。

3. 遵医嘱给患者患侧眼睛滴眼药水或涂药膏,既可以起到润滑、消炎、营养眼睛的作用,又可以预防眼睛感染。

**六、护理效果评价**

见:面瘫(面神经炎)中医护理效果评价表

见:面瘫(面神经炎)护理效果评价量表

### 附表1 面瘫(面神经炎)中医护理效果评价表

医院:　　　　科室:　　　　入院日期:　　　　出院日期:　　　　住院天数:

患者姓名:　　　性别:　　　年龄:　　　ID:　　　文化程度:

纳入中医临床路径:是□　否□

证候诊断:风寒袭络证□　风热袭络证□　风痰阻络证□　气虚血瘀证□　其他□

(一)护理效果评价

| 主要症状 | 主要辨证施护方法 | 中医护理技术 | 护理效果 |
|---|---|---|---|
| 口眼㖞斜□ | 1. 观察评估□<br>2. 面肌训练□<br>3. 其他护理措施 | 1. 红外线照射□　应用次数:____次　应用时间:____天<br>2. 中药湿敷□　　应用次数:____次　应用时间:____天<br>3. 中药熏洗□　　应用次数:____次　应用时间:____天<br>4. 穴位按摩□　　应用次数:____次　应用时间:____天<br>5. 其他:____　　应用次数:____次　应用时间:____天<br>(请注明,下同) | 好　□<br>较好□<br>一般□<br>差　□ |
| 眼睑闭合不全□ | 1. 观察评估□<br>2. 眼部护理□<br>3. 其他护理措施 | 1. 穴位按摩□　应用次数:____次　应用时间:____天<br>2. 穴位注射□　应用次数:____次　应用时间:____天<br>3. 其他:____　应用次数:____次　应用时间:____天 | 好　□<br>较好□<br>一般□<br>差　□ |
| 颜面麻木□ | 1. 面部湿热敷□<br>2. 面肌训练□<br>3. 其他护理措施 | 1. 中药湿敷□　应用次数:____次　应用时间:____天<br>2. 耳穴贴压□　应用次数:____次　应用时间:____天<br>3. 穴位贴敷□　应用次数:____次　应用时间:____天<br>4. 穴位按摩□　应用次数:____次　应用时间:____天<br>5. 中药熏洗□　应用次数:____次　应用时间:____天<br>6. 其他:____　应用次数:____次　应用时间:____天 | 好　□<br>较好□<br>一般□<br>差　□ |

(续表)

| 主要症状 | 主要辨证施护方法 | 中医护理技术 | 护理效果 |
|---|---|---|---|
| 面部抽搐□ | 1. 观察评估□<br>2. 其他护理措施 | 1. 艾　　灸□　应用次数：＿＿次　应用时间：＿＿天<br>2. 穴位按摩□　应用次数：＿＿次　应用时间：＿＿天<br>3. 中药熏洗□　应用次数：＿＿次　应用时间：＿＿天<br>4. 其他：＿＿＿　应用次数：＿＿次　应用时间：＿＿天 | 好　□<br>较好□<br>一般□<br>差　□ |
| 其他□<br>(请注明) | 1.<br>2.<br>3. |  | 好　□<br>较好□<br>一般□<br>差　□ |

(二)护理依从性及满意度评价

| 评价项目 | | 患者对护理的依从性 | | | 患者对护理的满意度 | | |
|---|---|---|---|---|---|---|---|
| | | 依从 | 部分依从 | 不依从 | 满意 | 一般 | 不满意 |
| 中医护理技术 | 穴位按摩 | | | | | | |
| | 穴位注射 | | | | | | |
| | 穴位贴敷 | | | | | | |
| | 艾　灸 | | | | | | |
| | 中药熏洗 | | | | | | |
| | 耳穴贴压(耳穴埋豆) | | | | | | |
| | 中药湿敷 | | | | | | |
| | 红外线照射 | | | | | | |
| 健康指导 | | / | / | / | | | |
| 签　名 | | 责任护士签名： | | | 上级护士或护士长签名： | | |

(三)对本病中医护理方案的评价

　　实用性强□　　实用性较强□　　实用性一般□　　不实用□

　　改进意见：

(四)评价人(责任护士)

　　姓名：＿＿＿＿　技术职称：＿＿＿＿　完成日期：＿＿＿＿　护士长签字：＿＿＿＿

附表2 面瘫(面神经炎)护理效果评价量表

| 症状\分级 | 无(0分) | 轻(2分) | 中(4分) | 重(6分) | 实施前评价 | | 实施后评价 | |
|---|---|---|---|---|---|---|---|---|
| | | | | | 日期 | 分值 | 日期 | 分值 |
| 口眼㖞斜 | 无 | 口角轻度㖞向健侧 | 介于轻重度之间 | 口角明显㖞向健侧,吹口哨及鼓腮不能 | | | | |
| 眼睑闭合不全 | 无 | 眼睑轻度闭合不全 | 介于轻重度之间 | 眼睑闭合不能 | | | | |
| 颜面麻木 | 无 | 轻微麻木,时作时止 | 麻木可忍,时常发作 | 麻木难忍,持续不止 | | | | |
| 面部抽搐 | 无 | 轻微抽搐,时作时止 | 抽搐可忍,时常发作 | 抽搐难忍,持续不止 | | | | |

# 第十五节 积聚(肝硬化)中医护理方案

## 一、常见证候要点

(一)湿热内阻证

皮目黄染,黄色鲜明,恶心或呕吐,口干苦或口臭,胁肋灼痛,或纳呆,或腹胀,小便黄赤,大便秘结或黏滞不畅。舌苔黄腻。

(二)肝脾血瘀证

胁痛如刺,痛处不移,朱砂掌,或蜘蛛痣色暗,或毛细血管扩张,胁下积块,胁肋久痛,面色晦暗。舌质紫暗,或有瘀斑瘀点。

(三)肝郁脾虚证

胁肋胀痛或窜痛,急躁易怒,喜太息,口干口苦,或咽部有异物感,纳呆或食后胃脘胀满,腹胀,嗳气,乳房胀痛或结块,便溏。舌质淡红,苔薄黄或薄白。

(四)脾虚湿盛证

纳呆或食后胃脘胀满,便溏或黏滞不爽,腹胀,气短,乏力,恶心或呕吐,自汗,口淡不欲饮,面色萎黄。舌质淡或齿痕多,舌苔薄白或腻。

(五)肝肾阴虚证

腰痛或腰酸膝软,眼干涩,五心烦热或低热,耳鸣,耳聋,头晕,目眩,胁肋隐痛,劳累加重,口干咽燥,小便短赤,大便干结。舌红少苔。

（六）脾肾阳虚证

五更泄，腰痛或腰酸腿软，阳痿，早泄，耳鸣，耳聋，形寒肢冷，小便清长或夜尿频数。舌质淡胖，苔润。

二、常见症状/证候施护

（一）胁痛

1. 观察疼痛的部位、性质、程度、发作的时间、伴随症状以及与气候、饮食、情志、劳倦的关系，避免疼痛的诱发因素，做好相关健康宣教。

2. 病室宜安静，减少外界不良刺激，疼痛发作时卧床休息。

3. 遵医嘱局部中药离子导入。

4. 遵医嘱穴位贴敷，取肝俞、章门、阳陵泉等穴。

5. 遵医嘱使用肝病治疗仪治疗。

（二）腹胀

1. 观察腹胀的部位、性质、程度、时间、诱发因素及伴随症状，观察腹胀发作的规律，定期测量腹围及体重。避免腹胀发作的诱因，如饮食过饱、低钾等。

2. 保持大便通畅，予腹部按摩，顺时针方向环形按摩，每次15～20分钟，每日2～3次，便秘者遵医嘱保留灌肠。

3. 遵医嘱穴位贴敷，取神阙穴。

4. 遵医嘱艾灸，取足三里、中脘、天枢等穴。湿热内阻、肝肾阴虚发热者忌用此法。

5. 遵医嘱耳穴贴压（耳穴埋豆），取肝、胃、大肠等穴。

（三）黄疸

1. 密切观察黄疸伴随症状，加强巡视。如果患者出现黄疸迅速加深，伴高热、腹水、神志恍惚、烦躁等急黄证，及时报告医师，积极配合抢救。

2. 保持大便通畅，便秘者遵医嘱口服通便药物，禁止使用碱性液体灌肠。

3. 并发皮肤瘙痒时，指导患者着棉质宽松透气衣裤，保持个人卫生，避免用力抓挠，防止皮肤破溃，洗澡时禁用肥皂或浴液等碱性用品。

4. 遵医嘱中药保留灌肠。

5. 遵医嘱中药全结肠灌洗。

6. 遵医嘱中药熏洗。

（四）纳呆

1. 观察患者饮食情况、口腔气味、口中感觉、伴随症状及舌质舌苔的变化。

2. 保持病室空气新鲜，及时清除呕吐物、排泄物，避免不良气味刺激。

3. 遵医嘱穴位按摩，取足三里、脾俞、中脘等穴。

4. 遵医嘱艾灸，取脾俞、中脘、足三里等穴。

### 三、中医特色治疗护理

（一）药物治疗

1．内服中药

（1）合并食管静脉曲张者中药汤剂宜温服。

（2）脾虚湿盛者中药汤剂宜浓煎，少量频服；湿热内阻者中药宜温服。

2．注射给药。

（二）特色技术

1．穴位贴敷。

2．中药保留灌肠。

3．中药离子导入。

4．耳穴贴压（耳穴埋豆）。

5．艾灸。

6．穴位按摩。

7．中药全结肠灌洗。

8．中药熏洗。

9．脐灸。

### 四、健康指导

（一）生活起居

1．保持病室整洁，空气清新，起居有常，避免劳累，保证充足的睡眠。

2．积极治疗原发疾病，戒酒，纠正不良生活习惯。

3．在医师指导下用药，避免加重肝脏负担和肝损伤。

（二）饮食指导

饮食调节原则：清淡、易消化低脂半流饮食，不食山芋、土豆等胀气食物，勿暴饮暴食，忌食生冷辛辣、煎炸油腻、粗硬之品，禁烟酒。并发肝性脑病者予低蛋白饮食，禁食动物蛋白；长期使用利尿药者，摄入含钾高的食物，如柑橘、橘汁、蘑菇等。

（1）湿热内阻证：饮食宜偏凉，宜食清热利湿类的食品，如西瓜、梨、番茄、藕、冬瓜、苦瓜、黄瓜、薏苡仁、绿豆、赤小豆、鲤鱼等。

（2）肝脾血瘀证：饮食宜稀软，宜食理气活血化瘀的食品，如金橘、柚子、橙子、扁豆、萝卜、山楂等。

（3）肝郁脾虚证：宜食疏肝健脾的食品，如山楂、山药、扁豆、黑鱼、黑豆、莲藕等。

（4）脾虚湿盛证：宜食健脾利湿的食品，如红枣、山药、莲子、薏苡仁、甘薯、鲤鱼、鲫鱼、赤小豆等。

（5）肝肾阴虚证：宜食滋补肝肾的食品，如百合、枸杞子、栗子、木耳、鸭肉、甲鱼、瘦肉等。

(6)脾肾阳虚证:宜食温补脾肾的食品,如韭菜、胡桃、山药、羊肉、牛肉、鸡肉等。

(三)情志调理

1. 对于焦虑的患者,加强健康教育,针对病情恰当解释,使患者和家属对疾病有正确的认识,不思少虑,防止思多伤脾。

2. 对于恐惧或急躁易怒的患者,加强与患者沟通,介绍成功病例,增强患者治疗的信心;向患者说明疾病和情志的关系,鼓励患者积极面对疾病,提高患者治疗的依从性;采用移情易性、澄心静志疗法,以疏导情志,稳定情绪。

3. 对于情绪低落或悲观失望的患者,鼓励患者积极参与社会活动,多与家人、同事、朋友沟通,建立良好的人际关系,争取社会支持,以利康复。

4. 病情稳定时,进行体育锻炼,如导引术、太极拳、八段锦、五禽戏等。

## 五、护理难点

(一)服药的依从性差

解决思路如下。

1. 向患者及家属讲解抗病毒等综合治疗的必要性,强调自行停药、减量后对身体的危害。

2. 定期门诊复查及追踪回访,督促患者坚持治疗。

3. 根据患者情况,选择合适的药物。

(二)不良生活习惯及饮食习惯难以纠正

解决思路如下。

1. 加强健康教育,宣传饮酒、熬夜等不良生活方式的危害,督促患者自觉戒除,逐步养成良好生活习惯。

2. 介绍饮食调护方法,鼓励患者养成良好的饮食习惯;专业营养师给予康复治疗与指导,帮助患者制订食谱,并督促执行。

3. 定期追踪回访,督促患者坚持健康的生活方式和饮食调护。

4. 必要时对嗜酒患者进行强制戒酒。

(三)脐灸艾炷燃烧可能存在安全隐患,且烟味较大,部分敏感患者难以接受

解决思路:加强中医特色治疗室的安全防范,安装排烟装置,规范临床操作。

## 六、护理效果评价

见:积聚(肝硬化)中医护理效果评价表

见:积聚(肝硬化)护理效果评价量表

# 附表1 积聚(肝硬化)中医护理效果评价表

医院：　　　　　科室：　　　　　入院日期：　　　　出院日期：　　　　住院天数：

患者姓名：　　　　性别：　　　　年龄：　　　　ID：　　　　文化程度：

纳入中医临床路径：是□　否□

证候诊断：湿热内阻证□　　肝脾血瘀证□　　肝郁脾虚证□　　脾虚湿盛证□

　　　　　肝肾阴虚证□　　脾肾阳虚证□　　肝阳气虚证□　　其他□

（一）护理效果评价

| 主要症状 | 主要辨证施护方法 | 中医护理技术 | 护理效果 |
|---|---|---|---|
| 胁痛□ | 1. 评估疼痛□<br>2. 避免诱因□<br>3. 体　位□<br>4. 肝病治疗仪□<br>5. 其他护理措施 | 1. 中药离子导入□　应用次数：＿＿次　应用时间：＿＿天<br>2. 肝病治疗仪□　应用次数：＿＿次　应用时间：＿＿天<br>3. 穴位贴敷□　应用次数：＿＿次　应用时间：＿＿天<br>4. 其他：＿＿＿　应用次数：＿＿次　应用时间：＿＿天<br>（请注明，下同） | 好　□<br>较好□<br>一般□<br>差　□ |
| 腹胀□ | 1. 监测腹围、体重□<br>2. 饮食护理□<br>3. 排便护理□<br>4. 其他护理措施 | 1. 腹部按摩□　应用次数：＿＿次　应用时间：＿＿天<br>2. 耳穴贴压□　应用次数：＿＿次　应用时间：＿＿天<br>3. 中药保留灌肠□　应用次数：＿＿次　应用时间：＿＿天<br>4. 穴位贴敷□　应用次数：＿＿次　应用时间：＿＿天<br>5. 艾灸法□　应用次数：＿＿次　应用时间：＿＿天<br>6. 其他：＿＿＿　应用次数：＿＿次　应用时间：＿＿天 | 好　□<br>较好□<br>一般□<br>差　□ |
| 黄疸□ | 1. 观察皮肤、尿色□<br>2. 排便护理□<br>3. 皮肤护理□<br>4. 其他护理措施 | 1. 中药保留灌肠□　应用次数：＿＿次　应用时间：＿＿天<br>2. 中药全结肠灌洗□　应用次数：＿＿次　应用时间：＿＿天<br>3. 中药熏洗□　应用次数：＿＿次　应用时间：＿＿天<br>4. 其他：＿＿＿　应用次数：＿＿次　应用时间：＿＿天 | 好　□<br>较好□<br>一般□<br>差　□ |
| 纳呆□ | 1. 饮食护理□<br>2. 口腔护理□<br>3. 生活起居□<br>4. 其他护理措施 | 1. 穴位按摩□　应用次数：＿＿次　应用时间：＿＿天<br>2. 艾　灸□　应用次数：＿＿次　应用时间：＿＿天<br>3. 其他：＿＿＿　应用次数：＿＿次　应用时间：＿＿天 | 好　□<br>较好□<br>一般□<br>差　□ |
| 其他□<br>（请注明） | 1.<br>2.<br>3. | | 好　□<br>较好□<br>一般□<br>差　□ |

(二)护理依从性及满意度评价

| 评价项目 | | 患者对护理的依从性 | | | 患者对护理的满意度 | | |
|---|---|---|---|---|---|---|---|
| | | 依从 | 部分依从 | 不依从 | 满意 | 一般 | 不满意 |
| 中医护理技术 | 穴位按摩 | | | | | | |
| | 中药保留灌肠 | | | | | | |
| | 中药离子导入 | | | | | | |
| | 耳穴贴压(耳穴埋豆) | | | | | | |
| | 中药全结肠灌洗 | | | | | | |
| | 肝病治疗仪 | | | | | | |
| | 穴位贴敷 | | | | | | |
| | 艾灸 | | | | | | |
| | 中药熏蒸 | | | | | | |
| 健康指导 | | | | | | | |
| 签　名 | | 责任护士签名： | | | 上级护士或护士长签名： | | |

(三)对本病中医护理方案的评价

实用性强□　　实用性较强□　　实用性一般□　　不实用□

改进意见：

(四)评价人(责任护士)

姓名：_____　技术职称：_____　完成日期：_____　护士长签字：_____

**附表 2　积聚(肝硬化)护理效果评价量表**

| 分级<br>症状 | 无<br>(0分) | 轻(2分) | 中(4分) | 重(6分) | 实施前评价 | | 实施后评价 | |
|---|---|---|---|---|---|---|---|---|
| | | | | | 日期 | 分值 | 日期 | 分值 |
| 胁痛 | 无疼痛<br>(FPS-R<br>评分：<br>0分) | 疼痛轻微<br>(FPS-R 评分：<br>2~4分) | 中度疼痛<br>(FPS-R 评分：<br>6~8分) | 重度疼痛<br>(FPS-R 评分：<br>10分) | | | | |
| 腹胀 | 无 | 偶腹胀 | 时有腹胀 | 持续腹胀 | | | | |
| 黄疸 | 无 | 胆红素＜<br>34 μmol/L | 胆红素 34~<br>51 μmol/L | 胆红素＞<br>51 μmol/L | | | | |
| 纳呆 | 无 | 食量减少1/4 | 食量减少1/3 | 食量减少1/2 | | | | |

# 第十六节 酒癖(酒精性脂肪性肝病)中医护理方案

## 一、常见证候要点

(一)肝郁脾虚证

胁肋胀痛,心情抑郁不舒,乏力,纳差,脘腹痞闷,便溏。舌淡红,苔薄,脉弦细或沉细。

(二)痰瘀互结证

胁肋刺痛,乏力,纳差口黏,脘腹痞闷,胁下痞块,便溏不爽。舌胖大瘀紫,苔白腻,脉细涩。

(三)痰湿内阻证

胁肋隐痛,脘腹痞闷,口黏纳差,困倦乏力,头晕恶心,便溏不爽,形体肥胖。舌淡红胖大,苔白腻,脉濡缓。

(四)湿热内蕴证

脘腹痞闷,胁肋胀痛,恶心呕吐,便秘或秘而不爽,困倦乏力,小便黄,口干,口苦。舌红,苔黄腻,脉弦滑。

(五)肝肾不足证

胁肋隐痛,腰膝酸软,足跟痛,头晕耳鸣,失眠,午后潮热,盗汗,男子遗精或女子月经不调。舌红少津,脉细或细数。

## 二、常见症状/证候施护

(一)胁胀或痛

1. 观察疼痛的部位、性质、程度、发作的时间、伴随症状以及与气候、饮食、情志、劳倦的关系,避免疼痛的诱发因素,做好相关健康宣教。

2. 病室宜安静,减少外界不良刺激,疼痛发作时卧床休息。

3. 遵医嘱局部中药离子导入。

4. 遵医嘱中药保留灌肠。

5. 遵医嘱使用肝病治疗仪治疗。

(二)乏力

1. 卧床休息,限制活动量;减少交谈,限制探视,减少气血耗损。

2. 加强生活护理,勤巡视,将常用物品放置患者随手可及的地方。注意患者安全,如加设床档,外出检查时有人陪同,防跌倒、坠床等。

3. 遵医嘱耳穴贴压(耳穴埋豆),取穴脾、胃等。

(三)纳呆

1. 观察患者饮食状况、口腔气味、口中感觉、伴随症状及舌质舌苔的变化,保持口腔清洁。

2. 定期测量体重,监测有关营养指标的变化,并做好记录。

3. 指导患者少食多餐,宜进清淡、易消化的饮食,忌肥甘厚味、煎炸之品。

4. 遵医嘱穴位按摩,取穴足三里、内关、丰隆、合谷、中脘、阳陵泉等。

5. 遵医嘱耳穴贴压(耳穴埋豆),根据病情需要,可选择脾、胃、肝、小肠、心、交感等穴位。

### 三、中医特色治疗护理

(一)药物治疗

1. 内服中药

(1)中药汤剂宜温服,以助药力。服药后注意观察药物的反应及病情变化。

(2)脾虚湿盛者中药汤剂宜浓煎,少量频服;湿热内阻者中药宜温服。

2. 注射给药(详见附录1)。

(二)特色技术

1. 遵医嘱给予肝病治疗仪照射期门穴治疗。方法:肝病治疗仪照射期门穴,每次30分钟,每日1次,20天为1个疗程,一般需2个疗程。

2. 遵医嘱中药保留灌肠,护肠清毒汤,水煎浓缩至100 mL,保留灌肠,每日1次。

3. 遵医嘱中药离子导入。

4. 遵医嘱耳穴贴压(耳穴埋豆),取穴皮质下、心、肝、肾、神门。

### 四、健康指导

(一)生活起居

1. 保持病室整洁,空气清新,起居有常,避免劳累,保证充足的睡眠。

2. 积极治疗原发疾病,戒酒,纠正不良生活习惯。

3. 在医师指导下用药,避免加重肝脏负担和肝损伤。

(二)饮食指导

1. 饮食原则  节制饮食,饥饱适宜。宜食清淡之品,忌寒凉、油腻、发物及不易消化的食物,如鱼、肉、蛋、牛奶、花生及含胆固醇高的食物。恶心呕吐剧烈者,应暂禁食,待病情好转后,逐渐进食易消化的流食或软食。

(1)肝郁脾虚证:饮食宜疏肝解郁、行气止痛之品,如丝瓜、菠菜、茄子等。

(2)痰瘀互结证:饮食以清淡、松软易消化、稀软温热为宜,禁食辛辣油腻之品,忌烟酒。

(3)痰湿内阻证:饮食宜忌尤为重要,避免饮食过量,禁食辛辣肥甘厚味,以防助湿化痰。

(4)湿热内蕴证:饮食宜偏凉滑利渗湿之品,如西瓜、藕、赤小豆,便秘者多食蔬菜水果。

(5)肝肾不足证:饮食可食瘦肉、大枣、紫河车等补养气血之物。

2. 辨证施膳

(1)消脂调肝饮:荷叶、茯苓、薏苡仁、冬瓜仁、生山楂按1:1:1:1:1进行配伍,沸水冲泡10分钟后,频服,以茶代饮。

(2)解酒养肝饮:枳椇子、茯苓、薏苡仁、冬瓜仁、生山楂按1:1:1:1:1进行配伍,沸水冲泡10分钟后,频服,以茶代饮。

(三)情志调理

1. 对于焦虑的患者,加强健康教育,针对病情恰当解释,使患者和家属对疾病有正确的认识,不思少虑,防止思多伤脾。

2. 对于恐惧或急躁易怒的患者,加强与患者沟通,介绍成功病例,增强患者治疗的信心;向患者说明疾病和情志的关系,鼓励患者积极面对疾病,提高患者治疗的依从性;采用移情易性、澄心静志疗法,以疏导情志,稳定情绪。

3. 对于情绪低落或悲观失望的患者,鼓励患者积极参与社会活动,多与家人、同事、朋友沟通,建立良好的人际关系,争取社会支持,以利康复。

4. 病情稳定时,进行体育锻炼,如导引术、太极拳、八段锦、五禽戏等。

## 五、护理难点

(一)不良生活习惯及饮食习惯难以纠正

解决思路如下。

1. 加强健康教育,宣传饮酒、熬夜等不良生活方式的危害,督促患者自觉戒除,逐步养成良好生活习惯。

2. 介绍饮食调护方法,鼓励患者养成良好的饮食习惯;专业营养师给予康复治疗与指导,帮助患者制订食谱,并督促执行。

3. 定期追踪回访,督促患者坚持健康的生活方式和饮食调护。

4. 必要时对嗜酒患者进行强制戒酒。

(二)脐灸艾炷燃烧可能存在安全隐患,且烟味较大,部分敏感患者难以接受

解决思路:加强中医特色治疗室的安全防范,安装排烟装置,规范临床操作。

## 六、护理效果评价

见:酒癖(酒精性脂肪性肝病)中医护理效果评价表

见:酒癖(酒精性脂肪性肝病)护理效果评价量表

## 附表1　酒癖(酒精性脂肪性肝病)中医护理效果评价表

医院：　　　　科室：　　　　入院日期：　　　　出院日期：　　　　住院天数：

患者姓名：　　　性别：　　　年龄：　　　　ID：　　　　　文化程度：

纳入中医临床路径:是□　否□

证候诊断:肝郁脾虚证□　　痰瘀互结证□　　痰湿内阻证□　　湿热内蕴证□

　　　　　肝肾不足证□　　其他□

(一)护理效果评价

| 主要症状 | 主要辨证施护方法 | 中医护理技术 | 护理效果 |
| --- | --- | --- | --- |
| 胁胀或痛□ | 1. 评估疼痛□<br>2. 避免诱因□<br>3. 体　位□<br>4. 其他护理措施 | 1. 中药离子导入□　应用次数:____次　应用时间:____天<br>2. 肝病治疗仪□　应用次数:____次　应用时间:____天<br>3. 中药保留灌肠□　应用次数:____次　应用时间:____天<br>4. 其他:_____　应用次数:____次　应用时间:____天<br>(请注明,下同) | 好　□<br>较好□<br>一般□<br>差　□ |
| 乏力□ | 1. 评估诱发因素□<br>2. 饮食护理□<br>3. 其他护理措施 | 1. 耳穴贴压□　应用次数:____次　应用时间:____天<br>2. 其他:_____　应用次数:____次　应用时间:____天 | 好　□<br>较好□<br>一般□<br>差　□ |
| 纳呆□ | 1. 饮食护理□<br>2. 口腔护理□<br>3. 生活起居□<br>4. 其他护理措施 | 1. 穴位按摩□　应用次数:____次　应用时间:____天<br>2. 耳穴贴压□　应用次数:____次　应用时间:____天<br>3. 其他:_____　应用次数:____次　应用时间:____天 | 好　□<br>较好□<br>一般□<br>差　□ |
| 其他□<br>(请注明) | 1.<br>2.<br>3. |  | 好　□<br>较好□<br>一般□<br>差　□ |

## (二)护理依从性及满意度评价

| 评价项目 | | 患者对护理的依从性 | | | 患者对护理的满意度 | | |
|---|---|---|---|---|---|---|---|
| | | 依从 | 部分依从 | 不依从 | 满意 | 一般 | 不满意 |
| 中医护理技术 | 中药保留灌肠 | | | | | | |
| | 中药离子导入 | | | | | | |
| | 耳穴贴压(耳穴埋豆) | | | | | | |
| | 肝病治疗仪 | | | | | | |
| | 穴位按摩 | | | | | | |
| 健康指导 | | / | / | / | | | |
| 签 名 | | 责任护士签名: | | | 上级护士或护士长签名: | | |

## (三)对本病中医护理方案的评价

实用性强□　　实用性较强□　　实用性一般□　　不实用□

改进意见:

## (四)评价人(责任护士)

姓名:_____　技术职称:_____　完成日期:_____　护士长签字:_____

### 附表2　酒癖(酒精性脂肪性肝病)护理效果评价量表

| 分级<br>症状 | 无<br>(0分) | 轻(2分) | 中(4分) | 重(6分) | 实施前评价 | | 实施后评价 | |
|---|---|---|---|---|---|---|---|---|
| | | | | | 日期 | 分值 | 日期 | 分值 |
| 腹痛 | 无疼痛<br>(FPS-R<br>评分:<br>0分) | 疼痛轻微<br>(FPS-R评分:<br>2~4分) | 中度疼痛<br>(FPS-R评分:<br>6~8分) | 重度疼痛<br>(FPS-R评分:<br>10分) | | | | |
| 腹胀 | 无 | 偶腹胀 | 时有腹胀 | 持续腹胀 | | | | |
| 纳呆 | 无 | 食量减少1/4 | 食量减少1/3 | 食量减少1/2 | | | | |
| 恶心、呕吐 | 无 | 偶有恶心、呕吐 | 常有恶心,每日呕吐1~2次 | 每日呕吐3次以上 | | | | |
| 疲倦乏力 | 无 | 偶有疲乏,可坚持轻体力劳动 | 活动后即感乏力,勉强支持日常活动 | 活动休息后仍感疲乏,不能坚持日常活动 | | | | |

# 第十七节 肝着(慢性乙型病毒性肝炎)中医护理方案

## 一、常见证候要点

(一)湿热蕴结证

身目黄染,黄色鲜明;小便黄赤;口干苦或口臭;舌苔黄腻,脉弦滑或滑数。

(二)肝郁气滞证

两胁胀痛;善太息,得嗳气稍舒;苔薄白或薄黄,舌质淡红,脉沉弦。

(三)肝郁脾虚证

胁肋胀痛或窜痛;急躁易怒,喜太息;纳差或食后胃脘胀满。舌质淡红,苔薄白或薄黄,脉弦滑。

(四)肝肾阴虚证

腰痛或腰酸腿软;眼干涩;五心烦热或低热;舌红少苔,脉细或细数。

(五)脾肾阳虚证

食少便溏或五更泻;腰痛、腰酸腿软、阳痿早泄或耳鸣耳聋等;形寒肢冷。舌质淡胖,苔润,脉沉细或迟。

(六)瘀血阻络证

胁痛如刺,痛处不移;朱砂掌,或蜘蛛痣色暗,或毛细血管扩张;胁下积块;舌质紫暗,或有瘀斑瘀点,脉细涩。

## 二、常见症状/证候施护

(一)胁痛

1. 观察疼痛的部位、性质、程度、发作的时间、伴随症状以及与气候、饮食、情志、劳倦的关系,避免疼痛的诱发因素,做好相关健康宣教。

2. 病室宜安静,减少外界不良刺激,疼痛发作时卧床休息。

3. 遵医嘱局部中药离子导入。

4. 遵医嘱耳穴贴压(耳穴埋豆),取穴肝、神门、交感等。

5. 遵医嘱使用肝病治疗仪治疗。

(二)腹胀

1. 观察腹胀的部位、性质、程度、时间、诱发因素及伴随症状,观察腹胀发作的规律,定期测量腹围及体重。避免腹胀发作的诱因,如饮食过饱、低钾等。

2. 保持大便通畅,予腹部按摩,顺时针方向环形按摩,每次15~20分钟,每日2~3次,便秘者遵医嘱保留灌肠。

3. 遵医嘱耳穴贴压（耳穴埋豆），取肝、胃、大肠等穴。

（三）黄疸

1. 密切观察黄疸伴随症状，加强巡视。如果患者出现黄疸迅速加深，伴高热、腹水、神志恍惚、烦躁等急黄证，及时报告医师，积极配合抢救。

2. 保持大便通畅，便秘者遵医嘱口服通便药物，禁止使用碱性液体灌肠。

3. 并发皮肤瘙痒时，指导患者着棉质宽松透气衣裤，保持个人卫生，避免用力抓挠，防止皮肤破溃，洗澡时禁用肥皂或浴液等碱性用品。

4. 遵医嘱中药保留灌肠。

5. 遵医嘱中药全结肠灌洗。

（四）纳呆

1. 观察患者饮食情况、口腔气味、口中感觉、伴随症状及舌质舌苔的变化。

2. 保持病室空气新鲜，及时清除呕吐物、排泄物，避免不良气味刺激。

3. 遵医嘱穴位按摩，取足三里、脾俞、中脘等穴。

### 三、中医特色治疗护理

（一）药物治疗

1. 内服中药　中药汤剂宜温服，以助药力。服药后注意观察药物的反应及病情变化。

2. 注射给药。

（二）特色技术

1. 中药保留灌肠　中药护肠清毒汤（大黄、黄芩、赤芍、紫草、白及、茯苓等），水煎浓缩至 100 mL，保留灌肠，每日 1 次。

2. 肝病治疗仪　适用于慢性肝炎、肝纤维化和肝硬化，迅速改善肝脏微循环（活血化瘀，疏通肝络），减轻肝病症状，调节免疫状态，缩短康复周期。协同药物治疗，促进吸收利用。

3. 遵医嘱中药离子导入。

4. 遵医嘱耳穴贴压（耳穴埋豆），取肝、胆、交感、神门等穴。

5. 遵医嘱中药全结肠灌洗。

6. 遵医嘱穴位按摩。

### 四、健康指导

（一）生活起居

1. 保持病室整洁，空气清新，起居有常，避免劳累，保证充足的睡眠。

2. 积极治疗原发疾病，戒酒，纠正不良生活习惯。

3. 在医师指导下用药，避免加重肝脏负担和肝损伤。

(二)饮食指导

1. 湿热蕴结证　饮食以偏凉为宜,可选用有滑利渗湿清热之品,如黄瓜、西瓜、冬瓜、黄花菜、鲫鱼、赤小豆、慈菇、芹菜等,保持大便通畅。

2. 肝郁气滞证　饮食宜疏肝解郁、行气止痛之品。常食丝瓜、菠菜、茄子等。

3. 肝郁脾虚证　给予软食,宜进薏苡仁、萝卜、山药、扁豆等健脾食物,适当服用黄芪粥、党参粥、核桃粥等健脾之品,以及柑橘、佛手、萝卜等理气食物。少食甜食、糖类。忌辛热、酒及油腻之品。中药汤剂温服。

4. 肝肾阴虚证　饮食宜偏凉,可食番茄、梨、藕、百合、银耳、花生等有凉润生津作用的食物。

5. 脾肾阳虚证　饮食以温热为宜,忌生冷、瓜果,若脾虚食后腹胀,应少食牛奶、豆类等产气食品和硬固粗糙食物。

6. 瘀血阻络证　饮食不宜过冷、过热、过硬之物,吞咽缓慢,防止络破血出。

(三)情志调理

1. 多与患者沟通,了解其心理状态,指导其保持乐观情绪。

2. 指导患者采用移情相制疗法,转移其注意力。针对患者焦虑或抑郁的情绪变化,可采用暗示疗法或顺情从欲法。

3. 鼓励家属多陪伴患者,给予患者心理支持。指导患者和家属了解本病的相关知识,掌握控制疼痛的简单方法,如深呼吸、全身肌肉放松、听音乐等。

4. 鼓励病友间多沟通,交流疾病防治经验,提高认识,增强治疗信心。

**五、护理难点**

(一)服药的依从性差

解决思路如下。

1. 向患者及家属讲解抗病毒等综合治疗的必要性,强调自行停药、减量后对身体的危害。

2. 定期门诊复查及追踪回访,督促患者坚持治疗。

3. 根据患者情况,选择合适的药物。

(二)患者建立正确的饮食习惯较困难

解决思路如下。

1. 利用多种形式向患者及家属介绍食疗及养生方法。

2. 利用图表等形式向患者演示饮食不当诱发胆囊炎的机制,使患者了解疾病与饮食的相关性,并嘱家属协同做好督促工作。

3. 定期进行电话回访,鼓励患者坚持正确的饮食习惯。定期门诊复查,筛查危险因素,进行针对性干预。

（三）脐灸艾炷燃烧可能存在安全隐患,且烟味较大,部分敏感患者难以接受
解决思路:加强中医特色治疗室的安全防范,安装排烟装置,规范临床操作。

**六、护理效果评价**

见:肝着(慢性乙型病毒性肝炎)中医护理效果评价表

见:肝着(慢性乙型病毒性肝炎)护理效果评价量表

附表1　肝着(慢性乙型病毒性肝炎)中医护理效果评价表

医院:　　　　　科室:　　　　　入院日期:　　　　　出院日期:　　　　　住院天数:

患者姓名:　　　　　性别:　　　　　年龄:　　　　　ID:　　　　　文化程度:

纳入中医临床路径:是□　否□

证候诊断:湿热蕴结证□　　肝郁气滞证□　　肝郁脾虚证□　　肝肾阴虚证□

　　　　　脾肾阳虚证□　　瘀血阻络证□　　肝阳气虚证□　　其他□

（一）护理效果评价

| 主要症状 | 主要辨证施护方法 | 中医护理技术 | 护理效果 |
| --- | --- | --- | --- |
| 胁痛□ | 1. 评估疼痛□<br>2. 避免诱因□<br>3. 体　　位□<br>4. 其他护理措施 | 1.中药离子导入□　应用次数:____次　应用时间:____天<br>2.耳穴贴压□　应用次数:____次　应用时间:____天<br>3.肝病治疗仪□　应用次数:____次　应用时间:____天<br>4.其他:____　应用次数:____次　应用时间:____天<br>（请注明,下同） | 好　□<br>较好□<br>一般□<br>差　□ |
| 腹胀□ | 1. 监测腹围、体重□<br>2. 饮食护理□<br>3. 排便护理□<br>4. 其他护理措施 | 1.穴位按摩□　应用次数:____次　应用时间:____天<br>2.中药灌肠□　应用次数:____次　应用时间:____天<br>3.耳穴贴压□　应用次数:____次　应用时间:____天<br>4.其他:____　应用次数:____次　应用时间:____天 | 好　□<br>较好□<br>一般□<br>差　□ |
| 黄疸□ | 1. 观察皮肤、尿色□<br>2. 排便护理□<br>3. 皮肤护理□<br>4. 其他护理措施 | 1.中药保留灌肠□　应用次数:____次　应用时间:____天<br>2.中药全结肠灌洗□　应用次数:____次　应用时间:____天<br>3.其他:____　应用次数:____次　应用时间:____天 | 好　□<br>较好□<br>一般□<br>差　□ |

(续表)

| 主要症状 | 主要辨证施护方法 | 中医护理技术 | 护理效果 |
|---|---|---|---|
| 纳呆□ | 1. 饮食护理□<br>2. 口腔护理□<br>3. 生活起居□<br>4. 其他护理措施 | 1. 穴位按摩□  应用次数：____次  应用时间：____天<br>2. 其他：____  应用次数：____次  应用时间：____天 | 好 □<br>较好□<br>一般□<br>差 □ |
| 其他□<br>(请注明) | 1.<br>2.<br>3. |  | 好 □<br>较好□<br>一般□<br>差 □ |

(二)护理依从性及满意度评价

| 评价项目 | | 患者对护理的依从性 | | | 患者对护理的满意度 | | |
|---|---|---|---|---|---|---|---|
| | | 依从 | 部分依从 | 不依从 | 满意 | 一般 | 不满意 |
| 中医护理技术 | 中药保留灌肠 | | | | | | |
| | 中药离子导入 | | | | | | |
| | 耳穴贴压(耳穴埋豆) | | | | | | |
| | 穴位按摩 | | | | | | |
| | 中药全结肠灌洗 | | | | | | |
| | 肝病治疗仪 | | | | | | |
| | 健康指导 | / | / | / | | | |
| 签　名 | | 责任护士签名： | | | 上级护士或护士长签名： | | |

(三)对本病中医护理方案的评价

　　实用性强□　　实用性较强□　　实用性一般□　　不实用□

　　改进意见：

(四)评价人(责任护士)

　　姓名：_____　技术职称：_____　完成日期：_____　护士长签字：_____

附表2 肝着(慢性乙型病毒性肝炎)护理效果评价量表

| 症状 \ 分级 | 无(0分) | 轻(2分) | 中(4分) | 重(6分) | 实施前评价 | | 实施后评价 | |
|---|---|---|---|---|---|---|---|---|
| | | | | | 日期 | 分值 | 日期 | 分值 |
| 腹痛 | 无疼痛(FPS-R评分:0分) | 疼痛轻微(FPS-R评分:2~4分) | 中度疼痛(FPS-R评分:6~8分) | 重度疼痛(FPS-R评分:10分) | | | | |
| 腰膝酸软 | 无 | 腿软难以久立 | 持续腰膝酸软,可支持日常活动 | 腰膝酸软,程度重,喜卧 | | | | |
| 目黄 | 无 | 胆红素<34 μmol/L | 胆红素34~51 μmol/L | 胆红素>51 μmol/L | | | | |
| 纳差 | 无 | 食量减少1/4 | 食量减少1/3 | 食量减少1/2 | | | | |
| 疲倦乏力 | 无 | 偶有疲乏,可坚持轻体力劳动 | 活动后即感乏力,勉强支持日常活动 | 活动休息后仍感疲乏,不能坚持日常活动 | | | | |

# 第十八节 胁痛(胆石症)中医护理方案

## 一、常见证候要点

(一)肝郁气滞证

右胁或剑突下轻度疼痛,或间歇性隐痛,或绞痛,可牵扯至肩背部疼痛不适,食欲不振,遇怒加重,胸闷嗳气或伴恶心,口苦咽干,大便不爽。舌苔薄白,脉弦。

(二)肝胆湿热证

右胁或上腹部疼痛拒按,多向右肩部放射,小便黄赤,大便不爽,身热恶寒,身目发黄,口苦口黏,脘腹胀满,胸闷纳呆,恶心呕吐。舌红苔黄腻,脉弦滑数。

(三)胆腑郁热证

右胁部灼热疼痛,口苦咽干,小便黄赤,大便秘结,面红目赤,心烦而怒。舌红苔黄厚而干,脉弦数。

(四)肝阴不足证

右胁隐痛或略有灼热感,午后低热,或五心烦热,双目干涩,口燥咽干,少寐多梦,急躁易怒,头晕目眩,舌红或有裂纹或见光剥苔,脉弦细或沉细。

**二、常见症状/证候施护**

(一)右胁疼痛

1. 观察疼痛的部位、性质、程度、持续时间、诱发及缓解因素,与饮食、体位、睡眠的关系。若疼痛剧烈,可能有出血或出现休克现象者,立即报告医师。

2. 急性发作时宜卧床休息,给予精神安慰;禁饮食,密切观察病情变化。

3. 遵医嘱耳穴贴压(耳穴埋豆),取肝、胆、交感、神门等穴。

4. 遵医嘱穴位按摩,取右侧肝俞、右侧胆俞、太冲等穴。

5. 遵医嘱穴位注射,取胆囊等穴。

6. 遵医嘱药熨,可用中药热罨包热熨右胁疼痛部。

7. 遵医嘱穴位贴敷,取胆囊穴、章门、期门等穴。

(二)右胁胀满不适

1. 观察胀满的部位、性质、程度、时间、诱发因素及伴随症状。

2. 鼓励患者饭后适当运动,保持大便通畅。

3. 腹部行顺时针方向按摩。

4. 遵医嘱耳穴贴压(耳穴埋豆),取肝、胆、大肠、交感等穴。

5. 遵医嘱穴位按摩,取胆囊、天枢等穴。

6. 遵医嘱穴位注射,取足三里、胆囊等穴。

(三)嗳气、恶心、呕吐

1. 观察嗳气、恶心、呕吐的频率、程度与饮食的关系。

2. 指导患者饭后不宜立即平卧。

3. 呕吐患者汤药宜少量频服,服药前用生姜汁数滴滴于舌面或姜片含于舌下,以减轻呕吐。

4. 遵医嘱耳穴贴压(耳穴埋豆),取胆囊、胃、神门等穴。

5. 遵医嘱艾灸,取脾俞、胃俞、足三里等穴。

6. 遵医嘱穴位按摩,取合谷、胆囊等穴。

7. 遵医嘱穴位注射,取双侧足三里等穴。

(四)纳呆

1. 观察患者饮食状况、口腔气味及舌质、舌苔的变化,保持口腔清洁。

2. 遵医嘱耳穴贴压(耳穴埋豆),取肝、胆、脾、胃、神门等穴。

3. 遵医嘱穴位按摩,取胆囊、脾俞、胃俞、中脘等穴。

(五)发热

1. 观察体温变化。

2. 保持皮肤清洁,汗出后及时擦干皮肤、更换衣被,忌汗出当风。

3. 遵医嘱穴位注射,取曲池等穴。

### 三、中医特色治疗护理

(一)药物治疗

1. 内服中药

(1)恶心呕吐者宜浓煎频服,湿热证者宜凉服。

(2)服用含有大黄成分的中成药后,要注意观察大便的次数及性状。

2. 注射给药。

(二)特色技术

1. 耳穴贴压(耳穴埋豆)。

2. 穴位注射。

3. 穴位按摩。

4. 艾灸。

5. 穴位贴敷。

### 四、健康指导

(一)生活起居

1. 病室安静、整洁、空气清新,温湿度适宜。

2. 急性发作时宜卧床休息。

(二)饮食指导

1. 肝郁气滞证　宜食疏肝利胆、理气导滞的食品,如苦瓜、芹菜、白菜、丝瓜等。忌食壅阻气机的食品,如豆类、红薯、南瓜等。

2. 肝胆湿热证　宜食清热利湿、疏肝利胆的食品,如薏苡仁、冬瓜、黄瓜、芹菜等。

3. 胆腑郁热证　宜食清热泻火、解郁通腑的食品,如冬瓜、苦瓜、菊花饮等。

4. 肝阴不足证　宜食养阴清热、疏肝利胆的食品,如苦瓜、丝瓜等。

(三)情志调理

1. 多与患者沟通,了解其心理状态,指导其保持乐观情绪。

2. 指导患者采用移情相制疗法,转移其注意力。针对患者焦虑或抑郁的情绪变化,可采用暗示疗法或顺情从欲法。

3. 鼓励家属多陪伴患者,给予患者心理支持。指导患者和家属了解本病的相关知识,掌握控制疼痛的简单方法,如深呼吸、全身肌肉放松、听音乐等。

4. 鼓励病友间多沟通,交流疾病防治经验,提高认识,增强治疗信心。

### 五、护理难点

患者建立正确的饮食习惯较困难。

解决思路如下。

1. 利用多种形式向患者及家属介绍食疗及养生方法。

2. 利用图表等形式向患者演示饮食不当诱发胆囊炎的机制,使患者了解疾病与饮食的相关性,并嘱家属协同做好督促工作。

3. 定期进行电话回访,定期门诊复查,筛查危险因素,进行针对性干预。

**六、护理效果评价**

见:胁痛(胆石症)中医护理效果评价表

见:胁痛(胆石症)护理效果评价量表

### 附表1　胁痛(胆石症)中医护理效果评价表

医院:　　　　科室:　　　　入院日期:　　　　出院日期:　　　　住院天数:

患者姓名:　　　　性别:　　　　年龄:　　　　ID:　　　　文化程度:

纳入中医临床路径:是□　否□

证候诊断:肝郁气滞证□　　肝胆湿热证□　　胆腑郁热证□

　　　　　肝阴不足证□　　瘀血阻滞证□　　其他□

(一)护理效果评价

| 主要症状 | 主要辨证施护方法 | 中医护理技术 | 护理效果 |
| --- | --- | --- | --- |
| 右胁疼痛□ | 1. 观察□<br>2. 活动□<br>3. 其他护理措施 | 1. 穴位贴敷□　应用次数:＿＿次　应用时间:＿＿天<br>2. 穴位按摩□　应用次数:＿＿次　应用时间:＿＿天<br>3. 耳穴贴压□　应用次数:＿＿次　应用时间:＿＿天<br>4. 穴位注射□　应用次数:＿＿次　应用时间:＿＿天<br>5. 其他:＿＿＿　应用次数:＿＿次　应用时间:＿＿天<br>(请注明,下同) | 好　□<br>较好□<br>一般□<br>差　□ |
| 右胁胀满不适□ | 1. 观察□<br>2. 活动□<br>3. 腹部按摩□<br>4. 其他护理措施 | 1. 穴位贴敷□　应用次数:＿＿次　应用时间:＿＿天<br>2. 穴位注射□　应用次数:＿＿次　应用时间:＿＿天<br>3. 耳穴贴压□　应用次数:＿＿次　应用时间:＿＿天<br>4. 穴位按摩□　应用次数:＿＿次　应用时间:＿＿天<br>5. 其他:＿＿＿　应用次数:＿＿次　应用时间:＿＿天 | 好　□<br>较好□<br>一般□<br>差　□ |
| 嗳气、恶心、呕吐□ | 1. 观察□<br>2. 体位□<br>3. 服药护理□<br>4. 其他护理措施 | 1. 穴位注射□　应用次数:＿＿次　应用时间:＿＿天<br>2. 穴位按摩□　应用次数:＿＿次　应用时间:＿＿天<br>3. 耳穴贴压□　应用次数:＿＿次　应用时间:＿＿天<br>4. 艾　　灸□　应用次数:＿＿次　应用时间:＿＿天<br>5. 穴位贴敷□　应用次数:＿＿次　应用时间:＿＿天<br>6. 其他:＿＿＿　应用次数:＿＿次　应用时间:＿＿天 | 好　□<br>较好□<br>一般□<br>差　□ |

（续表）

| 主要症状 | 主要辨证施护方法 | 中医护理技术 | | | 护理效果 |
|---|---|---|---|---|---|
| 纳呆□ | 1.口腔清洁□<br>2.其他护理措施 | 1.穴位按摩□<br>2.耳穴贴压□<br>3.穴位贴敷□<br>4.其他：_____ | 应用次数：___次<br>应用次数：___次<br>应用次数：___次<br>应用次数：___次 | 应用时间：___天<br>应用时间：___天<br>应用时间：___天<br>应用时间：___天 | 好 □<br>较好□<br>一般□<br>差 □ |
| 发热□ | 1.监测体温□<br>2.皮肤护理□<br>3.其他护理措施 | 1.穴位注射□<br>2.其他：_____ | 应用次数：___次<br>应用次数：___次 | 应用时间：___天<br>应用时间：___天 | 好 □<br>较好□<br>一般□<br>差 □ |
| 其他□<br>（请注明） | 1.<br>2.<br>3. | | | | 好 □<br>较好□<br>一般□<br>差 □ |

（二）护理依从性及满意度评价

| 评价项目 | | 患者对护理的依从性 | | | 患者对护理的满意度 | | |
|---|---|---|---|---|---|---|---|
| | | 依从 | 部分依从 | 不依从 | 满意 | 一般 | 不满意 |
| 中医护理技术 | 穴位贴敷 | | | | | | |
| | 药熨法 | | | | | | |
| | 穴位注射 | | | | | | |
| | 艾灸 | | | | | | |
| | 耳穴贴压（耳穴埋豆） | | | | | | |
| | 穴位按摩 | | | | | | |
| | 拔罐法 | | | | | | |
| 健康指导 | | / | / | / | | | |
| 签　名 | | 责任护士签名： | | | 上级护士或护士长签名： | | |

（三）对本病中医护理方案的评价

　　实用性强□　　实用性较强□　　实用性一般□　　不实用□

　　改进意见：

（四）评价人（责任护士）

　　姓名：_____　技术职称：_____　完成日期：_____　护士长签字：_____

附表2 胁痛(胆石症)护理效果评价量表

| 分级<br>症状 | 无<br>(0分) | 轻(2分) | 中(4分) | 重(6分) | 实施前评价 | | 实施后评价 | |
|---|---|---|---|---|---|---|---|---|
| | | | | | 日期 | 分值 | 日期 | 分值 |
| 右胁疼痛 | 无 | 轻微右胁疼痛,时作时止,不影响工作及休息 | 右胁疼痛可忍,发作频繁,影响工作及休息 | 右胁疼痛难忍,持续不止,常需服止痛药缓解 | | | | |
| 右胁胀满不适 | 无 | 轻微右胁胀满,时作时止,不影响工作及休息 | 右胁胀满可忍,发作频繁,影响工作及休息 | 右胁胀满难忍,持续不止,常需服理气消导缓解 | | | | |
| 嗳气、恶心、呕吐 | 无 | 偶有嗳气、恶心、呕吐 | 时有嗳气、恶心、呕吐 | 频频嗳气、恶心、呕吐 | | | | |
| 纳呆 | 无 | 食量减少1/4 | 食量减少1/3 | 食量减少1/2 | | | | |

# 第十九节 肝内胆管结石急性发作期中医护理方案

## 一、常见证候要点

(一)肝胆蕴热证

胁肋灼痛或刺痛,胁下拒按或痞块。伴畏寒发热,口干口苦,恶心呕吐,身目微黄,大便干结。舌质微红,苔薄白或微黄。

(二)肝胆湿热证

胁肋胀痛,身目发黄。伴发热,纳呆呕恶,小便黄,胁下痞块拒按,便溏或大便秘结。舌质红,苔黄厚腻。

## 二、常见症状/证候施护

(一)疼痛

1.评估疼痛的部位、诱因、程度、性质、持续时间及伴随症状,做好疼痛评分,可应用疼痛自评工具"数字评分法(NRS)"评分,记录具体分值。出现剧烈绞痛、腹膜炎或出现厥脱先兆应立即报告医师,协助处理。

2.卧床休息,取屈膝仰卧位或右侧卧位,缓慢深呼吸。

3.遵医嘱穴位按摩,取右侧的肝俞、胆俞,强刺激胆囊、侠溪、太冲等穴。

4.遵医嘱耳穴贴压(耳穴埋豆),取腹痛点、脾俞等穴。

5. 遵医嘱穴位贴敷,取肝俞、胆俞等穴。

(二)发热

1. 观察体温变化及汗出情况,保持皮肤清洁,及时更换汗湿的衣被。

2. 高热者宜卧床休息,恶寒时注意保暖,根据需要物理降温。

3. 保持口腔清洁,遵医嘱使用中药漱口液漱口。

4. 遵医嘱穴位按摩,取大椎、曲池、合谷等穴。

5. 遵医嘱中药保留灌肠。

(三)黄疸

1. 观察巩膜、皮肤的色泽、黄染程度、二便颜色及伴随症状。

2. 皮肤瘙痒时,告知患者勿搔抓,修剪指甲,用温水清洗,禁用肥皂水擦洗。

3. 遵医嘱耳穴贴压(耳穴埋豆),取肝、胆、脾、胃等穴。

4. 遵医嘱予中药保留灌肠。

(四)恶心、呕吐

1. 观察呕吐物的色、质、量,持续时间、诱发因素及伴随症状。

2. 呕吐时取半卧位,从上至下按摩胃部,以降胃气。

3. 可含服姜片,以缓解呕吐。

4. 遵医嘱穴位按摩,取中脘、合谷、内关、足三里等穴。

5. 遵医嘱耳穴贴压(耳穴埋豆),取脾、胃、神门等穴。

6. 遵医嘱穴位注射,取足三里等穴。

(五)便秘

1. 评估排便次数、排便费力程度,观察大便性状、量。

2. 遵医嘱穴位按摩,取胃俞、脾俞、内关、足三里、天枢、关元等穴。

3. 遵医嘱耳穴贴压(耳穴埋豆),取大肠、胃、脾、交感、皮质下、便秘点等穴。

4. 遵医嘱中药保留灌肠。

5. 遵医嘱腹部按摩。

### 三、中医特色治疗护理

(一)药物治疗

1. 内服中药。

2. 注射给药。

3. 外用中药。

(二)特色技术

1. 穴位按摩。

2. 耳穴贴压(耳穴埋豆)。

3. 中药保留灌肠。

4. 穴位注射。

5. 穴位贴敷。

**四、健康指导**

(一)生活起居

1. 避免受凉,养成定时排便的习惯,保证充足休息和睡眠。

2. 避免终日静坐少动,适度运动,如散步、导引术、打太极拳等。

3. 着棉质、透气、柔软衣服,勿搔抓皮肤,禁用碱性淋浴用品。

(二)饮食指导

1. 饮食调节原则　规律进食,禁烟酒、煎炸等食品,减少高脂肪食品的摄入。

(1)肝胆蕴热证:宜食疏肝解郁、清热利胆的食品,如萝卜、丝瓜、绿豆等。

(2)肝胆湿热证:宜食清热利胆、化湿通下的食品,如苦瓜、冬瓜、绿豆等。

2. 便溏者,宜食山楂、乌梅,少食粗纤维的食品,如芹菜、韭菜等。

3. 便秘者,宜食清热、润肠通便的食品,如白萝卜等。

4. 食材宜采用煮、蒸、烩的烹饪方法。

5. 含钙食品勿与富含草酸、植酸的食品混合烹制、同餐食用。

(三)情志调理

1. 指导患者保持心情舒畅,心胸豁达,精神愉快。

2. 主动介绍疾病知识,使患者了解疾病的发生、发展。

3. 鼓励病友间相互交流治疗体会,提高认知度,增强治疗信心。

4. 鼓励家属多陪伴患者,给予情感支持。

**五、护理难点**

患者建立正确的饮食习惯较困难。

解决思路如下。

1. 利用多种形式向患者及家属介绍食疗及养生方法,鼓励患者建立良好的生活方式。

2. 利用图表等形式向患者演示饮食不当诱发结石的机制,使患者了解疾病与饮食的相关性,并嘱家属协同做好督促工作。

3. 加强患者出院后的延续护理服务,定期电话回访及微信平台推送,定期门诊复查,筛查危险因素,进行针对性干预。

**六、护理效果评价**

见:肝内胆管结石急性发作期中医护理效果评价表

见:肝内胆管结石急性发作期护理效果评价量表

## 附表1 肝内胆管结石急性发作期中医护理效果评价表

医院：　　　　科室：　　　入院日期：　　　出院日期：　　　住院天数：
患者姓名：　　　性别：　　　年龄：　　　ID：　　　　　　文化程度：
纳入中医临床路径：是□　否□
证候诊断：肝胆湿热证□　　肝胆蕴热证□　　其他□

（一）护理效果评价

| 主要症状 | 主要辨证施护方法 | 中医护理技术 | 护理效果 |
|---|---|---|---|
| 疼痛□ | 1.评估疼痛□　评分：____<br>2.体位□<br>3.其他护理措施 | 1.穴位按摩□　应用次数：____次　应用时间：____天<br>2.耳穴贴压□　应用次数：____次　应用时间：____天<br>3.穴位贴敷□　应用次数：____次　应用时间：____天<br>4.穴位注射□　应用次数：____次　应用时间：____天<br>5.其他：____　应用次数：____次　应用时间：____天<br>（请注明，下同） | 好　□<br>较好□<br>一般□<br>差　□ |
| 发热□ | 1.病情观察□<br>2.发热护理□<br>3.口腔护理□<br>4.其他护理措施 | 1.穴位按摩□　应用次数：____次　应用时间：____天<br>2.中药保留灌肠□　应用次数：____次　应用时间：____天<br>3.其他：____　应用次数：____次　应用时间：____天 | 好　□<br>较好□<br>一般□<br>差　□ |
| 黄疸□ | 1.观察黄染情况□<br>2.皮肤护理□<br>3.其他护理措施 | 1.耳穴贴压□　应用次数：____次　应用时间：____天<br>2.中药保留灌肠□　应用次数：____次　应用时间：____天<br>3.其他：____　应用次数：____次　应用时间：____天 | 好　□<br>较好□<br>一般□<br>差　□ |
| 恶心、呕吐□ | 1.观察呕吐物情况□<br>2.体位□<br>3.其他护理措施 | 1.穴位按摩□　应用次数：____次　应用时间：____天<br>2.耳穴贴压□　应用次数：____次　应用时间：____天<br>3.穴位注射□　应用次数：____次　应用时间：____天<br>4.其他：____　应用次数：____次　应用时间：____天 | 好　□<br>较好□<br>一般□<br>差　□ |
| 便秘□ | 1.评估排便情况□<br>2.其他护理措施 | 1.穴位按摩□　应用次数：____次　应用时间：____天<br>2.耳穴贴压□　应用次数：____次　应用时间：____天<br>3.中药保留灌肠□　应用次数：____次　应用时间：____天<br>4.腹部按摩□　应用次数：____次　应用时间：____天<br>5.其他：____　应用次数：____次　应用时间：____天 | 好　□<br>较好□<br>一般□<br>差　□ |
| 其他□<br>（请注明） | 1.<br>2.<br>3. | | 好　□<br>较好□<br>一般□<br>差　□ |

(二)护理依从性及满意度评价

| 评价项目 | | 患者对护理的依从性 | | | 患者对护理的满意度 | | |
| --- | --- | --- | --- | --- | --- | --- | --- |
| | | 依从 | 部分依从 | 不依从 | 满意 | 一般 | 不满意 |
| 中医护理技术 | 穴位按摩 | | | | | | |
| | 耳穴贴压(耳穴埋豆) | | | | | | |
| | 中药保留灌肠 | | | | | | |
| | 腹部按摩 | | | | | | |
| | 穴位注射 | | | | | | |
| | 穴位贴敷 | | | | | | |
| | 健康指导 | / | / | / | | | |
| 签名 | | 责任护士签名: | | | 上级护士或护士长签名: | | |

(三)对本病中医护理方案的评价

实用性强□ 实用性较强□ 实用性一般□ 不实用□

改进意见:

(四)评价人(责任护士)

姓名:_____ 技术职称:_____ 完成日期:_____ 护士长签字:_____

### 附表2 肝内胆管结石急性发作期护理效果评价量表

| 分级<br>症状 | 无<br>(0分) | 轻(2分) | 中(4分) | 重(6分) | 实施前评价 | | 实施后评价 | |
| --- | --- | --- | --- | --- | --- | --- | --- | --- |
| | | | | | 日期 | 分值 | 日期 | 分值 |
| 疼痛 | 无 | 偶有发作,隐隐作痛,不影响正常工作 | 发作频繁,疼痛重,影响工作 | 反复发作,疼痛剧烈难以忍受 | | | | |
| 发热 | 无 | 37.2~37.5℃ | 37.6~38.0℃ | 38.1℃以上 | | | | |
| 黄疸 | 无 | 轻微目黄 | 目、身、溲发黄 | 目、身、溲深黄,皮肤瘙痒 | | | | |
| 恶心呕吐 | 无 | 偶有恶心呕吐 | 常有恶心,每日呕吐1~2次 | 每日呕吐3次以上 | | | | |
| 便秘 | 无 | 不便干,每日一行 | 大便秘结,两日一行 | 大便艰难,数日一行 | | | | |

# 第二十节　胃脘痛(慢性胃炎)中医护理方案

## 一、常见证候要点

（一）肝胃气滞证

胃脘胀满或胀痛,胁肋胀痛,症状因情绪因素诱发或加重,嗳气频作,胸闷不舒。舌苔薄白,脉弦。

（二）肝胃郁热证

胃脘饥嘈不适或灼痛,心烦易怒,嘈杂反酸,口干口苦,大便干燥。舌质红苔黄,脉弦或弦数。

（三）脾胃湿热证

脘腹痞满,食少纳呆,口干口苦,身重困倦,小便短黄,恶心欲呕。舌质红,苔黄腻,脉滑或数。

（四）脾胃气虚证

胃脘胀满或胃痛隐隐,餐后明显,饮食不慎后易加重或发作,纳呆,疲倦乏力,少气懒言,四肢不温,大便溏薄。舌淡或有齿印,苔薄白,脉沉弱。

（五）脾胃虚寒证

胃痛隐隐,绵绵不休,喜温喜按,劳累或受凉后发作或加重,泛吐清水,神疲纳呆,四肢倦怠,手足不温,大便溏薄。舌淡苔白,脉虚弱。

（六）胃阴不足证

胃脘灼热疼痛,胃中嘈杂,似饥而不欲食,口干舌燥,大便干结。舌红少津或有裂纹,苔少或无,脉细或数。

（七）胃络瘀阻证

胃脘痞满或痛有定处,胃痛拒按,黑便,面黄暗滞。舌质暗红或有瘀点、瘀斑,脉弦涩。

## 二、常见症状/证候施护

临床上各症状应与证候要点相结合。

（一）胃脘疼痛

1. 观察疼痛的部位、性质、程度、持续时间、诱发因素及伴随症状。出现疼痛加剧,伴呕吐、寒热,或出现厥脱先兆症状时应立即报告医师,采取应急处理措施。

2. 急性发作时宜卧床休息,给予精神安慰;伴有呕吐或便血时立即报告医师,指导患者暂禁饮食,避免活动及精神紧张。

3. 根据证型,指导患者进行饮食调护,忌食辛辣、肥甘、煎炸之品,戒烟酒。

4. 调摄精神,指导患者采用有效的情志转移方法,如深呼吸、全身肌肉放松、听音乐等。

5. 遵医嘱穴位贴敷,取穴中脘、胃俞、足三里、梁丘等。

6. 遵医嘱穴位按摩,取穴中脘、天枢、气海等。

7. 遵医嘱耳穴贴压(耳穴埋豆),根据病情需要,可选择脾、胃、交感、神门、肝胆、内分泌等穴位。

8. 遵医嘱艾灸,取穴中脘、气海、关元、足三里等。

9. 遵医嘱药熨法,脾胃虚寒者可用中药热罨包热熨胃脘部。

10. 遵医嘱拔火罐,取背俞穴。

11. 遵医嘱TDP电磁波治疗,取穴中脘、天枢、关元、中极等。

(二)胃脘胀满

1. 观察胀满的部位、性质、程度、时间、诱发因素及伴随症状。

2. 鼓励患者饭后适当运动,保持大便通畅。

3. 根据食滞轻重控制饮食,避免进食过饱。

4. 保持心情舒畅,避免郁怒、悲伤等情志刺激。

5. 遵医嘱穴位贴敷,取穴脾俞、胃俞、肾俞、天枢、神阙、中脘、关元等。

6. 遵医嘱穴位注射,取穴双侧足三里、合谷。

7. 遵医嘱艾灸,取穴神阙、中脘、下脘、建里、天枢等。

8. 腹部按摩,顺时针按摩,每次15~20分钟,每日2~3次。

(三)嗳气、反酸

1. 观察嗳气、反酸的频率、程度、伴随症状及与饮食的关系。

2. 指导患者饭后不宜立即平卧,发作时宜取坐位,可饮用温开水;若空腹时出现,应立即进食以缓解不适。

3. 忌生冷饮食,少食甜、酸之品,戒烟酒。

4. 指导患者慎起居,适寒温,畅情志,避免恼怒、抑郁。

5. 遵医嘱穴位注射,取穴双侧足三里、内关。

6. 遵医嘱穴位按摩,取穴足三里、合谷、天突、中脘、内关等。

7. 遵医嘱艾灸,取穴肝俞、胃俞、足三里、中脘、神阙等。

8. 遵医嘱穴位贴敷,取穴中脘、内关、足三里、胃俞、膈俞等。

(四)纳呆

1. 观察患者饮食状况、口腔气味、口中感觉、伴随症状及舌质舌苔的变化。

2. 定期测量体重,监测有关营养指标的变化,并做好记录。

3. 指导患者少食多餐,宜进高热量、高优质蛋白、高维生素、易消化的饮食,忌肥甘厚味、煎炸之品。

4. 遵医嘱穴位按摩,取穴足三里、内关、丰隆、合谷、中脘、阳陵泉等。

5. 遵医嘱耳穴贴压(耳穴埋豆),取穴脾、胃、肝、小肠、心、交感等。

### 三、中医特色治疗护理

(一)药物治疗

1. 内服中药。

2. 注射给药。

(二)特色技术

1. 穴位贴敷。

2. **药熨法** 温度保持在60~70℃,不宜过高,以免灼伤。

3. 穴位注射。

4. 艾灸。

5. 耳穴贴压(耳穴埋豆)。

6. 穴位按摩。

7. 拔火罐。

8. 中药熏洗。

9. 中药封包。

### 四、健康指导

(一)生活起居

1. 病室安静、整洁,空气清新,温湿度适宜。

2. 生活规律,劳逸结合,适当运动,保证睡眠。急性发作时宜卧床休息。

3. 指导患者养成良好的饮食卫生习惯,制订推荐食谱,改变以往不合理的饮食结构。

4. 指导患者注意保暖,避免腹部受凉,根据气候变化及时增减衣服。

(二)饮食指导

**饮食调节原则:**饮食以质软、少渣、易消化、定时进食、少量、多餐为原则;宜细嚼、慢咽,减少对胃黏膜的刺激;忌食辛辣、肥甘、过咸、过酸、生冷之品,戒烟酒、浓茶、咖啡。

1. **肝胃气滞证** 进食疏肝理气的食物,如香橼、佛手、山楂、桃仁、山药、萝卜、生姜等。忌食壅阻气机的食物,如豆类、红薯、南瓜等。食疗方:金橘山药粟米粥等。

2. **肝胃郁热证** 进食疏肝清热的食物,如栀子、杏仁、薏苡仁、莲子、菊花等。食疗方:菊花饮等。

3. **脾胃湿热证** 进食清热除湿的食物,如荸荠、百合、马齿苋、赤小豆等。食疗方:赤豆粥等。

4. **脾胃气虚证** 进食补中健胃的食物,如鸡蛋、瘦猪肉、羊肉、大枣、桂圆、白扁豆、山药、茯苓。食疗方:莲子山药粥等。

5. **脾胃虚寒证** 进食温中健脾的食物,如猪肚、鱼肉、羊肉、鸡肉、桂圆、大枣、莲子、生姜等。食疗方:桂圆糯米粥等。

6. 胃阴不足证　进食健脾和胃的食物,如蛋类、莲子、山药、白扁豆、百合、大枣、薏苡仁、枸杞子等。忌油炸食物、羊肉、狗肉、酒类等助火之品。食疗方:山药百合大枣粥、山药枸杞薏米粥等。

7. 胃络瘀阻证　进食活血祛瘀食物,如桃仁、山楂、大枣、赤小豆、生姜等。忌粗糙、坚硬、油炸、厚味之品,忌食生冷性寒之物。食疗方:大枣赤豆莲藕粥等。

(三)情志调理

1. 责任护士多与患者沟通,了解其心理状态,指导其保持乐观情绪。

2. 针对患者忧思恼怒、恐惧紧张等不良情志,指导患者采用移情相制疗法,转移其注意力,淡化、甚至消除不良情志;针对患者焦虑或抑郁的情绪变化,可采用暗示疗法或顺情从欲法。

3. 鼓励家属多陪伴患者,给予患者心理支持。

4. 鼓励病友间多沟通交流疾病防治经验,提高认识,增强治疗信心。

5. 指导患者和家属了解本病的性质,掌握控制疼痛的简单方法,减轻身体痛苦和精神压力。

**五、护理难点**

(一)患者不良生活习惯和饮食习惯难以纠正

解决思路如下。

1. 利用多种形式向患者介绍食疗及养生方法,鼓励患者建立良好的生活方式。

2. 定期进行电话回访及门诊复查,筛查危险因素,进行针对性干预。

3. 对目标人群进行定期追踪、随访和效果评价。

(二)患者焦虑抑郁

解决思路如下。

1. 对胃痛患者情志致病情况进行评估调查,如使用焦虑测评量表等,必要时遵医嘱使用抗焦虑抑郁的药物,如黛力新。

2. 通过健康宣教、集体心理疏导和单独心理治疗等多层次干预,改善患者心理状态,减少情志致病。

3. 建立"胃痛患者病友会",利用"胃痛患者关爱""世界护胃日"等系列活动,开展医、护、患等多种形式的互动活动。

**六、护理效果评价**

见:胃脘痛(慢性胃炎)中医护理效果评价表

见:胃脘痛(慢性胃炎)护理效果评价量表

## 附表1 胃脘痛(慢性胃炎)中医护理效果评价表

医院：　　　　科室：　　　入院日期：　　　出院日期：　　　住院天数：
患者姓名：　　　性别：　　　年龄：　　　ID：　　　　　文化程度：
纳入中医临床路径：是□　否□
证候诊断：肝胃气滞证□　　肝胃郁热证□　　脾胃湿热证□　　脾胃气虚证□
　　　　　脾胃虚寒证□　　胃阴不足证□　　胃络瘀阻证□　　其他□

(一)护理效果评价

| 主要症状 | 主要辨证施护方法 | 中医护理技术 | 护理效果 |
|---|---|---|---|
| 胃脘疼痛□ | 1. 活　　动□<br>2. 饮　　食□<br>3. 深呼吸/肌肉放松□<br>4. 其他护理措施 | 1. 穴位贴敷□　应用次数：＿＿次　应用时间：＿＿天<br>2. 穴位按摩□　应用次数：＿＿次　应用时间：＿＿天<br>3. 耳穴贴压□　应用次数：＿＿次　应用时间：＿＿天<br>4. 艾　　灸□　应用次数：＿＿次　应用时间：＿＿天<br>5. 药 熨 法□　应用次数：＿＿次　应用时间：＿＿天<br>6. 拔 罐 法□　应用次数：＿＿次　应用时间：＿＿天<br>7. TDP电磁波治疗□　应用次数：＿＿次　应用时间：＿＿天<br>8. 中药封包□　应用次数：＿＿次　应用时间：＿＿天<br>9. 其他：＿＿　应用次数：＿＿次　应用时间：＿＿天<br>(请注明，下同) | 好　□<br>较好□<br>一般□<br>差　□ |
| 胃脘胀满□ | 1. 活　　动□<br>2. 饮　　食□<br>3. 排便指导□<br>4. 情志护理□<br>5. 腹部按摩□<br>6. 其他护理措施 | 1. 穴位贴敷□　应用次数：＿＿次　应用时间：＿＿天<br>2. 穴位注射□　应用次数：＿＿次　应用时间：＿＿天<br>3. 艾　　灸□　应用次数：＿＿次　应用时间：＿＿天<br>4. 其他：＿＿　应用次数：＿＿次　应用时间：＿＿天 | 好　□<br>较好□<br>一般□<br>差　□ |
| 嗳气、反酸□ | 1. 体　　位□<br>2. 饮食/水□<br>3. 情志护理□<br>4. 其他护理措施 | 1. 穴位注射□　应用次数：＿＿次　应用时间：＿＿天<br>2. 穴位按摩□　应用次数：＿＿次　应用时间：＿＿天<br>3. 艾　　灸□　应用次数：＿＿次　应用时间：＿＿天<br>4. 低频脉冲电治疗□　应用次数：＿＿次　应用时间：＿＿天<br>5. 穴位贴敷□　应用次数：＿＿次　应用时间：＿＿天<br>6. 其他：＿＿　应用次数：＿＿次　应用时间：＿＿天 | 好　□<br>较好□<br>一般□<br>差　□ |

(续表)

| 主要症状 | 主要辨证施护方法 | 中医护理技术 | 护理效果 |
|---|---|---|---|
| 纳呆□ | 1. 口腔清洁□<br>2. 监测营养指标□<br>3. 饮　　食□<br>4. 其他护理措施 | 1. 穴位按摩□　应用次数：____次　应用时间：____天<br>2. 耳穴贴压□　应用次数：____次　应用时间：____天<br>3. 其他：____　应用次数：____次　应用时间：____天 | 好　□<br>较好　□<br>一般　□<br>差　□ |
| 其他□<br>（请注明） | 1.<br>2.<br>3. |  | 好　□<br>较好　□<br>一般　□<br>差　□ |

（二）护理依从性及满意度评价

| 评价项目 | | 患者对护理的依从性 | | | 患者对护理的满意度 | | |
|---|---|---|---|---|---|---|---|
| | | 依从 | 部分依从 | 不依从 | 满意 | 一般 | 不满意 |
| 中医护理技术 | 穴位贴敷 | | | | | | |
| | 药熨法 | | | | | | |
| | 穴位注射 | | | | | | |
| | 艾灸 | | | | | | |
| | 耳穴贴压（耳穴埋豆） | | | | | | |
| | 穴位按摩 | | | | | | |
| | 中药封包 | | | | | | |
| | 中药熏洗 | | | | | | |
| 健康指导 | | / | / | / | | | |
| 签　　名 | | 责任护士签名： | | | 上级护士或护士长签名： | | |

（三）对本病中医护理方案的评价

　　实用性强□　　实用性较强□　　实用性一般□　　不实用□

　　改进意见：

（四）评价人（责任护士）

　　姓名：_____　技术职称：_____　完成日期：_____　护士长签字：_____

附表2 胃脘痛(慢性胃炎)护理效果评价量表

| 分级<br>症状 | 无<br>(0分) | 轻(2分) | 中(4分) | 重(6分) | 实施前评价 | | 实施后评价 | |
|---|---|---|---|---|---|---|---|---|
| | | | | | 日期 | 分值 | 日期 | 分值 |
| 胃脘疼痛 | 无 | 轻微胃痛,时作时止,不影响工作及休息 | 胃痛可忍,发作频繁,影响工作及休息 | 胃痛难忍,持续不止,常需服止痛药缓解 | | | | |
| 胃脘胀满 | 无 | 轻微胃胀,时作时止,不影响工作及休息 | 胃胀可忍,发作频繁,影响工作及休息 | 胃胀难忍,持续不止,常需服理气消导缓解 | | | | |
| 嗳气反酸 | 无 | 偶有嗳气反酸 | 时有嗳气反酸 | 频频嗳气反酸 | | | | |
| 纳呆 | 无 | 食量减少1/4 | 食量减少1/3 | 食量减少1/2 | | | | |

# 第二十一节 胃疡(消化性溃疡)中医护理方案

## 一、常见证候要点

(一)肝郁胃热证

胃脘及两胁胀痛不适,遇情志不舒畅时疼痛加重,常伴有嗳气或口苦,时有反酸。舌质红苔黄,脉弦细。

(二)脾胃阳虚证

胃脘隐痛,纳少,大便溏薄,喜温喜按,常伴有乏力、自汗、畏寒、肢冷。舌体胖大,苔白,脉缓或虚。

(三)湿热阻中证

脘腹灼痛,口干口臭,吞酸嘈杂,大便黏腻不爽。舌质红,苔黄腻,脉弦数或脉滑。

(四)胃阴不足证

胃脘隐痛或灼痛,纳呆或饥不欲食,口干不欲饮或口干舌燥,手足心热,大便干燥,舌红少津裂纹、少苔、无苔或剥苔,脉细数。

## 二、常见症状/证候施护

临床上各症状应与证候要点相结合。

(一)胃脘疼痛

1.观察疼痛的部位、性质、程度、持续时间、诱发因素及伴随症状。出现疼痛加剧,伴呕吐、寒热,或出现厥脱先兆症状时应立即报告医师,采取应急处理措施。

2. 急性发作时宜卧床休息,给予精神安慰;伴有呕吐或便血时立即报告医师,指导患者暂禁饮食,避免活动及精神紧张。

3. 根据证型,指导患者进行饮食调护,忌食辛辣、肥甘、煎炸之品,戒烟酒。

4. 调摄精神,指导患者采用有效的情志转移方法,如深呼吸、全身肌肉放松、听音乐等。

5. 遵医嘱穴位贴敷,取穴中脘、胃俞、足三里、梁丘等。

6. 遵医嘱穴位按摩,取穴中脘、天枢、气海等。

7. 遵医嘱耳穴贴压(耳穴埋豆),根据病情需要,可选择脾、胃、交感、神门、肝胆、内分泌等穴位。

8. 遵医嘱艾灸,取穴中脘、气海、关元、足三里等。

9. 遵医嘱药熨法,脾胃虚寒者可用中药热罨包热熨胃脘部。

10. 遵医嘱拔火罐,取背俞穴。

11. 遵医嘱TDP电磁波治疗,取穴中脘、天枢、关元、中极等。

(二)胃脘胀满

1. 观察胀满的部位、性质、程度、时间、诱发因素及伴随症状。

2. 鼓励患者饭后适当运动,保持大便通畅。

3. 根据食滞轻重控制饮食,避免进食过饱。

4. 保持心情舒畅,避免郁怒、悲伤等情志刺激。

5. 遵医嘱穴位贴敷,取穴脾俞、胃俞、肾俞、天枢、神阙、中脘、关元等。

6. 遵医嘱穴位注射,取穴足三里、合谷。

7. 遵医嘱艾灸,取穴神阙、中脘、下脘、建里、天枢等。

8. 腹部按摩,顺时针按摩,每次15~20分钟,每日2~3次。

(三)嗳气、反酸

1. 观察嗳气、反酸的频率、程度、伴随症状及与饮食的关系。

2. 指导患者饭后不宜立即平卧,发作时宜取坐位,可饮用温开水;若空腹时出现,应立即进食以缓解不适。

3. 忌生冷饮食,少食甜、酸之品,戒烟酒。

4. 指导患者慎起居,适寒温,畅情志,避免恼怒、抑郁。

5. 遵医嘱穴位注射,取穴双侧足三里、内关。

6. 遵医嘱穴位按摩,取穴足三里、合谷、天突、中脘、内关等。

7. 遵医嘱艾灸,取穴肝俞、胃俞、足三里、中脘、神阙等。

8. 遵医嘱低频脉冲电治疗,取穴中脘、内关、足三里、合谷、胃俞、膈俞等。

9. 遵医嘱穴位贴敷,取穴脾俞、胃俞、膈俞、天枢、上脘、内关等。

### 三、中医特色治疗护理

（一）药物治疗

1. 内服中药。

2. 注射给药。

（二）特色技术

1. 穴位贴敷。

2. 药熨法，温度保持在60～70℃，不宜过高，以免灼伤。

3. 穴位注射。

4. 艾灸。

5. 耳穴贴压（耳穴埋豆）。

6. 穴位按摩。

7. 拔火罐。

### 四、健康指导

（一）生活起居

1. 保持病室安静、整洁、空气清新，温湿度适宜。

2. 生活规律，劳逸结合，适当运动，保证睡眠。急性发作时宜卧床休息。

3. 指导患者养成良好的饮食卫生习惯，制订推荐食谱，改变以往不合理的饮食结构。

4. 指导患者注意保暖，避免腹部受凉，根据气候变化及时增减衣服。

（二）饮食指导

饮食调节原则：饮食以质软、少渣、易消化、定时进食、少量、多餐为原则；宜细嚼、慢咽，减少对胃黏膜的刺激；忌食辛辣、肥甘、过咸、过酸、生冷之品，戒烟酒、浓茶、咖啡。

1. 肝郁胃热证　进食疏肝清热的食物，如栀子、薏苡仁、菊花等。食疗方：菊花饮等。

2. 脾胃阳虚证　进食温中健脾的食物，如猪肚、鱼肉、羊肉、鸡肉、桂圆、大枣、莲子、生姜等。食疗方：桂圆糯米粥等。

3. 湿热阻中证　进食清热除湿的食物，如荸荠、薏苡仁、马齿苋、赤小豆等。食疗方：赤豆粥等。

4. 胃阴不足证　进食健脾和胃的食物，如蛋类、莲子、山药、百合、大枣、枸杞子等。忌油炸食物、羊肉、狗肉、酒类等助火之品。食疗方：山药百合大枣粥、山药枸杞莲子粥等。

（三）情志调理

1. 责任护士多与患者沟通，了解其心理状态，指导其保持乐观情绪。

2. 针对患者忧思恼怒、恐惧紧张等不良情志，指导其采用移情相制疗法，转移注意力，淡化、甚至消除不良情志；针对患者焦虑或抑郁的情绪变化，可采用暗示疗法或顺情从欲法。

3. 鼓励家属多陪伴患者,给予患者心理支持。

4. 鼓励病友间多沟通交流疾病防治经验,提高认识,增强治疗信心。

5. 指导患者和家属了解本病的性质,掌握控制疼痛的简单方法,减轻身体痛苦和精神压力。

### 五、护理难点

患者不良生活习惯和饮食习惯难以纠正。

解决思路如下。

1. 利用多种形式向患者介绍食疗及养生方法,鼓励患者建立良好的生活方式。

2. 定期进行电话回访及门诊复查,筛查危险因素,进行针对性干预。

3. 对目标人群进行定期追踪、随访和效果评价。

### 六、护理效果评价

见:胃疡(消化性溃疡)中医护理效果评价表

见:胃疡(消化性溃疡)护理效果评价量表

**附表1　胃疡(消化性溃疡)中医护理效果评价表**

医院:　　　　科室:　　　　入院日期:　　　　出院日期:　　　　住院天数:

患者姓名:　　　性别:　　　年龄:　　　ID:　　　文化程度:

纳入中医临床路径:是□　否□

证候诊断:肝郁胃热证□　脾胃阳虚证□　湿热阻中证□　胃阴不足证□　其他□

(一)护理效果评价

| 主要症状 | 主要辨证施护方法 | 中医护理技术 | 护理效果 |
|---|---|---|---|
| 胃脘疼痛□ | 1. 活　　动□<br>2. 饮　　食□<br>3. 深呼吸/肌肉放松□<br>4. 其他护理措施 | 1. 穴位贴敷□　应用次数:＿＿次　应用时间:＿＿天<br>2. 穴位按摩□　应用次数:＿＿次　应用时间:＿＿天<br>3. 耳穴贴压□　应用次数:＿＿次　应用时间:＿＿天<br>4. 艾　　灸□　应用次数:＿＿次　应用时间:＿＿天<br>5. 药熨法□　应用次数:＿＿次　应用时间:＿＿天<br>6. 拔火罐□　应用次数:＿＿次　应用时间:＿＿天<br>7. 其他:＿＿　应用次数:＿＿次　应用时间:＿＿天<br>(请注明,下同) | 好　□<br>较好□<br>一般□<br>差　□ |

（续表）

| 主要症状 | 主要辨证施护方法 | 中医护理技术 | 护理效果 |
|---|---|---|---|
| 胃脘胀满□ | 1.活　　动□<br>2.饮　　食□<br>3.排便指导□<br>4.情志护理□<br>5.腹部按摩□<br>6.其他护理措施 | 1.穴位贴敷□　应用次数：＿＿次　应用时间：＿＿天<br>2.穴位注射□　应用次数：＿＿次　应用时间：＿＿天<br>3.艾　　灸□　应用次数：＿＿次　应用时间：＿＿天<br>4.其他：＿＿＿　应用次数：＿＿次　应用时间：＿＿天 | 好　□<br>较好□<br>一般□<br>差　□ |
| 嗳气、反酸□ | 1.体　　位□<br>2.饮食/水□<br>3.情志护理□<br>4.其他护理措施 | 1.穴位注射□　应用次数：＿＿次　应用时间：＿＿天<br>2.穴位按摩□　应用次数：＿＿次　应用时间：＿＿天<br>3.艾　　灸□　应用次数：＿＿次　应用时间：＿＿天<br>4.其他：＿＿＿　应用次数：＿＿次　应用时间：＿＿天 | 好　□<br>较好□<br>一般□<br>差　□ |
| 其他□<br>（请注明） | 1.<br>2.<br>3. |  | 好　□<br>较好□<br>一般□<br>差　□ |

（二）护理依从性及满意度评价

| 评价项目 | | 患者对护理的依从性 | | | 患者对护理的满意度 | | |
|---|---|---|---|---|---|---|---|
| | | 依从 | 部分依从 | 不依从 | 满意 | 一般 | 不满意 |
| 中医护理技术 | 穴位贴敷 | | | | | | |
| | 药熨法 | | | | | | |
| | 穴位注射 | | | | | | |
| | 艾灸 | | | | | | |
| | 耳穴贴压（耳穴埋豆） | | | | | | |
| | 穴位按摩 | | | | | | |
| | 拔火罐 | | | | | | |
| 健康指导 | | / | / | / | | | |
| 签　　名 | | 责任护士签名： | | | 上级护士或护士长签名： | | |

(三) 对本病中医护理方案的评价

实用性强□　　实用性较强□　　实用性一般□　　不实用□

改进意见：

(四) 评价人（责任护士）

姓名：_____　技术职称：_____　完成日期：_____　护士长签字：_____

附表2　胃疡（消化性溃疡）护理效果评价量表

| 症状\分级 | 无（0分） | 轻（2分） | 中（4分） | 重（6分） | 实施前评价 | | 实施后评价 | |
|---|---|---|---|---|---|---|---|---|
| | | | | | 日期 | 分值 | 日期 | 分值 |
| 胃脘疼痛 | 无 | 轻微胃痛，时作时止，不影响工作及休息 | 胃痛可忍，发作频繁，影响工作及休息 | 胃痛难忍，持续不止，常需服止痛药缓解 | | | | |
| 胃脘胀满 | 无 | 轻微胃胀，时作时止，不影响工作及休息 | 胃胀可忍，发作频繁，影响工作及休息 | 胃胀难忍，持续不止，常需服理气消导缓解 | | | | |
| 嗳气、反酸 | 无 | 偶有嗳气反酸 | 时有嗳气反酸 | 频频嗳气反酸 | | | | |
| 纳呆 | 无 | 食量减少1/4 | 食量减少1/3 | 食量减少1/2 | | | | |

# 第二十二节　吐酸（胃食管反流病）中医护理方案

## 一、常见证候要点

(一) 肝胃郁热证

胃灼热，反酸，胸骨后灼痛，胃脘灼痛，脘腹胀满，嗳气反流，心烦易怒，嘈杂易饥，舌红苔黄。

(二) 胆热犯胃证

口苦咽干，胃灼热，脘胁胀痛，胸痛背痛，反酸，嗳气反流，心烦失眠，嘈杂易饥，舌红苔黄腻。

(三) 中虚气逆证

反酸或泛吐清水，嗳气反流，胃脘隐痛，胃痞胀满，食欲不振，神疲乏力，大便溏薄，舌淡苔薄。

（四）气郁痰阻证

咽喉不适如有痰哽，胸膺不适，嗳气或反流，吞咽困难，声音嘶哑，半夜呛咳，舌苔白腻。

（五）瘀血阻络证

胸骨后灼痛或刺痛，后背痛，呕血或黑便，胃灼热反酸，嗳气反流，胃脘隐痛，舌质紫暗或瘀斑。

## 二、常见症状/证候施护

（一）胃灼热、反酸、嘈杂

1. 观察胃灼热、反酸的频率、程度、伴随症状及与饮食的关系。

2. 指导患者饭后30分钟内不宜平卧，就寝时宜抬高床头30°。反酸明显者，用温淡盐水漱口。口苦、口臭、牙龈肿痛做好口腔护理，可遵医嘱应用中药含漱。

3. 遵医嘱穴位贴敷，取天枢、中脘、膈俞、天突等穴。

4. 遵医嘱耳穴贴压（耳穴埋豆），取脾、胃、神门等穴。

5. 遵医嘱穴位按摩，取内关、胃俞、合谷、膈俞等穴。

6. 遵医嘱穴位注射，取足三里、合谷等穴。

7. 遵医嘱艾灸，取神阙、中脘、天枢等穴。

（二）胸骨后灼痛

1. 观察疼痛的部位、性质、程度、持续时间、诱发因素。

2. 注意休息，少量饮温开水，可自上而下按摩胃脘部，使气顺而痛缓。

3. 遵医嘱艾灸，取中脘、气海、关元、足三里等穴。

4. 遵医嘱穴位按摩，取膻中、中脘、胃俞等穴。

5. 遵医嘱耳穴贴压（耳穴埋豆），取食管、交感、皮质下、贲门等穴。

（三）嗳气、胃脘胀满

1. 观察嗳气的时间、次数及伴随症状。

2. 遵医嘱穴位按摩，取中脘、天枢、气海、内关、合谷、足三里等穴。

3. 遵医嘱穴位贴敷，取中脘、天枢、胃俞等穴。

4. 遵医嘱耳穴贴压（耳穴埋豆），取脾、胃、神门、肝胆等穴。

5. 遵医嘱穴位注射，取足三里、合谷等穴。

## 三、中医特色治疗护理

（一）药物治疗

1. 内服中药　中药以餐后少量频服为宜。

2. 注射给药。

(二)特色技术

1. 穴位贴敷。

2. 穴位注射。

3. 艾灸。

4. 耳穴贴压(耳穴埋豆)。

5. 穴位按摩。

6. 红外线照射。

四、健康指导

(一)生活起居

1. 季节变化时注意胃部保暖,避免受凉。

2. 由于反流易发生在夜间,睡眠时应抬高床头30°。

3. 餐后宜取直立位或0.5~1.5小时后进行散步,运动时间30~40分钟,以身体发热、微汗、不感到疲劳为宜。

4. 睡前不进食,晚餐与入睡的间隔不少于3小时。

5. 腹部按摩:仰卧位双腿屈曲,用右手的掌心在腹部按顺时针方向做绕圈按摩,也可从上腹往下腹缓缓按摩,每日进行3~4次,每次5~10分钟。

(二)饮食指导

1. 肝胃郁热证,宜食疏肝解郁、和胃清热的食品,如金橘根、猪肚;肝气犯胃者宜食理气降气的食品,如萝卜、佛手、生姜等。

2. 胆热犯胃证,宜食疏肝利胆、清热和胃的食品,如猕猴桃、甘蔗(不宜空腹食用)、白菜、蚌肉、生姜等。

3. 中虚气逆证,宜食补中益气、健脾和胃的食品,如粳米、藕、香菇、山药、猪肚、莲子等。

4. 气郁痰阻证,宜食理气止郁、健脾化痰的食品,如扁豆、佛手、萝卜等。

5. 瘀血阻络证,宜食活血化瘀、理气通络的食品,如藕、丝瓜等。

6. 胃灼热反酸的患者忌食生冷,少食甜、酸之品,戒烟酒、浓茶、浓咖啡、韭菜、茴香等,不宜过饱或过量饮水;胸骨后灼痛的患者忌食过热、过烫的食物以免损伤食管黏膜,忌食辛辣、肥甘、煎炸之品,戒烟酒;胃脘胀满的患者宜少量多餐,控制饮食摄入量,可进少量清淡易消化流食。

7. 烹调方法。食物应切细煮软,烹调以烧、蒸、煮等软性烹调为主,忌煎、炸、熏烤及腌制食品。

8. 对于肥胖的患者,要控制饮食,平衡营养,尽快减轻体重。

(三)情志调理

1. 了解患者心理状态,指导患者避免忧思恼怒,保持乐观情绪。鼓励家属多陪伴患者,给予患者心理支持。针对患者不良情绪,采用移情相制疗法,转移其注意力,淡化、消除不良情志;针对患者焦虑或抑郁的情绪变化,可采用暗示疗法,如言语暗示、药物暗示、情境暗示等,解除患者心理上的压力和负担。

2. 鼓励患者间沟通,交流疾病防治经验,提高对疾病的认识,增强治疗信心。

### 五、护理难点

患者难以建立和保持健康饮食习惯。

解决思路如下。

1. 设计通俗易懂的关于吐酸的健康教育手册,便于患者学习。

2. 加强患者出院后的延续护理,通过电话访视的方式定期对患者进行健康教育管理,有健康的生活方式和饮食习惯的养成。

### 六、护理效果评价

见:吐酸(胃食管反流病)中医护理效果评价表

见:吐酸(胃食管反流病)护理效果评价量表

**附表1 吐酸(胃食管反流病)中医护理效果评价表**

医院:　　　　科室:　　　　入院日期:　　　　出院日期:　　　　住院天数:

患者姓名:　　　性别:　　　　年龄:　　　　ID:　　　　　　文化程度:

纳入中医临床路径:是□　否□

证候诊断:肝胃郁热证□　　胆热犯胃证□　　中虚气逆证□　　气郁痰阻证□

　　　　　瘀血阻络证□　　其他□

(一)护理效果评价

| 主要症状 | 主要辨证施护方法 | 中医护理技术 | 护理效果 |
|---|---|---|---|
| 胃灼热、反酸、嘈杂□ | 1. 病情观察□<br>2. 体　　位□<br>3. 口腔护理□<br>4. 其他护理措施 | 1. 穴位贴敷□　应用次数:＿＿次　应用时间:＿＿天<br>2. 耳穴贴压□　应用次数:＿＿次　应用时间:＿＿天<br>3. 穴位按摩□　应用次数:＿＿次　应用时间:＿＿天<br>4. 艾　　灸□　应用次数:＿＿次　应用时间:＿＿天<br>5. 穴位注射□　应用次数:＿＿次　应用时间:＿＿天<br>6. 其他:＿＿　应用次数:＿＿次　应用时间:＿＿天<br>(请注明,下同) | 好　□<br>较好□<br>一般□<br>差　□ |
| 胸骨后灼痛□ | 1. 疼痛观察□<br>2. 胃脘部按摩□<br>3. 其他护理措施 | 1. 艾　　灸□　应用次数:＿＿次　应用时间:＿＿天<br>2. 穴位按摩□　应用次数:＿＿次　应用时间:＿＿天<br>3. 其他:＿＿　应用次数:＿＿次　应用时间:＿＿天 | 好　□<br>较好□<br>一般□<br>差　□ |

(续表)

| 主要症状 | 主要辨证施护方法 | 中医护理技术 | 护理效果 |
|---|---|---|---|
| 嗳气、胃脘胀满□ | 1.病情观察□<br>2.其他护理措施 | 1.穴位按摩□ 应用次数：____次 应用时间：____天<br>2.穴位贴敷□ 应用次数：____次 应用时间：____天<br>3.耳穴贴压□ 应用次数：____次 应用时间：____天<br>4.穴位注射□ 应用次数：____次 应用时间：____天<br>5.其他：____ 应用次数：____次 应用时间：____天 | 好 □<br>较好 □<br>一般 □<br>差 □ |
| 其他□<br>(请注明) | 1.<br>2.<br>3. | | 好 □<br>较好 □<br>一般 □<br>差 □ |

（二）护理依从性及满意度评价

| 评价项目 | | 患者对护理的依从性 | | | 患者对护理的满意度 | | |
|---|---|---|---|---|---|---|---|
| | | 依从 | 部分依从 | 不依从 | 满意 | 一般 | 不满意 |
| 中医护理技术 | 穴位贴敷 | | | | | | |
| | 穴位注射 | | | | | | |
| | 艾　灸 | | | | | | |
| | 穴位按摩 | | | | | | |
| | 耳穴贴压(耳穴埋豆) | | | | | | |
| | 健康指导 | / | / | / | | | |
| 签　　名 | | 责任护士签名： | | | 上级护士或护士长签名： | | |

（三）对本病中医护理方案的评价

　　实用性强□　　实用性较强□　　实用性一般□　　不实用□

　　改进意见：

（四）评价人(责任护士)

　　姓名：_____　技术职称：_____　完成日期：_____　护士长签字：_____

## 附表2 吐酸(胃食管反流病)护理效果评价量表

| 分级\症状 | 无(0分) | 轻(2分) | 中(4分) | 重(6分) | 实施前评价 日期 | 实施前评价 分值 | 实施后评价 日期 | 实施后评价 分值 |
|---|---|---|---|---|---|---|---|---|
| 反酸 | 无 | 每月发生 | 每周发生 | 每日发生 | | | | |
| 胃灼热 | 无 | 每月发生 | 每周发生 | 每日发生 | | | | |
| 胸骨后灼痛、不适 | 无 | 每月发生 | 每周发生 | 每日发生 | | | | |
| 嗳气或反胃 | 无 | 每月发生 | 每周发生 | 每日发生 | | | | |
| 咽部不适 | 无 | 每月发生 | 每周发生 | 每日发生,影响饮食 | | | | |
| 口苦口干 | 无 | 偶有 | 介于轻重之间 | 持续存在 | | | | |
| 饥饿感 | 无 | 偶有 | 介于轻重之间 | 持续存在 | | | | |
| 胃脘痛 | 无 | 偶有 | 介于轻重之间 | 持续存在 | | | | |
| 夜间呛咳 | 无 | 偶有 | 介于轻重之间 | 平时即有 | | | | |
| 腹胀 | 无 | 食后发作 | 每周发生 | 整日存在 | | | | |
| 纳差 | 无 | 饭量减少1/3内 | 饭量减少1/3~2/3 | 饭量减少2/3以上 | | | | |
| 神疲乏力 | 无 | 仅劳累后出现 | 平时即有不影响工作 | 平时即有,影响工作 | | | | |
| 便溏 | 无 | 每日1次 | 每日2~3次 | 每日大于3次 | | | | |
| 便秘 | 无 | 偶有 | 介于轻重之间 | 4~5天以上大便1次 | | | | |
| 心烦失眠 | 无 | 偶有 | 介于轻重之间 | 持续存在 | | | | |

# 第二十三节 久痢（溃疡性结肠炎）中医护理方案

## 一、常见证候要点

（一）大肠湿热证

腹泻黏液脓血便，里急后重，肛门灼热，身热，下腹坠痛或灼痛；口臭，口苦，小便短赤。舌苔黄腻，脉滑数或濡数。

（二）脾虚湿蕴证

腹泻，大便黏腻不爽，倦怠乏力，纳少。舌质红，苔黄腻，脉细滑。

（三）寒热错杂证

腹泻，大便糊状或稀水状，夹有黏冻，反复发作，腹部有烦热感，烦渴，腹痛绵绵，四肢不温。舌质红或淡红，苔薄黄，脉弦或弦细。

（四）肝郁脾虚证

腹痛则泻，泻后痛减，大便稀烂或黏液便，腹泻前有情绪紧张或抑郁恼怒等诱因，胸胁胀闷，喜长叹息，嗳气不爽，食少腹胀，矢气较频。舌淡，苔黄腻，脉弦或弦细。

（五）脾肾阳虚证

久泻不愈，大便清稀或伴有完谷不化，腰膝酸软，形寒肢冷，食少纳差，五更泄或黎明泄，脐中腹痛，喜温喜按，腹胀肠鸣，少气懒言，面色㿠白。舌质淡胖或有齿痕苔白润，脉沉细或迟脉弱。

## 二、常见症状/证候施护

（一）腹泻

1．观察大便的色、质、量、气味及次数，有无里急后重等症状。

2．急性腹泻时宜卧床休息，给予精神安慰；食滞胃肠者暂禁饮食，密切观察病情变化。

3．遵医嘱中药灌肠，选用黄柏、地榆、白及、三七粉等。首选晚睡前灌肠，必要时可上午增加1次。可根据病变部位，选择体位。病位在直肠、乙状结肠和左半结肠（脾曲以远），取左侧卧位；广泛结肠和全结肠，取左侧卧位30分钟→平卧位30分钟→右侧卧位30分钟，可使药液在肠道内保留较长时间。

4．遵医嘱艾灸，取穴神阙、足三里、关元等。

5．遵医嘱耳穴贴压（耳穴埋豆），取大肠、小肠、胃、脾、神门等。

6．遵医嘱腹部按摩，取穴神阙，关元等。

7．遵医嘱药熨，脾胃虚寒者可用中药热罨包热熨腹部。

8．遵医嘱穴位贴敷，取穴神阙、关元、大肠俞等。

(二)脓血便

1. 观察黏液脓血便的性质、时间、诱发因素及伴随症状,有无头晕乏力、面色苍白等贫血症状。

2. 卧床休息,给予精神安慰。

3. 遵医嘱留取样本送检。

4. 遵医嘱穴位贴敷,取穴神阙、关元、气海、大肠俞等。

5. 遵医嘱艾灸,取穴神阙、关元、足三里等。

6. 中药灌肠,遵医嘱选用黄柏、地榆、白及、三七粉、儿茶等。

(三)腹痛

1. 观察腹痛的性质、程度、时间及伴随症状。腹痛剧烈时暂禁饮食。

2. 调摄精神,指导患者采用有效的情志转移方法,如深呼吸、听音乐等。

3. 遵医嘱耳穴贴压(耳穴埋豆),取小肠、大肠、脾、肝、神门等穴。

4. 遵医嘱艾灸,取脾俞、胃俞、足三里等穴。

5. 遵医嘱穴位按摩,取合谷、足三里等穴。

6. 遵医嘱穴位注射,取双侧足三里穴。

三、中医特色治疗护理

(一)药物治疗

1. 内服中药。

2. 注射给药。

(二)特色技术

1. 穴位贴敷。

2. 穴位注射。

3. 中药灌肠。

4. 艾灸、回旋灸  以神阙为中心,上、下、左、右旁开1~1.5寸,时间5~10分钟。

5. 耳穴贴压(耳穴埋豆)。

6. 穴位按摩。

四、健康指导

(一)生活起居

1. 病室安静、整洁、空气清新,温湿度适宜。

2. 急性发作时宜卧床休息。

(二)饮食指导

1. 大肠湿热证  宜食清热化湿的食品,如瓜果煎汤饮等。

2. 脾虚湿蕴证  宜食健脾益气的食品,如山药、大枣等。

3. 寒热错杂证  宜食温中补虚的食品,如桂圆、大枣等。

4. 肝郁脾虚证　宜食疏肝健脾的食品,如山药、萝卜等。

5. 脾肾阳虚证　宜食健脾补肾的食品,如山药、黑豆等。

(三)情志调理

1. 多与患者沟通,了解其心理状态,指导其保持乐观情绪。

2. 指导患者采用移情相制疗法,转移其注意力。针对患者焦虑或抑郁的情绪变化,可采用暗示疗法或顺情从欲法。

3. 鼓励家属多陪伴患者,给予患者心理支持。指导患者和家属了解本病的相关知识,掌握控制疼痛的简单方法,如深呼吸、全身肌肉放松、听音乐等。

4. 鼓励病友间多沟通,交流疾病防治经验,提高认识,增强治疗信心。

## 五、护理难点

(一)患者建立正确的饮食习惯较困难

解决思路如下。

1. 利用多种形式向患者及家属介绍食疗及养生方法。

2. 利用图表等形式向患者演示饮食不当诱发痢疾的机制,使患者了解疾病与饮食的相关性,并嘱家属协同做好督促工作。

3. 定期进行电话回访,鼓励坚持正确的饮食习惯。定期门诊复查,筛查危险因素,进行针对性干预。

(二)疾病复发率高

1. 做好出院指导,发放出院联系卡。告知患者注意观察大便次数、性状、量的变化,一旦疾病发作时能够尽早就医,以免延误病情。

2. 对患者及家属的疾病认知进行评估。协同患者及家属共同制订护理计划,逐步实施。

3. 针对出院后的患者进行定期电话回访监控。随访内容为用药依从性、生活起居规律性、自我疾病管理的自律性。提升患者自我护理能力。

## 六、护理效果评价

见:久痢(溃疡性结肠炎)中医护理效果评价表

见:久痢(溃疡性结肠炎)护理效果评价量表

**附表1　久痢(溃疡性结肠炎)中医护理效果评价表**

医院:　　　　科室:　　　　入院日期:　　　　出院日期:　　　　住院天数:

患者姓名:　　　性别:　　　年龄:　　　ID:　　　　　文化程度:

纳入中医临床路径:是□　否□

证候诊断:大肠湿热证□　　脾虚湿蕴证□　　寒热错杂证□　　肝郁脾虚证□

　　　　　脾肾阳虚证□　　其他□

## (一)护理效果评价

| 主要症状 | 主要辨证施护方法 | 中医护理技术 | | | 护理效果 |
|---|---|---|---|---|---|
| 腹泻□ | 1. 活 动□<br>2. 饮 食□<br>3. 情志护理□<br>4. 其他护理措施 | 1. 穴位贴敷□ 应用次数：____次 应用时间：____天<br>2. 穴位按摩□ 应用次数：____次 应用时间：____天<br>3. 耳穴贴压□ 应用次数：____次 应用时间：____天<br>4. 艾 灸□ 应用次数：____次 应用时间：____天<br>5. 药熨法□ 应用次数：____次 应用时间：____天<br>6. 中药灌肠□ 应用次数：____次 应用时间：____天<br>7. 其他：____ 应用次数：____次 应用时间：____天<br>(请注明，下同) | | | 好 □<br>较好 □<br>一般 □<br>差 □ |
| 脓血便□ | 1. 活 动□<br>2. 饮 食□<br>3. 排便指导□<br>4. 情志护理□<br>5. 其他护理措施 | 1. 穴位贴敷□ 应用次数：____次 应用时间：____天<br>2. 中药灌肠□ 应用次数：____次 应用时间：____天<br>3. 艾 灸□ 应用次数：____次 应用时间：____天<br>4. 其他：____ 应用次数：____次 应用时间：____天 | | | 好 □<br>较好 □<br>一般 □<br>差 □ |
| 腹痛□ | 1. 体位□<br>2. 饮食□<br>3. 深呼吸/肌肉放松□<br>4. 其他护理措施 | 1. 穴位注射□ 应用次数：____次 应用时间：____天<br>2. 穴位按摩□ 应用次数：____次 应用时间：____天<br>3. 艾 灸□ 应用次数：____次 应用时间：____天<br>4. 耳穴贴压□ 应用次数：____次 应用时间：____天<br>5. 其他：____ 应用次数：____次 应用时间：____天 | | | 好 □<br>较好 □<br>一般 □<br>差 □ |
| 其他□<br>(请注明) | 1.<br>2.<br>3. | | | | 好 □<br>较好 □<br>一般 □<br>差 □ |

## (二)护理依从性及满意度评价

| 评价项目 | | 患者对护理的依从性 | | | 患者对护理的满意度 | | |
|---|---|---|---|---|---|---|---|
| | | 依从 | 部分依从 | 不依从 | 满意 | 一般 | 不满意 |
| 中医护理技术 | 穴位贴敷 | | | | | | |
| | 药熨法 | | | | | | |
| | 穴位注射 | | | | | | |
| | 艾灸 | | | | | | |
| | 耳穴贴压(耳穴埋豆) | | | | | | |

(续表)

| 评价项目 | | 患者对护理的依从性 | | | 患者对护理的满意度 | | |
|---|---|---|---|---|---|---|---|
| | | 依从 | 部分依从 | 不依从 | 满意 | 一般 | 不满意 |
| 中医护理技术 | 穴位按摩 | | | | | | |
| | 中药灌肠 | | | | | | |
| 健康指导 | | / | / | / | | | |
| 签名 | | 责任护士签名: | | | 上级护士或护士长签名: | | |

（三）对本病中医护理方案的评价

实用性强□　　实用性较强□　　实用性一般□　　不实用□

改进意见：

（四）评价人（责任护士）

姓名：_____　技术职称：_____　完成日期：_____　护士长签字：_____

附表2　久痢（溃疡性结肠炎）护理效果评价量表

| 分级 症状 | 无(0分) | 轻(2分) | 中(4分) | 重(6分) | 实施前评价 | | 实施后评价 | |
|---|---|---|---|---|---|---|---|---|
| | | | | | 日期 | 分值 | 日期 | 分值 |
| 腹泻 | 无 | 每日<4次 | 每日4~6次 | 每日>6次 | | | | |
| 脓血便 | 无 | 少量脓血 | 脓血便为主 | 全部脓血便或便新鲜血 | | | | |
| 腹痛 | 无 | 腹痛轻微,隐痛,偶发 | 腹痛或胀痛,每日发作数次 | 腹部剧痛或绞痛,反复发作 | | | | |
| 腹泻 | 无 | 每日<4次 | 每日4~6次 | 每日>6次 | | | | |

# 第二十四节　大肠息肉（结肠息肉）中医护理方案

## 一、常见证候要点

（一）脾胃虚寒证

腹泻、便溏不爽或黏液便，或见便下鲜红或暗红血液，或腹痛腹胀，或腹部不适，脘闷纳呆。舌质淡胖、边有齿痕，苔白润，脉虚或沉。

（二）湿热蕴结证

腹胀腹痛，便溏泄泻，或黏液便，泻下不爽而秽臭，或有便血，或大便秘结，兼口渴喜饮，小便黄，肛门灼热坠胀。舌质偏红，舌苔黄腻，脉弦滑或滑数。

（三）气滞血瘀证

脘腹胀闷疼痛，或有刺痛，便秘、便血或大便溏烂，或有痞块，时消时聚。舌质偏暗或有瘀斑，脉弦或涩。

（四）痰瘀互结证

腹痛隐作，腹部可有包块，时有胀痛，拒按，大便黏滞，便血色暗，胸闷纳呆，口黏乏味，面色不华。舌质暗，或有瘀斑、瘀点，苔厚腻，脉虚或细涩。

## 二、常见症状/证候施护

（一）腹痛

1. 密切观察腹痛的部位、性质、发作时间及诱发因素，腹部剧烈疼痛时，注意观察患者神志、血压、心率变化。

2. 疼痛发作时，宜卧床休息。

3. 遵医嘱穴位贴敷，取中脘、天枢、胃俞、关元等穴。

4. 遵医嘱耳穴贴压（耳穴埋豆），取大肠、脾、胃、神门、交感、腹、内分泌等穴。

5. 遵医嘱穴位注射，取天枢、三阴交、足三里等穴。

6. 遵医嘱艾灸，取关元、天枢、大肠俞等穴。

7. 遵医嘱穴位按摩，取足三里、大肠俞、天枢等穴。

8. 遵医嘱红外线照射，取神阙、天枢、关元、气海等穴。

（二）泄泻

1. 观察大便的频率、次数、颜色、性状等，观察是否有脱水及电解质紊乱发生，并及时报告医师。

2. 保持肛门及会阴部的清洁，便后用软纸擦拭，用温水清洗。

3. 遵医嘱艾灸（回旋灸）腹部，取神阙、中脘、天枢、关元、气海等穴。

4. 遵医嘱耳穴贴压（耳穴埋豆），取小肠、大肠、胃、脾等穴。

5. 遵医嘱穴位贴敷，取天枢、神阙、关元等穴。

6. 遵医嘱穴位按摩，取足三里、大肠俞、天枢等穴。

（三）便秘

1. 餐后1～2小时可顺时针按摩腹部促进肠蠕动。

2. 遵医嘱穴位按摩，取天枢、上巨虚、大肠俞等穴。

3. 遵医嘱耳穴贴压（耳穴埋豆），取大肠、直肠、脾、皮质下、便秘点等穴。

4. 遵医嘱穴位贴敷，取中脘、天枢、关元、大肠俞、小肠俞等穴。

## 三、中医特色治疗护理

（一）药物治疗

1. 内服中药。

2. 注射给药。

(二)特色技术

1. 穴位贴敷。

2. 穴位注射。

3. 艾灸(回旋灸)　以神阙穴为中心,上、下、左、右旁开1～1.5寸,时间5～10分钟。

4. 耳穴贴压(耳穴埋豆)。

5. 穴位按摩。

6. 红外线照射　运用红外线在相应穴位进行照射,探头距离患者皮肤30 cm,每次照射30分钟。

四、健康指导

(一)生活起居

1. 腹痛急性发作时宜卧床休息。

2. 减少增加腹压的姿势,如下蹲、屏气。不宜久坐、久立、久行和劳累过度。

3. 避免过度劳累,保证睡眠充足,保暖防外感。

(二)饮食指导

1. 脾胃虚寒证,宜食温养脾胃的食品,如莲子、肉桂、桂圆、红枣等,少食马铃薯、汽水等。忌食生冷油腻的食品。

2. 湿热蕴结证,宜食清利湿热的食品,如白萝卜、荸荠、蒲公英、百合、马齿苋等,多吃蔬菜水果,保持大便的通畅。忌食辣椒、酒等。

3. 气滞血瘀证,宜食理气活血的食品,如柑橘、姜、海带、白萝卜、桃仁。少食甘薯、芋艿、蚕豆、栗子等容易胀气的食品。忌食冷饮、雪糕。

4. 痰瘀互结证,宜食理气化痰活血的食品,如薏苡仁、猪瘦肉、白扁豆、山楂等。忌食生冷油腻的食品。

(三)情志调理

1. 患者出现情绪烦躁时,使用安神静志法,指导患者闭目静心全身放松,平静呼吸。也可指导患者通过适当运动、欣赏音乐、书法、绘画等移情易性,保持乐观开朗情绪。

2. 鼓励病友间多沟通交流疾病防治经验,提高认识,增强治疗信心。

五、护理难点

患者情志失调。

解决思路如下。

1. 了解患者心理状态,指导患者避免忧思恼怒,保持乐观情绪。鼓励家属多陪伴患者,给予患者心理支持。针对患者不良情绪,指导采用移情相制疗法,转移其注意力,淡化、消除不良情志;针对患者焦虑或抑郁的情绪变化,可采用暗示疗法,如言语暗示、药物暗示、情境暗示等,解除患者心理上的压力和负担。

2.鼓励患者间沟通,交流疾病防治经验,提高对疾病的认识,增强治疗信心。

**六、护理效果评价**

见:大肠息肉(结肠息肉)中医护理效果评价表

见:大肠息肉(结肠息肉)护理效果评价量表

**附表1  大肠息肉(结肠息肉)中医护理效果评价表**

医院:　　　　　科室:　　　　　入院日期:　　　　　出院日期:　　　　　住院天数:

患者姓名:　　　　性别:　　　　年龄:　　　　ID:　　　　文化程度:

纳入中医临床路径:是□　否□

证候诊断:脾胃虚寒证□　　　湿热蕴结证□　　　气滞血瘀证□

　　　　　痰瘀互结证□　　　其他□

(一)护理效果评价

| 主要症状 | 主要辨证施护方法 | 中医护理技术 | 护理效果 |
|---|---|---|---|
| 腹痛□ | 1.活　　动□<br>2.饮　　食□<br>3.深呼吸/放松术□<br>4.其他护理措施 | 1.穴位贴敷□　应用次数:＿＿次　应用时间:＿＿天<br>2.耳穴贴压□　应用次数:＿＿次　应用时间:＿＿天<br>3.穴位注射□　应用次数:＿＿次　应用时间:＿＿天<br>4.穴位按摩□　应用次数:＿＿次　应用时间:＿＿天<br>5.艾　　灸□　应用次数:＿＿次　应用时间:＿＿天<br>6.红外线照射□　应用次数:＿＿次　应用时间:＿＿天<br>7.其他:＿＿＿　应用次数:＿＿次　应用时间:＿＿天<br>(请注明,下同) | 好　□<br>较好□<br>一般□<br>差　□ |
| 泄泻□ | 1.活　　动□<br>2.饮　　食□<br>3.监测营养指标□<br>4.排便指导□<br>5.其他护理措施 | 1.穴位贴敷□　应用次数:＿＿次　应用时间:＿＿天<br>2.耳穴贴压□　应用次数:＿＿次　应用时间:＿＿天<br>3.艾　　灸□　应用次数:＿＿次　应用时间:＿＿天<br>4.穴位按摩□　应用次数:＿＿次　应用时间:＿＿天<br>5.其他:＿＿＿　应用次数:＿＿次　应用时间:＿＿天 | 好　□<br>较好□<br>一般□<br>差　□ |
| 便秘□ | 1.活　　动□<br>2.饮　　食□<br>3.腹部按摩□<br>4.其他护理措施 | 1.穴位贴敷□　应用次数:＿＿次　应用时间:＿＿天<br>2.耳穴贴压□　应用次数:＿＿次　应用时间:＿＿天<br>3.穴位按摩□　应用次数:＿＿次　应用时间:＿＿天<br>4.其他:＿＿＿　应用次数:＿＿次　应用时间:＿＿天 | 好　□<br>较好□<br>一般□<br>差　□ |
| 其他□<br>(请注明) | 1.<br>2.<br>3. |  | 好　□<br>较好□<br>一般□<br>差　□ |

## (二)护理依从性及满意度评价

| 评价项目 | | 患者对护理的依从性 | | | 患者对护理的满意度 | | |
|---|---|---|---|---|---|---|---|
| | | 依从 | 部分依从 | 不依从 | 满意 | 一般 | 不满意 |
| 中医护理技术 | 穴位贴敷 | | | | | | |
| | 耳穴贴压(耳穴埋豆) | | | | | | |
| | 穴位注射 | | | | | | |
| | 穴位按摩 | | | | | | |
| | 艾灸(回旋灸) | | | | | | |
| | 红外线照射 | | | | | | |
| | 健康指导 | / | / | / | | | |
| 签 名 | | 责任护士签名: | | | 上级护士或护士长签名: | | |

## (三)对本病中医护理方案的评价

实用性强□　　实用性较强□　　实用性一般□　　不实用□

改进意见:

## (四)评价人(责任护士)

姓名:_____　技术职称:_____　完成日期:_____　护士长签字:_____

### 附表2　大肠息肉(结肠息肉)护理效果评价量表

| 分级<br>症状 | 无<br>(0分) | 轻(2分) | 中(4分) | 重(6分) | 实施前评价 | | 实施后评价 | |
|---|---|---|---|---|---|---|---|---|
| | | | | | 日期 | 分值 | 日期 | 分值 |
| 腹痛 | 无 | 轻微腹痛,时作时止 | 腹痛可忍,发作频繁,影响工作及休息 | 腹痛难忍,持续不止,常需服止痛药缓解 | | | | |
| 泄泻 | 无 | 大便稀软,每日≤3次 | 每日4~5次 | 每日>6次 | | | | |
| 便秘 | 无 | 大便干结,每日一行 | 大便秘结,两日一行 | 大便艰难,数日一行 | | | | |
| 便血 | 无 | 偶有便血 | 间歇性便血或大便表面带血 | 大出血,血压不能维持 | | | | |

# 第二十五节 肾衰(慢性肾衰竭)中医护理方案

## 一、常见证候要点

(一)脾肾亏虚证

无明显湿浊毒邪留滞的症状,可能仅表现为腰酸腰痛、乏力倦怠、夜尿频多、畏寒肢冷、水肿等症。舌淡胖,苔白腻,脉沉细。

(二)脾肾亏虚,湿浊潴留证

脾肾两虚,阴阳俱伤,湿毒潴留,虚实夹杂,表现为面色萎黄,气短懒言,倦怠乏力,恶心腹胀,口中秽味。舌淡胖,边有齿痕,苔厚腻,脉沉弦。

(三)脾肾衰败,浊毒内蕴证

表现为恶心呕吐,皮肤瘙痒,口中氨味,大便秘结,舌质暗,苔黄厚,脉弦滑或数。

## 二、常见症状/证候施护

(一)恶心、呕吐

1. 观察和记录呕吐物颜色、气味、性质、量及伴随症状。呕吐剧烈、量多,或呕吐物中带咖啡样物或鲜血时,及时报告医师,并配合处理。

2. 注意饮食卫生,脾胃虚寒者,忌食生冷瓜果,饮食清淡,忌滋腻厚味。

3. 呕吐频繁时,给予指压合谷、内关穴,以降逆止呕,或在舌面上滴姜汁数滴。

4. 遵医嘱耳穴贴压(耳穴埋豆),取脾、胃、交感、神门等穴。

5. 遵医嘱药熨法。将吴茱萸制作成热罨包外敷于神阙穴。

6. 遵医嘱艾灸,取中脘、内关、足三里等穴。

(二)乏力、腰酸痛

1. 了解诱发因素,观察疼痛的性质、部位、持续时间,观察腰部活动功能。

2. 做好体位护理。卧床休息,给予舒适的体位。

3. 肾阳虚腰酸,遵医嘱给予局部热敷,注意腰部保暖。

4. 遵医嘱耳穴贴压(耳穴埋豆),可以取腰、肾、神门、皮质下等穴。

5. 遵医嘱穴位贴敷,用补肾贴贴于肾俞、关元、命门、神阙等穴。

6. 遵医嘱穴位按摩,取肾俞、关元、三阴交等穴。

7. 遵医嘱采用中药灌肠中药结肠透析减少体内毒素,减轻乏力不适。

(三)水肿

1. 及时评估水肿部位、程度、消长规律,监测体重、腹围、出入量等。重度水肿宜卧床休息,记24小时出入量,重点观察血压、心率、呼吸及肾功能等变化。

2. 保持皮肤清洁、干燥,衣着柔软宽松,定时翻身,防止皮肤破损、感染发生。头面眼睑水肿者应将枕头垫高;下肢水肿明显应抬高足部,阴囊水肿垫高阴囊,冰硝散外敷。严重胸腔积液、腹水时宜取半坐卧位。

3. 适当控制饮水量,指导患者量出为入,保持出入量平衡。

4. 使用攻下逐水药或利尿药时,应重视血压监测、观察尿量及大便的次数和量,防止有效血容量减少导致的休克及电解质紊乱。

5. 遵医嘱给予中药泡洗,膝关节以下皮肤应全部浸没于药液中。

(四)头晕,血压增高

1. 监测血压,若出现头痛剧烈、呕吐、血压明显升高、视物模糊,立即报告医师,做好抢救准备。

2. 应用降压药物时,注意监测血压动态变化,避免降压速度过快,并注意观察降压药物可能对肾功能产生的影响。

3. 遵医嘱耳穴贴压(耳穴埋豆),取神门、肝、降压沟、心、交感等穴。

4. 遵医嘱穴位按摩,取穴风池、百会、太阳等。

5. 遵医嘱穴位贴敷,取足底涌泉、关元、内关。

6. 遵医嘱中药足浴,选用红花、当归等中药对足部进行泡洗,每日1次。

### 三、中医特色治疗护理

(一)药物治疗

1. 内服中药　中药汤剂宜浓煎,少量频服;恶心、呕吐严重者可在舌面上滴姜汁数滴;补益药宜在空腹时服用,补肾阴的药宜黄昏时服;通腑降浊类如尿毒清颗粒服药期间有便溏加重腹泻者,可减半服用;冬虫夏草制剂如金水宝、百令可调节免疫力,适用于肺肾气虚者。

2. 静脉给药　中西注射剂联用时,应将中西药分开使用,前后使用间隔液冲管。

3. 中药保留灌肠　清氮灌肠方。水煎150~400 mL保留(40~60分钟)灌肠,温度37℃左右,每日1次。观察灌肠后大便次数和量,注意保护肛门处皮肤。

(二)特色技术

1. 中药外敷

(1)芒硝外敷:将芒硝捣碎成粉末或细颗粒状,入敷药专用袋内,均匀摊开,贴敷于治疗部位。每次敷药时间8~10小时,每日1次。

(2)中药热罨包:将吴茱萸制作成热罨包,以40~50℃为宜,外敷于神阙穴,治疗过程中注意保暖,询问有无不适感觉,如出现局部皮肤烧灼、热烫的感觉应立即停止治疗。每次20~30分钟,每日1~2次。

2. 中药泡洗　膝关节以下皮肤应全部浸没于药液中。水温40~42℃,每日或隔日

1次。

3. 中药全结肠灌洗　适用于慢性肾衰早中期患者,多种原因不能接受血透和腹透的患者。药液温度37～39℃;置管深度50 cm。

4. 耳穴贴压(耳穴压豆)　通过刺激耳部特定的穴位,以达到疏通经络,调节脏腑的功效,每日按压4～5次,每次2～3分钟。

5. 艾灸　利用艾条在体表特定的穴位进行治疗,每日1次,每次20分钟。

6. 穴位按摩　刺激特定穴位,每次1～2分钟,每日3～4次。达到疏通经络、调整脏腑气血的功效。

7. 穴位贴敷　通过药物直接刺激穴位,并通过透皮吸收,达到疏通经络、调节脏腑的功效。每日贴敷1次,留6～8小时。

8. 中药灌肠　利用通腑泄浊的中药保留灌肠,每晚1次,每次保留30～60分钟。

### 四、健康指导

(一)生活起居

1. 保持病室静谧清爽,起居有时;顺应四时,避免六淫邪气入侵。
2. 保持口腔、皮肤、会阴清洁,防止感染。
3. 避免肾损伤加重因素,如过度劳累等。慎用对肾脏有损伤的药物和食物。
4. 定期监测血压,控制血压于合理范围。
5. 适当运动有利于增强体质,如太极运动、八段锦等。
6. 指导患者进行中医特色的自我保健方法,如穴位按摩等。

(二)饮食指导

饮食调节原则:在保证充足热量的情况下,实施低盐低脂优质低蛋白饮食,并关注钾、钠及磷的摄入。

1. 脾肾亏虚证,宜食健脾益肾之品,如山药、枸杞子、扁豆等。
2. 脾肾亏虚、湿浊潴留证,宜食清热利湿的食品,如薏苡仁、冬瓜、苦瓜、鲫鱼等。
3. 脾肾衰败、浊毒内蕴证,宜食和胃泄浊、补益肾气的食品,如山药、百合、薏苡仁等。
4. 出现浮肿、高血压时应低盐饮食,建议每日盐摄入量控制在2～3 g,忌食腌制品。高度浮肿时遵医嘱短期内无盐饮食。当肾功能不全(GFR≤60 mL/min)时,应限制蛋白质摄入,蛋白质0.6～0.8 g/(kg·d),且优质蛋白占50%以上。极低蛋白饮食[0.3～0.4 (kg·d)]患者,还应配合α-酮酸治疗。

(三)情志调理

1. 本病病程长,病情易反复,患者抑郁善忧,情绪不宁,可采用顺情从欲方法,疏导患者的不良情绪,以化郁为畅,疏泄情志。
2. 患者心理压力大,可采用说理开导方法,多与患者沟通,了解心理状况,做好针对性解释工作,给予心理支持。当患者表现为郁怒、躁动等肝阳亢盛、血压增高现象时,应及时心理疏导,避免言语、行为、环境因素等不良刺激。

3. 采用自我放松、分心移情的方法,如听音乐、放松操等;鼓励患者生活中培养兴趣爱好,参与力所能及的家务和社会活动,如种植花草、烹饪、棋艺等。

### 五、护理难点

饮食营养护理实施困难。

饮食营养治疗是慢性肾脏病治疗的一个重要组成部分,它能延缓慢性肾脏疾病的进展,缓解尿毒症症状,并能改善患者的营养状态。目前普遍存在饮食指导过于宏观,可操作性差的现状;效果评价仅限于对患者知识掌握程度的评价,对饮食行为以及饮食行为改变后的疗效和安全性无评价,或仅有短期评价,无中、长期评价。

解决思路如下。

1. 培养具有饮食营养专业知识的肾病专科护士。

2. 开设以护士为主体的"一对一"肾病饮食营养门诊,对肾病患者施行持续性饮食营养管理。以护理程序为框架,包括评估、计划、实施和评价四个过程,这些环节相互作用、相互交叠,且是动态和循环的。

3. 建立肾病饮食营养教育效果评价体系。

### 六、护理效果评价

见:肾衰(慢性肾衰竭)中医护理效果评价表

见:肾衰(慢性肾衰竭)护理效果评价量表

#### 附表1  肾衰(慢性肾衰竭)中医护理效果评价表

医院:　　　　科室:　　　　入院日期:　　　　出院日期:　　　　住院天数:

患者姓名:　　　性别:　　　年龄:　　　ID:　　　文化程度:

纳入中医临床路径:是□　否□

证候诊断:脾肾亏虚□　脾肾亏虚,湿浊潴留□　脾肾衰败,浊毒内蕴证□　其他□

（一）护理效果评价

| 主要症状 | 主要辨证施护方法 | 中医护理技术 | 护理效果 |
|---|---|---|---|
| 恶心、呕吐□ | 1. 密切观察腹胀、乏力、恶心、口干、大便性状□<br>2. 饮食护理□<br>3. 活动与休息□<br>4. 其他护理措施 | 1. 穴位按摩□　应用次数:＿＿次　应用时间:＿＿天<br>2. 耳穴贴压□　应用次数:＿＿次　应用时间:＿＿天<br>3. 艾　灸□　应用次数:＿＿次　应用时间:＿＿天<br>4. 其他:＿＿＿　应用次数:＿＿次　应用时间:＿＿天<br>（请注明,下同） | 好　□<br>较好□<br>一般□<br>差　□ |

（续表）

| 主要症状 | 主要辨证施护方法 | 中医护理技术 | 护理效果 |
|---|---|---|---|
| 乏力、腰酸痛□ | 1. 腰酸痛程度、伴发症状观察□<br>2. 体位护理□<br>3. 保　暖□<br>4. 其他护理措施 | 1. 耳穴贴压□　应用次数：___次　应用时间：___天<br>2. 中药灌洗□　应用次数：___次　应用时间：___天<br>3. 穴位贴敷□　应用次数：___次　应用时间：___天<br>4. 其他：___　应用次数：___次　应用时间：___天 | 好　□<br>较好□<br>一般□<br>差　□ |
| 水肿□ | 1. 水肿消长评估□<br>2. 皮肤护理□<br>3. 体　位□<br>4. 活动与休息□<br>5. 攻下逐水中药护理□<br>6. 饮食护理□<br>7. 其他护理措施 | 1. 中药外敷□　应用次数：___次　应用时间：___天<br>2. 中药泡洗□　应用次数：___次　应用时间：___天<br>3. 其他：___　应用次数：___次　应用时间：___天 | 好　□<br>较好□<br>一般□<br>差　□ |
| 头晕、血压增高□ | 1. 血压监测□<br>2. 休　息□<br>3. 降压药护理□<br>4. 饮食护理□<br>5. 情志护理<br>6. 其他护理措施 | 1. 耳穴贴压□　应用次数：___次　应用时间：___天<br>2. 穴位贴敷□　应用次数：___次　应用时间：___天<br>3. 穴位按摩□　应用次数：___次　应用时间：___天<br>4. 中药足浴□　应用次数：___次　应用时间：___天<br>5. 其他：___　应用次数：___次　应用时间：___天 | 好　□<br>较好□<br>一般□<br>差　□ |
| 其他□<br>（请注明） | 1.<br>2.<br>3. | | 好　□<br>较好□<br>一般□<br>差　□ |

## （二）护理依从性及满意度评价

| 评价项目 | | 患者对护理的依从性 | | | 患者对护理的满意度 | | |
|---|---|---|---|---|---|---|---|
| | | 依从 | 部分依从 | 不依从 | 满意 | 一般 | 不满意 |
| 中医护理技术 | 耳穴贴压（耳穴埋豆） | | | | | | |
| | 艾　灸 | | | | | | |
| | 穴位按摩 | | | | | | |
| | 中药外敷 | | | | | | |

(续表)

| 评价项目 | | 患者对护理的依从性 | | | 患者对护理的满意度 | | |
|---|---|---|---|---|---|---|---|
| | | 依从 | 部分依从 | 不依从 | 满意 | 一般 | 不满意 |
| 中医护理技术 | 中药泡洗 | | | | | | |
| | 中药灌洗 | | | | | | |
| 健康指导 | | / | / | / | | | |
| 签　　名 | | 责任护士签名: | | | 上级护士或护士长签名: | | |

(三)对本病中医护理方案的评价

实用性强□　　实用性较强□　　实用性一般□　　不实用□

改进意见:

(四)评价人(责任护士)

姓名:_____　技术职称:_____　完成日期:_____　护士长签字:_____

### 附表2　肾衰(慢性肾衰竭)护理效果评价量表

| 分级<br>症状 | 无<br>(0分) | 轻(2分) | 中(4分) | 重(6分) | 实施前评价 | | 实施后评价 | |
|---|---|---|---|---|---|---|---|---|
| | | | | | 日期 | 分值 | 日期 | 分值 |
| 头晕 | 无 | 头晕轻微,偶尔发生,不影响活动及工作 | 头晕较重,活动时出现,休息可安 | 头晕重,行走欲仆,终日不缓解,影响活动及工作 | | | | |
| 倦怠乏力 | 无 | 偶感疲乏,程度轻微,不耐劳力、可坚持轻体力劳动 | 一般活动即感乏力,间歇出现,勉强支持日常活动 | 休息亦感疲乏无力,持续出现,不能坚持日常活动 | | | | |
| 腰酸膝软 | 无 | 晨起腰酸膝软,捶打可止 | 腰酸持续,膝软,下肢沉重 | 腰酸难忍,膝软不欲行走 | | | | |
| 畏寒肢冷 | 无 | 手足有时怕冷,不影响衣着,遇风出现 | 经常四肢怕冷,比一般人明显,夜晚出现 | 全身明显怕冷,着衣较常人差一季节 | | | | |
| 纳呆 | 无 | 食欲欠佳。口味不香,食量减少不超过1/4 | 食欲不振,口味不香,食量减少1/4~1/2 | 食欲甚差,无饥饿感,食量减少1/2以上 | | | | |

(续表)

| 分级 症状 | 无 (0分) | 轻(2分) | 中(4分) | 重(6分) | 实施前评价 ||  实施后评价 ||
|---|---|---|---|---|---|---|---|---|
| | | | | | 日期 | 分值 | 日期 | 分值 |
| 口干 | 无 | 夜间口干 | 口干少津 | 口干欲饮 | | | | |
| 口苦 | 无 | 晨起口苦 | 口苦食不知味 | 口苦而涩 | | | | |
| 恶心 | 无 | 每日泛恶1~2次 | 每日泛恶3~4次 | 频频泛恶,每日4次以上 | | | | |
| 呕吐 | 无 | 每日呕吐1~2次 | 每日呕吐3~4次 | 频频呕吐,每日4次以上 | | | | |
| 脘腹胀满 | 无 | 脘腹稍胀,可以忍受,不影响饮食 | 脘腹胀满,空腹缓解,饮食减少 | 脘腹胀满,终日不解,难以忍受 | | | | |
| 夜尿清长 | 无 | 夜尿量多色白,每夜2次 | 夜尿量多色白,每夜3~4次 | 夜尿量多色白,每夜5次以上 | | | | |
| 大便不实 | 无 | 大便不成形,每日1次 | 大便不成形,每日2次 | 大便不成形,每日3次 | | | | |
| 大便干结 | 无 | 大便干结,每日一行 | 大便秘结,两日一行 | 大便秘结,数日一行 | | | | |
| 水肿 | 无 | 晨起眼睑水肿 | 眼睑及双下肢水肿 | 全身水肿 | | | | |

# 第二十六节 水肿(肾病综合征)中医护理方案

## 一、常见证候要点

（一）水湿浸渍证

肾病综合征发作,未应用激素或用激素2周之内。全身水肿,下肢明显,按之没指,头重身困,浮肿少尿,脘腹胀满,纳呆泛恶。苔白腻,脉沉缓。

（二）湿热内蕴证

遍体浮肿,皮肤绷急光亮、胸脘痞闷,面部痤疮,烦热口渴,小便短赤、大便干结。舌红苔黄腻,脉濡数。

（三）阴虚水停证

应用激素2周之后,症见手足心热,心烦失眠,面部潮红,食欲亢进,口干咽燥,大便秘结,小便短赤,肢体浮肿。舌质红,苔少或有剥脱,脉细数。

（四）瘀水互结证

水肿延久不退，肿势轻重不一，浮肿少尿，肤色黧黑，肌肤甲错，肢体麻木疼痛，腰部刺痛，或肿势严重，他药无效。舌紫暗，苔白，脉沉细涩。

（五）脾阳虚衰证

腰以下甚，浮肿少尿，脘腹胀闷，纳呆便溏，面色不华，神倦肢冷。舌质淡、苔白腻，脉沉缓。

（六）肾阳衰微证

浮肿少尿，腰以下肿甚，心悸气促，腰部酸重，四肢不温，神疲怯寒，面色晦滞。舌质淡胖，苔白，脉沉细。

## 二、常见症状/证候施护

（一）水肿

1. 及时评估水肿程度，监测体重、腹围、出入量等。重症水肿宜卧床休息，记24小时出入量，重点观察血压、心率、呼吸及肾功能等变化。

2. 保持皮肤清洁、干燥，定时翻身，防止皮肤破损、感染发生。

3. 头面眼睑水肿者应将枕头垫高；下肢水肿明显可抬高足部，阴囊水肿可垫高阴囊，用冰硝散外敷；严重胸腔积液、腹水时宜取半坐卧位。

4. 使用攻下逐水药或利尿药时，应重视血压监测、观察尿量，大便的次数和量，防止有效血容量减少导致的休克及电解质紊乱。

5. 可根据水肿程度，予无盐或低盐饮食。出入量保持适当平衡。

6. 遵医嘱选择荞麦包外敷、中药泡洗等特色疗法，改善局部或全身性水肿。

（二）泡沫尿（蛋白尿）

1. 观察尿泡沫的量，及消散时间。检测尿常规、24小时尿蛋白定量及尿微量蛋白等。标本留取应正确、及时，避免尿液过度稀释或浓缩，防止标本污染或变性。

2. 注意观察发热、剧烈运动，以及体位改变等因素对患者泡沫尿的影响。

3. 少许泡沫尿多属肾气阴两虚证，医嘱常予补肾气、益肾阴等中药，应观察有无外感、伤食、气滞、湿困等征象，以防补益药滋腻助邪。而泡沫尿持续明显增多时常用祛风除湿中药，护理需重点观察药物的不良反应。

4. 饮食上注意优质蛋白的摄入，并观察蛋白质摄入与尿蛋白定量的相关性。

5. 重视防止六淫邪气的侵袭，节制房事，保护元气。尤其是使用激素及免疫抑制药的患者，亦可根据医嘱予玉屏风散内服，或温灸足三里、气海穴以补益正气、强肾固本。

（三）腰膝酸软

1. 观察疼痛性质、部位、伴发症状，注意区别肾外因素导致的腰痛。

2. 行肾穿刺患者术后往往有腰酸胀痛情况，一般术后3天内忌在腰部做各项物理治疗。

3. 遵医嘱耳穴贴压(耳穴埋豆)，取肾、腰骶等穴。

4. 遵医嘱艾灸，取肾俞、关元、气海等穴。

5. 遵医嘱穴位贴敷，取补益肾气的中药行穴位贴敷，取肾俞、命门、关元、神阙等穴。

(四)尿量异常(少尿、无尿、多尿、夜尿)

1. 对少尿、无尿患者必须关注舌象、脉象、生命体征、神志、24小时出入量等变化，尤其重视有无高钾、高血容量、酸中毒及其对心肺功能的影响。

2. 少尿、无尿是急进、危重的证候，及时记录尿量、总出入量的变化，应根据医嘱做好消肿、利尿、逐水祛湿药物的临床用药护理及观察。

3. 出现水气凌心射肺危象时，应帮助患者取半坐卧位，吸氧，并做好各种抢救准备，密切观察患者的病情变化。

4. 对多尿、夜尿患者应观察尿量、尿比重、尿渗透压、排尿次数等。应注意补充水分，保持电解质和酸碱平衡。

5. 多尿、夜尿是肾气(阳)虚弱、下元不固、摄纳无权所致，应注意休息，适度运动，如太极拳等，可增强体质，固护肾气。

6. 温灸肾俞、关元、足三里与命门、气海、三阴交两组穴位交替、间歇应用，能益肾气、补精气，改善多尿、夜尿症状。

(五)头晕、血压增高

1. 头晕、脉弦、血压增高是肝风内扰的表现，但早期症状隐匿，应加强巡视、监测血压。眩晕发生时，尽量使患者卧床休息。若出现头痛剧烈、呕吐、脉弦滑数、血压明显升高、视物模糊，立即报告医师，做好抢救准备。

2. 病室环境整洁、安静、舒适、光线适宜。

3. 饮食宜清淡，少食肥甘厚味，用盐量遵医嘱。

4. 遵医嘱耳穴贴压(耳穴埋豆)，取神门、肝、降压沟、心、交感等穴位，可改善睡眠，降低血压。

5. 遵医嘱穴位按摩，可取风池、百会、太阳等穴位，按摩5~10分钟，缓解头晕头痛症状。

6. 遵医嘱穴位贴敷，醋调吴茱萸外敷涌泉穴。

7. 遵医嘱中药足浴，选用红花、当归等中药对足部进行泡洗，每日1次。

三、中医特色治疗护理

(一)药物治疗

1. 内服中药　服补益类中药，应注意观察有无外感、伤食、气滞、湿困等征象，以防补益药滋腻助邪。祛风除湿中药如雷公藤多苷片，遵医嘱观察患者服药后有无胃肠道不适反应,并观察月经周期的改变,若出现月经紊乱、闭经等异常表现,及时向医师反映。

2. 中药注射　中药注射剂应单独使用,现配现用,严禁混合配伍。

(二)特色技术

1. 芒硝外敷　将芒硝捣碎成粉末或细颗粒状,入敷药专用袋内,均匀摊开,外敷于治疗部位。每次敷药时间8~10小时,每日1次。

2. 穴位贴敷　通过药物直接刺激穴位,并通过透皮吸收,达到疏通经络,调节脏腑的功效,每日贴敷1次,留6~8小时。

3. 中药药浴　水温40~42℃,每次30~45分钟。

4. 耳穴贴压(耳穴压豆)　通过刺激耳部特定的穴位,每日按压4~5次,每次2~3分钟。

5. 艾灸　利用艾条在体表特定的穴位进行熏烤,达到祛湿散寒、调和气血的目的,每日1次,每次20分钟。

6. 穴位按摩　利用特定穴位的刺激,达到疏通经络,调整脏腑气血的功效。每次1~2分钟,每日3~4次。

### 四、健康指导

(一)生活起居

1. 保持病室的整洁、干燥,定时通风。

2. 加强皮肤、口腔及会阴部清洁。

3. 避免过劳及外感等可能引起病情加重的因素,慎用有肾损伤药物等。

4. 适当运动有利于增强体质,如太极运动等。

5. 指导患者进行中医特色的自我保健方法,如按摩足三里、肾俞等穴,补益肾气。

(二)饮食指导

1. 水湿浸渍证　宜食运脾化湿、通阳利水的食物,如冬瓜、山药、薏苡仁等。

2. 湿热内蕴证　宜食清热化湿的食物,如菠菜、芹菜、西瓜、雪梨等。

3. 阴虚水停证　宜食滋阴清热、利水消肿的食物,如绿豆、南瓜、冬瓜等。

4. 瘀水互结证　宜食活血化瘀、利水消肿的食物,如桃仁、海带、绿豆、冬瓜等。

5. 脾阳虚衰证　宜食温阳健脾的食物,如鳝鱼、大枣、山药等。

6. 肾阳衰微证　宜食温肾助阳的食物,如韭菜、核桃等。

(三)情志调理

1. 顺情从欲　本病病程长,病情易反复,患者抑郁善忧,情绪不宁,护士应积极疏导患者的不良情绪,以化郁为畅,疏泄情志。

2. 说理开导　使用激素、免疫抑制药的患者担心不良反应,心理压力大,护士应多与患者沟通,了解患者心理状况,做好针对性解释工作,给予心理支持。

3. **自我放松** 鼓励患者采用一些自我放松的方法,如听音乐、放松操等,达到怡养心神、舒畅情志的效果。

4. **分心移情** 生活中培养自己的兴趣爱好,鼓励患者参与力所能及的家务和社会活动,如种花植草、烹饪、棋艺等。

### 五、护理难点

患者服药依从性差。

解决思路如下。

1. 加强健康教育,提高患者对自身病情的认识,了解药物的作用、不良反应及用药注意事项,客观认识药物治疗的利弊,积极配合治疗。

2. 制订随访制度,定期随访,提高治疗依从性。

### 六、护理效果评价

见:水肿(肾病综合征)中医护理效果评价表

见:水肿(肾病综合征)护理效果评价量表

#### 附表1　水肿(肾病综合征)中医护理效果评价表

医院:　　　　科室:　　　　入院日期:　　　　出院日期:　　　　住院天数:

患者姓名:　　　性别:　　　年龄:　　　　ID:　　　　　　文化程度:

纳入中医临床路径:是□　否□

证候诊断:水湿浸渍证□　　湿热内蕴证□　　阴虚水停证□　　瘀水互结证□

　　　　　脾阳虚衰证□　　肾阳衰微证□　　其他□

（一）护理效果评价

| 主要症状 | 主要辨证施护方法 | 中医护理技术 | 护理效果 |
|---|---|---|---|
| 水肿□ | 1. 水肿消长评估□<br>2. 皮肤护理□<br>3. 体　位□<br>4. 活动与休息□<br>5. 攻下逐水中药护理□<br>6. 饮食护理□<br>7. 其他护理措施 | 1. 中药外敷□　应用次数:____次　应用时间:____天<br>2. 中药泡洗□　应用次数:____次　应用时间:____天<br>3. 其他:____　应用次数:____次　应用时间:____天<br>(请注明,下同) | 好　□<br>较好□<br>一般□<br>差　□ |

(续表)

| 主要症状 | 主要辨证施护方法 | 中医护理技术 | 护理效果 |
|---|---|---|---|
| 泡沫尿<br>（蛋白尿）□ | 1. 泡沫尿观察□<br>2. 补益/祛风除湿等中药护理□<br>3. 饮食护理□<br>4. 其他护理措施 | 1. 艾　　灸□　应用次数：＿＿次　应用时间：＿＿天<br>2. 其他：＿＿＿　应用次数：＿＿次　应用时间：＿＿天 | 好　□<br>较好□<br>一般□<br>差　□ |
| 腰膝酸软□ | 1. 腰酸痛程度、伴发症状观察□<br>2. 其他护理措施 | 1. 耳穴贴压□　应用次数：＿＿次　应用时间：＿＿天<br>2. 艾　　灸□　应用次数：＿＿次　应用时间：＿＿天<br>3. 穴位贴敷□　应用次数：＿＿次　应用时间：＿＿天<br>4. 其他：＿＿＿　应用次数：＿＿次　应用时间：＿＿天 | 好　□<br>较好□<br>一般□<br>差　□ |
| 尿量异常（少尿、无尿、多尿、夜尿）□ | 1. 尿量、排尿次数、出入量观察□<br>2. 生命体征监测□<br>3. 急救：吸氧、体位、急救准备□<br>4. 祛风湿、利尿逐水中药护理□<br>5. 休息与运动□<br>6. 其他护理措施 | 1. 艾　　灸□　应用次数：＿＿次　应用时间：＿＿天<br>2. 其他：＿＿＿　应用次数：＿＿次　应用时间：＿＿天 | 好　□<br>较好□<br>一般□<br>差　□ |
| 头晕、血压增高□ | 1. 血压监测□<br>2. 休　　息□<br>3. 降压药护理□<br>4. 饮食护理□<br>5. 情志护理<br>6. 其他护理措施 | 1. 耳穴贴压□　应用次数：＿＿次　应用时间：＿＿天<br>2. 穴位按摩□　应用次数：＿＿次　应用时间：＿＿天<br>3. 穴位贴敷□　应用次数：＿＿次　应用时间：＿＿天<br>4. 中药足浴□　应用次数：＿＿次　应用时间：＿＿天<br>5. 其他：＿＿＿　应用次数：＿＿次　应用时间：＿＿天 | 好　□<br>较好□<br>一般□<br>差　□ |
| 其他□<br>（请注明） | 1.<br>2.<br>3. | | 好　□<br>较好□<br>一般□<br>差　□ |

## （二）护理依从性及满意度评价

| 评价项目 | | 患者对护理的依从性 | | | 患者对护理的满意度 | | |
|---|---|---|---|---|---|---|---|
| | | 依从 | 部分依从 | 不依从 | 满意 | 一般 | 不满意 |
| 中医护理技术 | 耳穴贴压（耳穴埋豆） | | | | | | |
| | 艾灸 | | | | | | |
| | 穴位按摩 | | | | | | |
| | 中药外敷 | | | | | | |
| | 中药足浴 | | | | | | |
| | 中药泡洗 | | | | | | |
| | 穴位贴敷 | | | | | | |
| 健康指导 | | / | / | / | | | |
| 签名 | | 责任护士签名： | | | 上级护士或护士长签名： | | |

## （三）对本病中医护理方案的评价

实用性强□　　实用性较强□　　实用性一般□　　不实用□

改进意见：

## （四）评价人（责任护士）

姓名：_____　技术职称：_____　完成日期：_____　护士长签字：_____

### 附表2　水肿（肾病综合征）护理效果评价量表

| 分级<br>症状 | 无<br>(0分) | 轻(2分) | 中(4分) | 重(6分) | 实施前评价 | | 实施后评价 | |
|---|---|---|---|---|---|---|---|---|
| | | | | | 日期 | 分值 | 日期 | 分值 |
| 面浮肢肿 | 无 | 晨起眼睑浮肿 | 眼睑及双下肢浮肿，按之凹陷 | 水肿明显，甚至波及全身，按之深陷不起 | | | | |
| 蛋白尿 | 无 | 尿有泡沫，每日尿蛋白定量<1.0 g | 每日尿蛋白定量1.0~3.0 g | 每日尿蛋白定量≥3.0 g | | | | |
| 乏力 | 无 | 偶有疲乏，可坚持轻体力劳动 | 活动后即感乏力，勉强支持日常活动 | 活动休息后仍感疲乏，不能坚持日常活动 | | | | |

(续表)

| 分级\症状 | 无(0分) | 轻(2分) | 中(4分) | 重(6分) | 实施前评价 | | 实施后评价 | |
|---|---|---|---|---|---|---|---|---|
| | | | | | 日期 | 分值 | 日期 | 分值 |
| 尿少 | 尿少 | 无 | 尿量稍减少,24小时尿量400~1 000 mL | 尿量减少,24小时尿量100~400 mL | | | | |
| 胸闷 | 无 | 轻微胸憋 | 胸闷明显,时见太息 | 胸闷如窒 | | | | |
| 腹胀 | 无 | 偶腹胀 | 时有腹胀 | 持续腹胀 | | | | |
| 纳呆 | 无 | 食欲减退,食量未少 | 不欲食,尚能进食,食欲稍减 | 无食欲,食量减少1/3以上 | | | | |

## 第二十七节 热淋(尿路感染)中医护理方案

### 一、常见证候要点

(一)热淋

小便频急短涩,尿道灼热刺痛,尿色黄赤,少腹拘急胀痛,或有寒热,口苦,呕恶,或腰痛拒按,或有大便秘结。苔黄腻,脉滑数。

(二)血淋

小便热涩刺痛,尿色深红,或夹有血块,疼痛满急加剧,或见心烦。舌尖红,苔黄,脉滑数。

(三)石淋

尿中时夹砂石,小便艰涩,或排尿时突然中断,尿道窘迫疼痛,少腹拘急,或腰腹绞痛难忍,痛引少腹,连及外阴,尿中带血。舌红,苔薄黄。

(四)气淋

实证表现为小便涩痛,淋漓不尽,小腹胀满疼痛。苔薄白,脉沉弦。

(五)膏淋

小便混浊如米泔水,置之沉淀如絮状,上有浮油如脂,或夹有凝块,或混有血液,尿道热涩疼痛,尿时阻塞不畅,口干。舌红,苔黄腻,脉濡数。

(六)劳淋

小便不甚赤涩,溺痛不甚,但淋漓不已,时作时止,遇劳即发,腰酸膝软,神疲乏力,病程缠绵。舌质淡,脉细弱。

## 二、常见症状/证候施护

(一)尿路刺激征(尿频、尿急、尿痛)

1. 观察排尿次数、量,疼痛程度。评估患者的心理状态、治疗情况、睡眠情况等。
2. 嘱患者急性发作期注意休息,调摄精神,指导患者采用有效的情志转移方法,如全身肌肉放松、听音乐等。
3. 嘱患者多饮水、勤排尿,以达到冲洗尿路的目的。
4. 遵医嘱穴位贴敷,取穴膀胱俞、水道、神阙、肾俞等。
5. 遵医嘱药熨法,中药热罨包热敷会阴部。
6. 遵医嘱药熨法,艾灸,取穴气海、关元、足三里、命门等。
7. 指导患者保持个人卫生,女性患者月经期间增加外阴清洗次数。

(二)肉眼血尿

1. 观察患者出血的颜色、量、性状及伴随症状。评估患者生命体征、精神、周围循环状况等。
2. 血尿严重时应卧床休息,减少活动。
3. 根据病情及医嘱,给予相应的饮食指导。以清淡蔬菜为主,忌食辛辣刺激食物。
4. 遵医嘱穴位按摩,取穴膀胱俞、委中、命门、关元等。
5. 遵医嘱艾灸,取穴关元、足三里、命门、肾俞、三阴交等。
6. 慎用可导致血尿的药物。

(三)腰痛

1. 观察患者腰痛,小腹坠胀不适,拘急的频率、程度、伴随症状。若剧痛难忍时,应立即平卧,同时报告医师,配合处理。
2. 指导患者饮食合理,忌辛辣食物,戒烟酒。
3. 指导患者适度活动,如提肛练习等,以改善局部血液循环。
4. 腰腹部疼痛时可用药熨法,中药热罨包热敷,取穴膀胱俞、阴陵泉、三阴交、肾俞等。
5. 遵医嘱艾灸,取穴三阴交、关元、肾俞等。

(四)发热

1. 定时观测体温,监测生命体征及汗出情况,及时擦干皮肤,更换汗湿的衣服、被褥等,保持皮肤和床单位清洁、干燥。
2. 指导患者多饮水,进食清热生津之品,如西瓜、荸荠等。忌辛辣、香燥、助热动火之品。
3. 遵医嘱采用中药擦浴、头部冷敷等物理降温方法。
4. 遵医嘱穴位按摩,取穴大椎、合谷、曲池等。

### 三、中医特色治疗护理

(一)药物治疗

1. 内服中药　中药汤剂根据证型予温服或温凉服,气阴两虚证宜温凉服,肾阴不足、阴阳两虚证者宜温服。中西药之间间隔30分钟以上。忌生冷、辛辣的食物。

2. 中药注射　中药注射剂建议单独使用,滴速不宜过快,孕妇及哺乳期慎用。有出血倾向者禁用丹参注射液、红花注射液、川芎嗪注射液等活血化瘀类药物。

(二)特色技术

1. 艾灸　在体表特定的穴位进行熏烤,每日1次,每次20分钟。

2. 穴位按摩　对特定穴位的刺激,每次1~2分钟,每日3~4次。

3. 药熨法　将中药制作成热熨包,以40~50℃为宜,外敷于双侧肾俞、膀胱俞等穴位。每次30分钟,每日1次。

4. 穴位贴敷　每日贴敷1次,留6~8小时。

### 四、健康指导

(一)生活起居

1. 病室安静、整洁、空气清新,温湿度适宜。

2. 生活规律,劳逸结合,保证休息和睡眠。

3. 急性发作期应卧床休息,取屈曲位,尽量勿站立或坐直。

4. 指导患者保持个人卫生,女性患者月经期间增加外阴清洗次数。

5. 指导患者进行中医特色的自我保健方法,如穴位按摩。

(二)饮食指导

饮食调节原则:给予高热量高蛋白、富含维生素易消化的饮食,鼓励患者多饮水,每日入量应在2 500 mL以上以增加尿量冲洗尿道(肾功能不全者除外),促进细菌及炎性物质的排出。

1. 热淋、膏淋　宜食清热利湿的食物,如黄瓜、冬瓜、西瓜、雪梨、芹菜等。

2. 血淋　宜食凉血通淋的食物,如丝瓜、绿豆、山药、藕等。

3. 石淋　宜食通淋排石的食物,如冬瓜、芹菜、西瓜、雪梨等;少食菠菜、土豆、草莓、动物内脏等含钙磷高的食物。

4. 气淋　宜食疏肝理气的食物,如萝卜、山楂、枸杞子、藕等。

5. 劳淋　宜食健脾益肾的食物,如大枣、桂圆、山药、枸杞子等。

(三)情志调理

1. 责任护士应鼓励病友间多沟通交流疾病防治经验,提高认识,乐观开朗,保持对疾病治疗的信心。

2. 针对患者忧思恼怒、恐惧紧张等不良情志,指导患者采用移情相制疗法,转移其注意力,淡化甚至消除不良情志;针对患者焦虑或抑郁的情绪变化,可采用暗示疗法或顺情从欲法。

3. 鼓励家属多陪伴患者,给予患者心理支持。

4. 指导患者和家属了解本病的性质,掌握控制疼痛的简单方法,减轻身体痛苦和精神压力。

### 五、护理难点

患者不按医嘱坚持完成疗程,擅自减量或过早停药,难以纠正。

解决思路如下。

1. 利用多种形式向患者介绍坚持完成疗程的重要性,告诫擅自减量或过早停药的危害,鼓励患者建立良好的用药方式。

2. 定期进行电话回访及门诊复查,进行针对性干预。

3. 对目标人群进行定期追踪、随访和效果评价。

### 六、护理效果评价

见:热淋(尿路感染)中医护理效果评价表

见:热淋(尿路感染)护理效果评价量表

### 附表1 热淋(尿路感染)中医护理效果评价表

医院:　　　　科室:　　　入院日期:　　　出院日期:　　　住院天数:

患者姓名:　　　性别:　　　年龄:　　　ID:　　　文化程度:

纳入中医临床路径:是□　否□

证候诊断:热淋□　血淋□　石淋□　气淋□　膏淋□　劳淋□　其他□

(一)护理效果评价

| 主要症状 | 主要辨证施护方法 | 中医护理技术 | 护理效果 |
|---|---|---|---|
| 尿路刺激征(尿频、尿急、尿痛)□ | 1. 观察排尿次数、量,疼痛程度□<br>2. 清热利湿等中药护理□<br>3. 其他护理措施 | 1. 穴位贴敷□　应用次数:＿＿次　应用时间:＿＿天<br>2. 艾　　灸□　应用次数:＿＿次　应用时间:＿＿天<br>3. 中药热熨包□　应用次数:＿＿次　应用时间:＿＿天<br>4. 其他:＿＿　应用次数:＿＿次　应用时间:＿＿天<br>(请注明,下同) | 好　□<br>较好□<br>一般□<br>差　□ |
| 肉眼血尿□ | 1. 辨尿色、性状□<br>2. 凉血止血等中药护理□<br>3. 休息□<br>4. 其他护理措施 | 1. 穴位按摩□　应用次数:＿＿次　应用时间:＿＿天<br>2. 艾　　灸□　应用次数:＿＿次　应用时间:＿＿天<br>3. 其他:＿＿　应用次数:＿＿次　应用时间:＿＿天 | 好　□<br>较好□<br>一般□<br>差　□ |

（续表）

| 主要症状 | 主要辨证施护方法 | 中医护理技术 | 护理效果 |
|---|---|---|---|
| 腰痛□ | 1. 舒适体位□<br>2. 休息与活动□<br>3. 其他护理措施 | 1. 中药热罨包□　应用次数：＿＿次　应用时间：＿＿天<br>2. 艾　　　灸□　应用次数：＿＿次　应用时间：＿＿天<br>3. 其他：＿＿＿　应用次数：＿＿次　应用时间：＿＿天 | 好　　□<br>较好　□<br>一般　□<br>差　　□ |
| 发热□ | 1. 监　　测□<br>2. 物理降温□<br>3. 饮　　食□<br>4. 其他护理措施 | 1. 穴位按摩□　应用次数：＿＿次　应用时间：＿＿天<br>2. 中药擦浴□　应用次数：＿＿次　应用时间：＿＿天<br>3. 其他：＿＿＿　应用次数：＿＿次　应用时间：＿＿天 | 好　　□<br>较好　□<br>一般　□<br>差　　□ |
| 其他□<br>（请注明） | 1.<br>2.<br>3. | | 好　　□<br>较好　□<br>一般　□<br>差　　□ |

（二）护理依从性及满意度评价

| 评价项目 | | 患者对护理的依从性 | | | 患者对护理的满意度 | | |
|---|---|---|---|---|---|---|---|
| | | 依从 | 部分依从 | 不依从 | 满意 | 一般 | 不满意 |
| 中医护理技术 | 耳穴贴压（耳穴埋豆） | | | | | | |
| | 艾　灸 | | | | | | |
| | 穴位按摩 | | | | | | |
| | 中药热罨包 | | | | | | |
| | 中药擦浴 | | | | | | |
| | 穴位贴敷 | | | | | | |
| 健康指导 | | / | / | / | | | |
| 签　　名 | | 责任护士签名： | | | 上级护士或护士长签名： | | |

（三）对本病中医护理方案的评价

实用性强□　　实用性较强□　　实用性一般□　　不实用□

改进意见：

（四）评价人（责任护士）

姓名：＿＿＿＿＿　技术职称：＿＿＿＿＿　完成日期：＿＿＿＿＿　护士长签字：＿＿＿＿＿

**附表 2　热淋(尿路感染)护理效果评价量表**

| 分级<br>症状 | 无<br>(0 分) | 轻(2 分) | 中(4 分) | 重(6 分) | 实施前评价 | | 实施后评价 | |
|---|---|---|---|---|---|---|---|---|
| | | | | | 日期 | 分值 | 日期 | 分值 |
| 尿频 | 无 | 小便次数略有增加,每日增加2~3次 | 小便次数有所增加,每日增加4~6次 | 小便次数增加,时时都有尿感 | | | | |
| 尿急 | 无 | 小便急迫,可忍耐 | 小便急迫,仅可忍耐片刻 | 小便急迫,迫不及待 | | | | |
| 小腹不适 | 无 | 小腹胀痛不适/小腹凉感轻微 | 小腹胀痛/小腹凉感明显 | 小腹胀痛/小腹凉感甚 | | | | |
| 尿痛 | 无 | 小便时尿道隐隐作痛,不影响排尿 | 小便时尿道痛较重,排尿不爽 | 小便时尿道疼痛难忍 | | | | |
| 腰酸痛 | 无 | 腰酸软,时而作痛 | 隐隐酸痛,须常变换体位 | 腰痛如折,持续不已 | | | | |
| 口干 | 无 | 轻微口干 | 口干饮水可缓解 | 口干欲饮水,饮而不解 | | | | |
| 乏力 | 无 | 劳则即乏 | 动则即乏 | 不动亦乏 | | | | |

# 第二十八节　消渴(2 型糖尿病)中医护理方案

## 一、常见证候要点

(一)肝胃郁热证

脘腹痞满,胸胁胀闷,面色红赤,形体偏胖,腹部胀大,心烦易怒,口干口苦,大便干,小便色黄。舌质红,苔黄,脉弦数。

(二)胃肠实热证

脘腹胀满,痞塞不适,大便秘结,口干口苦,或有口臭,或咽痛,或牙龈出血,口渴喜冷饮,饮水量多,多食易饥。舌红,边有瘀斑,舌下络脉青紫,苔黄,脉滑数。

(三)脾虚胃热证

心下痞满,胀闷呕恶,呃逆,纳呆,便溏,或肠鸣下利,或虚烦不眠,或头眩心悸,或痰多。舌淡胖,舌下络脉瘀阻,苔白腻,脉弦滑无力。

(四)上热下寒证

心烦口苦,胃脘灼热,痞满不痛,或干呕呕吐,肠鸣下利,手足及下肢冷甚。舌红,苔黄根部腐腻,舌下络脉瘀阻,脉弦滑。

(五)阴虚火旺证

五心烦热,急躁易怒,口干口渴,渴喜冷饮,易饥多食,时时汗出,少寐多梦,溲赤便秘。舌红赤,少苔,脉虚细数。

(六)气阴两虚证

消瘦,倦怠乏力,气短懒言,易汗出,胸闷憋气,脘腹胀满,腰膝酸软,便溏,口干口苦。舌淡体胖,苔薄白干或少苔,脉虚细无力。

(七)阴阳两虚证

小便频数,夜尿增多,浑浊如脂如膏,五心烦热,口干咽燥,畏寒肢冷,面色苍白,神疲乏力,腰膝酸软,脘腹胀满,食纳不香,五更泄泻。舌淡体胖,苔白而干,脉沉细无力。

## 二、常见症状/证候施护

(一)尿量增多

1. 观察排尿次数、尿量及尿色。

2. 嘱患者睡前少饮水,白天饮水量 2 000～2 500 mL。

3. 指导患者饮食调理,适当进食芡实、枸杞子等补肾之品,食疗方:芡实瘦肉汤。

(二)口干多饮

1. 保持病室空气温湿度适宜。

2. 观察口干、口渴、每日饮水量。

3. 多食生津润燥类食物,如百合、西葫芦等,可选用鲜芦根煎水代茶饮;口含乌梅、饮用消渴茶以缓解口干口渴。食疗方:凉拌黄瓜、蓝莓山药、葛根鱼汤。

4. 遵医嘱耳穴贴压(耳穴埋豆),根据病情需要可选用皮质下、内分泌、糖尿病点、脾、胃、胰、三焦等穴位。

(三)多食易饥

1. 询问饮食习惯及饮食量。宜选择混合餐,每餐进食种类包含主食、蔬菜、肉蛋类等;粗细粮合理搭配,少食多餐,细嚼慢咽。

2. 适当增加膳食纤维的摄入,如燕麦、芹菜、韭菜等,以增加饱腹感,延缓食物吸收稳定血糖。

3. 观察记录患者的身高、体重、腰围、臀围。

4. 遵医嘱耳穴贴压(耳穴埋豆),根据病情需要可选用皮质下、内分泌、糖尿病点、脾、胰、饥点等穴位。

(四)倦怠乏力

1. 起居有时,避免劳累。

2. 进食补中益气类食物,如山药、鱼肉、香菇等。食疗方:乌鸡汤、香菇木耳汤、山药炖排骨。

3. 病情稳定者适量运动,循序渐进。

4. 遵医嘱艾灸,取穴足三里、关元、气海。

5. 遵医嘱穴位贴敷,取穴肾俞、脾俞、足三里,以调节脏腑气血功能。

(五)肢体麻木、疼痛、肢冷

1. 进食活血化瘀食物,如黄鳝、木耳等。食疗方:洋葱烧黄鳝。

2. 给予足部中药泡洗以祛风通络,活血通脉。食疗方:活血止痛散。

3. 遵医嘱双下肢穴位按摩,取足三里、阳陵泉、三阴交、涌泉等穴。

4. 遵医嘱穴位贴敷涌泉穴。

5. 遵医嘱耳穴贴压(耳穴埋豆),选择皮质下、内分泌、糖尿病点、脾、足部穴位等。

6. 遵医嘱艾灸,取阳陵泉、三阴交、涌泉等穴。

(六)视物模糊

1. 注意视力变化,定期检查眼底,减少阅读、看电视及使用电脑,宜闭目养神,饮用菊花茶或银杞明目汤等。

2. 按摩睛明、四白、丝竹空等穴位以辅助通络明目。

3. 遵医嘱予珍珠明目液滴眼或中药眼部雾化以改善症状。

4. 评估跌倒高危因素,落实防跌倒措施。

(七)皮肤瘙痒

1. 指导患者洗澡忌用刺激性强的皂液,洗后皮肤涂抹润肤露,穿棉质内衣,避免搔抓、热水烫洗,修剪指(趾)甲。

2. 瘙痒甚者,遵医嘱予以清热燥湿洗剂,如苦参、苍术、黄柏、白花蛇舌草、连翘等煎汤外洗,亦可涂尿素乳膏防止皮肤干燥。

3. 饮食宜清淡,忌食辛辣油腻及海鲜之品。

(八)腰膝酸软

1. 适当食用枸杞子、黑豆等固肾之品。食疗方:韭菜炒虾仁、山药芡实瘦肉饮。

2. 操练八段锦"两手攀足固肾腰"动作。

3. 按摩腰背部及气海、关元、涌泉等穴位。艾灸肾俞、关元、气海、三阴交等穴位。

4. 遵医嘱耳穴贴压(耳穴埋豆),选择皮质下、内分泌、糖尿病点、肾、胰等穴位。

三、中医特色治疗护理

(一)药物治疗

1. 内服中药　遵医嘱用药,观察用药后反应;中药汤剂根据证型予温服或温凉服;中西药之间间隔30分钟以上。

(1)汤剂类:肝胃郁热证、胃肠实热证、气阴两虚证、阴虚火旺证者宜温凉服;阴阳两虚证者宜温服。

(2)口服降糖药时注意服用时间、方法及不良反应。

2.注射用药

(1)中成药制剂建议单独使用,如需联合给药,应考虑时间间隔或中性液体过渡。

(2)滴速不宜过快,孕妇及哺乳期慎用,有出血倾向者禁用丹红注射液、苦碟子注射液。

(3)用药过程中观察有无不良反应。

(4)胰岛素治疗者注射方法、部位正确,观察有无低血糖反应。

(二)特色技术

1.中药泡洗,适用于下肢麻、凉、痛者,遵医嘱选用活血通络止痛之剂。水温以37~40℃为宜,时间20~30分钟,严防烫伤。

2.耳穴贴压(耳穴埋豆)。

3.遵医嘱穴位贴敷,选择手三里、足三里、涌泉等穴位,首次贴敷2小时左右即可,以后每日1次,每次保留4小时,4周为1个疗程。

4.艾灸,适用于阳虚者,遵医嘱取脾俞、肾俞、神阙、足三里、关元等穴位。

5.穴位按摩。

6.中药枕,遵医嘱将中药装成药枕,通过药物的挥发作用以达到养神安眠之功效。

**四、健康指导**

(一)饮食指导

计算每日的总热量,合理分配餐次。糖类占总能量的50%~60%,蛋白质占总能量的15%~20%,脂肪占总能量的20%~30%,饱和脂肪酸的摄入量不超过饮食总能量的10%;不宜摄入反式脂肪酸;胆固醇每日摄入量<300 mg;食盐每日摄入量限制在6 g以内,伴有高血压、水肿者每日摄入盐量不超过2 g;少食坚果类、禁食甜食;平衡膳食,定时定量进餐。

1.肝胃郁热证  宜食开郁清热之品,如苦瓜、黄瓜、丝瓜、芹菜、莲子、银耳等。食疗方:苦瓜山药烧豆腐、凉拌黄瓜、丝瓜炒蘑菇等。

2.胃肠实热证  宜食清利胃肠实热之品,如芦荟、马齿苋、苦瓜、冬瓜、荞麦、燕麦片等。食疗方:凉拌马齿苋、冬瓜炒竹笋、苦丁茶等。

3.脾虚胃热证  宜食补脾虚清胃热之品,如山药、粟米、高粱、菠菜、赤小豆。食疗方:山药芡实瘦肉饮等。

4.上热下寒证  宜食清上温下之品。如白萝卜、狗肉、党参、鲜芦根、乌梅、羊肉等。食疗方:白萝卜炖羊肉等。

5. **阴虚火旺证** 宜食滋阴降火之品,如甲鱼、老鸭、莲子、百合、银耳、茼蒿、枸杞子、桑椹等。食疗方:菊花茶、枸杞茶、银耳莲子百合饮等。

6. **气阴两虚证** 宜食益气养阴之品,如瘦肉、蛋类、鱼肉、山药等。食疗方:皮蛋瘦肉粥等。

7. **阴阳两虚证** 宜食温益肾阳、补肾滋阴之品,如牛肉、羊肉、虾仁、韭菜、猪胰、干姜、黑豆、黑芝麻等等。食疗方:韭菜炒虾仁、香菇木耳汤等。

(二)生活起居

1. 环境温、湿度适宜,顺应四时,及时增减衣物。

2. 起居有常,戒烟限酒。

3. 保持眼、口腔、会阴、皮肤等清洁卫生。

4. 建立较完善的糖尿病教育管理体系,通过糖尿病健康大讲堂、小组式教育或个体化的饮食和运动指导,为患者提供生活方式干预和药物治疗的个体化指导。

(三)情志调理

1. 多与患者沟通,了解其心理状态,保持乐观心态。

2. 鼓励家属理解支持患者,避免不良情绪的影响。

3. 组织形式多样、寓教于乐的病友活动,开展同伴支持教育,介绍成功的病例,鼓励其参与社会活动。

4. 应用中医七情归属,了解患者情志状态,指导采用移情易性的方法,分散患者对疾病的注意力,改变其不良习性。

(四)运动指导

1. 根据病情选择合适的有氧运动方式,如太极拳、导引术、八段锦、五禽戏、散步、快走、慢跑、游泳等;运动项目的选择要与患者的年龄、病情、经济、文化背景及体质相适应。每周进行 2 次轻度或中度阻力性肌肉运动。

2. 运动选择在饭后 1 小时(第一口饭计时)左右,运动频率和时间为每周至少 150 分钟,如每周运动 5 天,每次 30 分钟,运动后脉搏宜控制在 170 - 年龄(次/分钟),以周身发热、微微出汗、精神愉悦为宜。

3. 血糖 >16.7 mmol/L、合并糖尿病急性代谢并发症及各种心、肾等器官严重慢性并发症者暂不宜运动。

4. 血糖 <5.5 mmol/L 运动前需适量补充含糖食物如饼干、面包等。

(五)低血糖及酮症酸中毒的预防与处理

1. 向患者讲解低血糖、酮症酸中毒的诱因、临床表现及应急救护措施。

2. 生活有规律,定时定量进餐,不擅自停用胰岛素及口服降糖药。

3. 外出时随身携带急救卡和糖果、饼干。如运动量增加应适当增加糖类摄入,定时监测血糖。

4. 严密观察患者有无心慌、头晕、大汗、手抖、面色苍白、饥饿等低血糖症状,意识清楚者立即口服含糖 15～20 g 糖类食物,15 分钟后监测血糖;意识障碍者立即静脉注射 50% 葡萄糖 20 mL,15 分钟后监测血糖。

5. 出现神昏、烦躁不安、呼吸深快、血压下降、肢冷、冷汗出、脉微欲绝时,及时报告医师,给予氧气吸入,针刺人中、十宣等穴,配合医师进行抢救。

(六)糖尿病足的预防

1. 所有患者每年至少进行 1 次足部检查,包括足有否畸形、胼胝、溃疡、皮肤颜色变化、干燥,足背动脉和胫后动脉搏动、皮肤温度以及有否感觉异常等。

2. 预防关键点包括定期检查、识别是否存在糖尿病足的危险因素;教育患者及其家属重视足的保护;穿合适鞋袜,鞋底较厚而鞋内较柔软,透气良好;去除和纠正易引起溃疡的因素。

3. 注意足部卫生,洗足水温在 37～40℃,洗后擦干,尤其注意擦干趾间;不宜用热水袋、电热器等直接暖足;避免赤足;勿自行修剪或用化学制剂处理胼胝;穿鞋前先检查鞋内有无异物或异常;干燥皮肤可以使用油膏类护肤品。

4. 定期足部穴位按摩,如涌泉、三阴交、足三里、阳陵泉等穴位。

(七)自我监测

1. 学会自我规范监测血糖、血压、体重、腰臀围等,养成良好的记录习惯。

2. 每 3 个月检查 1 次糖化血红蛋白、心电图,每 6 个月检查肝肾功能、血脂、尿微量蛋白等。

3. 每年至少筛查 1 次眼底及外周血管、周围神经病变等。

**五、护理难点**

中、老年糖尿病患者对健康生活方式依从性差。

中年患者工作繁忙,家庭、事业压力较大,应酬多,来自社会、家庭各方面的压力,使他们无法进入患者角色。老年患者记忆力下降,听力、视力减退,接受新知识能力弱,易丧失信心;加之多年养成的生活习惯,不能很好地控制饮食,且易漏服药物,致血糖控制不理想。

解决思路如下。

1. 针对患者的特点、生活方式、文化程度等给予个性化指导,强调患者自我管理的重要性。

2. 老年患者以少文字、多图片、大图片、近距离、反复强化等健康教育方式。

3. 中年患者可利用平面、电视、网络媒体学习糖尿病相关知识,养成健康的生活方式。

4. 用日历、图标、时间表、定时器、单剂量储药盒等方式提醒患者按时服药。如在药品包装上做大而清晰的明显标识;对于外包装、片型相似的药物分开放置,以免误服;指导患者采用不同颜色的药杯分装不同时间段的药物。

5.建立通讯录,对患者进行随访并提供咨询服务。

**六、护理效果评价**

见:消渴(2型糖尿病)中医护理效果评价表

见:消渴(2型糖尿病)护理效果评价量表

**附表1　消渴(2型糖尿病)中医护理效果评价表**

医院:　　　　科室:　　　　入院日期:　　　　出院日期:　　　　住院天数:

患者姓名:　　　性别:　　　年龄:　　　ID:　　　　文化程度:

纳入中医临床路径:是□　否□

证候诊断:肝胃郁热证□　胃肠实热证□　脾虚胃热证□　上热下寒证□

　　　　　阴虚火旺证□　气阴两虚证□　阴阳两虚证□　其他□

(一)护理效果评价

| 主要症状 | 主要辨证施护方法 | 中医护理技术 | 护理效果 |
|---|---|---|---|
| 尿量增多□ | 1.饮水指导□<br>2.观察尿量、频次□<br>3.其他护理措施 | 1.其他:_____ 应用次数:____次 应用时间:____天<br>(请注明,下同) | 好　□<br>较好□<br>一般□<br>差　□ |
| 口干多饮□ | 1.饮食指导□<br>2.观察饮水量□<br>3.其他护理措施 | 1.耳穴贴压□ 应用次数:____次 应用时间:____天<br>2.其他:_____ 应用次数:____次 应用时间:____天 | 好　□<br>较好□<br>一般□<br>差　□ |
| 多食易饥□ | 1.饮食指导□<br>2.记录身高、体重、腰/臀围□<br>3.其他护理措施 | 1.耳穴贴压□ 应用次数:____次 应用时间:____天<br>2.其他:_____ 应用次数:____次 应用时间:____天 | 好　□<br>较好□<br>一般□<br>差　□ |
| 倦怠乏力□ | 1.运动指导□<br>2.饮食指导□<br>3.其他护理措施 | 1.艾　灸□ 应用次数:____次 应用时间:____天<br>2.穴位贴敷□ 应用次数:____次 应用时间:____天<br>3.其他:_____ 应用次数:____次 应用时间:____天 | 好　□<br>较好□<br>一般□<br>差　□ |

（续表）

| 主要症状 | 主要辨证施护方法 | 中医护理技术 | 护理效果 |
|---|---|---|---|
| 肢体麻木、疼痛、肢冷□ | 1.皮肤护理□<br>2.适量运动□<br>3.其他护理措施 | 1.中药泡洗□ 应用次数：＿＿次 应用时间：＿＿天<br>2.穴位按摩□ 应用次数：＿＿次 应用时间：＿＿天<br>3.穴位贴敷□ 应用次数：＿＿次 应用时间：＿＿天<br>4.耳穴贴压□ 应用次数：＿＿次 应用时间：＿＿天<br>5.艾　　灸□ 应用次数：＿＿次 应用时间：＿＿天<br>6.其他：＿＿ 应用次数：＿＿次 应用时间：＿＿天 | 好　□<br>较好□<br>一般□<br>差　□ |
| 视物模糊□ | 1.眼部护理□<br>2.安全防护□<br>3.其他护理措施 | 1.穴位按摩□ 应用次数：＿＿次 应用时间：＿＿天<br>2.中药眼部雾化□　应用次数：＿＿次　应用时间：＿＿天<br>3.其他：＿＿ 应用次数：＿＿次 应用时间：＿＿天 | 好　□<br>较好□<br>一般□<br>差　□ |
| 皮肤瘙痒□ | 1.皮肤护理□<br>2.饮食指导□<br>3.情志护理□<br>4.其他护理措施 | 1.中药外洗□ 应用次数：＿＿次 应用时间：＿＿天<br>2.其他：＿＿ 应用次数：＿＿次 应用时间：＿＿天 | 好　□<br>较好□<br>一般□<br>差　□ |
| 腰膝酸软□ | 1.饮食指导□<br>2.适量运动□<br>3.其他护理措施 | 1.耳穴贴压□ 应用次数：＿＿次 应用时间：＿＿天<br>2.穴位按摩□ 应用次数：＿＿次 应用时间：＿＿天<br>3.八　段　锦□ 应用次数：＿＿次 应用时间：＿＿天<br>4.其他：＿＿ 应用次数：＿＿次 应用时间：＿＿天 | 好　□<br>较好□<br>一般□<br>差　□ |
| 其他□<br>（请注明） | 1.<br>2.<br>3. |  | 好　□<br>较好□<br>一般□<br>差　□ |

## （二）护理依从性及满意度评价

| 评价项目 | | 患者对护理的依从性 | | | 患者对护理的满意度 | | |
|---|---|---|---|---|---|---|---|
| | | 依从 | 部分依从 | 不依从 | 满意 | 一般 | 不满意 |
| 中医护理技术 | 中药泡洗 | | | | | | |
| | 耳穴贴压（耳穴埋豆） | | | | | | |
| | 穴位贴敷 | | | | | | |
| | 艾　灸 | | | | | | |

（续表）

| 评价项目 | | 患者对护理的依从性 | | | 患者对护理的满意度 | | |
|---|---|---|---|---|---|---|---|
| | | 依从 | 部分依从 | 不依从 | 满意 | 一般 | 不满意 |
| 中医护理技术 | 穴位按摩 | | | | | | |
| | 中药眼部雾化 | | | | | | |
| 健康指导 | | / | / | / | | | |
| 签　　名 | | 责任护士签名： | | | 上级护士或护士长签名： | | |

**（三）对本病中医护理方案的评价**

　　实用性强□　　实用性较强□　　实用性一般□　　不实用□
　　改进意见：


**（四）评价人（责任护士）**

　　姓名：＿＿＿＿　技术职称：＿＿＿＿　完成日期：＿＿＿＿　护士长签字：＿＿＿＿

### 附表2　消渴（2型糖尿病）护理效果评价量表

| 分级症状 | 无(0分) | 轻(2分) | 中(4分) | 重(6分) | 实施前评价 | | 实施后评价 | |
|---|---|---|---|---|---|---|---|---|
| | | | | | 日期 | 分值 | 日期 | 分值 |
| 尿量增多 | 每日尿量正常1 000～2 000 mL/天 | 每日尿量2～2.5 L | 每日尿量2.5～3 L | 每日尿量3 L以上 | | | | |
| 口干多饮 | 无 | 自觉口干，饮水量稍增 | 口干，饮水量比平常增多半倍以上，饮水后可缓解口干症状 | 口干明显，需不断饮水，饮水量比平常增加1倍以上 | | | | |
| 多食易饥 | 无 | 饥饿感明显 | 餐前饥饿难以忍耐，食量明显增加 | 饥饿难忍，或食后即饥，易伴低血糖反应 | | | | |

(续表)

| 分级\症状 | 无（0分） | 轻(2分) | 中(4分) | 重(6分) | 实施前评价 日期 | 实施前评价 分值 | 实施后评价 日期 | 实施后评价 分值 |
|---|---|---|---|---|---|---|---|---|
| 倦怠乏力 | 无 | 不耐劳力 | 可坚持轻体力劳动 | 勉强支持日常活动 | | | | |
| 肢体麻木 | 无 | 肢端发麻 | 持续麻木仅限于手足 | 膝以下或肘以下持续麻木 | | | | |
| 肢体疼痛 | 无 | 肢端偶刺痛 | 肢端持续疼痛 | 肢端持续疼痛，不能缓解，难以入寐 | | | | |
| 肢体发凉 | 无 | 肢端不温 | 肢端发凉，得温可以缓解 | 肢冷畏寒，得温难减 | | | | |
| 视物模糊 | 无 | 轻度视频处理器物模糊，不影响读写 | 轻度视物模糊，读写活动受影响，但不影响日常活动 | 视物模糊，严重影响日常活动 | | | | |
| 皮肤瘙痒 | 无 | 偶有皮肤瘙痒 | 经常皮肤瘙痒 | 皮肤瘙痒难忍，难以入寐 | | | | |
| 腰膝酸软 | 无 | 腿软难以久立 | 持续腰膝酸软，可支持日常活动 | 腰膝酸软，程度重，喜卧 | | | | |

## 第二十九节　消渴病肾病（糖尿病肾病）中医护理方案

### 一、常见证候要点

（一）气虚证

神疲乏力，少气懒言，自汗易感。舌胖有印。

（二）血虚证

面色无华，唇甲色淡，经少色淡。舌胖质淡。

（三）阴虚证

怕热汗出，或有盗汗，咽干口渴，大便干，手足心热或五心烦热。舌瘦红而裂。

（四）阳虚证

畏寒肢冷，腰膝怕冷，面足浮肿，夜尿频多。舌胖苔白。

（五）血瘀证

定位刺痛，夜间加重，肢体麻痛，肌肤甲错，口唇舌紫，或紫暗、瘀斑。舌下络脉色紫怒张。

（六）痰湿证

胸闷脘痞，纳呆呕恶，形体肥胖，全身困倦，头胀肢沉。舌苔白腻。

（七）湿浊证

食少纳呆，恶心呕吐，口中黏腻，口有尿味，神志呆钝，或烦闷不宁，皮肤瘙痒。舌苔白腻。

## 二、常见症状/证候施护

（一）水肿

1. 评估水肿程度，监测体重、腹围。
2. 观察排尿的次数和量，使用利尿药者观察电解质和生命体征变化。
3. 阴囊水肿者可局部垫起，避免受压；严重胸腔积液、腹水时取半坐卧位。
4. 遵医嘱耳穴贴压（耳穴埋豆），取脾、肾、内分泌等穴，耳部水肿患者禁用。

（二）皮肤瘙痒

1. 着柔软棉织品，避免化纤、羽绒、羊绒等织品，沐浴或泡脚时水温40℃以下。
2. 修剪指甲，指导患者勿搔抓皮肤。
3. 遵医嘱给予中药涂擦。
4. 遵医嘱中药药浴，药液温度在40℃以下，药浴时间要短，以20分钟为宜。
5. 遵医嘱中药熏洗，皮肤破溃者禁用。

（三）泡沫尿（蛋白尿）

1. 观察尿泡沫的量及消散时间。
2. 注意观察发热、劳累等因素对患者蛋白尿的影响。
3. 遵医嘱艾灸，取足三里、肾俞、脾俞、气海、三阴交等穴。

（四）恶心、呕吐

1. 保持口腔清洁。
2. 舌面上放鲜姜片，以缓解呕吐。
3. 口中氨味者，予以冷开水或饮柠檬水漱口。
4. 遵医嘱艾灸，取膈俞、胃俞、神阙等穴。
5. 遵医嘱穴位按摩，取足三里、内关、合谷等穴。

（五）头胀肢乏

1. 定时血压监测，高血压危象者应绝对卧床休息，立即报告医师。

2. 保持大便通畅,勿屏气或用力排便。顺时针按摩腹部。

3. 遵医嘱穴位按摩,取三阴交、足三里、风池、百会、太阳等穴。

4. 遵医嘱耳穴贴压(耳穴埋豆),取心、脑干、神门等穴。

### 三、中医特色治疗护理

(一)药物治疗

1. 内服中药。

2. 注射给药。

3. 外用中药。

(二)特色技术

1. 耳穴贴压(耳穴埋豆)。

2. 穴位按摩。

3. 艾灸。

4. 中药涂擦。

5. 中药药浴。

6. 中药熏洗。

### 四、健康指导

(一)生活起居

1. 保证病室空气流通,避免交叉感染。

2. 做好个人卫生。

3. 对患者生活自理能力程度进行评估,定期监测血糖。采用中低强度的有氧耐力运动项目,如步行、慢跑、骑车等。

4. 指导患者进行中医养生功的锻炼,如八段锦、太极拳等。

5. 透析前健康教育。让患者充分了解透析的最佳时机、血液透析和腹膜透析方式的适应证、禁忌证、优缺点等。

(二)饮食指导

加强个体化饮食管理,记录出入量。

1. 气虚证,宜食补气的食品,如瘦肉、白扁豆、鹌鹑等。

2. 血虚证,宜食补血的食品,如动物血制品、红皮花生、黑豆等。

3. 阴虚证,宜食清凉类的食品,如银耳、莲子、玉竹等。

4. 阳虚证,宜食性质温热、具有补益肾阳、温暖脾胃作用的食品,如鸡肉、韭菜、生姜、干姜、花椒等。

5. 血瘀证,宜食活血化瘀的食品,如玫瑰花、油菜等。

6. 痰湿证,宜食化痰利湿的食品,如木瓜、荸荠、紫菜、扁豆、红小豆、包菜、薏苡仁、鲫鱼、鲤鱼等。不宜多吃酸涩食品,如柚子、枇杷等。

7. 湿浊证,宜食祛湿化浊的食品,如花生等。

8. 减少粥和汤的摄入,饮水量应根据患者每日尿量而定,一般以前一日总出量加 500 mL 水量为宜,增加动物蛋白的摄入。

(三)情志调理

1. 多与患者沟通,使其了解本病与情志的关系,保持乐观稳定的情绪。

2. 护理干预,存在颅内出血的危险时,应立即报告医师,观察患者有无抑郁、焦虑症状,针对不同的情志问题,采用释疑解惑、以情胜情等方法进行干预。

**五、护理效果评价**

见:消渴病肾病(糖尿病肾病)中医护理效果评价表

见:消渴病肾病(糖尿病肾病)护理效果评价量表

### 附表1 消渴病肾病(糖尿病肾病)中医护理效果评价表

医院:　　　　科室:　　　　入院日期:　　　　出院日期:　　　　住院天数:

患者姓名:　　　　性别:　　　　年龄:　　　　ID:　　　　文化程度:

纳入中医临床路径:是□　否□

证候诊断:气虚证□　　血虚证□　　阴虚证□　　阳虚证□　　血瘀证□

　　　　　痰湿证□　　湿浊证□　　其他□

(一)护理效果评价

| 主要症状 | 主要辨证施护方法 | 中医护理技术 | 护理效果 |
|---|---|---|---|
| 水肿□ | 1. 水肿的评估□<br>2. 尿量观察□<br>3. 局部皮肤、体位□<br>4. 其他护理措施 | 1. 耳穴贴压□　应用次数:____次　应用时间:____天<br>2. 其他:____　应用次数:____次　应用时间:____天<br>(请注明,下同) | 好　□<br>较好□<br>一般□<br>差　□ |
| 皮肤瘙痒□ | 1. 生活起居□<br>2. 其他护理措施 | 1. 中药涂擦□　应用次数:____次　应用时间:____天<br>2. 中药药浴□　应用次数:____次　应用时间:____天<br>3. 中药熏洗□　应用次数:____次　应用时间:____天<br>4. 其他:____　应用次数:____次　应用时间:____天 | 好　□<br>较好□<br>一般□<br>差　□ |
| 泡沫尿<br>(蛋白尿)□ | 1. 泡沫尿观察□<br>2. 评估诱发因素□<br>3. 其他护理措施 | 1. 艾　灸□　应用次数:____次　应用时间:____天<br>2. 其他:____　应用次数:____次　应用时间:____天 | 好　□<br>较好□<br>一般□<br>差　□ |

（续表）

| 主要症状 | 主要辨证施护方法 | 中医护理技术 | 护理效果 |
|---|---|---|---|
| 恶心、呕吐□ | 1. 口腔清洁□<br>2. 症状护理□<br>3. 其他护理措施 | 1. 艾　　灸□　应用次数：＿＿次　应用时间：＿＿天<br>2. 穴位按摩□　应用次数：＿＿次　应用时间：＿＿天<br>3. 其他：＿＿＿　应用次数：＿＿次　应用时间：＿＿天 | 好　□<br>较好□<br>一般□<br>差　□ |
| 头胀肢乏□ | 1. 血压监测□<br>2. 腹部按摩□<br>3. 排便护理□<br>4. 其他护理措施 | 1. 穴位按摩□　应用次数：＿＿次　应用时间：＿＿天<br>2. 耳穴贴压□　应用次数：＿＿次　应用时间：＿＿天<br>3. 其他：＿＿＿　应用次数：＿＿次　应用时间：＿＿天 | 好　□<br>较好□<br>一般□<br>差　□ |
| 其他□<br>（请注明） | 1.<br>2.<br>3. |  | 好　□<br>较好□<br>一般□<br>差　□ |

（二）护理依从性及满意度评价

| 评价项目 | | 患者对护理的依从性 | | | 患者对护理的满意度 | | |
|---|---|---|---|---|---|---|---|
| | | 依从 | 部分依从 | 不依从 | 满意 | 一般 | 不满意 |
| 中医护理技术 | 耳穴贴压（耳穴埋豆） | | | | | | |
| | 穴位按摩 | | | | | | |
| | 艾　灸 | | | | | | |
| | 中药熏洗 | | | | | | |
| | 中药涂擦 | | | | | | |
| | 中药药浴 | | | | | | |
| 健康指导 | | / | / | / | | | |
| 签　　名 | | 责任护士签名： | | | 上级护士或护士长签名： | | |

（三）对本病中医护理方案的评价

　　实用性强□　　实用性较强□　　实用性一般□　　不实用□

　　改进意见：

（四）评价人（责任护士）

　　姓名：＿＿＿＿　技术职称：＿＿＿＿　完成日期：＿＿＿＿　护士长签字：＿＿＿＿

附表2　消渴病肾病(糖尿病肾病)护理效果评价量表

| 分级<br>症状 | 无<br>(0分) | 轻(2分) | 中(4分) | 重(6分) | 实施前评价 || 实施后评价 ||
|---|---|---|---|---|---|---|---|---|
| | | | | | 日期 | 分值 | 日期 | 分值 |
| 水肿 | 无 | 晨起眼睑浮肿 | 眼睑及双下肢浮肿,按之凹陷 | 水肿明显,甚至波及全身,按之深陷不起 | | | | |
| 皮肤瘙痒 | 无 | 偶尔发生 | 经常发生 | 整日发生,不易缓解 | | | | |
| 泡沫尿(蛋白尿) | 无 | 尿有泡沫,每日尿蛋白定量<1.0 g | 每日尿蛋白定量(1.0~3.0 g) | 每日尿蛋白定量(≥3.0 g) | | | | |
| 恶心、呕吐 | 无 | 偶尔发生 | 经常发生 | 整日发生,不易缓解 | | | | |
| 头胀肢乏 | 无 | 偶有疲乏,可坚持轻体力劳动 | 活动后即感乏力,勉强支持日常活动 | 活动休息后仍感疲乏,不能坚持日常活动 | | | | |

# 第三十节　瘿病(甲状腺功能亢进症)中医护理方案

## 一、常见证候要点

(一)气阴两虚证

颈部肿大不适,乏力多汗,咽干口燥,五心烦热,消瘦,眠差,大便频多,腰膝酸软。舌红,少苔,脉细数无力。

(二)阴虚火旺证

颈部肿大不适,双目干涩,头晕眼花,多食消瘦,五心烦热,盗汗,或突眼,手颤。舌质红,少苔,脉细数。

(三)肝火旺盛证

颈部肿大不适,烦躁易怒,面红目赤,口苦口干,心悸失眠,手抖,突眼。舌红,苔黄,脉弦数。

(四)肝郁痰结证

颈部肿胀憋闷不适,喉中阻塞感,遇情志变化而加重,胸闷善太息,心悸,失眠,突眼,纳呆乏力。舌质红,苔薄腻,脉弦滑。

## 二、常见症状/证候施护

(一)颈部肿大

1. 观察患者颈部肿块的大小、范围、改变、温度,若肿块迅速长大、疼痛、吞咽困难、声音嘶哑等,应立即报告医师。

2. 不要用力挤压甲状腺。

3. 可选用大青膏中药外敷颈部。

4. 疼痛明显者,予以耳穴贴压(耳穴压豆),取穴神门、交感、甲状腺等。

(二)眼突

1. 观察患者的眼突度、视力、视野等变化,角膜有无损伤。

2. 眼球突出者,取高枕卧位,以减轻局部水肿;外出戴有色眼镜以防强光及灰尘刺激。

3. 眼睑不能闭合者,睡眠时用油纱布或眼罩保护眼睛,少看书和电视。

4. 眼勿向上凝视,以免加重突眼和诱发斜视。

5. 经常做眼球环视运动,使眼部肌肉放松。

6. 遵医嘱穴位按摩,取睛明、承泣、四白、养老等穴。

(三)心悸

1. 保持室内光线温和,环境幽雅。

2. 注意休息,根据患者具体情况适当进行锻炼,以促进气血流畅,不要做高温及费力的运动。

3. 甲亢患者急性期必须卧床休息,减少消耗。

4. 遵医嘱穴位贴敷,取关元、气海、膻中、足三里、太溪、内关、三阴交等穴。

5. 遵医嘱耳穴贴压(耳穴埋豆),取心、肺、肾、神门、皮质下等穴;伴失眠者可配交感、内分泌等穴。

(四)高热

1. 保持皮肤干燥,汗出较多时及时更换衣服、被褥,防止受凉。

2. 保持皮肤和口腔清洁。

3. 观察体温、脉搏、血压、呼吸、心率、心律等情况。当患者体温高于39℃出现情绪激动、面赤、怕热多汗、多食善饥、眼凸手颤等,应警惕甲亢危象,立即报告医师。

4. 遵医嘱穴位按摩,取合谷、曲池、耳尖等穴。

(五)失眠

1. 环境安静舒适,光线宜暗,床被褥松软适宜,避免噪声。

2. 肝火旺盛伴失眠者可予耳穴贴压(耳穴压豆),取穴神门、交感、肝等。

3. 睡前饮热牛奶一杯。

4. 睡前中药浴足,以安睡助眠。

5. 遵医嘱使用中药枕,以安神助眠。

(六)泄泻

1. 严密观察大便的次数、色、质、量的变化及有无腹痛、脱水等伴随症状,及时留取大便标本送检。

2. 给予高热量、高维生素、易消化、纤维素含量少的饮食,禁食生冷硬、油腻的食物。

3. 每日保持饮水量3 000 mL以上,以淡盐水为宜。

4. 注意腹部保暖,可艾条灸或热敷神阙穴。

5. 隔姜灸足三里穴,隔日1次,每次5分钟,以温阳健脾止泻。

6. 泄泻次数频繁者,便后用温水洗净肛门或用马齿苋60 g煎汤坐浴。

7. 严重伤阴脱液者,详细记录出入量,遵医嘱静脉滴注(先快后慢,先盐后糖),补充津液,纠正脱水。

### 三、中医特色治疗护理

(一)药物治疗

1. 内服中药　遵医嘱用药,中药汤剂宜温服,观察用药后反应。

2. 外用中药　观察用药后反应,如出现灼热、发红、瘙痒、刺痛等局部症状时,及时报告医师配合处理。

(二)特色技术

1. 中药外敷　甲状腺炎患者,颈部可予乌蔹莓、大青膏等中药外敷。

2. 耳穴贴压(耳穴压豆)　肝火旺盛伴失眠者可予耳穴埋籽,取穴神门、交感、肝等。

3. 艾灸　泄泻患者可在脐部用艾条灸或热敷。

4. 穴位按摩　肝火旺盛伴失眠者,可取穴神门、三阴交、中脘等。

5. 中药浴足　活血助运的中药如伸筋草、透骨草、丹参、艾草、川芎、红花等。

### 四、健康指导

(一)生活起居

1. 尽量饮用自来水或蒸馏水,少用井水。

2. 适当休息,注意补充足够的热量和营养,包括糖、蛋白质、B族维生素等。对精神紧张者必要时可给予适当镇静药。

3. 参加适宜的文体活动。

(二)饮食指导

饮食调节原则:饮食应清淡,富有营养,进食高蛋白、高热量、高维生素食物,忌烟酒,忌食含碘食物。如紫菜、海带、海鲜等;忌生姜、羊肉、咖啡、浓茶等温热或刺激辛辣食物。尽量少吃容易引起甲状腺肿大的食品,如甘蓝菜、花椰菜、大白菜、玉米、豆浆、芒果等。

1. 气阴两虚证　指导患者多饮梨汁、藕汁、西瓜水、绿豆汤,每日不少于3 000 mL。

2. 阴虚火旺证　宜食木耳、黑鱼、瘦肉等。

3. 肝火旺盛证　宜食茵陈、凉拌苦瓜、菊花、决明子泡茶饮等。

4. 肝郁痰结证　宜食凉拌猪肝、杏仁饮、蒲公英陈皮饮等。

(三) 情志调理

1. 教育患者保持心情愉快,遇事勿恼怒,避免情志刺激扰动五志之火。

2. 向患者宣传本病的有关知识,消除患者的忧虑、恐惧情绪,减轻患者思想顾虑。

3. 告知家属患者病情,使之正确认识患者的病情,从各方面关心、体贴患者,帮助患者疾病的治疗。

4. 引导患者学会控制情绪,多与康复病友交流。

(四) 用药指导

1. 注意观察使用抗甲状腺药物,如甲巯咪唑、丙硫氧嘧啶后有无过敏反应。

2. 服用抗甲状腺药后如有高热、喉咙疼痛,立即就诊,排除粒细胞减少和粒细胞缺乏症。

3. 定期复诊,服药期间每月查血常规、甲状腺功能五项。

## 五、护理难点

患者服药依从性差。

治疗甲亢常规用药至少需1年半至2年,短期常规药物治疗后,患者症状减轻或消失,许多患者往往自行减药,导致甲亢复发,久治不愈。

解决思路如下。

1. 针对患者的具体情况、生活方式、文化程度等给予个性化指导,强调患者自我管理的重要性。

2. 老年患者以少文字、多图片、大图片、近距离、反复强化等健康教育方式,以提高患者的依从性。

3. 中年患者可利用平面、电视、网络媒体学习瘿病相关知识,养成健康的生活方式。

4. 用日历、图标、时间表、定时器、单剂量储药盒等方式提醒患者按时服药。如在药品包装上做大而清晰的明显标识;对于外包装、片型相似的药物分开放置,以免误服;指导患者采用不同颜色的药杯分装不同时间段的药物。

5. 建立通讯录,对患者进行随访并提供咨询服务。

## 六、护理效果评价

见:瘿病(甲状腺功能亢进症)中医护理效果评价表

见:瘿病(甲状腺功能亢进症)护理效果评价量表

### 附表1　瘿病(甲状腺功能亢进症)中医护理效果评价表

医院:　　　科室:　　　入院日期:　　　出院日期:　　　住院天数:

患者姓名:　　　性别:　　　年龄:　　　ID:　　　文化程度:

纳入中医临床路径:是□　否□

证候诊断:气阴两虚证□　阴虚火旺证□　肝火旺盛证□　肝郁痰结证□　其他□

（一）护理效果评价

| 主要症状 | 主要辨证施护方法 | 中医护理技术 | 护理效果 |
|---|---|---|---|
| 颈部肿大□ | 1. 记录肿块的大小、范围、改变、温度□<br>2. 其他护理措施 | 1. 耳穴贴压□ 应用次数：____次 应用时间：____天<br>2. 中药外敷□ 应用次数：____次 应用时间：____天<br>3. 其他：____ 应用次数：____次 应用时间：____天<br>（请注明，下同） | 好 □<br>较好□<br>一般 □<br>差 □ |
| 眼突□ | 1. 记录眼突度、视力、视野变化□<br>2. 眼部护理□<br>3. 安全防护□<br>4. 其他护理措施 | 1. 穴位按摩□ 应用次数：____次 应用时间：____天<br>2. 其他：____ 应用次数：____次 应用时间：____天 | 好 □<br>较好□<br>一般 □<br>差 □ |
| 心悸□ | 1. 病情观察□<br>2. 运动指导□<br>3. 其他护理措施 | 1. 穴位贴敷□ 应用次数：____次 应用时间：____天<br>2. 耳穴贴压□ 应用次数：____次 应用时间：____天<br>3. 其他：____ 应用次数：____次 应用时间：____天 | 好 □<br>较好□<br>一般 □<br>差 □ |
| 高热□ | 1. 监测□<br>2. 饮食、饮水□<br>3. 其他护理措施 | 1. 穴位按摩□ 应用次数：____次 应用时间：____天<br>2. 其他：____ 应用次数：____次 应用时间：____天 | 好 □<br>较好□<br>一般 □<br>差 □ |
| 失眠□ | 1. 生活护理□<br>2. 其他护理措施 | 1. 中药浴足□ 应用次数：____次 应用时间：____天<br>2. 耳穴贴压□ 应用次数：____次 应用时间：____天<br>3. 中药枕□ 应用次数：____次 应用时间：____天<br>4. 其他：____ 应用次数：____次 应用时间：____天 | 好 □<br>较好□<br>一般 □<br>差 □ |
| 泄泻□ | 1. 记录大便次数□<br>2. 饮食□<br>3. 排便指导□<br>4. 其他护理措施 | 1. 穴位贴敷□ 应用次数：____次 应用时间：____天<br>2. 艾灸□ 应用次数：____次 应用时间：____天<br>3. 中药坐浴□ 应用次数：____次 应用时间：____天<br>4. 其他：____ 应用次数：____次 应用时间：____天 | 好 □<br>较好□<br>一般□<br>差 □ |
| 其他□<br>（请注明） | 1.<br>2.<br>3. |  | 好 □<br>较好□<br>一般 □<br>差 □ |

(二)护理依从性及满意度评价

| 评价项目 | | 患者对护理的依从性 | | | 患者对护理的满意度 | | |
|---|---|---|---|---|---|---|---|
| | | 依从 | 部分依从 | 不依从 | 满意 | 一般 | 不满意 |
| 中医护理技术 | 耳穴贴压(耳穴埋豆) | | | | | | |
| | 中药外敷 | | | | | | |
| | 艾灸 | | | | | | |
| | 穴位按摩 | | | | | | |
| | 中药浴足 | | | | | | |
| | 中药枕 | | | | | | |
| 健康指导 | | / | / | / | | | |
| 签名 | | 责任护士签名: | | | 上级护士或护士长签名: | | |

(三)对本病中医护理方案的评价

　　实用性强□　　实用性较强□　　实用性一般□　　不实用□

　　改进意见:

(四)评价人(责任护士)

　　姓名:_____　技术职称:_____　完成日期:_____　护士长签字:_____

### 附表2　瘿病(甲状腺功能亢进症)护理效果评价量表

| 分级\症状 | 无(0分) | 轻(2分) | 中(4分) | 重(6分) | 实施前评价 | | 实施后评价 | |
|---|---|---|---|---|---|---|---|---|
| | | | | | 日期 | 分值 | 日期 | 分值 |
| 瘿肿 | 无 | Ⅰ°肿大,质硬 | Ⅱ°肿大,质硬或饱满 | Ⅲ°肿大,质硬或饱满 | | | | |
| 瘿痛 | 无 | 轻度疼痛 | 中度疼痛 | 重度剧烈疼痛 | | | | |
| 瘿肿触诊 | 无 | 轻度触痛、稍拒按 | 中度触痛、拒按 | 重度触痛、拒按 | | | | |
| 发热 | 无 | 潮热或低热 | 中度发热 | 寒战、高热 | | | | |
| 体倦乏力 | 无 | 易疲劳 | 疲倦,难以胜任重工作 | 精神不振,不能胜任轻工作 | | | | |

(续表)

| 分级症状 | 无(0分) | 轻(2分) | 中(4分) | 重(6分) | 实施前评价 | | 实施后评价 | |
|---|---|---|---|---|---|---|---|---|
| | | | | | 日期 | 分值 | 日期 | 分值 |
| 烦躁易怒 | 无 | 抑郁、善太息，易激惹，可控制 | 易激善怒，与人争吵，尚能自制 | 暴躁不安，难以控制 | | | | |
| 心慌 | 无 | 体力活动后出现 | 轻微体力活动即出现 | 静息时亦出现 | | | | |
| 睡眠 | 无 | 多梦眠不实 | 多噩梦易惊醒 | 难以入睡或嗜睡 | | | | |
| 汗出 | 无 | 易出汗 | 活动后出汗 | 汗出不止 | | | | |
| 便溏 | 正常 | 每日1次 | 每日2~3次 | 每日3次以上 | | | | |
| 眼突 | 无 | 眼球突出，眼睛凝视或呈现惊恐眼神 | 羞明、流泪、复视、视力减退、眼部肿痛、有异物感 | 眼睛不能闭合，结膜、角膜外露引起充血、水肿、角膜溃烂等，甚至失明 | | | | |

# 第三十一节 虚劳(甲状腺功能减退症)中医护理方案

## 一、常见证候要点

(一)脾肾阳虚证

面部浮肿，面色萎黄或苍白无华，神疲乏力，少气懒言，头昏目眩，腰膝酸软，畏寒肢冷，纳呆腹胀，口淡无味，便秘，或男子阳痿，或女子闭经。舌质淡胖，舌苔白滑或薄腻，脉沉弱或沉迟无力。

(二)心肾阳虚证

形寒肢冷，怕冷喜温，腰酸腰痛，心悸怔忡，面目浮肿，动作懒散，乏力嗜睡。舌淡胖，色紫暗，舌苔薄白，脉沉迟或沉弱。

(三)气血两虚证

神疲乏力，少气懒言，反应迟钝，面色萎黄，纳呆、便溏，手足欠温。舌淡苔薄、脉细弱。

## 二、常见症状/证候施护

（一）倦怠乏力

1. 观察乏力程度，恢复情况。

2. 遵医嘱艾条灸，取穴足三里、三阴交、脾俞、肾俞。

3. 饮食以益气为主，可选黄芪茯苓粳米粥。

4. 遵医嘱耳穴贴压（耳穴埋豆），选择颈、内分泌、缘中、皮质下、肾等穴位。

（二）畏寒

1. 活血助运中药浴足，如红花、艾草、伸筋草、透骨草、川芎等。

2. 遵医嘱艾条灸或穴位贴敷，可选穴关元、涌泉。

3. 食疗可用生姜、黄芪、肉桂煨鸡汤。

4. 观察体温，若体温低于35℃可出现呼吸浅而慢、心率过缓、血压降低、嗜睡等症状时，多数发生黏液性水肿昏迷的先兆，应立即抢救，并采取保暖措施，如加盖棉被、置热水袋等，同时应注意防止烫伤。

5. 遵医嘱耳穴贴压（耳穴埋豆），选择颈、内分泌、缘中、皮质下、脾等穴位。

（三）浮肿

1. 遵医嘱艾条灸，取穴三阴交、足三里、肾俞等。

2. 准确观察并记录患者的尿量，严密观察其全身水肿消退的情况，并根据水肿消退的快慢来调节水及电解质的出入量。

3. 食疗可用生姜、冬瓜皮、薏苡仁、粳米粥。

4. 遵医嘱耳穴贴压（耳穴埋豆），选择颈、内分泌、缘中、皮质下、肾、三焦等穴位。

（四）纳呆

1. 遵医嘱艾条灸，取穴中脘、足三里、脾俞、胃俞。

2. 保持病室整洁、空气流通，避免刺激性气味，及时更换污染被褥、衣服，以利促进患者食欲。

3. 食疗可用薏苡仁、山药、砂仁、陈皮粳米粥。

4. 调节饮食花样，以促进患者的食欲。

5. 遵医嘱耳穴贴压（耳穴埋豆），选择颈、内分泌、缘中、皮质下、脾、胃、肾等穴位。

## 三、中医特色治疗护理

（一）药物治疗

1. 内服中药　遵医嘱用药，观察用药后反应；中药汤剂宜温服；中西药之间间隔30分钟以上。

2. 注射给药

(1) 中成药制剂建议单独使用，如需联合给药，应考虑时间间隔或中性液体过渡。

(2)滴速不宜过快,孕妇及哺乳期女性慎用,有出血倾向者禁用丹红注射液、苦碟子注射液。

(3)用药过程中观察有无不良反应。应用甲状腺制剂治疗时,应按医嘱递增药量,严密观察药物疗效及其不良反应。如患者出现心动过速、失眠、兴奋、多汗等症状时,应遵照医嘱减量或暂时停药。

(二)特色技术

1. 中药泡洗　适用于下肢凉、畏寒者,遵医嘱选用活血通络止痛之剂。水温以37～40℃为宜,时间20～30分钟,严防烫伤。

2. 耳穴贴压(耳穴埋豆)　根据病情需要选择耳穴。

3. 穴位贴敷　遵医嘱选择涌泉、神阙、关元等穴位,首次贴敷2小时左右即可,以后每日1次,每次保留4小时,4周为1个疗程。

4. 艾灸　适用于阳虚者,遵医嘱取肾俞、脾俞、神阙、足三里、关元等穴位。

5. 穴位按摩　患者出院前教会其按摩足三里、涌泉、三阴交等常用保健穴。

6. 药熨法　遵医嘱将艾草、当归、川芎、黄芪、肉桂、粗盐做成热罨包,每日睡前温敷腰部肾俞、脾俞,以温补肾阳。

## 四、健康指导

(一)生活起居

1. 注意保暖,避风寒、适寒温、慎起居、适劳逸。

2. 合理安排作息时间,适量运动,如气功锻炼、打太极等活动。

3. 指导患者建立良好的卫生习惯和生活方式,禁烟限酒。

4. 晨练宜晚不宜早。多搓手脚,促进血液循环。

(二)饮食指导

饮食调节原则:饮食宜高热量、高蛋白、清淡易消化低盐饮食。

1. 脾肾阳虚证　可多食蔬菜如韭菜、山药,可以温阳健脾。

2. 心肾阳虚证　少食辛辣厚味,过分滋腻,生冷不洁之物。

3. 气血两虚证　合理食用性温和食物,禁食寒凉生冷食物,如冷饮、苦瓜、西瓜、菊花茶等则少食为好。

(三)情志调理

因患者表情淡漠,精神抑郁,性情孤僻,应对其加强心理护理,关心体贴患者,主动与其谈心,交流思想,以解除患者的顾虑,增加他们的生活情趣,树立战胜疾病的信心。

## 五、护理难点

患者服药依从性差。

各种类型的甲减,均需用甲状腺素(TH)替代,永久性甲减者需终身服用,许多患者因无法长期用药,自行停药,导致迁延难愈。

解决思路如下。

1. 针对患者的特点、生活方式、文化程度等给予个性化指导,强调患者自我管理的重要性。

2. 老年患者以少文字、多图片、大图片、近距离、反复强化等健康教育方式,以提高患者的依从性。

3. 中年患者可利用平面、电视、网络媒体学习虚劳相关知识,养成健康的生活方式。

4. 用日历、图标、时间表、定时器、单剂量储药盒等方式提醒患者按时服药。如在药品包装上做大而清晰的明显标识;对于外包装、片型相似的药物分开放置,以免误服;指导患者采用不同颜色的药杯分装不同时间段的药物。

5. 建立通讯录,对患者进行随访并提供咨询服务。

**六、护理效果评价**

见:虚劳(甲状腺功能减退症)中医护理效果评价表

见:虚劳(甲状腺功能减退症)护理效果评价量表

### 附表1 虚劳(甲状腺功能减退症)中医护理效果评价表

医院:　　　　科室:　　　　入院日期:　　　　出院日期:　　　　住院天数:

患者姓名:　　　性别:　　　　年龄:　　　　ID:　　　　文化程度:

纳入中医临床路径:是□　否□

证候诊断:脾肾阳虚证□　　心肾阳虚证□　　气血两虚证□　　其他□

(一)护理效果评价

| 主要症状 | 主要辨证施护方法 | 中医护理技术 | 护理效果 |
|---|---|---|---|
| 倦怠乏力□ | 1. 饮食指导□<br>2. 观察乏力程度□<br>3. 其他护理措施 | 1. 艾　　灸□　应用次数:____次　应用时间:____天<br>2. 耳穴贴压□　应用次数:____次　应用时间:____天<br>3. 其他:____　应用次数:____次　应用时间:____天<br>(请注明,下同) | 好　□<br>较好□<br>一般□<br>差　□ |
| 畏寒□ | 1. 饮食指导□<br>2. 观察体温□<br>3. 其他护理措施 | 1. 艾　　灸□　应用次数:____次　应用时间:____天<br>2. 中药泡洗□　应用次数:____次　应用时间:____天<br>3. 耳穴贴压□　应用次数:____次　应用时间:____天<br>4. 中药浴足□　应用次数:____次　应用时间:____天<br>5. 其他:____　应用次数:____次　应用时间:____天 | 好　□<br>较好□<br>一般□<br>差　□ |

(续表)

| 主要症状 | 主要辨证施护方法 | 中医护理技术 | 护理效果 |
|---|---|---|---|
| 浮肿□ | 1.饮食指导□<br>2.记录尿量□<br>3.其他护理措施 | 1.艾 灸□ 应用次数：____次 应用时间：____天<br>2.耳穴贴压□ 应用次数：____次 应用时间：____天<br>3.其他：____ 应用次数：____次 应用时间：____天 | 好 □<br>较好 □<br>一般 □<br>差 □ |
| 纳呆□ | 1.饮食指导□<br>2.其他护理措施 | 1.艾 灸□ 应用次数：____次 应用时间：____天<br>2.耳穴贴压□ 应用次数：____次 应用时间：____天<br>3.其他：____ 应用次数：____次 应用时间：____天 | 好 □<br>较好 □<br>一般 □<br>差 □ |

（二）护理依从性及满意度评价

| 评价项目 | | 患者对护理的依从性 | | | 患者对护理的满意度 | | |
|---|---|---|---|---|---|---|---|
| | | 依从 | 部分依从 | 不依从 | 满意 | 一般 | 不满意 |
| 中医护理技术 | 中药泡洗 | | | | | | |
| | 耳穴贴压（耳穴埋豆） | | | | | | |
| | 穴位贴敷 | | | | | | |
| | 艾 灸 | | | | | | |
| 健康指导 | | / | / | / | | | |
| 签 名 | | 责任护士签名： | | | 上级护士或护士长签名： | | |

（三）对本病中医护理方案的评价

　　实用性强□　　实用性较强□　　实用性一般□　　不实用□

　　改进意见：

（四）评价人（责任护士）

　　姓名：____　技术职称：____　完成日期：____　护士长签字：____

附表2  虚劳(甲状腺功能减退症)护理效果评价量表

| 分级<br>症状 | 无<br>(0分) | 轻(2分) | 中(4分) | 重(6分) | 实施前评价 | | 实施后评价 | |
|---|---|---|---|---|---|---|---|---|
| | | | | | 日期 | 分值 | 日期 | 分值 |
| 体倦乏力 | 无 | 易疲劳 | 疲倦,难以胜任重工作 | 精神不振,不能胜任轻工作 | | | | |
| 畏寒肢冷 | 无 | 手足发冷 | 四肢发冷 | 全身发冷,得温不减 | | | | |
| 面浮肢肿 | 无 | 晨起眼睑浮肿 | 眼睑及双下肢浮肿,按之凹陷 | 水肿明显,甚至波及全身,按之深陷不起 | | | | |
| 纳呆 | 无 | 食欲减退,食量未少 | 不欲食,尚能进食,食欲稍减 | 无食欲,食量减少1/3以上 | | | | |

# 第三十二节  虚劳(慢性再生障碍性贫血)中医护理方案

## 一、常见证候要点

### (一)肾阴虚证

面色苍白、心悸气短、头晕乏力。手足心热,潮热盗汗,口渴思饮,尿黄。舌边尖红,苔薄少津或少苔,脉细数。

### (二)肾阳虚证

面色苍白、心悸气短、头晕乏力。形寒肢冷,面色㿠白,食少便溏。舌体胖大边有齿痕,苔白滑,脉沉弱。

### (三)肾阴阳两虚证

面色苍白、心悸气短、头晕乏力。兼有肾阴虚、肾阳虚两型特点。舌苔白,脉沉细。

## 二、常见症状/证候施护

### (一)头晕乏力

1.注意休息,保证充足的睡眠,头晕乏力明显者,卧床休息。

2.做好安全护理,防跌倒损伤。

3.密切观察贫血症状的轻重,如面色、睑结膜、口唇、甲床苍白程度及自觉症状。

4.心悸气短明显者,遵医嘱给予氧气吸入及输血治疗。

5.遵医嘱耳穴贴压(耳穴埋豆),取心、神门、交感、皮质下、内分泌、枕、额等穴。粒细胞缺乏($<0.5\times10^9$/L)的患者禁用。

6. 遵医嘱穴位按摩或艾灸,取肾俞、脾俞、足三里等穴。

7. 遵医嘱中药足浴。

(二)出血

注意观察皮肤黏膜、口腔、头部有无不适,二便情况等,以了解出血情况。

1. 皮下出血 做好皮肤护理,治疗或注射后穿刺局部应按压 15 分钟以上,避免出血。

2. 鼻衄

(1)协助患者取坐位或半卧位,报告医师,向鼻中隔方向压迫鼻翼止血,血不止者遵医嘱用云南白药棉球或 1∶1 000 肾上腺素棉球填塞鼻腔压迫止血,仍不止者请耳鼻喉科医师诊治。

(2)遵医嘱耳穴贴压(耳穴埋豆),取内鼻、肺、肾上腺、额等穴,粒细胞缺乏的患者禁用。

3. 齿衄 报告医师,遵医嘱用棉签蘸止血药物局部按压,或用云南白药/三七粉棉球外敷牙龈。遵医嘱中药漱口。

4. 便血 报告医师,绝对卧床,密切监测生命体征,切忌下床排便,排便时勿用力。做好肛门及周围皮肤的护理。

(三)发热

1. 准确监测、记录体温。

2. 高热者可给予物理降温,遵医嘱给予退热药,热退汗出时,及时更换衣物,防止受凉。

3. 遵医嘱耳穴贴压(耳穴埋豆),取肺、交感、耳尖等穴,粒细胞缺乏的患者禁用。

4. 遵医嘱穴位按摩,取合谷、曲池、耳尖等穴,有出血倾向的患者禁用。

5. 注意休息,限制陪护和探视,粒细胞缺乏的患者入住层流病床。

6. 肛周湿毒者(肛周感染),遵医嘱中药局部熏洗、湿敷。

### 三、中医特色治疗护理

(一)药物治疗

1. 内服中药。

2. 静脉注射中药制剂。

(二)特色技术

1. 耳穴贴压(耳穴埋豆)。

2. 穴位按摩。

3. 中药熏洗。

4. 中药湿敷。

5. 中药足浴。

6. 中药涂擦。

**四、健康指导**

(一)生活起居

1. 适当活动,勿过劳,贫血严重者,绝对卧床休息。

2. 肾阳虚者多穿衣盖被,双足置热水袋,以热助阳。阴虚怕热,病室宜阴面。

3. 预防外邪入侵,注意做好口腔、皮肤及二阴的护理。戴口罩、漱口、便后用温水清洗肛周,注意经期卫生。避免磕碰,用软毛牙刷刷牙,勿用牙签剔牙,勿挖鼻孔等。饮食干净卫生,室内经常通风。

(二)饮食指导

1. 肾阴虚证,宜食滋阴补肾、填精益髓的食品,如瘦肉、山药、黑豆、海带、海参、果仁等,忌辛辣刺激之品。便血者暂禁食。

2. 肾阳虚证,宜食温阳补肾、填精益髓的食品,如牛脊髓、黑芝麻、虾、猪肾、黑豆、黑米、核桃等,忌生冷寒凉之品。

3. 肾阴阳两虚证,滋阴壮阳、填精益髓的食品,如猪肾、羊肾、乌鸡、枸杞子、虾等,忌辛辣、生冷寒凉之品。

4. 粒细胞缺乏期($<0.5\times10^9/L$),禁食生冷。

5. 有出血倾向患者避免食用硬固或带骨刺的食品,如油条、坚果、排骨、鱼虾等。

(三)情志调理

1. 责任护士多与患者沟通;鼓励病友间多沟通、多交流;亲属多陪伴患者。

2. 采用移情易志法,听音乐、看电视等以分散患者注意力,调节其心境情志。

3. 向患者介绍治疗效果好的病例,增强树立战胜疾病的信心。

**五、护理难点**

患者对健康生活方式的依从性差。

解决思路如下。

1. 向患者宣传良好的生活方式的重要性。

2. 根据患者情况进行个性化的健康教育,如对吸烟喝酒的、对劳逸不适度的患者,使其充分认识到危害性。

3. 建立医患联系卡,随时接受咨询。

**六、护理效果评价**

见:虚劳(慢性再生障碍性贫血)中医护理效果评价表

见:虚劳(慢性再生障碍性贫血)护理效果评价量表

## 附表1　虚劳(慢性再生障碍性贫血)中医护理效果评价表

医院：　　　　科室：　　　入院日期：　　　出院日期：　　　住院天数：
患者姓名：　　　性别：　　　年龄：　　　ID：　　　　文化程度：
纳入中医临床路径：是□　否□
证候诊断：肾阴虚证□　　肾阳虚证□　　肾阴阳两虚证□　　其他□

(一)护理效果评价

| 主要症状 | 主要辨证施护方法 | 中医护理技术 | 护理效果 |
|---|---|---|---|
| 头晕乏力□ | 1.活动与休息□<br>2.安　全□<br>3.病情观察、评估□<br>4.氧　疗□<br>5.其他护理措施 | 1.耳穴贴压□　应用次数：___次　应用时间：___天<br>2.穴位按摩□　应用次数：___次　应用时间：___天<br>3.艾　灸□　应用次数：___次　应用时间：___天<br>4.中药足浴□　应用次数：___次　应用时间：___天<br>5.其他：_____　应用次数：___次　应用时间：___天<br>(请注明，下同) | 好　□<br>较好□<br>一般□<br>差　□ |
| 出血□ | 1.评估出血情况□<br>2.鼻腔护理□<br>3.口腔护理□<br>4.便血护理□<br>5.皮肤护理□<br>6.其他护理措施 | 1.耳穴贴压□　应用次数：___次　应用时间：___天<br>2.中药漱口□　应用次数：___次　应用时间：___天<br>3.其他：_____　应用次数：___次　应用时间：___天 | 好　□<br>较好□<br>一般□<br>差　□ |
| 发热□ | 1.体温监测□<br>2.高热护理□<br>3.生活起居□<br>4.基础护理□<br>5.肛周湿毒护理□<br>6.其他护理措施 | 1.耳穴贴压□　应用次数：___次　应用时间：___天<br>2.穴位按摩□　应用次数：___次　应用时间：___天<br>3.中药熏洗□　应用次数：___次　应用时间：___天<br>4.中药湿敷□　应用次数：___次　应用时间：___天<br>5.其他：_____　应用次数：___次　应用时间：___天 | 好　□<br>较好□<br>一般□<br>差　□ |
| 其他□<br>(请注明) | 1.<br>2.<br>3. |  | 好　□<br>较好□<br>一般□<br>差　□ |

## (二)护理依从性及满意度评价

| 评价项目 | | 患者对护理的依从性 | | | 患者对护理的满意度 | | |
|---|---|---|---|---|---|---|---|
| | | 依从 | 部分依从 | 不依从 | 满意 | 一般 | 不满意 |
| 中医护理技术 | 耳穴贴压(耳穴埋豆) | | | | | | |
| | 穴位按摩 | | | | | | |
| | 中药熏洗 | | | | | | |
| | 中药湿敷 | | | | | | |
| | 中药足浴 | | | | | | |
| | 艾 灸 | | | | | | |
| | 中药涂擦 | | | | | | |
| 健康指导 | | / | / | / | | | |
| 签 名 | | 责任护士签名: | | | 上级护士或护士长签名: | | |

## (三)对本病中医护理方案的评价

实用性强□　　实用性较强□　　实用性一般□　　不实用□

改进意见:

## (四)评价人(责任护士)

姓名:_____　技术职称:_____　完成日期:_____　护士长签字:_____

### 附表2　虚劳(慢性再生障碍性贫血)护理效果评价量表

| 分级 症状 | 无(0分) | 轻(2分) | 中(4分) | 重(6分) | 实施前评价 | | 实施后评价 | |
|---|---|---|---|---|---|---|---|---|
| | | | | | 日期 | 分值 | 日期 | 分值 |
| 面色苍白 | 淡白 | 淡白无华 | 苍白如白纸 | 淡白 | | | | |
| 头晕 | 无 | 偶尔发生 | 经常发生 | 整日发生,不易缓解 | | | | |
| 乏力 | 无 | 精神不振,可维持日常生活 | 精神疲乏,勉强坚持日常生活 | 精神极度疲乏,卧床 | | | | |
| 发热 | 无 | 38℃以下 | 38~39℃ | 39℃以上 | | | | |

(续表)

| 症状\分级 | 无(0分) | 轻(2分) | 中(4分) | 重(6分) | 实施前评价 | | 实施后评价 | |
|---|---|---|---|---|---|---|---|---|
| | | | | | 日期 | 分值 | 日期 | 分值 |
| 心悸气短 | 无 | 偶尔发生 | 经常发生 | 反复发生不易缓解 | | | | |
| 手足心热 | 无 | 晚间手足心微热 | 心烦,手足心灼热 | 灼热,不欲衣被 | | | | |
| 潮热盗汗 | 无 | 头部汗出为主,偶尔出现 | 胸、背潮湿,反复出现 | 周身潮湿如水洗,经常出现 | | | | |
| 口渴欲饮 | 无 | 偶有感觉 | 可以忍受 | 不能忍受 | | | | |
| 尿黄 | 无 | 小便微黄 | 小便黄 | 小便黄赤 | | | | |
| 形寒肢冷 | 无 | 手足发冷 | 四肢发冷 | 全身发冷,得温不减 | | | | |
| 食少 | 正常 | 食欲差,饭量减少1/3~2/3 | 无食欲,饭量减少2/3以上 | 厌食,食量甚少,或不食 | | | | |
| 便溏 | 正常 | 每日1次 | 每日2~3次 | 每日3次以上 | | | | |

# 第三十三节　虚劳（急性白血病）中医护理方案

## 一、常见证候要点

（一）热毒炽盛证

壮热口渴,汗出烦躁,尿赤便秘,或有口舌生疮,咽喉肿痛,甚者可有发斑衄血等。舌红绛,苔黄燥,脉洪大或滑数。

（二）气阴两虚证

面色不华,头晕乏力,自汗盗汗,时有低热,五心烦热,心悸失眠,可有衄血发斑。舌质淡,体胖有齿印,苔薄白或薄黄,脉细数或细弱。

（三）气血双亏证

头晕耳鸣,面色苍白,唇甲色淡,纳呆食少,心悸气促。舌质淡,苔白,脉虚大或濡细。

## 二、常见症状/证候施护

（一）疲乏无力

1. 注意休息，适当活动，重度贫血者，卧床休息，限制探视。
2. 注意观察患者的面色、皮肤和黏膜以及自觉症状，监测血红蛋白值及白细胞、粒细胞、血小板计数等。
3. 心悸气短伴头晕明显者，遵医嘱给予氧气吸入。
4. 必要时遵医嘱输血。
5. 遵医嘱耳穴贴压（耳穴埋豆），取心、神门、交感、皮质下、内分泌等穴。粒细胞缺乏（$<0.5\times10^9/L$）的患者禁用。
6. 遵医嘱穴位按摩，取脾俞、肾俞、足三里等穴。
7. 遵医嘱中药足浴。

（二）发热

1. 密切观察患者体温变化，准确监测、记录体温。
2. 高热者可给予物理降温，遵医嘱给予退热药物，汗出热退时，及时更换衣裤、被褥，防止受凉。
3. 充分休息，限制陪护和探视，粒细胞缺乏的患者可入住层流病床。
4. 肛周湿毒者（肛周感染），遵医嘱中药局部熏洗湿敷。
5. 遵医嘱耳穴贴压（耳穴埋豆），取肺、交感、耳尖等穴。粒细胞缺乏（$<0.5\times10^9/L$）的患者禁用。
6. 遵医嘱穴位按摩，取合谷、曲池、耳尖等穴。有出血倾向的患者禁用。

（三）骨痛

1. 卧床休息，减少活动，改变体位时动作轻缓。
2. 保持肢体功能位，避免受压，可遵医嘱给予局部中药湿敷，以减轻疼痛。
3. 遵医嘱耳穴贴压（耳穴埋豆），取脑、额、枕、神门、肝等穴。粒细胞缺乏（$<0.5\times10^9/L$）的患者禁用。
4. 遵医嘱穴位按摩，取太阳、印堂、百会、合谷、阿是穴等穴位。有出血倾向的患者禁用。

（四）出血

1. 观察出血的部位、色、质、量的变化及病情症状，出现面色苍白、气息短促、出冷汗、四肢厥冷或突然间的剧烈头痛，伴恶心、呕吐等症状立即报告医师，并配合抢救。
2. 局部出血护理

（1）鼻衄：协助患者取坐位或半卧位，报告医师，遵医嘱用云南白药棉球填塞鼻腔，如出血量大且位置较深时请耳鼻喉科会诊填塞；遵医嘱耳穴贴压（耳穴埋豆），取内鼻、肺、肾上腺、额等穴,粒细胞缺乏的患者禁用。

(2)齿衄:报告医师,遵医嘱用棉签蘸止血药物局部按压,或用云南白药/三七粉棉球外敷牙龈,做好口腔护理。

(3)皮肤黏膜出血:注意出血部位观察和皮肤保护,治疗或注射后穿刺局部应按压15分钟以上,避免出血。

### 三、中医特色治疗护理

(一)药物治疗

1. 内服中药。

2. 注射给药

(1)静脉滴注中药注射液。

(2)亚砷酸注射液:稀释后3~4小时内输注,控制输液速度,注意观察胃肠道反应。

(3)蒽环类化疗药:易损伤心肌及心脏传导,注意观察心律及血压的变化。

(二)特色技术

1. 耳穴贴压(耳穴埋豆)。

2. 穴位按摩。

3. 中药熏洗。

4. 中药湿敷。

### 四、健康指导

(一)生活起居

1. 病室安静整洁,适时开窗通风。

2. 充分休息,限制陪住和探视,重症患者卧床休息,粒细胞缺乏的患者实行保护性隔离。

3. 指导患者建立良好的生活习惯,保持口腔清洁,经常漱口,用软毛牙刷刷牙,避免挖鼻孔、用力擤鼻涕等。

4. 指导患者保持大便通畅,便后用温水清洗肛周,女性患者注意经期卫生。

5. 指导患者适度活动,避免磕碰、外伤,洗浴用水不宜过热,不可用力搔抓皮肤,保持皮肤清洁。

(二)饮食指导

1. 热毒炽盛证,宜进清热解毒、凉血止血食品,忌食辛辣刺激之品如羊肉、辣椒等,粒细胞缺乏($<0.5\times10^9$/L),进食熟食;忌生冷。

2. 气阴两虚证,宜进益气养阴、清热解毒的食品,如鱼、蛋、大枣、猪瘦肉、山药等,少食硬固、煎炸之品。

3. 气血双亏证,宜进补气养血解毒的食品,如大枣、山药、鱼、蛋等,忌食硬固之品。

4. 发热患者多饮水或果汁,如西瓜汁、梨汁或用鲜芦根煎汤代茶饮,汗出较多者,可适量饮用淡盐水,脾胃虚寒者慎用。

5. 贫血患者宜食富含铁的食品,如黑豆、芝麻酱、蛋黄、猪肝等。

6. 有出血倾向患者避免食用硬固或带骨刺的食品,如坚果、排骨、鱼虾等。

(三)情志调理

1. 向患者及家属讲解疾病的相关知识,如发病诱因、治疗方法及化疗时注意事项等,使患者正确面对疾病,积极配合治疗和护理。

2. 注意调节情志,宜平淡静志,避免七情过激和外界不良刺激,可采用移情疗法、暗示疗法等,及时发泄抑郁情绪,化郁为畅。

3. 定期组织病友会,患者通过沟通交流,增强树立战胜疾病的信心。

## 五、护理难点

径外周静脉穿刺中心静脉置管(PICC)患者导管相关性感染发生率高。

解决思路如下。

1. 患者骨髓抑制期要监测血象及体温,每日评估导管情况,如发现穿刺局部红肿、疼痛及出现分泌物等,及时处理。

2. 患者化疗期间可沿置入 PICC 导管的血管走向外敷马黄酊或血管保护剂。

3. 教会患者 PICC 置管的自我护理方法,如日常活动、洗澡的注意事项以及自我观察知识等。

## 六、护理效果评价

见:虚劳(急性白血病)中医护理效果评价表

见:虚劳(急性白血病)护理效果评价量表

### 附表1　虚劳(急性白血病)中医护理效果评价表

医院:　　　　科室:　　　　入院日期:　　　　出院日期:　　　　住院天数:

患者姓名:　　　性别:　　　年龄:　　　ID:　　　　　文化程度:

纳入中医临床路径:是□　否□

证候诊断:热毒炽盛证□　　气阴两虚证□　　气血双亏证□　　其他□

(一)护理效果评价

| 主要症状 | 主要辨证施护方法 | 中医护理技术 | | | 护理效果 |
|---|---|---|---|---|---|
| 疲乏无力□ | 1. 活动与休息□<br>2. 评估皮肤、黏膜及血象□<br>3. 氧　疗□<br>4. 其他护理措施 | 1. 耳穴贴压□<br>2. 穴位按摩□<br>3. 中药足浴□<br>4. 其他:____<br>(请注明,下同) | 应用次数:___次<br>应用次数:___次<br>应用次数:___次<br>应用次数:___次 | 应用时间:___天<br>应用时间:___天<br>应用时间:___天<br>应用时间:___天 | 好　□<br>较好□<br>一般□<br>差　□ |

（续表）

| 主要症状 | 主要辨证施护方法 | 中医护理技术 | | | | 护理效果 |
|---|---|---|---|---|---|---|
| 发热□ | 1. 体温监测□<br>2. 高热护理□<br>3. 生活起居□<br>4. 其他护理措施 | 1. 穴位按摩□<br>2. 耳穴贴压□<br>3. 中药熏洗□<br>4. 其他：_____ | 应用次数：___次<br>应用次数：___次<br>应用次数：___次<br>应用次数：___次 | 应用时间：___天<br>应用时间：___天<br>应用时间：___天<br>应用时间：___天 | | 好 □<br>较好□<br>一般□<br>差 □ |
| 骨痛□ | 1. 活动与休息□<br>2. 保持肢体功能位□<br>3. 局部冷敷□<br>4. 其他护理措施 | 1. 穴位按摩□<br>2. 耳穴贴压□<br>3. 中药湿敷□<br>4. 其他：_____ | 应用次数：___次<br>应用次数：___次<br>应用次数：___次<br>应用次数：___次 | 应用时间：___天<br>应用时间：___天<br>应用时间：___天<br>应用时间：___天 | | 好 □<br>较好□<br>一般□<br>差 □ |
| 出血□ | 1. 评估出血情况□<br>2. 鼻腔护理□<br>3. 口腔护理□<br>4. 皮肤护理□<br>5. 其他护理措施 | 1. 耳穴贴压□<br>2. 中药涂擦□<br>3. 其他：_____ | 应用次数：___次<br>应用次数：___次<br>应用次数：___次 | 应用时间：___天<br>应用时间：___天<br>应用时间：___天 | | 好 □<br>较好□<br>一般□<br>差 □ |
| 其他□<br>（请注明） | 1.<br>2.<br>3. | | | | | 好 □<br>较好□<br>一般□<br>差 □ |

## （二）护理依从性及满意度评价

| 评价项目 | | 患者对护理的依从性 | | | 患者对护理的满意度 | | |
|---|---|---|---|---|---|---|---|
| | | 依从 | 部分依从 | 不依从 | 满意 | 一般 | 不满意 |
| 中医护理技术 | 耳穴贴压 | | | | | | |
| | 穴位按摩 | | | | | | |
| | 中药湿敷 | | | | | | |
| | 中药熏洗 | | | | | | |
| | 中药足浴 | | | | | | |
| | 健康指导 | / | / | / | | | |
| 签　　名 | | 责任护士签名： | | | 上级护士或护士长签名： | | |

## (三)对本病中医护理方案的评价

实用性强□   实用性较强□   实用性一般□   不实用□

改进意见:

## (四)评价人(责任护士)

姓名:_____  技术职称:_____  完成日期:_____  护士长签字:_____

**附表2  虚劳(急性白血病)护理效果评价量表**

| 分级症状 | 无(0分) | 轻(2分) | 中(4分) | 重(6分) | 实施前评价 | | 实施后评价 | |
|---|---|---|---|---|---|---|---|---|
| | | | | | 日期 | 分值 | 日期 | 分值 |
| 痰核 | 无 | 局限性,触诊发现 | 介于轻重之间 | 多部位,望诊即见 | | | | |
| 骨痛 | 无 | 触诊时有压痛,程度轻 | 介于轻重之间 | 自发性骨痛,疼痛剧烈 | | | | |
| 癥块 | 无 | B超发现,轻度疼痛 | 介于轻重之间 | 触诊即见,疼痛明显 | | | | |
| 瘀斑 | 无 | 少量瘀点、瘀斑 | 介于轻重之间 | 广泛瘀斑,颜色紫暗 | | | | |
| 头晕 | 无 | 偶有头晕 | 介于轻重之间 | 严重头晕,卧床 | | | | |
| 乏力 | 无 | 轻度乏力 | 介于轻重之间 | 严重乏力,卧床 | | | | |
| 发热 | 无 | 38℃以下 | 38~39℃ | 大于39℃ | | | | |

# 第三十四节  紫癜(免疫性血小板减少症)中医护理方案

## 一、常见证候要点

(一)血热妄行证

起病急骤,出血(皮肤紫癜、鼻衄、齿衄或月经过多)量多,色鲜红。发热,烦渴,小便黄赤,大便干燥,舌质红,苔黄或黄腻,脉滑数或弦数。

(二)阴虚火旺证

起病缓慢,皮肤紫癜色鲜红或暗红。或有鼻衄、齿衄,伴头晕耳鸣,手足心热,或有潮热盗汗,舌质红,无苔或花剥,脉细数。

### (三)气不摄血证

起病徐缓,紫癜色淡红而稀疏,时隐时现,崩漏、龈衄多见,出血量少,色浅而渗血不止,伴见头晕、乏力、心悸、气短、自汗,活动后诸症加重,舌淡苔白,脉沉细无力。

### (四)瘀血阻络证

肌衄青紫,反复出现,毛发枯萎无泽,目之白睛布满血丝,下眼睑青紫,舌质紫暗,脉细涩。

## 二、常见症状/证候施护

### (一)皮肤紫癜

观察皮肤色泽和紫癜分布情况,以了解疾病发展情况。加强皮肤护理,定期修剪指甲,避免抓伤引起感染。进行医疗技术操作时动作要轻,如必须注射给药时,局部应有效的按压。遵医嘱中药湿敷、中药涂擦。

### (二)出血

1. 鼻衄　协助患者取坐位或半卧位,报告医师,向鼻中隔方向压迫鼻翼止血,血不止者遵医嘱用云南白药棉球填塞鼻腔,如出血量大且位置较深时请耳鼻喉科医师会诊填塞。

2. 齿衄　报告医师,遵医嘱用棉签蘸止血药物局部按压,或用云南白药/三七粉棉球外敷牙龈,做好口腔护理。遵医嘱中药漱口。

3. 便血　报告医师,卧床休息,切忌下床排便,排便时勿用力。保持大便通畅,做好肛门及周围皮肤的护理。遵医嘱中药外洗肛周。

4. 尿血　报告医师,卧床休息,多饮水、勤排尿。

5. 月经过多　报告医师,卧床休息,注意会阴部卫生。

以上症状可遵医嘱选择穴位贴敷、中药涂擦等治疗。

## 三、中医特色治疗护理

### (一)药物治疗

1. 内服中药。

2. 注射给药

(1)静脉滴注中药注射液。

(2)静脉滴注人免疫球蛋白,易引起过敏,注意观察。

(3)应用糖皮质激素者,严格按医嘱用药。

### (二)特色技术

1. 中药湿敷。

2. 中药涂擦。

3. 中药漱口。

4. 中药外洗。

**四、健康指导**

(一)生活起居

1. 保持病室环境清洁,温湿度适宜,房间适时通风。

2. 患者注意休息,出血重者,卧床休息。

3. 床铺干燥平整清洁,衣被柔软舒适,不揉搓皮肤。

4. 注意安全,防磕碰,防跌仆,防坠床。

5. 保持口腔及皮肤的清洁,用软毛牙刷刷牙,勤漱口等。

(二)饮食指导

1. 血热妄行证　宜食清热解毒、凉血止血之品,如丝瓜、苦瓜、荠菜等;忌辛辣、油腻、坚硬食物。

2. 阴虚火旺证　宜食滋阴清火、凉血止血之品,如菠菜、山药、黄瓜、枸杞子等;忌辛辣刺激之品。

3. 气不摄血证　宜食健脾益气、摄血止血之品,如大枣、山药、莲子、黑木耳等。

4. 瘀血阻络证　宜食化瘀通络、活血止血之品,如芹菜、大白菜、葡萄、番茄、蘑菇等。

(三)情志调理

1. 安慰鼓励患者,向其介绍治疗效果好的病例,增强树立战胜疾病的信心。

2. 注意调节情志,可采用移情疗法、暗示疗法等,及时发泄抑郁情绪,防七情内伤。

**五、护理难点**

与反复出血、病情危重或迁延有关的心理焦虑。

解决思路如下。

1. 向患者讲解疾病的相关知识,如发病诱因、治疗方法及用药时的注意事项等,使患者正确面对疾病。

2. 家属给予情感支持。

3. 组织患者之间进行交流,请治疗效果良好的患者讲解亲身体会或介绍个人经验,提高治疗信心。

**六、护理效果评价**

见:紫癜(免疫性血小板减少症)中医护理效果评价表

见:紫癜(免疫性血小板减少症)护理效果评价量表

### 附表1　紫癜(免疫性血小板减少症)中医护理效果评价表

医院:　　　　科室:　　　　入院日期:　　　　出院日期:　　　　住院天数:

患者姓名:　　　　性别:　　　　年龄:　　　　ID:　　　　文化程度:

纳入中医临床路径:是□　否□

证候诊断:血热妄行证□　阴虚火旺证□　气不摄血证□　瘀血阻络证□　其他□

## (一)护理效果评价

| 主要症状 | 主要辨证施护方法 | 中医护理技术 | | | 护理效果 |
|---|---|---|---|---|---|
| 皮肤紫癜□ | 1. 皮肤护理□<br>2. 观察皮肤紫癜情况□<br>3. 其他护理措施 | 1. 中药涂擦□ 应用次数：____次<br>2. 中药湿敷□ 应用次数：____次<br>3. 其他：____ 应用次数：____次<br>(请注明,下同) | 应用时间：____天<br>应用时间：____天<br>应用时间：____天 | | 好 □<br>较好□<br>一般□<br>差 □ |
| 出血□ | 1. 评估出血情况□<br>2. 鼻腔护理□<br>3. 口腔护理□<br>4. 便血护理□<br>5. 尿血护理□<br>6. 月经过多护理□<br>7. 其他护理措施 | 1. 中药漱口□ 应用次数：____次<br>2. 中药外洗□ 应用次数：____次<br>3. 其他：____ 应用次数：____次 | 应用时间：____天<br>应用时间：____天<br>应用时间：____天 | | 好 □<br>较好□<br>一般□<br>差 □ |
| 其他□<br>(请注明) | 1.<br>2.<br>3. | | | | 好 □<br>较好□<br>一般□<br>差 □ |

## (二)护理依从性及满意度评价

| 评价项目 | | 患者对护理的依从性 | | | 患者对护理的满意度 | | |
|---|---|---|---|---|---|---|---|
| | | 依从 | 部分依从 | 不依从 | 满意 | 一般 | 不满意 |
| 中医护理技术 | 中药涂擦 | | | | | | |
| | 中药湿敷 | | | | | | |
| | 中药漱口 | | | | | | |
| | 中药外洗 | | | | | | |
| 健康指导 | | / | / | / | | | |
| 签　名 | | 责任护士签名： | | | 上级护士或护士长签名： | | |

## (三)对本病中医护理方案的评价

实用性强□　　实用性较强□　　实用性一般□　　不实用□

改进意见：

## (四)评价人(责任护士)

姓名：_____　技术职称：_____　完成日期：_____　护士长签字：_____

### 附表2 紫癜(免疫性血小板减少症)护理效果评价量表

| 分级<br>症状 | 无<br>(0分) | 轻(2分) | 中(4分) | 重(6分) | 实施前评价 ||  实施后评价 ||
|---|---|---|---|---|---|---|---|---|
| | | | | | 日期 | 分值 | 日期 | 分值 |
| 出血 | 无 | 轻度皮肤黏膜出血或月经增多,但有局限性 | 皮肤黏膜明显出血,月经显著增多,或有其他内脏出血,有时须采用局部止血措施,但有局限性 | 出血严重或内脏明显出血,血红蛋白<100 g/L,常须采取积极的止血措施 | | | | |
| 发热 | 无 | 38℃以下 | 38~39℃ | 39℃以上 | | | | |
| 烦渴 | 无 | 每日饮水<3 L | 每日饮水 3~5 L | 每日饮水>5 L | | | | |
| 五心烦热 | 无 | 手足心热 | 手足欲露衣被外,时而心烦 | 手足握冷物则舒,心烦不宁 | | | | |
| 潮热盗汗 | 无 | 发热有定时,扪之身热不甚,持续时间很短,寐则偶见微汗出 | 发热有定时,扪之身热灼手,持续时间较长,寐则汗出 | 发热有定时,扪之身若燔炭,持续时间很长,寐则大汗出 | | | | |
| 神疲乏力 | 无 | 精神不振,可坚持体力劳动 | 精神疲乏,勉强坚持日常工作 | 精神极度疲乏,不能坚持日常工作 | | | | |
| 气短 | 无 | 活动后气短 | 稍动则气短 | 平素亦气短 | | | | |
| 面色晦暗 | 无 | 色淡有光泽 | 色紫红 | 色深褐无光 | | | | |
| 唇指青紫 | 无 | 唇指色较淡 | 唇、舌、指、手色较深暗 | 全身青紫,无光泽 | | | | |
| 头晕目眩 | 无 | 偶尔发生 | 经常发生 | 反复发作,不易缓解 | | | | |
| 心悸 | 无 | 偶尔发生 | 时有发生 | 经常发生 | | | | |

(续表)

| 分级症状 | 无(0分) | 轻(2分) | 中(4分) | 重(6分) | 实施前评价 日期 | 实施前评价 分值 | 实施后评价 日期 | 实施后评价 分值 |
|---|---|---|---|---|---|---|---|---|
| 失眠 | 无 | 睡眠易醒,或睡而不实,晨醒过早,不影响工作 | 每日睡眠少于4小时,尚能坚持工作 | 彻夜不眠,难以坚持工作 | | | | |
| 面色苍白或萎黄 | 无 | 淡白或淡黄 | 淡白无华或淡黄无华 | 苍白或暗黄晦滞 | | | | |
| 少食 | 无 | 食欲差,饭量减少1/3~2/3 | 无食欲,饭量减少2/3以上 | 食量甚少或不食 | | | | |
| 口干 | 无 | 口微干 | 口干少津 | 口干时欲饮水 | | | | |
| 自汗 | 无 | 静息时皮肤微湿润,稍动则更甚 | 静息时皮肤潮湿,稍动则汗出 | 平素即汗出,动则汗出如水渍状 | | | | |
| 关节腰腹疼痛 | 无 | 偶有发作,疼痛轻微 | 反复发作,疼痛较甚,尚能忍受 | 持续发作,疼痛剧烈,不能忍受,欲服止痛药 | | | | |
| 溺赤 | 无 | 小便稍黄 | 小便黄而少 | 小便黄赤不利 | | | | |
| 便秘 | 无 | 便干难解 | 大便硬结,2~3天一解 | 腹胀,大便硬结,3天以上一解 | | | | |
| 便溏 | 无 | 大便稀,每日1次 | 大便呈糊状,每日2~3次 | 大便呈稀水样,每日3次以上 | | | | |

# 第三十五节 尪痹(类风湿关节炎)中医护理方案

## 一、常见证候要点

(一)湿热痹阻证

关节肿胀,疼痛,触之发热,皮色发红。关节屈伸不利,晨僵,发热,口渴,咽痛,汗出,小便黄,大便干。舌质红,苔黄厚、腻,脉滑数或弦滑。

(二)寒热错杂证

关节肿胀,疼痛,局部发热,恶风寒。关节屈伸不利,晨僵,身热不扬,口渴,汗出,阴雨天加重,肢体沉重。舌质红,苔薄白,脉弦。

(三)肝肾亏虚证

关节酸痛,或隐痛,肿胀,或有关节变形。关节屈伸不利,晨僵,腰膝酸软,乏力,五心烦热,口干咽燥,盗汗,头晕耳鸣。舌质淡红,苔薄白,脉沉细数。

(四)痰瘀痹阻证

关节疼痛,夜间明显,肿胀,按之发硬,关节强直畸形。关节屈伸不利,晨僵,皮下硬节,关节局部肤色晦暗,肌肤干燥无光泽,或肌肤甲错,妇女月经量少或闭经。舌质暗红,有瘀斑或瘀点,苔白腻,脉涩或弦滑。

## 二、常见症状/证候施护

(一)晨僵

1. 观察晨僵持续的时间、程度及受累关节。

2. 注意防寒保暖,必要时佩戴手套、护膝、袜套、护腕等。

3. 晨起用力握拳再松开,交替进行 50~100 次(手关节锻炼前先温水浸泡);床上行膝关节屈伸练习 30 次。

4. 遵医嘱穴位按摩,取双膝眼、曲池、肩髃、阿是穴等穴位。

5. 遵医嘱艾灸,悬灸阿是穴。

6. 遵医嘱中药泡洗。

7. 遵医嘱中药离子导入。

8. 遵医嘱中药熏洗。

9. 遵医嘱中药封包。

10. 遵医嘱中药塌渍。

(二)关节肿痛

1. 观察疼痛性质、部位、程度、持续时间及伴随症状。

2. 疼痛剧烈的患者,以卧床休息为主,受损关节保持功能位。

3. 局部保暖并在关节处加护套。

4. 勿持重物,可使用辅助工具,减轻对受累关节的负重。

5. 遵医嘱穴位贴敷,取阿是穴。局部皮肤色红,禁止穴位贴敷。

6. 遵医嘱中药离子导入。

7. 遵医嘱中药药浴。

8. 遵医嘱中药封包。

9. 遵医嘱给予耳穴贴压(耳穴压豆)。

10. 遵医嘱给予中药塌渍。

(三)关节畸形

1. 做好安全评估,如日常生活能力、跌倒/坠床等,防止跌倒或其他意外事件发生。

2. 遵医嘱艾灸,取阿是穴。

3. 遵医嘱中药泡洗。

4. 遵医嘱中药离子导入。

5. 遵医嘱穴位贴敷,取阿是穴。

(四)疲乏无力

1. 急性期多卧床休息,恢复期适量活动,防止劳累,减少弯腰、爬高、下蹲等动作。

2. 遵医嘱艾灸,取足三里、关元、气海等穴。

3. 遵医嘱穴位贴敷,取肾俞、脾俞、足三里等穴。

### 三、中医特色治疗护理

(一)药物治疗

1. 内服中药,风寒湿痹者中药宜温服;热痹者中药宜偏凉服。

2. 注射给药。

(二)特色技术

1. 中药泡洗,建议在晨晚间进行;温度在37～40℃,以患者耐受为宜;夏季温度可偏凉,冬季温度可适当调高。

2. 中药离子导入。

3. 艾灸。

4. 穴位按摩。

5. 穴位贴敷。

6. 中药熏洗。

7. 中药药浴

(1)湿热痹阻证,温度38～40℃。

(2)寒热错杂证,温度40～43℃。

(3)夏季温度可偏凉,冬季温度可适当调高。

8. 中药封包。

### 四、健康指导

(一)生活起居

1. 居室环境宜温暖向阳、通风、干燥,避免寒冷刺激。

2. 避免小关节长时间负重,避免不良姿势,减少弯腰、爬高、蹲起等动作。

3. 每日适当晒太阳,用温水洗漱,坚持热水泡足,足滑膜炎重者、肿者不宜使用。

4. 卧床时保持关节功能位,行关节屈伸运动。

(二)饮食指导

1. 湿热痹阻证　宜食祛风除湿、通络止痛的食品,如鳝鱼、薏苡仁、木瓜、樱桃等。食疗方：薏仁粥、葱豉汤。

2. 寒热错杂证　宜食祛风散寒、清热通络的食品，如牛肉、山药、大枣、红糖、红小豆等。食疗方：红枣山药粥、黄酒烧牛肉等。

3. 肝肾亏虚证　宜食补益肝肾、强筋通络的食品，如甲鱼、山药、枸杞子、鸭肉、鹅肉、芝麻、黑豆等。食疗方：山药芝麻糊、枸杞鸭汤等。

4. 痰瘀痹阻证　宜食祛痰逐瘀、通络止痛的食品，如山楂、桃仁、陈皮、薏苡仁、绿豆等。食疗方：薏苡仁桃仁汤、山芋薏仁粥等。

（三）情志调理

1. 多与患者沟通，了解其心理状态，及时给予心理疏导。同时鼓励患者与他人多交流。

2. 鼓励家属多陪伴患者，给予情感支持。

（四）康复指导

1. 保持关节的功能位，并在医护人员指导下做康复运动，活动量应循序渐进，避免突然剧烈活动。

2. 病情稳定后，可借助各种简单工具与器械，进行关节功能锻炼，如捏核桃、握力器、手指关节操等，锻炼手指关节功能；空蹬自行车，锻炼膝关节；踝关节屈伸运动等。逐步可进行太极拳、八段锦、导引术等锻炼。

### 五、护理难点

患者坚持功能锻炼的依从性差。

解决思路如下。

1. 开展多种形式的健康教育。

2. 制订个体化的康复锻炼计划。

3. 多与患者（家属）沟通及随访。

### 六、护理效果评价

见：尪痹（类风湿关节炎）中医护理效果评价表

见：尪痹（类风湿关节炎）护理效果评价量表

### 附表1　尪痹（类风湿关节炎）中医护理效果评价表

医院：　　　　科室：　　　入院日期：　　　出院日期：　　　住院天数：

患者姓名：　　性别：　　年龄：　　ID：　　　文化程度：

纳入中医临床路径：是□　否□

证候诊断：湿热痹阻证□　　寒热错杂证□　　肝肾亏虚证□

　　　　　痰瘀痹阻证□　　其他□

（一）护理效果评价

| 主要症状 | 主要辨证施护方法 | 中医护理技术 | 护理效果 |
|---|---|---|---|
| 晨僵□ | 1. 关节保暖□<br>2. 关节锻炼□<br>3. 其他护理措施 | 1. 穴位按摩□ 应用次数：____次 应用时间：____天<br>2. 艾 灸□ 应用次数：____次 应用时间：____天<br>3. 中药泡洗□ 应用次数：____次 应用时间：____天<br>4. 中药离子导入□ 应用次数：____次 应用时间：____天<br>5. 中药熏洗□ 应用次数：____次 应用时间：____天<br>6. 中药封包□ 应用次数：____次 应用时间：____天<br>7. 中药塌渍□ 应用次数：____次 应用时间：____天<br>8. 其他：____ 应用次数：____次 应用时间：____天<br>（请注明，下同） | 好 □<br>较好□<br>一般□<br>差 □ |
| 关节肿痛□ | 1. 保持功能位□<br>2. 局部保暖□<br>3. 避免关节负重□<br>4. 其他护理措施 | 1. 穴位贴敷□ 应用次数：____次 应用时间：____天<br>2. 中药离子导入□ 应用次数：____次 应用时间：____天<br>3. 中药药浴□ 应用次数：____次 应用时间：____天<br>4. 中药封包□ 应用次数：____次 应用时间：____天<br>5. 耳穴贴压□ 应用次数：____次 应用时间：____天<br>6. 中药塌渍□ 应用次数：____次 应用时间：____天<br>7. 其他：____ 应用次数：____次 应用时间：____天 | 好 □<br>较好□<br>一般□<br>差 □ |
| 关节畸形□ | 1. 安全评估□<br>2. 其他护理措施 | 1. 艾 灸□ 应用次数：____次 应用时间：____天<br>2. 中药泡洗□ 应用次数：____次 应用时间：____天<br>3. 中药离子导入□ 应用次数：____次 应用时间：____天<br>4. 穴位贴敷□ 应用次数：____次 应用时间：____天<br>5. 其他：____ 应用次数：____次 应用时间：____天 | 好 □<br>较好□<br>一般□<br>差 □ |
| 疲乏无力□ | 1. 活动指导□<br>2. 其他护理措施 | 1. 艾 灸□ 应用次数：____次 应用时间：____天<br>2. 穴位贴敷□ 应用次数：____次 应用时间：____天<br>3. 其他：____ 应用次数：____次 应用时间：____天 | 好 □<br>较好□<br>一般□<br>差 □ |
| 其他□<br>（请注明） | 1.<br>2.<br>3. |  | 好 □<br>较好□<br>一般□<br>差 □ |

(二)护理依从性及满意度评价

| 评价项目 | | 患者对护理的依从性 | | | 患者对护理的满意度 | | |
|---|---|---|---|---|---|---|---|
| | | 依从 | 部分依从 | 不依从 | 满意 | 一般 | 不满意 |
| 中医护理技术 | 中药泡洗 | | | | | | |
| | 中药离子导入 | | | | | | |
| | 艾 灸 | | | | | | |
| | 穴位按摩 | | | | | | |
| | 穴位贴敷 | | | | | | |
| | 中药熏洗 | | | | | | |
| | 中药药浴 | | | | | | |
| | 中药封包 | | | | | | |
| | 中药塌渍 | | | | | | |
| | 耳穴贴压 | | | | | | |
| 健康指导 | | / | / | / | | | |
| 签 名 | | 责任护士签名: | | | 上级护士或护士长签名: | | |

(三)对本病中医护理方案的评价

实用性强□　　实用性较强□　　实用性一般□　　不实用□

改进意见:

(四)评价人(责任护士)

姓名:_____　技术职称:_____　完成日期:_____　护士长签字:_____

### 附表2　尪痹(类风湿关节炎)护理效果评价量表

| 分级<br>症状 | 无<br>(0分) | 轻(2分) | 中(4分) | 重(6分) | 实施前评价 | | 实施后评价 | |
|---|---|---|---|---|---|---|---|---|
| | | | | | 日期 | 分值 | 日期 | 分值 |
| 晨僵 | 无 | 晨僵<1小时 | 晨僵>1~2小时 | 晨僵>2小时 | | | | |
| 关节肿胀 | 无 | 关节轻度肿、皮肤纹理变浅,关节的骨标志仍明显 | 关节中度肿,关节肿胀明显,皮肤纹理基本消失,骨标志不明显 | 关节重度肿胀,关节肿胀甚,皮肤紧,骨标志消失 | | | | |

（续表）

| 症状\分级 | 无(0分) | 轻(2分) | 中(4分) | 重(6分) | 实施前评价 日期 | 分值 | 实施后评价 日期 | 分值 |
|---|---|---|---|---|---|---|---|---|
| 关节疼痛 | 无 | 疼痛轻,尚能忍受,或仅劳累或天气变化时疼痛,基本不影响工作 | 疼痛加重,工作和休息均受到影响 | 疼痛严重,难以忍受,严重影响休息和工作,需配合使用止痛药物 | | | | |
| 关节压痛 | 无 | 轻度压痛,患者称有痛感 | 中度压痛,患者尚能忍受,皱眉不适等 | 重度压痛,痛不可触,压肘关节时患者极痛,将手或肢体抽回 | | | | |
| 关节畸形 | X线正常或关节端骨质疏松 | X线显示关节端骨质疏松,偶有关节软骨下囊样破坏或骨侵蚀改变 | X线显示明显的关节软骨下囊性破坏,关节间隙狭窄,关节半脱位畸形 | X线显示除Ⅱ、Ⅲ期改变外,并有纤维性或孤星僵直 | | | | |
| 疲乏无力 | 无 | 活动后乏力 | 稍有活动即乏力 | 卧床休息亦乏力 | | | | |

# 第三十六节 脊痹（强直性脊柱炎）中医护理方案

## 一、常见证候要点

（一）湿热痹阻证

腰骶部疼痛,脊背疼痛,腰脊活动受限,晨僵,膝、踝等外周关节肿痛灼热。舌质红,苔黄腻,脉濡数。

（二）寒湿痹阻证

腰骶部、脊背冷痛,腰脊活动受限,部位固定,晨僵,遇冷加重,得热减轻。舌淡苔白,脉弦紧。

（三）痰瘀毒滞证

腰骶部、脊背疼痛，腰脊活动受限，晨僵，局部刺痛明显，固定不移，入夜尤甚。舌暗苔白，脉沉细或弦涩。

（四）肾虚督空证

腰骶部、脊背疼痛，腰脊活动受限，晨僵，遇劳加重，畏寒喜暖，手足不温，可伴有足跟痛。舌淡苔白，脉沉细。

## 二、常见症状/证候施护

（一）晨僵

1. 观察晨僵持续的时间、程度及受累关节。
2. 宜卧硬板床。
3. 晨起时可先做一下四肢拉伸运动，如取仰卧位，双手尽量往后伸直，用鼻吸气，用口呼气，身体维持5秒不动。
4. 膝胸运动，仰卧位，双足着床板，屈膝，双手抱膝拉向胸前，单膝运动2~3次，放松，双膝运动2~3次，放松，如此反复，直到僵硬消失为止。
5. 扩胸运动，缓解紧张的肌肉和关节的灵巧度，晨僵的症状会慢慢减弱。
6. 遵医嘱给予中药熏洗。
7. 遵医嘱给予中药贴敷。
8. 遵医嘱给予督灸治疗。
9. 遵医嘱给予中药离子导入。

（二）脊柱痛

1. 观察疼痛性质、部位、程度、持续时间及伴随症状。
2. 晨起或睡前俯卧15~20分钟，可减轻疼痛。
3. 疼痛剧烈的患者，以卧床休息为主，尽量避免促成屈曲畸形的体位。
4. 做好脊柱保暖，防止受凉。
5. 遵医嘱穴位贴敷，取阿是穴。局部皮肤色红，禁止穴位贴敷。
6. 遵医嘱中药离子导入。
7. 遵医嘱药熨法，用中药热罨包治疗。
8. 遵医嘱督灸治疗。

（三）关节肿痛

1. 观察疼痛性质、部位、程度、持续时间及伴随症状。
2. 疼痛剧烈的患者，以卧床休息为主，受损关节保持功能位，适当进行功能锻炼。
3. 局部保暖并在关节处加护套。

4. 勿持重物,可使用辅助工具,减轻对受累关节的负重。

5. 遵医嘱穴位贴敷,取阿是穴。局部皮肤色红,禁止穴位贴敷。

6. 遵医嘱中药离子导入。

7. 遵医嘱中药熏洗,局部红肿者,暂不熏洗。

8. 遵医嘱药熨法,用中药热罨包治疗。

(四)疲乏无力

1. 急性期多卧床休息,恢复期适量活动,防止劳累,减少长时间机械活动。

2. 遵医嘱艾灸,取足三里、关元、气海等穴。

3. 遵医嘱穴位贴敷,取肾俞、脾俞、足三里等穴。

### 三、中医特色治疗护理

(一)药物治疗

1. 内服中药　寒湿痹阻者中药宜温服;热痹者中药宜偏凉服,并观察药物的作用及反应。

2. 注射给药　注意观察有无药物的不良反应。

(二)特色技术

1. 穴位贴敷。

2. 中药熏蒸。

3. 中药离子导入。

4. 中药热罨包治疗。

5. 艾灸。

6. 拔火罐。

7. 穴位注射。

8. 督灸。

### 四、健康指导

(一)生活起居

1. 嘱患者注意保暖,并尽量选择向阳的居室居住,保持室内干燥、温暖、空气新鲜,温水洗手、洗脚,避免衣物潮湿,戒烟酒。

2. 对于有髋关节病变患者,无负重的情况下进行肢体活动,病变严重者应进行腋拐行走。

3. 病情较重的卧床患者,应有护理人员协助患者在床上进食、床上沐浴、床上大小便,并保持患者身体清洁、按时帮助患者翻身,防止压疮及坠积性肺炎的发生。

4. 指导患者在日常生活与工作中,注意对脊柱的保健,宜卧硬板床,取仰卧位、低枕。工作时要做到脊柱姿势正确,避免长时间伏案工作,定期测量身高,了解脊柱弯曲程度。

同时还要防止寒冷等不良因素的刺激。

(二)饮食指导

1. 湿热痹阻证　饮食宜以清热利湿食品为主,多食清淡、易消化的食物,如丝瓜、绿豆、冬瓜、苋菜等,多食新鲜水果,以生津止渴。

2. 寒湿阻滞证　应以温热食品为主,副食中可加适量葱、姜,禁生冷,忌食肥厚、油腻食品。

3. 痰瘀毒滞证　饮食宜清淡,忌食油腻、辛辣之品。

4. 肾虚督空证　饮食宜温服,可用补肾之品,如枸杞子、山药等。

(三)情志调理

1. 了解患者的情绪,使用言语开导法做好安慰工作,保持情绪平和、神气清净。

2. 用移情疗法,转移或改变患者的情绪和意志,舒畅气机、怡养心神,有益患者的身心健康。

3. 疼痛时出现情绪烦躁,使用安神静志法,要患者闭目静心全身放松,平静呼吸,以达到周身气血流通舒畅。

五、护理难点

患者坚持功能锻炼的依从性差。

解决思路如下。

1. 开展多种形式的健康教育。

2. 制订个体化的康复锻炼计划。

3. 住院期间每日带领患者做保健操。

4. 多与患者(家属)沟通及随访。

六、护理效果评价

见:脊痹(强直性脊柱炎)中医护理效果评价表

见:脊痹(强直性脊柱炎)护理效果评价量表

### 附表1　脊痹(强直性脊柱炎)中医护理效果评价表

医院:　　　　科室:　　　　入院日期:　　　　出院日期:　　　　住院天数:

患者姓名:　　　性别:　　　年龄:　　　ID:　　　　　文化程度:

纳入中医临床路径:是□　否□

证候诊断:湿热痹阻证□　寒湿痹阻证□　痰瘀毒滞证□　肾虚督空证□　其他□

（一）护理效果评价

| 主要症状 | 主要辨证施护方法 | 中医护理技术 | 护理效果 |
|---|---|---|---|
| 晨僵□ | 1.关节保暖□<br>2.关节锻炼□<br>3.其他护理措施 | 1.穴位贴敷□ 应用次数：___次 应用时间：___天<br>2.督　　灸□ 应用次数：___次 应用时间：___天<br>3.中药离子导入□ 应用次数：___次 应用时间：___天<br>4.中药熏洗□ 应用次数：___次 应用时间：___天<br>5.其他：____ 应用次数：___次 应用时间：___天<br>（请注明，下同） | 好　□<br>较好□<br>一般□<br>差　□ |
| 脊柱痛□ | 1.局部保暖□<br>2.保持功能位□<br>3.其他护理措施 | 1.药熨法□ 应用次数：___次 应用时间：___天<br>2.中药热罨包□ 应用次数：___次 应用时间：___天<br>3.中药离子导入□ 应用次数：___次 应用时间：___天<br>4.穴位贴敷□ 应用次数：___次 应用时间：___天<br>5.督　　灸□ 应用次数：___次 应用时间：___天<br>6.其他：____ 应用次数：___次 应用时间：___天 | 好　□<br>较好□<br>一般□<br>差　□ |
| 关节肿痛□ | 1.保持功能位□<br>2.局部保暖□<br>3.避免关节负重□<br>4.其他护理措施 | 1.穴位贴敷□ 应用次数：___次 应用时间：___天<br>2.中药离子导入□ 应用次数：___次 应用时间：___天<br>3.中药熏洗□ 应用次数：___次 应用时间：___天<br>4.药　熨　法□ 应用次数：___次 应用时间：___天<br>5.其他：____ 应用次数：___次 应用时间：___天 | 好　□<br>较好□<br>一般□<br>差　□ |
| 疲乏无力□ | 1.活动指导□<br>2.其他护理措施 | 1.艾　　灸□ 应用次数：___次 应用时间：___天<br>2.穴位贴敷□ 应用次数：___次 应用时间：___天<br>3.其他：____ 应用次数：___次 应用时间：___天 | 好　□<br>较好□<br>一般□<br>差　□ |
| 其他□<br>（请注明） | 1.<br>2.<br>3. |  | 好　□<br>较好□<br>一般□<br>差　□ |

(二)护理依从性及满意度评价

| 评价项目 | | 患者对护理的依从性 | | | 患者对护理的满意度 | | |
|---|---|---|---|---|---|---|---|
| | | 依从 | 部分依从 | 不依从 | 满意 | 一般 | 不满意 |
| 中医护理技术 | 中药泡洗 | | | | | | |
| | 中药离子导入 | | | | | | |
| | 艾 灸 | | | | | | |
| | 穴位按摩 | | | | | | |
| | 穴位贴敷 | | | | | | |
| | 中药熏洗 | | | | | | |
| | 中药热罨包 | | | | | | |
| | 督 灸 | | | | | | |
| 健康指导 | | / | / | / | | | |
| 签 名 | | 责任护士签名: | | | 上级护士或护士长签名: | | |

(三)对本病中医护理方案的评价

实用性强□ 　实用性较强□ 　实用性一般□ 　不实用□

改进意见:

(四)评价人(责任护士)

姓名:_____ 技术职称:_____ 完成日期:_____ 护士长签字:_____

### 附表2　脊痹(强直性脊柱炎)护理效果评价量表

| 分级症状 | 无(0分) | 轻(2分) | 中(4分) | 重(6分) | 实施前评价 | | 实施后评价 | |
|---|---|---|---|---|---|---|---|---|
| | | | | | 日期 | 分值 | 日期 | 分值 |
| 腰、臀、髋疼痛 | 无 | 疼痛轻微,不影响日常工作 | 疼痛较重,影响部分工作和日常生活 | 重度,疼痛剧烈,活动受限,严重影响工作及日常生活 | | | | |
| 晨僵 | 无 | 晨僵≤30分钟,程度较轻 | 晨僵>30分钟,且≤60分钟,程度较重 | 晨僵>60分钟,程度严重 | | | | |

(续表)

| 分级\症状 | 无(0分) | 轻(2分) | 中(4分) | 重(6分) | 实施前评价 | | 实施后评价 | |
|---|---|---|---|---|---|---|---|---|
| | | | | | 日期 | 分值 | 日期 | 分值 |
| 夜间疼痛 | 无 | 疼痛轻微,不影响睡眠 | 疼痛较重,影响睡眠,翻身受限 | 疼痛剧烈,甚至整夜不得缓解 | | | | |
| 怕风怕凉 | 无 | 症状较轻,持续时间短 | 症状时作,需加衣被才能减轻 | 症状持续,甚至加衣被尚不能缓解 | | | | |
| 身热不扬 | 无 | 身热时作,持续时间短,体温≤37.5℃ | 身热较甚,持续时间较长,反复发作,37.5℃<体温≤38℃ | 身热缠绵难愈,体温>38℃ | | | | |
| 口干口渴 | 无 | 轻微口干 | 口干饮水可缓解 | 口干欲饮水,饮而不解 | | | | |
| 乏力 | 无 | 劳则即乏 | 动则即乏 | 不动亦乏 | | | | |

# 第三十七节 阴阳毒(系统性红斑狼疮)中医护理方案

## 一、常见证候要点

(一)热毒炽盛证

高热烦躁,面部红斑或出血斑,全身无力,关节肌肉疼痛,烦热不眠,口渴思冷饮,精神恍惚,严重时神昏谵语,抽搐昏迷,或有呕血、便血。舌质红、苔黄,脉洪数。

(二)气阴两伤证

有不规则低热或持续低热缠绵,自觉心烦无力,五心烦热,以手足心热更甚,自汗盗汗,关节酸痛,妇女月经涩少,颜面浮红。舌体薄,苔少脉虚数。

(三)脾肾两虚证

疲乏无力,关节痛,四肢发凉,足肿腹胀,有时低热不断,肢冷面热,胸腹痞满,尿少夜尿。舌淡胖,苔白,脉细弱。

(四)肝肾阴虚证

腰膝酸软,或有低热,眩晕,耳鸣,斑疹隐隐,脱发,口干咽燥,盗汗,视物模糊,月经不调,舌红,苔少或剥脱,脉细。

## 二、常见症状/证候施护

（一）发热

1. 密切观察患者体温变化，准确监测、记录体温。
2. 高热者可在头部、腋下、腹股沟置冰袋，或使用冰毯机物理降温，遵医嘱给予退热药物，热退汗出时，及时更换衣裤、被褥，防止受凉。
3. 保证休息，限制陪住和探视，避免交叉感染。
4. 遵医嘱穴位按摩，取合谷、曲池、耳尖等穴。
5. 遵医嘱耳穴贴压（耳穴埋豆），取耳尖、肺、神门、咽喉、扁桃体等穴。

（二）关节肿痛

1. 观察疼痛性质、部位、程度、持续时间及伴随症状。
2. 疼痛剧烈的患者，以卧床休息为主，受损关节保持功能位，适当进行功能锻炼。
3. 局部保暖并在关节处加护套。
4. 勿持重物，可使用辅助工具，减轻对受累关节的负重。
5. 遵医嘱穴位贴敷，取阿是穴。局部皮肤色红，禁止穴位贴敷。
6. 遵医嘱中药离子导入。
7. 遵医嘱中药熏洗，局部红肿者，暂不熏洗。
8. 遵医嘱穴位注射。

（三）皮肤和黏膜受损

1. 保持皮损处局部清洁，宜用温水清洗，禁用冷水，避免化妆品和其他化学用品的刺激，局部不可搔抓，如皮损广泛，应防止感染。
2. 溃疡部位可用养阴生肌膜外贴。口腔溃疡者，进食时勿过烫、过咸、过甜、过硬，以减轻疼痛；进食后温水漱口，刷牙时应用软毛刷；如继发真菌感染，可选用2.5%的碳酸氢钠溶液清洗口腔。外阴部糜烂、溃疡时，每日温水清洗，内裤宜柔软，每日更换。
3. 保持鼻腔的湿润，忌用力抠挖鼻孔，防止加重出血。出血时应及时通知医护人员，可用吸收性明胶海绵塞鼻、棉球蘸山栀子粉或云南白药塞鼻压迫止血，或遵医嘱给予麻黄素滴鼻。
4. 遵医嘱给予中药泡洗。
5. 遵医嘱给予中药涂擦。

（四）雷诺病

1. 加强四肢末端的保暖，勿接触冷水。冬天戴棉手套，避免接触冰雪或暴露在低温下；夏天症状相对较轻，亦注意保暖，不可贪凉接触冰、冷饮等低温物品。
2. 可经常行局部按摩，以活血行血。
3. 忌饮咖啡，忌烟酒。
4. 形寒肢冷者注意保暖，可艾叶煎水浴足，温阳通脉促进血液循环。
5. 遵医嘱给予中药泡洗。

（五）胸闷、心悸

1. 协助患者取舒适卧位，加强生活护理，限制探视，减少气血耗损，保证充足的睡眠。

2. 予间断低流量吸氧，观察吸氧后的效果。

3. 嘱患者平淡情志，勿七情过极。保持情绪稳定，避免焦虑、紧张及过度兴奋。

4. 做好患者心理护理，消除其恐惧感，避免不良的情绪刺激，必要时让亲属陪伴，给予亲情支持。

（六）尿少肢肿

1. 准确记录24小时出入量，限制摄入量（入量比出量少200～300 mL），正确测量每日晨起体重（晨起排空大小便，穿轻薄衣服，空腹状态）。

2. 遵医嘱给予低盐、易消化、高维生素、高膳食纤维饮食，忌饱餐。选用有利尿作用的食品，如海带、西瓜等，也可用玉米须煎水代茶饮。

3. 做好皮肤护理，保持床单位整洁干燥，定时翻身，预防压疮。会阴部水肿患者做好会阴清洗，防止尿路感染，男性患者可予吊带托起阴囊防止摩擦，减轻水肿。下肢水肿者，可抬高双下肢，利于血液回流。

4. 应用利尿药后观察用药后效果，定期复查电解质，观察有无水、电解质紊乱。

5. 遵医嘱给予穴位贴敷。

6. 遵医嘱给予耳穴贴压。

7. 遵医嘱给予灸法。

### 三、中医特色治疗护理

（一）药物治疗

1. 内服中药。

2. 注射给药。

（二）特色技术

1. 穴位贴敷。

2. 中药熏洗。

3. 中药离子导入。

4. 艾灸。

5. 耳穴贴压（耳穴埋豆）。

6. 穴位注射。

### 四、健康指导

（一）生活起居

1. 保持病室整洁舒适，温湿度适宜，空气新鲜。

2. 避免日晒和紫外线的照射，外出活动最好安排在早上或晚上，尽量避免上午10时至下午4时日光强烈时外出。外出时应撑遮阳伞或戴宽边帽，穿浅色长袖和长裤。

3.在寒冷季节应注意保暖,冬天外出戴好帽子、口罩,避免受凉,病情的稳定期还可进行适当的保健强身活动。

(二)饮食指导

1.热毒炽盛证　饮食宜清淡,多食水果如梨、甘蔗、西瓜、藕等,多食蔬菜,忌辛辣、香燥之品。

2.气阴两伤证　忌食醇酒厚味等温燥伤阴的食物,如酒、牛、羊肉;饮食易消化、清淡以达清热、生津、滋阴的作用,如百合、大枣、乌鱼汤,清热降火,可进食新鲜蔬菜水果,如西瓜汁等,进食粗纤维食物,保持大便通畅。

3.脾肾两虚证　饮食宜低盐,每日低于3 g,多食健脾补肾之品,如莲子、百合、瘦肉、鸭蛋白、甲鱼、核桃等,以血肉有情之品补益气血,每晨温水冲服蜂蜜一匙,以润肠通便、通腑祛邪。

4.肝肾阴虚证　宜服养阴生津之品,如藕、百合、沙参、麦参、忌辛辣、香燥、热性食物。

(三)情志调理

1.针对患者个体差异,与患者有效沟通,进行适当的健康教育,解除患者的情感障碍,使之能正确认识、对待疾病和自身形体变化,主动配合治疗和护理。

2.鼓励患者的亲朋好友主动关心患者,给予精神支持。

3.对于情志失调患者可以进行应试转移法和喜疗转移法。

### 五、护理难点

系统性红斑

狼疮脑病患者精神障碍的健康教育。

解决思路如下。

1.反复、多次进行健康教育。

2.制订个体化的健康教育计划。

3.多与患者(家属)沟通,专人看护。

### 六、护理效果评价

见:阴阳毒(系统性红斑狼疮)中医护理效果评价表

见:阴阳毒(系统性红斑狼疮)护理效果评价量表

**附表1　阴阳毒(系统性红斑狼疮)中医护理效果评价表**

医院:　　　　科室:　　　　入院日期:　　　　出院日期:　　　　住院天数:

患者姓名:　　　性别:　　　年龄:　　　ID:　　　　　　文化程度:

纳入中医临床路径:是□　否□

证候诊断:热毒炽盛证□　气阴两伤证□　脾肾两虚证□　脾虚肝郁证□　其他□

## （一）护理效果评价

| 主要症状 | 主要辨证施护方法 | 中医护理技术 | 护理效果 |
|---|---|---|---|
| 发热□ | 1. 穴位按摩□<br>2. 耳穴贴压□<br>3. 其他护理措施 | 1. 穴位按摩□ 应用次数：____次 应用时间：____天<br>2. 耳穴贴压□ 应用次数：____次 应用时间：____天<br>3. 其他：____ 应用次数：____次 应用时间：____天<br>（请注明，下同） | 好 □<br>较好□<br>一般□<br>差 □ |
| 关节肿痛□ | 1. 保持功能位□<br>2. 局部保暖□<br>3. 避免关节负重□<br>4. 其他护理措施 | 1. 穴位贴敷□ 应用次数：____次 应用时间：____天<br>2. 中药离子导入□ 应用次数：____次 应用时间：____天<br>3. 中药熏洗□ 应用次数：____次 应用时间：____天<br>4. 穴位注射□ 应用次数：____次 应用时间：____天<br>5. 其他：____ 应用次数：____次 应用时间：____天 | 好 □<br>较好□<br>一般□<br>差 □ |
| 皮肤和黏膜受损□ | 1. 局部清洁、干燥□<br>2. 中药外敷□<br>3. 其他护理措施 | 1. 中药泡洗□ 应用次数：____次 应用时间：____天<br>2. 中药涂擦□ 应用次数：____次 应用时间：____天 | 好 □<br>较好□<br>一般□<br>差 □ |
| 雷诺病□ | 1. 局部保暖□<br>2. 其他护理措施 | 1. 中药泡洗□ 应用次数：____次 应用时间：____天<br>2. 其他：____ 应用次数：____次 应用时间：____天 | 好 □<br>较好□<br>一般□<br>差 □ |
| 胸闷、心悸□ | 1. 体位□<br>2. 活动□<br>3. 情志护理□<br>4. 其他护理措施 |  | 好 □<br>较好□<br>一般□<br>差 □ |
| 尿少肢肿□ | 1. 准确记录出入量□<br>2. 正确测量体重□<br>3. 合理体位□<br>4. 饮食护理□<br>5. 皮肤护理□<br>6. 其他护理措施 | 1. 中药贴敷□ 应用次数：____次 应用时间：____天<br>2. 其他：____ 应用次数：____次 应用时间：____天 | 好 □<br>较好□<br>一般□<br>差 □ |

（续表）

| 主要症状 | 主要辨证施护方法 | 中医护理技术 | 护理效果 |
|---|---|---|---|
| 其他□<br>（请注明） | 1.<br>2.<br>3. | | 好 □<br>较好 □<br>一般 □<br>差 □ |

## （二）护理依从性及满意度评价

| 评价项目 | | 患者对护理的依从性 | | | 患者对护理的满意度 | | |
|---|---|---|---|---|---|---|---|
| | | 依从 | 部分依从 | 不依从 | 满意 | 一般 | 不满意 |
| 中医护理技术 | 中药离子导入 | | | | | | |
| | 艾 灸 | | | | | | |
| | 穴位贴敷 | | | | | | |
| | 中药熏洗 | | | | | | |
| | 健康指导 | / | / | / | | | |
| 签 名 | | 责任护士签名： | | | 上级护士或护士长签名： | | |

## （三）对本病中医护理方案的评价

实用性强□　　实用性较强□　　实用性一般□　　不实用□

改进意见：

## （四）评价人（责任护士）

姓名：_____　技术职称：_____　完成日期：_____　护士长签字：_____

### 附表2　阴阳毒（系统性红斑狼疮）护理效果评价量表

| 分级<br>症状 | 无<br>(0分) | 轻(2分) | 中(4分) | 重(6分) | 实施前评价 | | 实施后评价 | |
|---|---|---|---|---|---|---|---|---|
| | | | | | 日期 | 分值 | 日期 | 分值 |
| 关节疼痛 | 无 | 可耐受 | 疼痛明显，活动轻度受限 | 疼痛明显，活动明显受限 | | | | |

(续表)

| 分级<br>症状 | 无<br>(0分) | 轻(2分) | 中(4分) | 重(6分) | 实施前评价 ||实施后评价 ||
|---|---|---|---|---|---|---|---|---|
| | | | | | 日期 | 分值 | 日期 | 分值 |
| 肌肉疼痛 | 无 | 肌肉酸痛,可耐受 | 疼痛明显,活动轻度受限 | 疼痛伴无力,双上肢不能抬起,下蹲困难 | | | | |
| 面部红斑 | 无 | 散在红斑或呈丘疹样,色淡红 | 呈蝶形分布或有鳞屑,紫红或黯褐色 | 广泛红斑或大疱样皮损 | | | | |
| 口疮 | 无 | 少量,无痛 | 多处 | 广泛,反复发作 | | | | |
| 乏力 | 无 | 活动时即感乏力 | 稍有活动即有乏力 | 不欲活动,喜卧床 | | | | |
| 心悸 | 无 | 活动时感心悸 | 不活动时即有阵发性心悸 | 心悸持续不缓解 | | | | |
| 脱发 | 无 | 少量脱发,梳头时明显 | 用手轻捋头发即有脱发 | 广泛脱发,伴有头皮炎症 | | | | |
| 月经不调 | 无 | 偶有 | 频作 | 连续 | | | | |
| 手足心热 | 无 | 偶有手足心热 | 手足心灼热 | 手足心热,不欲着衣被 | | | | |
| 腰膝酸软 | 无 | 偶有腰膝酸软 | 经常腰膝酸软 | 经常腰膝酸软,不欲活动 | | | | |

# 第三十八节 肺积(肺癌)中医护理方案

## 一、常见证候要点

(一)气虚痰湿证

咳嗽痰多,胸闷纳呆,神疲乏力,面色㿠白,大便溏薄。舌质淡暗,苔白。

### (二)阴虚内热证

咳嗽气短,干咳痰少,潮热盗汗,五心烦热,口干口渴。舌赤少苔,或舌体瘦小、苔薄。

### (三)气滞血瘀证

咳嗽气短而不爽,气促胸闷,心胸刺痛或胀痛,痞块疼痛拒按,唇暗。舌紫暗或有瘀血斑、苔薄。

### (四)痰热蕴结证

痰多咳重,痰黄黏稠,气憋胸闷,发热。舌质红,苔黄腻或黄。

### (五)气阴两虚证

咳嗽有痰或无痰,神疲乏力,汗出气短,午后潮热,手足心热,时有心悸。舌质红苔薄,或舌质胖有齿痕。

### (六)阳虚气衰证

气短乏力,动则喘促,咳嗽、痰多,畏寒怕冷,夜尿多,大便溏稀。舌苔薄、舌质淡或淡胖。

## 二、常见症状/证候施护

### (一)咳嗽、咳痰

1. 观察呼吸、咳嗽状况,有无咳痰,痰液的性质、颜色、量;遵医嘱雾化吸入后观察有无咳痰以及痰液的性质、颜色、量。

2. 保持病室空气新鲜、温湿度适宜,避免灰尘及刺激性气味。

3. 咳嗽胸闷者取半卧位或半坐卧位;痰液黏稠难咯者,可变换体位。

4. 协助翻身拍背(咯血及胸腔积液者禁翻身拍背),教会患者有效咳嗽、咳痰、深呼吸的方法。

5. 保持口腔清洁,咳痰后以淡盐水或漱口液漱口。

6. 遵医嘱耳穴贴压(耳穴埋豆),可选择肺、气管、神门、皮质下等穴位。

7. 进食健脾益气补肺止咳食物,如山药、白果等。持续咳嗽时,可频饮温开水或薄荷叶泡水代茶饮,减轻咽喉部的刺激。

### (二)咯血

1. 密切观察咯血的性质、颜色、量及伴随症状,监测生命体征、尿量、皮肤弹性等,准确、及时记录。

2. 保持病室空气新鲜,温湿度适宜。

3. 指导患者不用力吸气、屏气、剧咳,喉间有痰轻轻咳出。

4. 少量咯血静卧休息;大量咯血绝对卧床,头低脚高位,头偏向健侧。

5. 及时清除口腔积血,淡盐水擦拭口腔。

6.消除恐惧、焦虑不安的情绪,禁恼怒、戒忧愁、宁心神。

7.少量出血者可进食凉血养血、甘凉滋养之品,如黑木耳、茄子等;大量咯血者遵医嘱禁食。

(三)发热

1.注意观察体温变化及汗出情况。

2.病室凉爽,光线明亮,空气保持湿润。

3.卧床休息,限制活动量,避免劳累。

4.协助擦干汗液,温水清洗皮肤,及时更换内衣,切忌汗出当风。

5.遵医嘱穴位按摩,可选择合谷、曲池或耳尖、大椎放血(营养状况差者慎用)。

6.进食清热生津之品,如苦瓜、冬瓜、猕猴桃、荸荠等,忌辛辣、香燥、助热动火之品。阴虚内热者,多进食滋阴润肺之品,如蜂蜜、藕、杏仁、银耳、梨等。

(四)胸痛

1.观察疼痛的性质、部位、程度、持续时间及伴随症状,动态疼痛评估,遵医嘱予止痛药后观察用药反应。

2.保持环境安静,避免噪声及不必要的人员走动。

3.给予舒适体位,避免体位突然改变。胸痛严重者,宜患侧卧位。

4.避免剧烈咳嗽,必要时用手按住胸部疼痛处,以减轻胸痛。

5.指导采用放松术,如缓慢呼吸、全身肌肉放松、听舒缓音乐等。

6.遵医嘱耳穴贴压(耳穴埋豆),可选择神门、皮质下、交感、肺等穴位。

7.遵医嘱中药外敷,使用理气活血通络中药。

(五)胸闷气促

1.密切观察生命体征变化,遵医嘱给予吸氧。

2.保持病室安静、空气新鲜、温湿度适宜,避免灰尘、刺激性气味。

3.取半卧位或半坐卧位,减少说话等活动,避免不必要的体力消耗。

4.与患者有效沟通,帮助其保持情绪稳定,消除紧张、焦虑等。

5.教会患者进行缓慢的腹式呼吸。

6.病情允许情况下,鼓励患者下床适量活动,以增加肺活量。

7.遵医嘱协助胸腔穿刺抽水或胸腔药物灌注,治疗后观察症状、生命体征变化。

8.遵医嘱耳穴贴压(耳穴埋豆),可选择肺、气管、神门、皮质下、脾、肾等穴位。

(六)便溏

1.观察排便次数、量、性质及有无里急后重感。

2.保持肛周皮肤清洁。

3.遵医嘱耳穴贴压(耳穴埋豆),可选择大肠、小肠、胃、脾、交感、神门等穴位。

4. 遵医嘱穴位按摩,可选择足三里、天枢、中脘、关元等穴位。

5. 遵医嘱艾灸(回旋灸)腹部,以肚脐为中心,上、下、左、右旁开 1~1.5 寸,时间 5~10 分钟。

6. 进食健脾养胃及健脾利湿食物,如胡萝卜、薏苡仁、赤小豆、栗子等。严重便溏者适量饮淡盐水。

(七)纳呆

1. 病室空气流通、新鲜。

2. 做好心理疏导,化解不良情绪。

3. 遵医嘱耳穴贴压(耳穴埋豆),可选择脾、胃、交感等穴位。

4. 遵医嘱穴位按摩,可选择足三里、阳陵泉、内关、脾俞、胃俞等穴位。

5. 进食增加肠动力的食物,如苹果、番茄、白萝卜、菠萝等,忌肥甘厚味、甜腻之品,少食多餐。

(八)便秘

1. 指导患者规律排便,适度增加运动量。

2. 餐后 1~2 小时,以肚脐为中心顺时针腹部按摩,促进肠蠕动。

3. 指导患者正确使用缓泻药。

4. 遵医嘱耳穴贴压(耳穴埋豆),可选择大肠、胃、脾、交感、皮质下、便秘点等穴位。

5. 遵医嘱穴位按摩,可选择天枢、脾俞、肓俞、大肠俞等穴位,寒证可加灸。

6. 进食富含膳食纤维的食物,如蔬菜、菱藕、粗粮等,适当增加液体的摄入。

7. 遵医嘱给予药熨法,用中药热罨包,取穴神阙或涌泉。

(九)恶心、呕吐

1. 保持病室整洁,光线色调柔和,无异味刺激。

2. 遵医嘱及时、准确给予止吐药物,必要时记录出入量。

3. 保持口腔及床单位清洁,协助淡盐水或漱口水漱口。

4. 体质虚弱或神志不清者呕吐时应将头偏向一侧,以免呕吐物误入气管,引起窒息。

5. 选择易消化的食物,如蔬菜、水果、山药、小米、百合等;少食多餐,每日 4~6 餐;避免进食易产气、油腻或辛辣的食物;呕吐后不要立即进食,休息片刻后进清淡的流食或半流食;频繁呕吐时,宜进食水果和富含电解质的饮料,以补充水分和钾离子。

6. 因呕吐不能进食或服药者,可在进食或服药前先滴姜汁数滴于舌面,稍等片刻再进食,以缓解呕吐。

7. 指导患者采用放松术,如聆听舒缓的音乐、做渐进式的肌肉放松等。

8. 遵医嘱耳穴贴压(耳穴埋豆),可选择脾、胃、神门等穴位。

9. 遵医嘱穴位注射,可选择足三里、合谷、内关等穴位。

10. 遵医嘱穴位贴敷,取穴神阙。

### 三、中医特色治疗护理

(一)药物治疗

1. 内服中药　中药汤剂应温服,服药后观察效果和反应。

2. 注射给药

(1)康莱特注射液:①对薏苡仁油、大豆磷脂、甘油过敏者慎用;②建议使用中心静脉置管给药;③使用带终端滤器的一次性输液器。

(2)复方苦参碱注射液:严格控制输液速度,不宜超过每分钟40滴。

(二)特色技术

1. 中药外敷:①遵医嘱阿是穴贴敷;②保留时间6~8小时。

2. 耳穴贴压(耳穴埋豆)。

3. 穴位注射。

4. 穴位按摩。

5. 穴位贴敷。

6. 药熨法。

### 四、健康指导

(一)生活起居

1. 避免受凉,勿汗出当风。

2. 保证充分的休息,咯血者绝对卧床。

3. 经常做深呼吸,尽量把呼吸放慢。

4. 戒烟酒,注意避免被动吸烟。

(二)饮食指导

1. 气虚痰湿证　进食益气化痰的食品,如糯米、枸杞子、大米、山药、大麦、白扁豆、南瓜、蘑菇等。食疗方:糯米山药粥。

2. 阴虚内热证　进食滋阴润肺的食品,如蜂蜜、核桃、百合、银耳、秋梨、葡萄、萝卜、莲子、芝麻等。食疗方:核桃雪梨汤。

3. 气滞血瘀证　进食行气活血、化瘀解毒的食品,如山楂、桃仁、大白菜、芹菜、白萝卜、生姜、大蒜等。食疗方:白萝卜丝汤。

4. 痰热蕴结证　进食清肺化痰的食品,如生梨、白萝卜、荸荠等,咳血者可吃海带、荠菜、菠菜等。食疗方:炝拌荸荠海带丝。

5. 气阴两虚证　进食益气养阴的食品,如莲子、桂圆、瘦肉、蛋类、鱼肉、山药、海参等。食疗方:皮蛋瘦肉粥、桂圆山药羹。

6. 阳虚气衰证　进食益气化痰的食品,如山药、百合、白果、杏仁等。食疗方:山药百合粥。

(三)情志调理

1. 采用暗示疗法、认知疗法、移情调志法,帮助患者建立积极的情志状态。

2. 指导患者倾听五音中的商调音乐,抒发情感,缓解紧张焦虑的心态,达到调理气血阴阳的作用。

3. 指导患者进行八段锦、简化太极拳锻炼。

4. 责任护士多与患者沟通,了解其心理状态,及时予以心理疏导。

5. 鼓励家属多陪伴患者,亲朋好友给予情感支持。

6. 鼓励病友间相互交流治疗体会,提高认知,增强治疗信心。

## 五、护理难点

(一)上腔静脉综合征患者的静脉通路问题

解决思路如下。

1. 探索不易导致感染的下腔中心静脉置管方法。

2. 制订股静脉置管的护理规范及操作流程。

3. 只能选择下肢浅静脉穿刺时,首选外踝前静脉。

(二)强迫体位患者如何预防压疮

解决思路如下。

1. 合理选择护理器具,如多功能护理床、翻身板、防压疮气垫/软垫等。

2. 中医药特色预防措施的挖掘。

3. 提高患者对皮肤护理的依从性。

## 六、护理效果评价

见:肺积(肺癌)中医护理效果评价表

见:肺积(肺癌)护理效果评价量表

### 附表1　肺积(肺癌)中医护理效果评价表

医院:　　　　科室:　　　　入院日期:　　　　出院日期:　　　　住院天数:

患者姓名:　　　性别:　　　年龄:　　　ID:　　　　　　文化程度:

纳入中医临床路径:是□　否□

证候诊断:气虚痰湿证□　　阴虚内热证□　　气滞血瘀证□　　痰热蕴结证□
　　　　　气阴两虚证□　　阳虚气衰证□　　其他□

（一）护理效果评价

| 主要症状 | 主要辨证施护方法 | 中医护理技术 | 护理效果 |
|---|---|---|---|
| 咳嗽、咳痰□ | 1. 体位□<br>2. 咳痰/深呼吸训练□<br>3. 拍背□ ___次数/天<br>4. 口腔清洁/漱口□ ___次数/天<br>5. 饮食指导□ ___次数/天<br>6. 其他护理措施 | 1. 耳穴贴压□ 应用次数：___次 应用时间：___天<br>2. 其他：_____ 应用次数：___次 应用时间：___天<br>（请注明，下同） | 好 □<br>较好□<br>一般□<br>差 □ |
| 咯血□ | 1. 体　位□<br>2. 咳痰方法□<br>3. 口腔清洁□<br>4. 情志护理□<br>5. 饮食指导□<br>6. 其他护理措施 | 1. 其他：_____ 应用次数：___次 应用时间：___天 | 好 □<br>较好□<br>一般□<br>差 □ |
| 发热□ | 1. 活　动□<br>2. 皮肤护理□<br>3. 饮食指导□<br>4. 其他护理措施 | 1. 穴位按摩□ 应用次数：___次 应用时间：___天<br>2. 其他：_____ 应用次数：___次 应用时间：___天 | 好 □<br>较好□<br>一般□<br>差 □ |
| 胸痛□ | 疼痛评分：___分<br>1. 观　察□<br>2. 体　位□<br>3. 咳痰方法□<br>4. 情志护理□<br>5. 放松疗法□<br>6. 其他护理措施 | 1. 耳穴贴压□ 应用次数：___次 应用时间：___天<br>2. 艾　灸□ 应用次数：___次 应用时间：___天<br>3. 中药外敷□ 应用次数：___次 应用时间：___天<br>4. 其他：_____ 应用次数：___次 应用时间：___天 | 好 □<br>较好□<br>一般□<br>差 □ |

（续表）

| 主要症状 | 主要辨证施护方法 | 中医护理技术 | 护理效果 |
|---|---|---|---|
| 胸闷气促□ | 1. 体　　位□<br>2. 情志护理□<br>3. 腹式呼吸□<br>4. 活　　动□<br>5. 胸腔抽水/灌注□<br>5. 其他护理措施 | 1. 耳穴贴压□　应用次数：＿＿次　应用时间：＿＿天<br>2. 其他：＿＿＿　应用次数：＿＿次　应用时间：＿＿天 | 好　　□<br>较好□<br>一般□<br>差　　□ |
| 便溏□ | 1. 皮肤护理□<br>2. 饮食/水□<br>3. 其他护理措施 | 1. 耳穴贴压□<br>2. 穴位按摩□　应用次数：＿＿次　应用时间：＿＿天<br>3. 艾　　灸□　应用次数：＿＿次　应用时间：＿＿天<br>4. 其他：＿＿＿　应用次数：＿＿次　应用时间：＿＿天 | 好　　□<br>较好□<br>一般□<br>差　　□ |
| 纳呆□ | 1. 饮　　食□<br>2. 情志护理□<br>3. 其他护理措施 | 1. 耳穴贴压□　应用次数：＿＿次　应用时间：＿＿天<br>2. 穴位按摩□　应用次数：＿＿次　应用时间：＿＿天<br>3. 其他：＿＿＿　应用次数：＿＿次　应用时间：＿＿天 | 好　　□<br>较好□<br>一般□<br>差　　□ |
| 便秘□ | 1. 饮　　食□<br>2. 腹部按摩□<br>3. 排便指导□<br>4. 饮食指导□<br>5. 其他护理措施 | 1. 耳穴贴压□　应用次数：＿＿次　应用时间：＿＿天<br>2. 穴位按摩□　应用次数：＿＿次　应用时间：＿＿天<br>3. 中药热罨包□　应用次数：＿＿次　应用时间：＿＿天<br>4. 其他：＿＿＿　应用次数：＿＿次　应用时间：＿＿天 | 好　　□<br>较好□<br>一般□<br>差　　□ |
| 恶心、呕吐□ | 1. 口腔清洁□<br>2. 饮　　食□<br>3. 情志护理□<br>4. 放松疗法□<br>5. 饮食指导□<br>6. 药物治疗□<br>7. 其他护理措施 | 1. 耳穴贴压□　应用次数：＿＿次　应用时间：＿＿天<br>2. 穴位注射□　应用次数：＿＿次　应用时间：＿＿天<br>3. 穴位贴敷□　应用次数：＿＿次　应用时间：＿＿天<br>4. 其他：＿＿＿　应用次数：＿＿次　应用时间：＿＿天 | 好　　□<br>较好□<br>一般□<br>差　　□ |
| 其他□<br>（请注明） | 1.<br>2.<br>3. | | 好　　□<br>较好□<br>一般□<br>差　　□ |

## (二)护理依从性及满意度评价

| 评价项目 | | 患者对护理的依从性 | | | 患者对护理的满意度 | | |
|---|---|---|---|---|---|---|---|
| | | 依从 | 部分依从 | 不依从 | 满意 | 一般 | 不满意 |
| 中医护理技术 | 中药湿敷 | | | | | | |
| | 耳穴贴压(耳穴埋豆) | | | | | | |
| | 艾 灸 | | | | | | |
| | 穴位按摩 | | | | | | |
| | 穴位贴敷 | | | | | | |
| | 穴位注射 | | | | | | |
| | 中药热奄包 | | | | | | |
| 健康指导 | | / | / | / | | | |
| 签 名 | | 责任护士签名: | | | 上级护士或护士长签名: | | |

## (三)对本病中医护理方案的评价

实用性强□   实用性较强□   实用性一般□   不实用□

改进意见:

## (四)评价人(责任护士)

姓名:_____   技术职称:_____   完成日期:_____   护士长签字:_____

### 附表2　肺积(肺癌)护理效果评价量表

| 分级症状 | 无(0分) | 轻(2分) | 中(4分) | 重(6分) | 实施前评价 | | 实施后评价 | |
|---|---|---|---|---|---|---|---|---|
| | | | | | 日期 | 分值 | 日期 | 分值 |
| 咳嗽 | 无 | 白天间断咳嗽,不影响正常生活 | 介于轻度和重度之间 | 昼夜咳嗽频繁或阵咳影响工作和睡眠 | | | | |
| 咳痰 | 无 | 昼夜咯痰10~60 mL | 昼夜咯痰60~100 mL | 昼夜咯痰100 mL以上 | | | | |
| 咯血 | 无 | 痰中有血丝 | 痰中带血,占1/2或每日痰血10次以下 | 每日痰血10次以上,或咯鲜血 | | | | |

(续表)

| 症状\分级 | 无(0分) | 轻(2分) | 中(4分) | 重(6分) | 实施前评价 ||实施后评价||
|---|---|---|---|---|---|---|---|---|
| | | | | | 日期 | 分值 | 日期 | 分值 |
| 发热 | 无 | 37.2~37.5℃ | 37.6~38.0℃ | 38.1℃以上 | | | | |
| 胸痛 | 无 | 偶有发作,隐隐作痛,不影响正常工作 | 发作频繁,疼痛重,影响工作 | 反复发作,疼痛剧烈难以忍受 | | | | |
| 气急(短) | 无 | 活动后即气急,呼吸困难(轻度发作) | 休息时亦感呼吸困难 | 静息时喘息明显,不能平卧,影响睡眠和生活 | | | | |
| 胸闷 | 无 | 轻度胸憋 | 胸闷明显,时见太息 | 胸闷如窒 | | | | |
| 便溏 | 无 | 大便稀软或稍溏,每日≤3次 | 便溏,每日4~5次 | 黏液便,每日>6次 | | | | |
| 纳呆 | 无 | 食量不减,但觉乏味 | 食量较前减少1/3 | 食量较前减少1/2 | | | | |
| 便秘 | 无 | 大便干结,每日一行 | 大便秘结,两日一行 | 大便艰难,数日一行 | | | | |
| 恶心呕吐 | 无 | 偶有恶心呕吐 | 常有恶心,每日呕吐1~2次 | 每日呕吐3次以上 | | | | |

# 第三十九节　胃积(胃癌)中医护理方案

## 一、常见证候要点

(一)脾胃虚寒证

纳少,腹胀,便溏,气短,乏力。舌淡苔白。

(二)胃热伤阴证

胃脘嘈杂,灼痛,饥不欲食,口干、口渴、便干。舌红少苔乏津。

(三)气血双亏证

体表肌肤黏膜组织呈现淡白,头晕乏力,全身虚弱,舌质淡。

(四)脾虚痰湿证

脾胃纳运功能障碍及胸脘痞闷,纳呆。苔腻。

(五)气滞血瘀证

固定疼痛、肿块、出血。舌质紫暗,或见瘀斑瘀点。

(六)肝胃不和证

脘胁胀痛,嗳气,吞酸,情绪抑郁。舌淡红、苔薄白或薄黄。

## 二、常见症状/证候施护

(一)胃脘痛

1. 观察疼痛的性质、部位、程度、持续时间、诱发因素及伴随症状,动态疼痛评估,总结疼痛发作规律。出现疼痛加剧,伴呕吐、寒热,或出现厥脱先兆症状时应立即报告医师,采取应急处理措施。

2. 急性发作时宜卧床休息,注意防寒保暖。

3. 指导患者采用转移注意力或松弛疗法,如缓慢呼吸、全身肌肉放松、听舒缓音乐等,以减轻患者对疼痛的敏感性。

4. 遵医嘱耳穴贴压(耳穴埋豆),取脾、胃、交感、神门等穴。

5. 遵医嘱艾灸,取中脘、天枢、足三里等穴。

6. 遵医嘱穴位注射,取足三里、内关、合谷等穴。

(二)吞酸、嗳气

1. 观察吞酸、嗳气的频率、程度、伴随症状及与饮食的关系。

2. 遵医嘱使用黏膜保护药与抑酸药。黏膜保护药应在餐前半小时服用,以发挥保护作用;抑酸药应在餐后1小时服用,以中和高胃酸;抗生素应在餐后服用,减少抗生素对胃黏膜的刺激。

3. 指导患者饭后不宜立即平卧,发作时宜取坐位,可小口频服温开水;若空腹时出现反酸、嗳气症状,应立即进食以缓解不适。

4. 遵医嘱穴位按摩,取足三里、合谷、天突等穴。

5. 遵医嘱耳穴贴压(耳穴埋豆),取脾、胃、交感、神门等穴。

6. 遵医嘱艾灸,取胃俞、足三里、中脘等穴。

(三)腹胀

1. 观察腹胀的部位、性质、程度、时间、诱发因素、排便、排气情况及伴随症状。

2. 患者宜卧床休息,给予半坐卧位。鼓励饭后适当运动,保持大便通畅。

3. 遵医嘱给予肛管排气,观察排便、排气情况。

4. 遵医嘱中药外敷,保留时间6~8小时。

5. 遵医嘱艾灸,取中脘、肝俞等穴。

6. 遵医嘱穴位贴敷,取神阙穴。

(四)便溏

1. 观察排便次数、量、性质及有无里急后重感。

2. 保持肛周皮肤清洁。

3. 严重便溏者适量饮淡盐水。

4. 遵医嘱穴位按摩，取足三里、中脘、关元等穴。

5. 遵医嘱耳穴贴压（耳穴埋豆），取大肠、小肠、胃、脾等穴。

6. 遵医嘱艾灸（回旋灸）腹部，以肚脐为中心，上、下、左、右旁开1~1.5寸，时间5~10分钟。

（五）便秘

1. 观察排便次数、性状、排便费力程度及伴随症状。

2. 指导患者规律排便，适度增加运动量，餐后1~2小时，取平卧位，以肚脐为中心，顺时针方向摩揉腹部，促进肠蠕动，排便时忌努挣。

3. 遵医嘱穴位按摩，取足三里、中脘等穴。

4. 遵医嘱耳穴贴压（耳穴埋豆），取大肠、小肠、胃、脾等穴。

5. 遵医嘱给予药熨法，用中药热罨包合并穴位贴敷，取穴神阙或涌泉。

### 三、中医特色治疗护理

（一）药物治疗

1. 内服中药　中药汤剂一般应温服。

2. 注射给药

（1）康莱特注射液：同肺癌。

（2）鸦胆子油乳剂：①少数患者有油腻感、厌食等消化道不适反应；②油乳剂如有分层停止使用。

（二）特色技术

1. 穴位注射。

2. 艾灸。

3. 耳穴贴压（耳穴埋豆）。

4. 中药外敷。

5. 穴位按摩。

6. 穴位贴敷。

7. 药熨法。

### 四、健康指导

（一）生活起居

1. 虚寒型患者居住向阳病室为宜，阴虚型患者居住病室温度宜略低，凉爽湿润。

2. 做好安全评估，防呕吐窒息、昏厥摔伤、自杀倾向等意外。

3. 指导患者注意保暖，避免腹部受凉。

（二）饮食指导

1. 脾胃虚寒证，宜食补中健脾的食品，如鸡蛋、瘦猪肉、羊肉、大枣、桂圆、白扁豆、山药、茯苓。

2. 胃热伤阴证，宜食滋补胃阴的食品，如莲子、山药、百合、大枣、薏苡仁、枸杞子等。

3. 气血双亏证，宜食补气养血的食品，如大枣、桂圆、山药。

4. 脾虚痰湿证，宜食健脾除湿的食品，如荸荠、马齿苋、赤小豆等。

5. 气滞血瘀证，宜食活血祛瘀的食品，如桃仁、山楂、大枣、赤小豆等。忌粗糙、坚硬、油炸、厚味之品，忌食生冷性寒之物。

6. 肝胃不和证，宜食疏肝和胃的食品，如山楂、山药、萝卜、生姜、桂花等。

7. 指导患者戒烟酒，宜食健脾养胃的食品，如山药、大枣等。避免进食过饱。

8. 便秘者，指导患者进食富含膳食纤维的食物，如蔬菜、水果、粗粮等。

9. 腹胀者，指导患者进食增加肠动力的食物，如苹果、番茄、白萝卜等，避免产气食物的摄入。

10. 吞酸、嗳气者，应避免产酸的食物，如山楂、梅子、菠萝等。

（三）情志调理

1. 针对患者忧思恼怒、恐惧紧张等不良情志，指导其采用移情相制疗法，转移其注意力。

2. 针对患者焦虑或抑郁的情绪变化，可采用暗示疗法或顺情从欲法。

3. 多与患者沟通，了解其心理状态，指导患者和家属掌握缓解疼痛的简单方法，减轻身体痛苦和精神压力，多陪伴患者，给予患者安慰、精神支持。

4. 鼓励病友间多交流疾病防治经验，提高认识，增强治疗信心。

**五、护理难点**

恶性贫血。

解决思路如下。

1. 遵医嘱积极纠正贫血。

2. 加强饮食调护。

3. 做好口腔和皮肤护理。

**六、护理效果评价**

见：胃积（胃癌）中医护理效果评价表

见：胃积（胃癌）护理效果评价量表

## 附表1 胃积(胃癌)中医护理效果评价表

医院：　　　　　科室：　　　　　入院日期：　　　　　出院日期：　　　　　住院天数：

患者姓名：　　　　　性别：　　　　　年龄：　　　　　ID：　　　　　文化程度：

纳入中医临床路径：是□　否□

证候诊断：脾胃虚寒证□　　胃热伤阴证□　　气血双亏证□　　脾虚痰湿证□

　　　　　气滞血瘀证□　　肝胃不和证□　　其他□

(一)护理效果评价

| 主要症状 | 主要辨证施护方法 | 中医护理技术 | 护理效果 |
|---|---|---|---|
| 胃脘痛□ | 1. 活　　动□<br>2. 饮食护理□<br>3. 松弛疗法□<br>4. 其他护理措施 | 1. 穴位注射□　应用次数：＿＿次　应用时间：＿＿天<br>2. 耳穴贴压□　应用次数：＿＿次　应用时间：＿＿天<br>3. 艾　　灸□　应用次数：＿＿次　应用时间：＿＿天<br>4. 其他：＿＿　应用次数：＿＿次　应用时间：＿＿天<br>(请注明：下同) | 好　□<br>较好□<br>一般□<br>差　□ |
| 吞酸、嗳气□ | 1. 体　　位□<br>2. 饮　　食□<br>3. 胃黏膜保护药/抑酸药护理□<br>4. 其他护理措施 | 1. 穴位按摩□　应用次数：＿＿次　应用时间：＿＿天<br>2. 耳穴贴压□　应用次数：＿＿次　应用时间：＿＿天<br>3. 艾　　灸□　应用次数：＿＿次　应用时间：＿＿天<br>4. 其他：＿＿　应用次数：＿＿次　应用时间：＿＿天 | 好　□<br>较好□<br>一般□<br>差　□ |
| 腹胀□ | 1. 体　　位□<br>2. 活　　动□<br>3. 饮食护理□<br>4. 肛管排气<br>5. 其他护理措施 | 1. 中药外敷□　应用次数：＿＿次　应用时间：＿＿天<br>2. 艾　　灸□　应用次数：＿＿次　应用时间：＿＿天<br>3. 穴位贴敷□　应用次数：＿＿次　应用时间：＿＿天<br>4. 其他：＿＿　应用次数：＿＿次　应用时间：＿＿天 | 好　□<br>较好□<br>一般□<br>差　□ |
| 便溏□ | 1. 皮肤护理□<br>2. 饮食护理□<br>3. 其他护理措施 | 1. 穴位按摩□　应用次数：＿＿次　应用时间：＿＿天<br>2. 耳穴贴压□　应用次数：＿＿次　应用时间：＿＿天<br>3. 艾　　灸□　应用次数：＿＿次　应用时间：＿＿天<br>4. 其他：＿＿　应用次数：＿＿次　应用时间：＿＿天 | 好　□<br>较好□<br>一般□<br>差　□ |
| 便秘□ | 1. 饮食护理□<br>2. 排便指导□<br>3. 摩揉腹部□<br>4. 其他护理措施 | 1. 穴位按摩□　应用次数：＿＿次　应用时间：＿＿天<br>2. 耳穴贴压□　应用次数：＿＿次　应用时间：＿＿天<br>3. 中药导管滴入□　应用次数：＿＿次　应用时间：＿＿天<br>4. 中药热罨包□　应用次数：＿＿次　应用时间：＿＿天<br>5. 穴位贴敷□　应用次数：＿＿次　应用时间：＿＿天<br>6. 其他：＿＿　应用次数：＿＿次　应用时间：＿＿天 | 好　□<br>较好□<br>一般□<br>差　□ |

(续表)

| 主要症状 | 主要辨证施护方法 | 中医护理技术 | 护理效果 |
|---|---|---|---|
| 其他□<br>(请注明) | 1.<br>2.<br>3. | | 好 □<br>较好□<br>一般□<br>差  □ |

(二)护理依从性及满意度评价

| 评价项目 | | 患者对护理的依从性 | | | 患者对护理的满意度 | | |
|---|---|---|---|---|---|---|---|
| | | 依从 | 部分依从 | 不依从 | 满意 | 一般 | 不满意 |
| 中医护理技术 | 中药外敷 | | | | | | |
| | 穴位注射 | | | | | | |
| | 艾　灸 | | | | | | |
| | 耳穴贴压 | | | | | | |
| | 穴位按摩 | | | | | | |
| | 中药热罨包 | | | | | | |
| | 穴位贴敷 | | | | | | |
| 健康指导 | | / | / | / | | | |
| 签　　名 | | 责任护士签名： | | | 上级护士或护士长签名： | | |

(三)对本病中医护理方案的评价

　　实用性强□　　实用性较强□　　实用性一般□　　不实用□

　　改进意见：

(四)评价人(责任护士)

　　姓名：_____　技术职称：_____　完成日期：_____　护士长签字：_____

### 附表2　胃积(胃癌)护理效果评价量表

| 分级<br>症状 | 无<br>(0分) | 轻(2分) | 中(4分) | 重(6分) | 实施前评价 | | 实施后评价 | |
|---|---|---|---|---|---|---|---|---|
| | | | | | 日期 | 分值 | 日期 | 分值 |
| 胃脘痛 | 无 | 偶有 | 介于二者之间 | 持续存在 | | | | |
| 反酸 | 无 | 每月发生 | 每周发生 | 每日发生 | | | | |

(续表)

| 分级 症状 | 无(0分) | 轻(2分) | 中(4分) | 重(6分) | 实施前评价 | | 实施后评价 | |
|---|---|---|---|---|---|---|---|---|
| | | | | | 日期 | 分值 | 日期 | 分值 |
| 嗳气或反胃 | 无 | 每月发生 | 每周发生 | 每日发生 | | | | |
| 腹胀 | 无 | 食后发作 | 每周发生 | 整日存在 | | | | |
| 便溏 | 无 | 每日1次 | 每日2~3次 | 每日大于3次 | | | | |
| 便秘 | 无 | 偶有 | 介于轻重之间 | 4~5天大便1次 | | | | |

## 第四十节 肝积(肝癌)中医护理方案

### 一、常见证候要点

(一)肝郁脾虚证

神疲乏力,两胁胀痛,嗳气纳呆,泛吐酸水,或恶心呕吐,大便溏薄。舌质淡,舌苔白。

(二)气滞血瘀证

右胁下积块,按之质硬,持续胀痛或刺痛,或窜及两胁,舌质紫暗或有瘀斑。苔薄白。

(三)湿热蕴结证

右胁下积块,增长迅速,发热,口苦口干,恶心欲吐,纳少,目黄身黄,小便短赤,大便干或溏。舌红苔黄腻。

(四)湿瘀搏结证

右胁下积块,质硬,腹痛且胀,或面目黄而晦暗,或胸腹壁青筋暴露,小便少。舌质暗淡或青紫舌,或有瘀斑瘀点,舌苔白厚或滑腻。

(五)肝阴亏虚证

形体消瘦,腰酸无力,右胁下积块疼痛,低热或午后潮热,五心烦热,手足心热,口干喜饮,吐衄便血,小便不利。舌红少苔。

### 二、常见症状/证候施护

(一)肝区疼痛

1.观察疼痛的性质、部位、程度、持续时间及伴随症状,动态疼痛评估,如疼痛剧烈,伴恶心呕吐,腹部及肿块有明显压痛,或出现厥脱症状时,应及时报告医师进行处理。

2.保持环境安静,避免噪声及不必要的人员走动。

3. 发作时宜卧床休息,注意防寒保暖。

4. 指导患者采用转移注意力或松弛疗法,如缓慢呼吸、全身肌肉放松、听舒缓音乐等,以减轻患者对疼痛的敏感性。

5. 遵医嘱耳穴贴压(耳穴埋豆),取肝、交感、神门、内分泌等穴。

6. 遵医嘱穴位按摩,取足三里、肝俞、期门、阳陵泉等穴。

(二)腹胀

1. 观察腹胀的部位、性质、程度、时间、诱发因素,排便、排气情况及伴随症状。

2. 患者宜卧床休息,给予半坐卧位。鼓励饭后适当运动,保持大便通畅。

3. 遵医嘱给予肛管排气,观察排便、排气情况。

4. 遵医嘱中药外敷,保留时间6~8小时。

5. 遵医嘱艾灸,取中脘、天枢、肝俞等穴。

6. 遵医嘱穴位贴敷,取穴神阙穴。

(三)纳呆

1. 病室空气流通、新鲜。

2. 做好心理疏导,化解不良情绪。

3. 遵医嘱耳穴贴压(耳穴埋豆),可选择脾、胃、交感等穴位。

4. 遵医嘱穴位按摩,可选择足三里、阳陵泉、内关、脾俞、胃俞等穴位。

5. 进食增加肠动力的食物,如苹果、番茄、白萝卜、菠萝等,忌肥甘厚味、甜腻之品,少食多餐。

(四)恶心、呕吐

1. 观察呕吐物的量、色、性质,及时记录并报告医师。

2. 呕吐后,遵医嘱以温开水或漱口液漱口。

3. 遵医嘱耳穴贴压(耳穴埋豆),取脾、胃、交感、膈等穴位。

4. 遵医嘱艾灸,取中脘、关元、足三里、神阙等穴。

5. 遵医嘱穴位注射,取足三里、合谷、内关等穴。

6. 遵医嘱穴位贴敷,取神阙穴。

(五)发热

1. 注意观察体温变化及汗出情况。

2. 病室凉爽,光线明亮,空气保持湿润。

3. 卧床休息,限制活动量,避免劳累。

4. 协助擦干汗液,温水清洗皮肤,及时更换内衣,切忌汗出当风。

5. 遵医嘱穴位按摩,可选择合谷、曲池或耳尖、大椎放血(营养状况差者慎用)。

6. 进食清热生津之品,如苦瓜、冬瓜、猕猴桃、荸荠等,忌辛辣、香燥、助热动火之品。阴虚内热者,多进食滋阴润肺之品,如蜂蜜、藕、杏仁、银耳、梨等。

## 三、中医特色治疗护理

(一)药物治疗

1. 内服中药

(1)出血患者,中药汤剂宜偏凉服。

(2)胃纳不佳者,中药宜浓煎,多次少量,以饭后或饭前1小时为宜。

(3)对胃有刺激性的药宜饭后服,补益药宜饭前服。

2. 注射给药

(1)复方苦参碱注射液:严格控制输液速度,不宜超过每分钟40滴。

(2)艾迪注射液:①使用前后应以生理盐水(NS)冲洗;②关注患者的肝肾功能检查(含斑蝥有毒)。

(二)特色技术

1. 中药外敷。

2. 穴位按摩。

3. 耳穴贴压(耳穴埋豆)。

4. 穴位注射。

5. 艾灸。

6. 穴位贴敷。

## 四、健康指导

(一)生活起居

1. 保持心情愉快,避免不良因素的刺激,控制情绪波动,防止病情恶化。

2. 适当活动,勿劳累。

(二)饮食指导

1. 肝郁脾虚证　宜食疏肝健脾理气的食品,高热量易消化清淡饮食,忌食土豆、芋头等壅阻气机食品,对纳呆呕逆严重者,配合使用陈皮、砂仁等代茶饮,以增进食欲。

2. 气滞血瘀证　宜食活血化瘀的食品,如瓜蒌、丝瓜、菠菜、茄子等,忌辛辣刺激,肥甘厚味。

3. 湿热蕴结证　宜食清热解毒食品,饮食宜清淡为主,可服清凉饮品。

4. 湿瘀搏结证　宜食清热利湿之品,饮食宜清淡柔软为主,可服清凉饮品,病情允许可多饮水,忌油腻辛辣油炸食物,可用玉米须煎汤代茶饮,便秘时可予蜂蜜温开水冲服。

5. 肝肾阴亏证　宜食滋养肝肾的食品,可用生地汁粳米煮粥,出血时禁食。

(三)情志调理

1. 畅情志,多与患者沟通交流,减轻患者心理压力,树立治病信心。

2. 化疗前注重宣教,消除患者对化疗不良反应的恐惧,积极配合治疗。

**五、护理难点**

长期卧床患者如何预防压疮。

解决思路如下。

1. 合理选择护理器具,如多功能护理床、翻身板、防压疮气垫/软垫等。

2. 中医药特色预防措施的挖掘。

3. 提高患者对皮肤护理的依从性。

**六、护理效果评价**

见:肝积(肝癌)中医护理效果评价表

见:肝积(肝癌)护理效果评价量表

## 附表1 肝积(肝癌)中医护理效果评价表

医院:　　　　科室:　　　　入院日期:　　　　出院日期:　　　　住院天数:

患者姓名:　　　性别:　　　年龄:　　　ID:　　　　　　文化程度:

纳入中医临床路径:是□　否□

证候诊断:肝郁脾虚证□　　气滞血瘀证□　　湿热蕴结证□　　湿瘀搏结证□

　　　　　肝肾阴亏证□　　其他□

(一)护理效果评价

| 主要症状 | 主要辨证施护方法 | 中医护理技术 | 护理效果 |
|---|---|---|---|
| 肝区疼痛□ | 疼痛评分:____分<br>1. 观　　察□<br>2. 体　　位□<br>3. 转移注意力□<br>4. 放松疗法□<br>5. 其他护理措施 | 1. 耳穴贴压□　应用次数:____次　应用时间:____天<br>2. 穴位按摩□　应用次数:____次　应用时间:____天<br>3. 其他:____　应用次数:____次　应用时间:____天<br>(请注明,下同) | 好　□<br>较好□<br>一般□<br>差　□ |
| 腹胀□ | 1. 观　　察□<br>2. 体　　位□<br>3. 活　　动□<br>4. 其他护理措施 | 1. 中药外敷□　应用次数:____次　应用时间:____天<br>2. 艾　　灸□　应用次数:____次　应用时间:____天<br>3. 穴位贴敷□　应用次数:____次　应用时间:____天<br>4. 其他:____　应用次数:____次　应用时间:____天 | 好　□<br>较好□<br>一般□<br>差　□ |
| 纳呆□ | 1. 饮　　食□<br>2. 情志护理□<br>3. 其他护理措施 | 1. 耳穴贴压□　应用次数:____次　应用时间:____天<br>2. 穴位按摩□　应用次数:____次　应用时间:____天<br>3. 其他:____　应用次数:____次　应用时间:____天 | 好　□<br>较好□<br>一般□<br>差　□ |

(续表)

| 主要症状 | 主要辨证施护方法 | 中医护理技术 | 护理效果 |
|---|---|---|---|
| 恶心、呕吐□ | 1.呕吐物观察□<br>2.口腔护理□<br>3.其他护理措施 | 1.耳穴贴压□ 应用次数：___次 应用时间：___天<br>2.艾　　灸□ 应用次数：___次 应用时间：___天<br>3.穴位注射□ 应用次数：___次 应用时间：___天<br>4.穴位贴敷□ 应用次数：___次 应用时间：___天<br>5.其他：___ 应用次数：___次 应用时间：___天 | 好　□<br>较好□<br>一般□<br>差　□ |
| 发热□ | 1.观　　察□<br>2.活　　动□<br>3.皮肤护理□<br>4.饮食指导□<br>5.其他护理措施 | 1.穴位按摩□ 应用次数：___次 应用时间：___天<br>2.其他：___ 应用次数：___次 应用时间：___天 | 好　□<br>较好□<br>一般□<br>差　□ |
| 其他□<br>(请注明) | 1.<br>2.<br>3. |  | 好　□<br>较好□<br>一般□<br>差　□ |

(二)护理依从性及满意度评价

| 评价项目 | | 患者对护理的依从性 | | | 患者对护理的满意度 | | |
|---|---|---|---|---|---|---|---|
| | | 依从 | 部分依从 | 不依从 | 满意 | 一般 | 不满意 |
| 中医护理技术 | 中药外敷 | | | | | | |
| | 穴位注射 | | | | | | |
| | 耳穴贴压(耳穴埋豆) | | | | | | |
| | 穴位按摩 | | | | | | |
| | 艾　灸 | | | | | | |
| | 穴位贴敷 | | | | | | |
| 健康指导 | | / | / | / | | | |
| 签　　名 | | 责任护士签名： | | | 上级护士或护士长签名： | | |

(三)对本病中医护理方案的评价

实用性强□　　实用性较强□　　实用性一般□　　不实用□

改进意见：

(四)评价人(责任护士)

姓名：_____　技术职称：_____　完成日期：_____　护士长签字：_____

## 附表2 肝积(肝癌)护理效果评价量表

| 分级<br>症状 | 无<br>(0分) | 轻(2分) | 中(4分) | 重(6分) | 实施前评价 ||  实施后评价 ||
|---|---|---|---|---|---|---|---|---|
| | | | | | 日期 | 分值 | 日期 | 分值 |
| 胁痛 | 无 | 胁肋部不适偶有疼痛,生活及睡眠不干扰 | 疼痛明显,发作较频,不能忍受,要求服用止痛药 | 疼痛剧烈,难以忍受,生活及睡眠受干扰。须服止痛药,生活、睡眠严重受干扰 | | | | |
| 胸闷善太息 | 无 | 胸闷不适偶有太息 | 胸闷较明显,时见太息 | 胸闷明显,时时太息 | | | | |
| 痞块 | 无 | 肋下未触及痞块,但特殊检查见占位性病变 | 肋下触及痞块,在3 cm以内,质较硬,表面可不平 | 肋下触及痞块,在3 cm以上,质坚硬,表面可触及结节 | | | | |
| 纳呆 | 无 | 饮食无味,食量稍减 | 食欲差,食量减少1/3 | 无食欲,食量减少2/3及2/3以上 | | | | |
| 脘闷 | 无 | 胃脘不适 | 胃脘闷胀不舒 | 胃脘闷胀明显 | | | | |
| 情绪抑郁 | 无 | 情绪低落,言语减少,偶有怒气 | 忧郁寡言,表情淡漠,易怒 | 悲观失望,沉默不语,常常发怒 | | | | |
| 嗳气 | 无 | 偶有嗳气,嗳声较轻 | 嗳气较频,嗳声较响 | 嗳气频作,嗳声响亮 | | | | |
| 恶心呕吐 | 无 | 偶有恶心,欲呕 | 常有恶心,呕吐每日2~4次 | 恶心不息,呕吐频作,每日4次以上 | | | | |
| 大便溏泄 | 无 | 大便稀软不成形,日行2~3次 | 烂便、溏便,日行4~5次或稀便日行1~2次 | 稀水样便,日行3次以上 | | | | |
| 神疲乏力 | 无 | 精神不振,不耐劳力,但可坚持日常轻体力活动 | 精神疲乏,勉强坚持日常轻体力活动 | 精神极度疲乏,四肢无力,不能坚持日常活动 | | | | |

(续表)

| 分级症状 | 无(0分) | 轻(2分) | 中(4分) | 重(6分) | 实施前评价 | | 实施后评价 | |
|---|---|---|---|---|---|---|---|---|
| | | | | | 日期 | 分值 | 日期 | 分值 |
| 腹胀 | 无 | 腹部轻度胀满,食后腹胀,半小时缓解 | 腹部胀满,食后腹胀明显,半小时到1小时内缓解 | 腹部明显发胀,食后尤甚,2小时内不能缓解 | | | | |
| 面色晦暗 | 无 | 面色萎暗,不润泽 | 面色暗黑,无光 | 面色黧黑,干枯 | | | | |
| 形体消瘦 | 无 | 轻度消瘦,体重较前下降2 kg | 消瘦,体重较前下降2~4 kg | 明显消瘦,体重较前下降4 kg以上 | | | | |
| 大便干结 | 无 | 大便干结,每日一行 | 大便秘结,排便困难,两日一行 | 大便秘结,排便艰难,三日及以上一行 | | | | |
| 口黏不欲饮 | 无 | 口淡不爽,不思饮。口中发黏,唾液偏稠 | 口中黏腻,唾液黏稠不思饮,饮后无不适 | 不欲饮,饮后恶心 | | | | |
| 心烦 | 无 | 偶有心烦 | 时有心中懊恼 | 常常心烦如焚 | | | | |
| 易怒 | 无 | 偶有怒气 | 易怒 | 常常发怒 | | | | |
| 黄疸 | 无 | 轻微目黄 | 目、身、溲发黄 | 目、身、溲深黄,皮肤瘙痒 | | | | |
| 口苦 | 无 | 晨起口微苦 | 口中发苦,食而无味 | 口中甚苦,食不知味 | | | | |
| 口干咽燥 | 无 | 口、咽微干,饮水可缓解 | 口干少津,咽干,饮水后能缓解 | 口干、咽燥、欲饮水,饮水后也难缓解 | | | | |
| 溲赤 | 无 | 小便发黄 | 小便黄而少 | 小便黄赤不利 | | | | |
| 发热 | 正常 | 午后间断低热(37.2~37.9℃) | 持续低热 | 发热不退(≥38℃) | | | | |
| 烦渴 | 无 | 轻度口渴,日饮水量达2 000 mL | 口渴明显,日饮水量达2 000~2 500 mL | 烦渴,频繁饮水,日饮水量大于2500 mL | | | | |

(续表)

| 分级症状 | 无(0分) | 轻(2分) | 中(4分) | 重(6分) | 实施前评价 | | 实施后评价 | |
|---|---|---|---|---|---|---|---|---|
| | | | | | 日期 | 分值 | 日期 | 分值 |
| 五心烦热 | 无 | 晚间手足心微热,偶有心烦 | 手足心热,不欲衣被,时有心烦 | 手足心灼热,不欲衣被,握冷物则舒,终日心烦不宁 | | | | |
| 头晕 | 无 | 头晕眼花,时发时止 | 头晕,如坐舟车,步态不稳 | 眩晕易仆,视物旋转,站立不稳 | | | | |
| 耳鸣 | 无 | 耳鸣轻微,间歇发作或仅在安静环境中出现 | 耳鸣较重,时时显现,在嘈杂环境中仍有耳鸣,或伴轻度听力障碍 | 耳鸣严重,昼夜不停,影响工作和睡眠,或伴有中度以上听力障碍 | | | | |
| 腰酸 | 无 | 晨起腰酸捶打可止 | 持续腰酸,劳则加重 | 腰酸如折,休息不止 | | | | |
| 膝软 | 无 | 轻微膝软无力 | 膝软不任重物 | 膝软无力,不欲行走 | | | | |
| 失眠 | 无 | 睡而不稳,晨醒过早 | 每日睡眠不足4小时 | 彻夜难眠 | | | | |
| 盗汗 | 无 | 寐则汗微出 | 寐则汗出,但不湿衣 | 寐则汗出如水,湿衣 | | | | |
| 出血 | 无 | 偶有牙宣、鼻衄、肌衄或便血 | 反复牙宣、鼻衄、肌衄、便血或吐血,量不多 | 牙宣、鼻衄、肌衄、便血或吐血,量多难止 | | | | |
| 臌胀 | 无 | 腹大胀满 | 腹部胀大,按之如水囊,青筋可见 | 腹大如鼓,脐心突起,青筋暴露 | | | | |
| 青筋暴露 | 无 | 腹壁上青筋隐约可见 | 腹壁上青筋显露 | 青筋显露并有迂曲 | | | | |

# 第四十一节 外感发热(上呼吸道感染)中医护理方案

## 一、常见证候要点

(一)风寒束表证

恶寒重,发热轻,无汗,头项强痛,鼻塞声重,鼻涕清稀,或有咽痒咳嗽,痰白质稀,口不渴,肢节酸痛。舌苔薄白。

(二)风热犯表证

发热重,微恶风寒,鼻塞流黄浊涕,身热有汗或无汗,头痛,咽痛,口渴欲饮或有咳嗽痰黄。舌苔薄黄。

(三)暑湿袭表证

恶寒发热,头重,胸腹闷胀,恶呕腹泻,肢倦神疲,或口中黏腻,渴不多饮。舌苔白腻。

(四)卫气同病证

自觉发热重,烦渴,小便短赤,舌红苔黄,恶寒或恶风,或高热寒战,流涕,咽痒咽痛,头痛头胀,喷嚏。舌红苔薄黄或黄腻。

## 二、常见症状/证候施护

(一)恶寒、发热

1. 观察体温变化及汗出情况。

2. 汗出较甚切忌当风,并及时更衣;风寒束表者注意保暖。

3. 保持口腔清洁,鼓励多饮温开水。

4. 遵医嘱物理降温。

5. 遵医嘱刮痧,取合谷、曲池、大椎、太阳、风池等穴。

6. 遵医嘱中药保留灌肠。

7. 遵医嘱中药泡洗。

(二)头痛

1. 观察头痛部位、性质、程度、伴随症状及持续时间。

2. 改变体位时动作要缓慢。

3. 遵医嘱穴位按摩,取太阳、印堂、百会、合谷、风池等穴。

4. 遵医嘱耳穴贴压(耳穴埋豆),取神门、皮质下、肺等穴。

(三)咳嗽、咳痰

1. 观察咳嗽的性质、程度、持续时间、规律以及痰液的量、颜色、性状等。

2. 咳嗽剧烈时取半卧位。

3. 指导患者有效咳嗽及咳痰方法,翻身拍背。

4. 遵医嘱耳穴贴压(耳穴埋豆),取肺、气管、神门、下屏尖等穴。

(四)鼻塞、流涕

1. 观察鼻塞情况及涕液颜色、性质等。

2. 掌握正确的擤涕方法。

3. 遵医嘱穴位按摩,鼻塞时按摩迎香、鼻通等穴。

4. 遵医嘱耳穴贴压(耳穴埋豆),取肺、内鼻、外鼻、气管等穴。

### 三、中医特色治疗护理

(一)药物治疗

1. 内服中药

(1)辛温解表剂宜趁热服,药后加被安卧或啜服热稀粥,以助汗出。

(2)辛凉解表剂、化湿解表剂宜偏凉服。

2. 注射给药。

3. 外用中药。

(三)特色技术

1. 刮痧。

2. 中药保留灌肠。

3. 中药泡洗。

4. 穴位按摩。

5. 耳穴贴压(耳穴埋豆)。

### 四、健康指导

(一)生活起居

1. 年老体弱、反复外感者练习太极拳、八段锦等中国传统养生保健操,以增强体质。

2. 衣食顺应四时,起居有常,春生、夏长、秋收、冬藏。

(二)饮食指导

饮食清淡易消化、忌食辛辣油腻之品,忌烟酒。

1. 风寒束表证　宜食解表散寒的食品,如生姜、葱白、红糖等。食疗方:红糖生姜饮等。

2. 风热犯表证　宜食疏风清热、宣肺化痰的食品,如西瓜汁、荸荠汁、金银花茶等。

3. 暑湿袭表证　宜食清热解暑、理气化湿的食品,如丝瓜、冬瓜、绿豆汤等。

4. 卫气同病证　宜食养阴透热、益肺生津的食品,如藕汁、梨汁、荸荠汁等。

(三)情志调理

1. 加强与患者沟通,避免不良情绪。

2.向患者讲解本病的发生、发展及转归。

**五、护理难点**

患者存在乱用药的情况。

解决思路如下。

向患者解释遵医嘱用药的重要性和必要性,告知患者有些药乱吃是会产生巨大不良反应的。

**六、护理效果评价**

见:外感发热(上呼吸道感染)中医护理效果评价表

见:外感发热(上呼吸道感染)护理效果评价量表

附表1　外感发热(上呼吸道感染)中医护理效果评价表

医院：　　　　科室：　　　　入院日期：　　　　出院日期：　　　　住院天数：

患者姓名：　　　性别：　　　　年龄：　　　　ID：　　　　　　文化程度：

纳入中医临床路径:是□　否□

证候诊断:风寒束表证□　　　　风热犯表证□　　　　暑湿袭表证□

　　　　　卫气同病证□　　　　其他□

(一)护理效果评价

| 主要症状 | 主要辨证施护方法 | 中医护理技术 | 护理效果 |
|---|---|---|---|
| 恶寒、发热□ | 1.监测体温□<br>2.口腔护理□<br>3.物理降温□<br>4.其他护理措施 | 1.刮　痧□　应用次数:＿＿次　应用时间:＿＿天<br>2.中药保留灌肠□　应用次数:＿＿次　应用时间:＿＿天<br>3.中药泡洗□　应用次数:＿＿次　应用时间:＿＿天<br>4.其他:＿＿＿　应用次数:＿＿次　应用时间:＿＿天<br>(请注明,下同) | 好　□<br>较好□<br>一般□<br>差　□ |
| 头痛□ | 1.病情观察□<br>2.其他护理措施 | 1.穴位按摩□　应用次数:＿＿次　应用时间:＿＿天<br>2.耳穴贴压□　应用次数:＿＿次　应用时间:＿＿天<br>3.其他:＿＿＿　应用次数:＿＿次　应用时间:＿＿天 | 好　□<br>较好□<br>一般□<br>差　□ |
| 咳嗽、咳痰□ | 1.病情观察□<br>2.体位护理□<br>3.有效咳嗽咳痰□<br>4.翻身拍背□<br>5.其他护理措施 | 1.耳穴贴压□　应用次数:＿＿次　应用时间:＿＿天<br>2.其他:＿＿＿　应用次数:＿＿次　应用时间:＿＿天 | 好　□<br>较好□<br>一般□<br>差　□ |

（续表）

| 主要症状 | 主要辨证施护方法 | 中医护理技术 | | | 护理效果 |
|---|---|---|---|---|---|
| 鼻塞、流涕□ | 1.病情观察□<br>2.有效擤涕□<br>3.其他护理措施 | 1.穴位按摩□ 应用次数：____次<br>2.耳穴贴压□ 应用次数：____次<br>3.其他：____ 应用次数：____次 | 应用时间：____天<br>应用时间：____天<br>应用时间：____天 | | 好 □<br>较好 □<br>一般 □<br>差 □ |
| 其他□<br>（请注明） | 1.<br>2.<br>3. | | | | 好 □<br>较好 □<br>一般 □<br>差 □ |

（二）护理依从性及满意度评价

| 评价项目 | | 患者对护理的依从性 | | | 患者对护理的满意度 | | |
|---|---|---|---|---|---|---|---|
| | | 依从 | 部分依从 | 不依从 | 满意 | 一般 | 不满意 |
| 中医护理技术 | 刮痧 | | | | | | |
| | 中药保留灌肠 | | | | | | |
| | 中药泡洗 | | | | | | |
| | 穴位按摩 | | | | | | |
| | 耳穴贴压（耳穴埋豆） | | | | | | |
| | 健康指导 | / | / | / | | | |
| 签名 | | 责任护士签名： | | | 上级护士或护士长签名： | | |

（三）对本病中医护理方案的评价

实用性强□　　实用性较强□　　实用性一般□　　不实用□

改进意见：

（四）评价人（责任护士）

姓名：____　技术职称：____　完成日期：____　护士长签字：____

附表2　外感发热(上呼吸道感染)护理效果评价量表

| 分级<br>症状 | 无<br>(0分) | 轻(2分) | 中(4分) | 重(6分) | 实施前评价 | | 实施后评价 | |
|---|---|---|---|---|---|---|---|---|
| | | | | | 日期 | 分值 | 日期 | 分值 |
| 恶寒发热 | 36.0~37.4℃ | 37.5~37.9℃ | 38.0~38.9℃ | 39.0℃以上 | | | | |
| 头痛 | 无 | 偶尔发生 | 经常发生 | 整日发生,不易缓解 | | | | |
| 咳嗽咳痰 | 从不 | 白天间断咳嗽,程度轻微 | 频繁咳嗽,但不影响睡眠 | 昼夜频咳或阵咳,影响睡眠 | | | | |
| 鼻塞流涕 | 无 | 偶尔发生 | 经常发生 | 整日发生,不易缓解 | | | | |

# 第二章 外科系统

## 第一节 肠痈(阑尾炎)中医护理方案

### 一、常见证候要点

(一)气滞血瘀证

转移性右下腹疼痛,疼痛呈持续性或阵发性加剧,伴有脘腹胀闷、恶心、嗳气、纳呆、大便正常或秘结、小便黄。舌质正常,苔薄白,脉弦紧或细涩。

(二)瘀滞化热证

右下腹压痛加剧,腹痛拒按,体温38℃以上,口干欲饮,大便秘结,小便短赤。舌红,苔黄腻,脉弦滑数。

(三)热毒炽盛证

腹痛剧烈,腹膜炎征象可遍及全腹,有弥漫性压痛,反跳痛及腹肌紧张。热毒伤阴者,有高热或恶寒发热,持续不退,时有汗出,大便多秘结。舌红,苔黄厚,脉弦滑。

### 二、常见症状/证候施护

(一)腹痛

1. 遵医嘱针刺足三里、阑尾、天枢等穴。伴恶心、呕吐,配内关、中脘;腹胀配大肠俞,留针30分钟。

2. 遵医嘱耳穴贴压(耳穴埋豆),取神门、交感、大肠等穴。

3. 遵医嘱中药外敷,大青膏外敷右下腹。

(二)呕吐

1. 呕吐频繁者应禁食,腹胀严重者应予胃肠减压。

2. 遵医嘱应用抗生素,补充体液,防止水电解质紊乱。

3. 中药汤剂可由胃管注入,注入药液后夹管2小时。

4. 遵医嘱耳穴贴压(耳穴埋豆),取脾、胃、交感穴。

(三)发热

1. 遵医嘱针刺,发热时可选大椎、曲池等穴泄热。

2. 物理降温。

3. 遵医嘱药物降温。

### 三、中医特色治疗护理

(一)药物治疗

内服中药

(1)中药汤剂宜多次温服。

(2)服用通里攻下药时,应注意大便情况,并鼓励患者多饮水。

(3)呕吐频繁者暂禁食。

(二)特色技术

1. 中药外敷　右下腹外敷大青膏,敷于疼痛部位,每日1次。

2. 中药湿敷　术后刀口处用马黄酊湿敷,以达到清热解毒、消肿止痛的作用,同时还具有控制感染的作用。

3. 刀口处红光照射　开启红光后3~5分钟后询问患者温热感是否适宜,照射过程中询问局部有无灼热感,及时调整距离,防止灼伤,每日1次,每次15~20分钟为宜。

4. 腕踝针技术　按疼痛区域选穴,留针半小时,达到疏通经络、调和脏腑的作用,有效缓解疼痛症状。

5. 中药热罨包　将加热后的中药包置于小腹部,利用其温热达到温经通络、缓解疼痛及预防术后尿潴留。

(三)围手术期的护理

1. 手术前的护理

(1)做好术前宣教,告知手术注意事项及相关准备工作,取得患者的配合。

(2)术前康复训练宣教,术后适用性锻炼。①有效咳嗽,深呼吸方法:用鼻子深吸气,屏气2秒,用嘴巴慢慢地吹气。目的是利于肺扩张,清理呼吸道分泌物,预防肺不张、肺部感染;②自我训练床上大小便2次;③练习胸式呼吸。

2. 手术后的护理

(1)去枕平卧,禁食禁水6小时。

(2)管路护理,观察伤口处留置引流管有无通畅,引流液的色、质、量的变化,妥善固定引流管道,勿牵拉、折压,防止非计划拔管。

(3)术后功能锻炼,6小时后床头摇起呈半卧位,12~48小时后可以坐起并下床活动,以促进肠蠕动、预防肠粘连。

(4)如感觉刀口疼痛较重,遵医嘱使用口服药品或止痛针剂,还可以针刺足三里、合谷穴止痛。

(5)遵医嘱给予口腔护理,保持口腔清洁。

### 四、健康指导

(一) 饮食指导

1. 气滞血瘀证　饮食以半流质或软食为宜,如米粥、莲子粥等,忌辛辣、油腻之品。也可食山药粥、大枣粥等健脾润燥之品,保持大便通畅。

2. 瘀滞化热证　饮食以流质或半流质为宜。鼓励患者多饮水,也可给予西瓜汁、橘汁、苹果汁饮用。腹胀恶心者少食多餐,忌辛辣之品。

3. 热毒炽盛证　呕吐频繁者应禁食,根据医嘱补充体液,防止水、电解质紊乱。腹胀严重者应予胃肠减压。中药汤剂可由胃管注入,注入药液后夹管2小时。

4. 术后饮食指导　术后需禁食、并遵医嘱进行静脉补液治疗;待排气后逐步恢复饮食,从流食向半流食、软食、普通膳食逐渐过渡。适量饮水,保持大便通畅。

(二) 出院健康教育

1. 慎起居,畅情志,避免饮食不节及饮食后剧烈运动,培养良好的生活习惯。

2. 术后尽早活动,预防下肢静脉血栓形成。

3. 出院后3个月内注意休息,避免重体力劳动,特别是增加腹压的活动,防止发生切口疝。

### 五、护理难点

患者对于口服中药依从性差,因中药味苦,对服药时间不确定。

解决思路如下。

1. 加强健康教育,提高患者对自身病情的了解,向患者及家属讲解中药的作用和不良反应,以及用药时间和用药注意事项,客观认识药物治疗的优势,消除患者的疑虑,积极配合治疗。

2. 住院期间,按时用药,患者出院后制订随访制度,定期访问,提高治疗依从性。

### 六、护理效果评价

见:肠痈(阑尾炎)中医护理效果评价表

见:肠痈(阑尾炎)护理效果评价量表

**附表1　肠痈(阑尾炎)中医护理效果评价表**

医院:　　　　科室:　　　　入院日期:　　　　出院日期:　　　　住院天数:

患者姓名:　　　性别:　　　年龄:　　　ID:　　　　文化程度:

纳入中医临床路径:是□　否□

证候诊断:气滞血瘀证□　　瘀滞化热证□　　热毒炽盛证□　　其他□

## (一)护理效果评价

| 主要症状 | 主要辨证施护方法 | 中医护理技术 | 护理效果 |
|---|---|---|---|
| 腹痛□ | 1. 疼痛评估：____分<br>2. 活动指导□<br>3. 皮肤护理□<br>4. 其他护理措施 | 1. 针　　刺□　应用次数：____次　应用时间：____天<br>2. 耳穴贴压□　应用次数：____次　应用时间：____天<br>3. 中药外敷□　应用次数：____次　应用时间：____天<br>4. 其他：____　应用次数：____次　应用时间：____天<br>（请注明,下同） | 好　　□<br>较好□<br>一般□<br>差　　□ |
| 呕吐□ | 1. 疼痛评估：____分<br>2. 体　　位□<br>3. 放松疗法□<br>4. 其他护理措施 | 1. 耳穴贴压□　应用次数：____次　应用时间：____天<br>2. 其他：____　应用次数：____次　应用时间：____天 | 好　　□<br>较好□<br>一般□<br>差　　□ |
| 发热□ | 1. 监测□<br>2. 物理降温□<br>3. 药物降温□<br>4. 其他护理措施 | 1. 针　　刺□　应用次数：____次　应用时间：____天<br>2. 其他：____　应用次数：____次　应用时间：____天 | 好　　□<br>较好□<br>一般□<br>差　　□ |
| 其他□<br>(请注明) | 1.<br>2.<br>3. |  | 好　　□<br>较好□<br>一般□<br>差　　□ |

## (二)护理依从性及满意度评价

| 评价项目 | | 患者对护理的依从性 | | | 患者对护理的满意度 | | |
|---|---|---|---|---|---|---|---|
| | | 依从 | 部分依从 | 不依从 | 满意 | 一般 | 不满意 |
| 中医护理技术 | 针　　刺 | | | | | | |
| | 耳穴贴压(耳穴埋豆) | | | | | | |
| | 中药外敷 | | | | | | |
| | 健康指导 | / | / | / | | | |
| 签　　名 | | 责任护士签名： | | | 上级护士或护士长签名： | | |

## (三)对本病中医护理方案的评价

实用性强□　　实用性较强□　　实用性一般□　　不实用□

改进意见：

## (四)评价人(责任护士)

姓名：_____　技术职称：_____　完成日期：_____　护士长签字：_____

**附表 2　肠痈(阑尾炎)护理效果评价量表**

| 分级<br>症状 | 无<br>(0分) | 轻(2分) | 中(4分) | 重(6分) | 实施前评价 ||  实施后评价 ||
|---|---|---|---|---|---|---|---|---|
| | | | | | 日期 | 分值 | 日期 | 分值 |
| 腹痛(压痛、反跳痛) | 无疼痛(FPS-R评分：0分) | 疼痛轻微(FPS-R评分：2~4分) | 中度疼痛(FPS-R评分：6~8分) | 重度疼痛(FPS-R评分：10分) | | | | |
| 腹胀 | 无 | 腹胀较轻 | 腹胀能忍受 | 腹胀满,辗转不安 | | | | |
| 呕吐 | 无 | 可进食少许流食,不吐 | 进食吐,不进食不吐 | 不进食也呕吐 | | | | |
| 发热 | 36.0~37.4℃ | 37.5~37.9℃ | 38.0~38.9℃ | 39.0℃以上 | | | | |
| 腹肌紧张 | 无 | 偶见 | 可见 | 明显 | | | | |
| 纳呆 | 无 | 食量减少1/4 | 食量减少1/3 | 食量减少1/2 | | | | |

# 第二节　肠结(肠梗阻)中医护理方案

## 一、常见证候要点

### (一)痞结证

腹痛阵作,痛无定处,叩之如鼓,伴恶心呕吐,大便秘结,相当于不完全性肠梗阻及早期动力性肠梗阻,以通里攻下为主。舌淡红,苔薄白,脉弦。

### (二)瘀结证

脏腑血瘀、正盛邪实阶段,较痞结型重,腹痛加重,胀无休止,腹肌紧张,发热,口干,唇燥,尿短赤,舌红,苔黄,脉数。

(三)疽结证

发展到晚期,有明显血运障碍,肠管坏死伴休克,正衰邪陷阶段。呕吐频繁、不进食,着重观察全身情况,如皮肤松弛、眼眶凹陷、精神萎靡、舌干、尿少。舌淡,苔白,脉弦紧。

## 二、常见症状/证候施护

(一)腹痛、腹胀

1. 禁食。

2. 保持持续胃肠减压通畅,合理调整负压。

3. 遵医嘱电针双侧足三里、三阴交,适宜强度刺激,留针30分钟,每日2次,以行气消胀。

(二)呕吐

1. 呕吐时宜取平卧位,头偏向一侧,防止误吸,轻拍背部,吐后用温水漱口。

2. 遵医嘱针刺,取足三里、合谷、内关等穴适宜强度刺激,每次留针20~30分钟,以镇痛止呕。

3. 遵医嘱穴位注射,取足三里穴,以达到镇静止吐、改善胃肠的功能。

(三)排便、排气停止

1. 可用自制清肠合剂250~500 mL保留灌肠,药液温度以38~40℃为宜。

2. 遵医嘱电针,耳又穴双足三里、三阴交、天枢、大肠俞,每次30分钟,每日1次,以行气促进肠蠕动。

## 三、中医特色治疗护理

(一)药物治疗

1. 内服中药

(1)中药汤剂宜温服;胃管注入,应在注入后夹管1~2小时,防止溢出影响药效,并观察服用后的效果及反应。

(2)服用通里攻下药时,注意排便情况,鼓励患者多饮水。

(3)蛔虫、粪石引起的梗阻,遵医嘱口服或胃管注入植物油或液状石蜡。

2. 注射给药

(1)遵医嘱补充液体,维持水电解质和酸碱平衡。

(2)遵医嘱使用解痉药,腹痛诊断未明确者,不轻易使用麻醉止痛药,以免掩盖病情,贻误诊断。

(二)特色技术

1. 腹部按摩　双手掌涂上滑石粉,轻而有力地紧贴腹壁按摩,顺时针或逆时针方向进行,感觉舒适可继续治疗。

2. 微波照射　微波功率控制在 10～15 W,15～20 分钟为宜,与皮肤保持 5～10 cm 距离,防止温度过高灼伤皮肤,照射后注意保暖。

3. 穴位注射　结合药物药理作用注射足三里,起到镇静止吐、改善胃肠的功能。

4. 腕踝针技术　按疼痛区域选穴,留针半小时,达到疏通经络、调和脏腑的作用,有效缓解疼痛症状。

5. 中药热罨包　将加热后的中药包置于小腹部,利用其温热温经通络、缓解疼痛及预防术后尿潴留。

### 四、健康指导

(一) 饮食指导

1. 肠梗阻未缓解前禁食。
2. 肠梗阻症状缓解后,遵医嘱进食流质、半流质饮食等。
3. 忌食辛辣、油腻、刺激、热燥之品。
4. 老年体弱者,保持大便通畅,鼓励多饮水,多进蔬菜、水果及富含纤维素的食物,忌烟酒、辛辣刺激性食物。

(二) 情志调理

1. 做好心理安慰与疏导,缓解患者的紧张及恐惧心理,使之配合治疗。
2. 鼓励病友间多交流疾病防治经验,提高认识,增强治疗信心。

(三) 管道护理

1. 向患者讲解管道的重要性,妥善固定胃管,告知患者翻身、坐起、下床时注意勿牵拉胃管,保持胃管有效引流。
2. 注意观察引流液的颜色、气味、性质和引流量,发现异常时,应及时报告医师。

### 五、护理难点

患者对于中药灌肠的依从性差。

解决思路如下。

1. 向患者介绍病情,讲解中药灌肠的目的及作用,消除患者的恐惧感。
2. 向患者讲解灌肠的方式、方法,消除患者的紧张情绪。
3. 操作宜轻柔。

### 六、护理效果评价

见:肠结(肠梗阻)中医护理效果评价表

见:肠结(肠梗阻)护理效果评价量表

## 附表1 肠结(肠梗阻)中医护理效果评价表

医院： 科室： 入院日期： 出院日期： 住院天数：

患者姓名： 性别： 年龄： ID： 文化程度：

纳入中医临床路径:是□ 否□

证候诊断:痞结证□ 瘀结证□ 疽结证□ 其他□

### (一)护理效果评价

| 主要症状 | 主要辨证施护方法 | 中医护理技术 | 护理效果 |
|---|---|---|---|
| 腹痛、腹胀□ | 1.部　　位□<br>2.活动指导□<br>3.持续时间□<br>4.饮　　食□<br>5.其他护理措施 | 1.针　　灸□　应用次数:＿＿次　应用时间:＿＿天<br>2.穴位按摩□　应用次数:＿＿次　应用时间:＿＿天<br>3.微波照射□　应用次数:＿＿次　应用时间:＿＿天<br>4.其他:＿＿＿　应用次数:＿＿次　应用时间:＿＿天<br>(请注明,下同) | 好　□<br>较好□<br>一般□<br>差　□ |
| 呕吐□ | 1.疼痛评估:＿＿分<br>2.体　　位□<br>3.放松疗法□<br>4.其他护理措施 | 1.穴位按摩□　应用次数:＿＿次　应用时间:＿＿天<br>2.耳穴贴压□　应用次数:＿＿次　应用时间:＿＿天<br>3.其他:＿＿＿　应用次数:＿＿次　应用时间:＿＿天 | 好　□<br>较好□<br>一般□<br>差　□ |
| 排便、排气停止□ | 1.饮　　食□<br>2.体　　位□<br>3.灌肠方法□<br>4.其他护理措施 | 1.中药灌注□　应用次数:＿＿次　应用时间:＿＿天<br>2.针　　灸□　应用次数:＿＿次　应用时间:＿＿天<br>3.其他:＿＿＿　应用次数:＿＿次　应用时间:＿＿天 | 好　□<br>较好□<br>一般□<br>差　□ |
| 其他□<br>(请注明) | 1.<br>2.<br>3. | | 好　□<br>较好□<br>一般□<br>差　□ |

### (二)护理依从性及满意度评价

| 评价项目 | | 患者对护理的依从性 | | | 患者对护理的满意度 | | |
|---|---|---|---|---|---|---|---|
| | | 依从 | 部分依从 | 不依从 | 满意 | 一般 | 不满意 |
| 中医护理技术 | 针　灸 | | | | | | |
| | 穴位按摩 | | | | | | |
| | 耳穴贴压 | | | | | | |
| | 中药灌注 | | | | | | |

（续表）

| 评价项目 | | 患者对护理的依从性 | | | 患者对护理的满意度 | | |
|---|---|---|---|---|---|---|---|
| | | 依从 | 部分依从 | 不依从 | 满意 | 一般 | 不满意 |
| 中医护理技术 | 微波照射 | | | | | | |
| | 健康指导 | / | / | / | | | |
| 签　名 | | 责任护士签名： | | | 上级护士或护士长签名： | | |

（三）对本病中医护理方案的评价

　　实用性强□　　实用性较强□　　实用性一般□　　不实用□

　　改进意见：

（四）评价人（责任护士）

　　姓名：_____　技术职称：_____　完成日期：_____　护士长签字：_____

### 附表2　肠结（肠梗阻）护理效果评价量表

| 分级症状 | 无(0分) | 轻(2分) | 中(4分) | 重(6分) | 实施前评价 | | 实施后评价 | |
|---|---|---|---|---|---|---|---|---|
| | | | | | 日期 | 分值 | 日期 | 分值 |
| 腹痛 | 无疼痛（FPS-R评分:0分） | 疼痛轻微（FPS-R评分:2~4分） | 中度疼痛（FPS-R评分:6~8分） | 重度疼痛（FPS-R评分:10分） | | | | |
| 腹胀 | 无 | 腹胀较轻 | 腹胀能忍受 | 腹胀满,辗转不安 | | | | |
| 呕吐 | 无 | 可进食少许流食,不吐 | 进食吐,不食不吐 | 不进食也呕吐 | | | | |
| 排便排气 | 正常 | 排便、排气不爽 | 不排便,有少许排气 | 无排便排气 | | | | |

(续表)

| 分级<br>症状 | 无<br>(0分) | 轻(2分) | 中(4分) | 重(6分) | 实施前评价 ||实施后评价||
|---|---|---|---|---|---|---|---|---|
| | | | | | 日期 | 分值 | 日期 | 分值 |
| 肠鸣音 | 正常 | 少于正常,每分钟1~3次 | 明显减弱,每分钟低于1次 | 消失,3~5分钟未听到 | | | | |
| | 正常 | 次数多,每分钟6~10次 | 活跃,音调不特别高亢,无高调金属音,每分钟10次以上 | 亢进,次数多且声音高亢,甚至有高调金属音 | | | | |

# 第三节　噎膈(食管癌)中医护理方案

## 一、常见证候要点

(一)痰气阻膈证

食入不畅,吞咽困难,时有嗳气不舒,胸膈痞闷,伴有隐痛,口干。舌淡质红,苔薄白,脉弦数。

(二)阴津亏虚证

进食哽噎,咽喉干痛,潮热盗汗,五心烦热,大便秘结。舌干红少苔,脉细数。

## 二、常见症状/证候施护

(一)食物哽噎

1. 评估哽噎程度。

2. 根据哽噎程度,合理选择饮食的质和量。

3. 必要时遵医嘱鼻饲饮食。

4. 遵医嘱穴位按摩,指压足三里、内关、阳陵泉等穴位。

5. 胃造瘘术患者,遵医嘱定时定量灌注温度适宜的食、水。

(二)疼痛

1. 患者吞咽时胸膈部剧痛,并伴有呕吐者,应观察呕吐物的性质、颜色及量,报告医师。

2. 急性发作时宜卧床休息。

3. 运用腕踝针技术,按疼痛部位选穴,留针半小时,达到疏通经络、调和脏腑的作用,有效缓解疼痛症状。

### 三、中医特色治疗护理

（一）药物治疗

内服中药

（1）中药汤剂宜少量多次温服。

（2）丸剂、片剂应碾碎后用温水送服。

（二）特色技术

穴位按摩

（1）按摩内关、足三里等穴。

（2）虚烦不寐者可予"开天门"按摩。

（三）围手术期的护理

1. 手术前的护理

（1）做好术前宣教，告知手术注意事项及相关准备工作，取得患者的配合。

（2）胃肠道准备：①术前留置胃管和空肠营养管；②术前禁食，有食物潴留者，术前晚用等渗盐水冲洗食管，有利于减轻组织水肿、降低术后感染和吻合口瘘的发生率。

（3）抽取血标本，以备术中用血。

2. 手术后的护理

（1）全麻术后要去枕平卧，头偏向一侧。禁食禁水直到拔除胃管。

（2）留置胃管，更好地引出伤口内积液和积气，促进肺的扩张及伤口愈合，指导患者及家属妥善固定管道，勿牵拉、折压及非计划拔管，保持引流液引流通畅。

（3）遵医嘱留置导尿管，做好管道护理，行会阴护理。

（4）遵医嘱行口腔护理，保持口腔清洁。

（5）术后功能锻炼，6小时后床头摇起呈半卧位，可以枕枕头，并可以活动四肢，协助患者翻身。

（6）如果感觉刀口疼痛较重，可以使用止痛针剂，还可以针刺足三里、合谷穴止痛。

（7）术后热罨包热敷小腹部，利用其温热达到温通经络，缓解疼痛及预防术后尿潴留。

### 四、健康指导

（一）饮食指导

1. 饮食稀软，并富含高热量、高蛋白、丰富维生素的半流质或流质。忌食油腻、辛辣、硬固和粗纤维的食物。

2. 不吃过热、过烫的食物，不吸烟、不饮烈性酒。

3. 不能进食者，给予鼻饲以保持营养的摄入，必要时遵医嘱给予静脉营养支持。

4. 术后的饮食指导

(1)食管癌术后患者饮食应取半卧位或坐位,从清流食开始,逐渐向半流食、软食过渡,要细嚼慢咽,选用易消化、易咽下的高蛋白、高维生素类食物,宜少量多餐,吞咽动作要慢,更要忌烟酒、辛辣等刺激性较强的食物。

(2)餐后2小时内不宜卧床,卧时床头抬高20~30 cm,以减少反流,裤带不宜束得过紧,避免引起腹压过高。

(二)情志调理

1.做好心理安慰与疏导,缓解紧张及恐惧心理。

2.重视沟通,畅情志。

(三)管道护理

1.向患者及家人讲解保护管道的重要性,妥善固定胃管和尿管,告知患者翻身、坐起、下床时注意勿牵拉管道,保持管道有效引流。

2.注意观察引流液的颜色、气味、性质和引流量,发现引流液异常时,应及时报告医师。

(四)出院健康教育

1.避免疲劳、充分休息,一般不宜做上半身的剧烈活动,也不要将头过于后屈或回旋。

2.加强手术侧上肢的运动,以防止出现上肢功能障碍和肌肉萎缩,术后尽早活动,预防下肢静脉血栓形成。

3.定期复查,手术后的患者出院后2周来门诊复查,内容包括拍胸片、查血象,以根据病情进行化疗,之后第一年每3个月复查1次,第二年6个月复查1次,以后每年复查1次。

4.出现进食后异常不适及恶心、呕吐甚至呕血、黑便,或者出现胸痛、咳嗽气促、乏力、进行性消瘦者应及时来医院检查。

## 五、护理难点

患者对治疗信心不足,预感绝望。

解决思路如下。

1.经常巡视患者,及时解决患者的需要,以取得其信赖。

2.平时多与患者交谈,耐心听取其倾诉,并表示理解,同时注意维护患者的自尊。

3.以临床上一些成功的病例,鼓励患者重拾信心。

4.鼓励亲朋好友对患者进行安慰和陪伴。

## 六、护理效果评价

见:噎膈(食管癌)中医护理效果评价表

见:噎膈(食管癌)护理效果评价量表

## 附表1 噎膈（食管癌）中医护理效果评价表

医院：　　　　科室：　　　　入院日期：　　　　出院日期：　　　　住院天数：

患者姓名：　　　性别：　　　年龄：　　　　ID：　　　　　　文化程度：

纳入中医临床路径：是□　否□

证候诊断：痰气阻膈证□　　　阴津亏虚证□　　　　其他□

（一）护理效果评价

| 主要症状 | 主要辨证施护方法 | 中医护理技术 | 护理效果 |
|---|---|---|---|
| 哽噎□ | 1. 程　　度□<br>2. 饮食护理□<br>3. 体　　位□<br>4. 其他护理措施 | 1. 艾　　灸□　应用次数：＿＿次　应用时间：＿＿天<br>2. 穴位按摩□　应用次数：＿＿次　应用时间：＿＿天<br>3. 针　　灸□　应用次数：＿＿次　应用时间：＿＿天<br>4. 其他：＿＿＿　应用次数：＿＿次　应用时间：＿＿天<br>（请注明，下同） | 好　□<br>较好□<br>一般□<br>差　□ |
| 疼痛□ | 1. 疼痛评估：＿＿分<br>2. 活　　动□<br>3. 松弛疗法□<br>4. 其他护理措施 | 1. 穴位按摩□　应用次数：＿＿次　应用时间：＿＿天<br>2. 针　　灸□　应用次数：＿＿次　应用时间：＿＿天<br>3. 艾　　灸□　应用次数：＿＿次　应用时间：＿＿天<br>4. 其他：＿＿＿　应用次数：＿＿次　应用时间：＿＿天 | 好　□<br>较好□<br>一般□<br>差　□ |
| 其他□<br>（请注明） | 1.<br>2.<br>3. | | 好　□<br>较好□<br>一般□<br>差　□ |

（二）护理依从性及满意度评价

| 评价项目 | | 患者对护理的依从性 | | | 患者对护理的满意度 | | |
|---|---|---|---|---|---|---|---|
| | | 依从 | 部分依从 | 不依从 | 满意 | 一般 | 不满意 |
| 中医护理技术 | 艾　灸 | | | | | | |
| | 穴位按摩 | | | | | | |
| | 针　灸 | | | | | | |
| 健康指导 | | / | / | / | | | |
| 签　　名 | | 责任护士签名： | | | 上级护士或护士长签名： | | |

(三)对本病中医护理方案的评价

  实用性强□　　实用性较强□　　实用性一般□　　不实用□

  改进意见：

(四)评价人(责任护士)

  姓名：_____　技术职称：_____　完成日期：_____　护士长签字：_____

### 附表2　噎膈(食管癌)护理效果评价量表

| 分级<br>症状 | 无<br>(0分) | 轻(2分) | 中(4分) | 重(6分) | 实施前评价 | | 实施后评价 | |
| --- | --- | --- | --- | --- | --- | --- | --- | --- |
| | | | | | 日期 | 分值 | 日期 | 分值 |
| 进食<br>哽噎 | 无 | 进食有哽噎感，但是能进食普食 | 进食哽噎感明显，只能进食半流食 | 进食哽噎严重，只能进食流食 | | | | |
| 呕吐<br>痰涎 | 无 | 偶有呕吐涎沫 | 时吐涎沫，但数量不多 | 经常呕吐涎沫，质稀量多 | | | | |
| 反酸 | 无 | 偶有吐酸 | 饮食不慎即吐酸 | 频频吐酸 | | | | |
| 胸背<br>疼痛 | 无 | NRS:1~3 | NRS:4~6 | NRS:7~10 | | | | |
| 大便<br>干结 | 无 | 大便偏硬，每日1次 | 大便硬结，便难，2~3日1次 | 大便硬结，伴腹胀，难解异常，3日以上大便1次 | | | | |
| 乏力 | 无 | 精神不振，不喜多言；稍倦，不耐劳力，可坚持轻体力劳动 | 精神疲乏，思睡，懒于言语，多问少答；倦怠较甚，勉强支持日常活动 | 精神极度疲乏，偶尔言语；四肢无力，不能坚持日常活动 | | | | |

## 第四节 脑瘤（颅内肿瘤）中医护理方案

### 一、常见证候要点

（一）肝肾不足，脑髓亏虚证

头痛、头胀、头沉、健忘、耳鸣、心烦，时有目视异常，腰酸膝软，舌质暗红，苔薄白，脉弦细。

（二）痰瘀阻络证

头痛头晕，肢体麻木，身重倦怠，舌强语謇，恶心呕吐，视物模糊，痰多胸闷，舌胖有齿痕，苔白厚腻，脉滑或弦细。

（三）肝阳上亢，热毒腑实证

头痛剧烈，呕吐，大便干结，低热口渴，视力下降，舌红，苔黄，脉数。

（四）脾运失司，胃失和降证

精神不振，纳少脘胀，恶心呕吐等，食纳不香，头晕脱发，舌胖，苔腻，脉滑。

（五）瘀阻水停证

头痛，恶心呕吐，视力减退，或一侧肢体活动不利，言语障碍，舌质暗红，脉涩。

### 二、常见症状/证候施护

（一）头痛

1. 观察头痛的性质、持续时间、发作次数及伴随症状。头痛时嘱患者卧床休息。

2. 遵医嘱穴位按摩，常用穴位有太阳、印堂、风池、百会等穴。

3. 遵医嘱耳穴贴压（耳穴埋豆），可选择内分泌、神门、皮质下、交感、降压沟等穴位。隔日更换1次，双耳交替。

4. 医嘱穴位贴敷，取两侧太阳穴。

5. 颅内高压头痛患者应吃玉米须、富硒大米、核桃仁、紫菜、蕨菜、芹菜等具有降压、保护心脑血管的食物。

（二）呕吐

1. 急性发作呕吐剧烈者暂禁食，呕吐停止后协助患者用温开水或淡盐水漱口以保持口腔清洁，可遵医嘱给予流质或半流质易消化饮食。忌食生冷、肥甘、甜腻生痰之品。

2. 出现恶心呕吐者及时清理呕吐物，指导患者采取正确体位，以防止发生窒息，可按揉双侧内关、合谷、足三里等穴，并遵医嘱药物降颅压止吐。

3. 呕吐停止后协助患者用温开水或淡盐水漱口以保持口腔清洁。

（三）视觉异常

1. 注意视力变化，定期检查眼底，减少阅读、看电视及使用电脑，宜闭目养神，饮用菊花茶或银杞明目汤等。

2. 遵医嘱穴位按摩,取睛明、四白、丝竹空等穴位以辅助通络明目。

3. 评估跌倒高危因素,落实防跌倒措施。

4. 感觉视力模糊、眼睛复视,应冲服桑叶、菊花、夏枯草、石决明等清肝明目、泻火的中草药,以及食用适量猪肝等。

### 三、中医特色治疗护理

(一)药物治疗

1. 内服药物　中药内服,温服,每日 2 次,每次 300 mL。

2. 注射给药　静脉滴注中药制剂时不宜过快,一般不超过每分钟 30~40 滴为宜。

3. 外用中药　头痛、呕吐等症状可遵医嘱用中药外敷法,如神厥穴。

(二)特色技术

1. 穴位按摩。

2. 穴位贴敷。

3. 耳穴贴压(耳穴埋豆)。

(三)皮肤按摩

适用于患者长期卧床防治压疮。

1. 保持皮肤清洁、床单位清洁干燥平整。

2. 操作者右手大鱼际处喷取适量 1% 当归红花液,于受压部位或骨突处中心向外旋转按摩,力量由轻到重,再由重到轻。

3. 按摩过程中观察患者局部皮肤情况,如皮肤已有破损,严禁按摩。

### 四、健康指导

(一)生活起居

1. 调摄情志、建立信心,起居有常、慎避外邪。

2. 注意安全,防呛咳窒息、防跌倒坠床、防压疮、防烫伤、防走失等意外。

(二)饮食指导

1. 肝肾不足、脑髓亏虚证　进食滋养肝肾的食品,如芹菜黄瓜汁、清蒸鱼等。食疗方:百合莲子薏仁粥。

2. 痰瘀阻络证　进食祛风化痰开窍的食品,如山楂、荸荠、黄瓜。食疗方:鱼头汤。忌食羊肉、牛肉、狗肉等。

3. 肝阳上亢、热毒腑实证　饮食宜清凉疏利,多食柑橘、芹菜等,忌食辛辣食物。

4. 脾运失司、胃失和降证　食健脾养胃益肾食物,如山药、薏苡仁、小米、木瓜、南瓜、胡萝卜等。

5. 瘀阻水停　限制入水量,防止水钠潴留加重脑水肿。饮食宜清淡、利尿,多食绿豆汤、冬瓜。

6. 饮食宜忌　糖尿病患者注意控制葡萄糖及糖类的摄入,高血脂患者注意控制总热量、脂肪、胆固醇的摄入等。

(三)情志调理

1. 鼓励病友间多沟通、多交流。鼓励家属多陪伴患者,家庭温暖是疏导患者情志的重要方法。

2. 患者躁动时,切不可强加约束,以免其挣扎引起脑瘤破裂出血。

3. 向患者介绍疾病的预后及转归,以减少其精神压力配合治疗。

(四)功能锻炼

脑瘤术后偏瘫的患者需特别重视肢体的功能训练,卧床期间协助做肢体被动功能锻炼;病情康复后鼓励做主动活动,如坐站立练习。开始训练时可以背靠墙、扶拐杖等,以保持身体支撑点和平衡感;同时进行坐站练习、登台阶练习以改善下肢肌力。患侧上肢主要做各关节的主动练习,如抓、捏、提等各种精细动作,提高掌指关节活动的灵敏性和准确性。

**五、护理难点**

功能锻炼依从性差。

患者多表现为近期记忆力明显减退、反应迟钝、呆滞等,对康复锻炼配合不主动,康复锻炼效果差。

解决思路如下。

1. 向患者及家属讲解疾病的发生发展及转归,使其了解早期进行康复锻炼的重要性和必要性。

2. 制订可行的康复训练计划和分阶段目标,积极指导康复锻炼。

3. 鼓励病友间沟通、交流,争取亲友等社会支持。

**六、护理效果评价**

见:脑瘤(颅内肿瘤)中医护理效果评价表

见:脑瘤(颅内肿瘤)护理效果评价量表

**附表1　脑瘤(颅内肿瘤)中医护理效果评价表**

医院:　　　　科室:　　　　入院日期:　　　　出院日期:　　　　住院天数:

患者姓名:　　　性别:　　　年龄:　　　　ID:　　　　　文化程度:

纳入中医临床路径:是□　否□

证候诊断:肝肾不足,脑髓亏虚证□　　痰瘀阻络证□　　肝阳上亢,热毒腑实证□

　　　　　脾运失司,胃失和降证□　　瘀阻水停证□　　其他□

## （一）护理效果评价

| 主要症状 | 主要辨证施护方法 | 中医护理技术 | | 护理效果 |
|---|---|---|---|---|
| 头痛□ | 1.监测血压□<br>2.体　位□<br>3.情志护理□<br>4.其他护理措施 | 1.耳穴贴压□　应用次数：___次　应用时间：___天<br>2.穴位按摩□　应用次数：___次　应用时间：___天<br>3.穴位贴敷□　应用次数：___次　应用时间：___天<br>4.其他：_____　应用次数：___次　应用时间：___天 | | 好　□<br>较好□<br>一般□<br>差　□ |
| 呕吐□ | 1.体　位□<br>2.口腔清洁□<br>3.服药护理□<br>4.其他护理措施 | 1.穴位按摩□　应用次数：___次　应用时间：___天<br>2.穴位注射□　应用次数：___次　应用时间：___天<br>3.其他：_____　应用次数：___次　应用时间：___天 | | 好　□<br>较好□<br>一般□<br>差　□ |
| 视觉异常□ | 1.眼部护理□<br>2.安全防护□<br>3.其他护理措施 | 1.穴位按摩□　应用次数：___次　应用时间：___天<br>2.中药眼部雾化□　应用次数：　次　应用时间：___天<br>3.其他：_____　应用次数：___次　应用时间：___天 | | 好　□<br>较好□<br>一般□<br>差　□ |
| 其他□<br>（请注明） | 1.<br>2.<br>3. | | | 好　□<br>较好□<br>一般□<br>差　□ |

## （二）护理依从性及满意度评价

| 评价项目 | | 患者对护理的依从性 | | | 患者对护理的满意度 | | |
|---|---|---|---|---|---|---|---|
| | | 依从 | 部分依从 | 不依从 | 满意 | 一般 | 不满意 |
| 中医护理技术 | 拔罐疗法 | | | | | | |
| | 艾　灸 | | | | | | |
| | 中药热熨 | | | | | | |
| | 耳穴贴压（耳穴埋豆） | | | | | | |
| | 穴位按摩 | | | | | | |
| | 敷脐疗法 | | | | | | |
| | 中药塌渍 | | | | | | |
| | 穴位拍打 | | | | | | |
| | 穴位电刺激 | | | | | | |
| | 中药贴敷 | | | | | | |

(续表)

| 评价项目 | | 患者对护理的依从性 | | | 患者对护理的满意度 | | |
|---|---|---|---|---|---|---|---|
| | | 依从 | 部分依从 | 不依从 | 满意 | 一般 | 不满意 |
| 中医护理技术 | 穴位注射 | | | | | | |
| 健康指导 | | / | / | / | | | |
| 签　　名 | | 责任护士签名： | | | 上级护士或护士长签名： | | |

## (三)对本病中医护理方案的评价

实用性强□　　实用性较强□　　实用性一般□　　不实用□

改进意见：

## (四)评价人(责任护士)

姓名：_____　技术职称：_____　完成日期：_____　护士长签字：_____

### 附表2　脑瘤(颅内肿瘤)护理效果评价量表

| 分级 症状 | 无 (0分) | 轻(2分) | 中(4分) | 重(6分) | 实施前评价 | | 实施后评价 | |
|---|---|---|---|---|---|---|---|---|
| | | | | | 日期 | 分值 | 日期 | 分值 |
| 头痛 | 无 | 轻微头痛,时作时止,不影响工作及休息 | 头痛可忍,发作频繁,影响工作及休息 | 头痛难忍,持续不止,常需服止痛药缓解 | | | | |
| 呕吐 | 无 | 偶有恶心,欲呕 | 常有恶心,喷射状呕吐每日2~4次 | 恶心不息,喷射状呕吐频作,每日4次以上 | | | | |
| 视盘水肿 | 无 | 轻微 | 介于轻重度之间 | 严重 | | | | |
| 肢体麻木 | 无 | 肢端发麻 | 持续麻木仅限于手足 | 膝以下或肘以下持续麻木 | | | | |
| 肢体抽搐 | 无 | 轻微抽搐,时作时止 | 抽搐可忍,时常发作 | 抽搐难忍,持续不止 | | | | |
| 语言障碍 | 无 | 4~5级 | 2~3级 | 0~1级 | | | | |
| 平衡失调 | 无 | 轻微 | 介于轻重度之间 | 严重 | | | | |

# 第五节　脑髓震荡（脑震荡）中医护理方案

## 一、常见证候要点

（一）气闭清窍证

伤后短暂神昏，头胀，头晕，健忘，呕吐。舌淡红，脉弦。

（二）瘀阻清窍证

伤后短暂神昏，头能固定不移，头晕，健忘，恶心，呕吐。舌质紫暗或有瘀点，脉涩。

（三）惊扰神明证

伤后短暂神昏，思绪涣散，烦躁不安，夜寐不宁，健忘，耳鸣，畏光。舌淡红，脉弦。

## 二、常见症状/证候施护

（一）意识障碍

1. 密切观察神志、瞳孔、生命体征等变化，以便及时发现可能并发的颅内血肿。

2. 保持病室空气流通，温湿度适宜，保持安静，避免人多惊扰。

3. 卧床休息，宜将床头摇高15°~30°，床边加床档，给予陪护。

4. 遵医嘱给予醒脑开窍药枕，置于患者枕部，借中药之辛散香窜挥发性刺激头部腧穴，如风池、风府、哑门、大椎等。

（二）眩晕

1. 眩晕发作时应卧床休息，改变体位时应动作缓慢，防止跌倒，避免深低头、旋转等动作。下床时必须有他人保护。

2. 遵医嘱耳穴贴压（耳穴埋豆），可选择神门、肝、脾、肾、心、交感等穴位。

3. 遵医嘱穴位按摩，取穴百会、风池、太阳、印堂等，每次20分钟，每晚睡前1次。

（三）头痛

1. 观察头痛的性质、持续时间、发作次数及伴随症状。

2. 患者卧床休息，抬高床头，改变体位时如起、坐、下床动作要缓慢，必要时有人扶持，避免劳累、激动、精神紧张、环境嘈杂等不良因素。

3. 遵医嘱穴位按摩，常用穴位有太阳、印堂、风池、百会等。

4. 遵医嘱耳穴贴压（耳穴埋豆），可选择内分泌、神门、皮质下、交感等穴位。隔日更换1次，双耳交替。

（四）呕吐

1. 呕吐者暂禁食，呕吐停止后可给予流质或半流质易消化饮食。忌食生冷、肥甘、甜腻生痰之品。

2. 及时清理呕吐物，指导患者采取正确体位，以防止发生窒息。

3. 遵医嘱穴位按摩，可按揉双侧内关、合谷、足三里等穴。

4. 协助患者用温开水或淡盐水漱口以保持口腔清洁。

### 三、中医特色治疗护理

(一) 药物治疗

1. 内服中药

(1) 中药与西药的服药时间应间隔 1～2 小时。

(2) 头晕伴有呕吐者宜姜汁滴舌后服，并采用少量频服。

2. 注射给药　静脉滴注中药制剂时不宜过快，一般不超过每分钟 30～40 滴为宜。

(二) 特色技术

1. 穴位贴敷。

2. 耳穴贴压(耳穴埋豆)。

3. 穴位按摩。

4. 中药神阙穴贴敷。

5. 针刺百会、太阳、风池、内关、足三里。气闭清窍证加太冲，瘀阻清窍证加膈俞，惊扰神明证加神门。

### 四、健康指导

(一) 生活起居

1. 病室保持安静、舒适，空气新鲜，光线不宜过强。

2. 卧床休息 7～14 天，减少脑力和体力劳动。

3. 眩晕者减少头部晃动，切勿摇动床架，症状缓解后方可下床活动，动作宜缓慢，防止跌倒。

(二) 饮食指导

宜进食清淡之品和易消化的食物，忌食辛辣、煎炸、燥热食物。可进食适量的蔬菜和瘦肉、鱼肉。症状较轻者可进普食，症状较重者应进食半流质饮食。

(三) 情志调理

1. 多与患者沟通，了解其心理状态，进行有效针对指导。

2. 眩晕较重、心烦焦虑者，减少探视人群，给患者提供安静的休养空间，鼓励患者听舒缓音乐，分散心烦焦虑感。

(四) 功能锻炼

眩晕缓解期，可在医师指导下进行眩晕康复操进行功能锻炼。

### 五、护理难点

患者服用营养神经药物依从性较差。

解决思路如下。

1.加强与患者的沟通,重视对患者的宣教,让患者了解到规律服药对疾病的转归有着重要意义。

2.讲解药膳饮食及调摄护理方面的知识。

**六、护理效果评价**

见:脑髓震荡(脑震荡)中医护理效果评价表

见:脑髓震荡(脑震荡)护理效果评价量表

### 附表1 脑髓震荡(脑震荡)中医护理效果评价表

医院:　　　　科室:　　　　入院日期:　　　　出院日期:　　　　住院天数:

患者姓名:　　　性别:　　　年龄:　　　ID:　　　　文化程度:

纳入中医临床路径:是□　否□

证候诊断:气闭清窍□　　瘀阻清窍□　　惊扰神明□　　其他□

（一）护理效果评价

| 主要症状 | 主要辨证施护方法 | 中医护理技术 | 护理效果 |
|---|---|---|---|
| 意识障碍□ | 1.体　　位□<br>2.观　　察□<br>3.皮肤口腔护理□<br>4.饮　　食□<br>5.其他护理措施 | 1.药　　枕□　应用次数:＿＿次　应用时间:＿＿天<br>2.其他:＿＿＿　应用次数:＿＿次　应用时间:＿＿天<br>（请注明,下同） | 好　□<br>较好□<br>一般□<br>差　□ |
| 头晕□ | 1.体　　位□<br>2.监测血压□<br>3.其他护理措施 | 1.耳穴贴压□　应用次数:＿＿次　应用时间:＿＿天<br>2.穴位按摩□　应用次数:＿＿次　应用时间:＿＿天<br>3.穴位贴敷□　应用次数:＿＿次　应用时间:＿＿天<br>4.其他:＿＿＿　应用次数:＿＿次　应用时间:＿＿天<br>（请注明,下同） | 好　□<br>较好□<br>一般□<br>差　□ |
| 头痛□ | 1.监测血压□<br>2.体　　位□<br>3.情志护理□<br>4.其他护理措施 | 1.耳穴贴压□　应用次数:＿＿次　应用时间:＿＿天<br>2.穴位按摩□　应用次数:＿＿次　应用时间:＿＿天<br>3.穴位贴敷□　应用次数:＿＿次　应用时间:＿＿天<br>4.其他:＿＿＿　应用次数:＿＿次　应用时间:＿＿天 | 好　□<br>较好□<br>一般□<br>差　□ |
| 呕吐□ | 1.体　　位□<br>2.口腔清洁□<br>3.服药护理□<br>4.其他护理措施 | 1.穴位按摩□　应用次数:＿＿次　应用时间:＿＿天<br>2.其他:＿＿＿　应用次数:＿＿次　应用时间:＿＿天 | 好　□<br>较好□<br>一般□<br>差　□ |

(续表)

| 主要症状 | 主要辨证施护方法 | 中医护理技术 | 护理效果 |
|---|---|---|---|
| 其他□<br>(请注明) | 1.<br>2.<br>3. | | 好　□<br>较好□<br>一般□<br>差　□ |

(二)护理依从性及满意度评价

| 评价项目 | | 患者对护理的依从性 | | | 患者对护理的满意度 | | |
|---|---|---|---|---|---|---|---|
| | | 依从 | 部分依从 | 不依从 | 满意 | 一般 | 不满意 |
| 中医护理技术 | 耳穴贴压(耳穴埋豆) | | | | | | |
| | 穴位贴敷 | | | | | | |
| | 穴位按摩 | | | | | | |
| 健康指导 | | / | / | / | | | |
| 签　名 | | 责任护士签名: | | | 上级护士或护士长签名: | | |

(三)对本病中医护理方案的评价

　　实用性强□　　　实用性较强□　　　实用性一般□　　　不实用□
　　改进意见:

(四)评价人(责任护士)

　　　姓名:_____　技术职称:_____　完成日期:_____　护士长签字:_____

### 附表2　脑髓震荡(脑震荡)护理效果评价量表

| 分级<br>症状 | 无<br>(0分) | 轻(2分) | 中(4分) | 重(6分) | 实施前评价 | | 实施后评价 | |
|---|---|---|---|---|---|---|---|---|
| | | | | | 日期 | 分值 | 日期 | 分值 |
| 头痛<br>头晕<br>头胀 | 无 | 轻微头痛、头晕、头胀 | 明显感觉头痛、头晕、头胀、影响日常生活 | 头痛、头晕、头胀无法忍受 | | | | |

(续表)

| 分级症状 | 无(0分) | 轻(2分) | 中(4分) | 重(6分) | 实施前评价 | | 实施后评价 | |
|---|---|---|---|---|---|---|---|---|
| | | | | | 日期 | 分值 | 日期 | 分值 |
| 恶心、呕吐 | 无 | 偶有恶心,欲呕 | 常有恶心,喷射状呕吐每日2~4次 | 恶心不息,喷射状呕吐频作,每日4次以上 | | | | |
| 意识障碍 | 无 | 轻微 | 介于轻重度之间 | 严重 | | | | |
| 耳鸣 | 无 | 偶有耳鸣 | 耳鸣较重,常出现 | 耳如蝉鸣,影响生活 | | | | |
| 不寐 | 无 | 睡眠时常觉醒或睡而不稳,晨醒过早,但不影响工作 | 睡眠不足4小时,尚能坚持工作 | 彻夜不眠,难以坚持工作 | | | | |
| 近事遗忘 | 无 | 清醒后对受伤当时情况及受伤经过不能回忆,但对受伤前的事情能清楚地回忆 | | | | | | |

# 第六节　气瘿(结节性甲状腺肿)中医护理方案

## 一、常见证候要点

(一)肝郁气滞证

颈部弥漫性肿大,边缘不清,皮色如常,质软不痛,随吞咽而上下移动。瘿肿过大时有沉重感,或伴有呼吸困难,咽下不适,声音嘶哑。舌淡红,苔薄,脉弦。

(二)肝郁肾虚证

颈粗瘿肿,皮宽质软;伴神情呆滞,倦怠畏寒,肢冷,性欲下降。舌淡,脉沉细。

## 二、常见症状/证候施护

(一)出血

1. 术后48小时内,加强巡视患者,严密观察生命体征及切口渗血情况,有引流管者,注意观察引流液的色、质、量。

2. 如引流出大量血液或患者颈部有紧压感、呼吸费力、气急烦躁、心率加快、发绀等，应及时通知医师并配合抢救。

3. 预防出血过多，术后48小时内，患者不应过频活动和说话，术后痰多且不易咯出者，应帮助和鼓励患者咯痰或做雾化吸入。

(二)甲状腺危象

1. 降温　患者体温尽量保持在37℃左右。

2. 吸氧　以减轻组织的缺氧。

3. 遵医嘱用药　保持水、电解质及酸碱平衡，口服复方碘溶液。

4. 预防　做好充分术前准备，待基础代谢率接近正常后施行手术。

(三)神经损伤

1. 喉返神经损伤　可应用促神经恢复药物、针灸、理疗等。

2. 喉上神经损伤　一般理疗后可恢复。

3. 遵医嘱穴位按摩　取穴神门、关元、风池。

(四)手足抽搐

1. 抽搐发作时，遵医嘱静脉推注10%葡萄糖酸钙，症状立即缓解。

2. 缓解后遵医嘱口服钙剂。

3. 饮食限制含磷较高的食物，如瘦肉、蛋黄、鱼类等；多吃大米、水果、蔬菜等食物。定期复检血钙、磷及尿钙、磷。

### 三、中医特色治疗护理

(一)药物治疗

内服中药

(1)肝郁气滞证：四海舒郁丸加减。妊娠期或哺乳期，加菟丝子、何首乌、补骨脂；汤药宜三餐后凉服。

(2)肝郁肾虚证：四海舒郁丸合右归饮加减；汤药宜三餐后温服。

(二)特色技术

1. 耳穴贴压(耳穴埋豆)。

2. 穴位按摩。

3. 针灸。

4. 中药泡足。

5. 理疗。

6. 穴位贴敷。

7. 中药热罨包。

#### 四、健康指导

(一)生活起居

1. 慎起居,防感冒。

2. 适当活动或进行体育锻炼,切忌过度劳累。

3. 定期复查甲状腺功能七项和甲状腺彩超。

(二)饮食指导

1. 肝郁气滞证,宜食疏肝理气、解郁消肿的食品,如荔枝、猪血、海带、油菜、芥菜、猕猴桃等。食疗方:香菇油菜。

2. 肝郁肾虚证,宜食疏肝补肾、调摄冲任的食品,如香菇、蘑菇、木耳、核桃、枸杞子、大枣、山药等。食疗方:红枣山药粥。

3. 少吃卷心菜、牛羊肉、狗肉、鸡肉、鱼虾、辣椒等辛辣食物。

4. 忌食含碘量高的食物,如海带、紫菜、干贝、海蜇等。

5. 忌烟、酒,忌肥腻、油煎食物。

(三)情志调理

1. 关心体贴患者。

2. 保持心情舒畅,勿郁怒动气。

3. 鼓励家属多与患者交谈,多陪伴。

#### 五、护理难点

服药的依从性差。

解决思路如下。

1. 建立目标人群档案,利用多种形式进行健康教育干预。

2. 对目标人群进行定期追踪、随访及效果评价。

#### 六、护理效果评价表

见:气瘿(结节性甲状腺肿)中医护理效果评价表

见:气瘿(结节性甲状腺肿)护理效果评价量表

### 附表1　气瘿(结节性甲状腺肿)中医护理效果评价表

医院:　　　　科室:　　　　入院日期:　　　　出院日期:　　　　住院天数:

患者姓名:　　　　性别:　　　　年龄:　　　　ID:　　　　文化程度:

纳入中医临床路径:是□　　否□

证候诊断:肝郁气滞证□　　　　肝郁肾虚证□　　　　其他□

(一)护理效果评价

| 主要症状 | 主要辨证施护方法 | 中医护理技术 | 护理效果 |
|---|---|---|---|
| 出血□ | 1. 严密观察生命体征□<br>2. 注意观察引流管的色、质、量□<br>3. 术后48小时内，少说话□<br>4. 雾化吸入治疗□<br>5. 其他护理措施 | 1. 耳穴贴压□  应用次数：____次  应用时间：____天<br>2. 穴位按摩□  应用次数：____次  应用时间：____天<br>3. 其他：_____  应用次数：____次  应用时间：____天<br>（请注明，下同） | 好 □<br>较好□<br>一般□<br>差 □ |
| 甲状腺危象□ | 1. 做好充分术前准备□<br>2. 降温，保持在37℃左右□<br>3. 吸氧□<br>4. 放松疗法□<br>5. 其他护理措施 | 1. 穴位按摩□  应用次数：____次  应用时间：____天<br>2. 中药外敷□  应用次数：____次  应用时间：____天<br>3. 其他：_____  应用次数：____次  应用时间：____天 | 好 □<br>较好□<br>一般□<br>差 □ |
| 神经损伤□ | 1. 沟通交流□<br>2. 应用促神经恢复药物□<br>3. 针灸、理疗□<br>4. 其他护理措施 | 1. 穴位按摩□  应用次数：____次  应用时间：____天<br>2. 耳穴贴压□  应用次数：____次  应用时间：____天<br>3. 其他：_____  应用次数：____次  应用时间：____天 | 好 □<br>较好□<br>一般□<br>差 □ |
| 手足抽搐□ | 1. 生命体征观察□<br>2. 遵医嘱用药□<br>3. 饮食限制含磷较高的食物□<br>4. 其他护理措施 | 1. 耳穴贴压□  应用次数：____次  应用时间：____天<br>2. 艾  灸□  应用次数：____次  应用时间：____天<br>3. 穴位按摩□  应用次数：____次  应用时间：____天<br>4. 其他：_____  应用次数：____次  应用时间：____天 | 好 □<br>较好□<br>一般□<br>差 □ |
| 其他□<br>（请注明） | 1.<br>2.<br>3. |  | 好 □<br>较好□<br>一般□<br>差 □ |

## （二）护理依从性及满意度评价

| 评价项目 | | 患者对护理的依从性 | | | 患者对护理的满意度 | | |
|---|---|---|---|---|---|---|---|
| | | 依从 | 部分依从 | 不依从 | 满意 | 一般 | 不满意 |
| 中医护理技术 | 中药外敷 | | | | | | |
| | 中药湿敷 | | | | | | |
| | 耳穴贴压（耳穴埋豆） | | | | | | |
| | 穴位按摩 | | | | | | |
| | 艾　灸 | | | | | | |
| | 中药泡洗 | | | | | | |
| | 健康指导 | / | / | / | | | |
| 签　　名 | | 责任护士签名： | | | 上级护士或护士长签名： | | |

## （三）对本病中医护理方案的评价

实用性强□　　实用性较强□　　实用性一般□　　不实用□

改进意见：

## （四）评价人（责任护士）

姓名：_____　技术职称：_____　完成日期：_____　护士长签字：_____

### 附表2　气瘿（结节性甲状腺肿）护理效果评价量表

| 分级症状 | 无(0分) | 轻(2分) | 中(4分) | 重(6分) | 实施前评价 | | 实施后评价 | |
|---|---|---|---|---|---|---|---|---|
| | | | | | 日期 | 分值 | 日期 | 分值 |
| 结节 | 无 | 可能只有一个结节 | 介于轻重度之间 | 较大结节可引起压迫症状，出现呼吸困难、吞咽困难和声音嘶哑等 | | | | |
| 眼突 | 无 | 眼球突出，眼睛凝视或呈现惊恐眼神 | 畏光、流泪、复视、视力减退、眼部肿痛、有异物感 | 眼睛不能闭合，结膜、角膜外露引起充血、水肿、角膜溃烂等，甚至失明 | | | | |

(续表)

| 分级<br>症状 | 无<br>(0分) | 轻(2分) | 中(4分) | 重(6分) | 实施前评价 ||  实施后评价 ||
|---|---|---|---|---|---|---|---|---|
| | | | | | 日期 | 分值 | 日期 | 分值 |
| 心悸 | 无 | 偶尔发生,不适感轻微 | 时有发生,持续时间较长,不适感较明显 | 经常发生,惕惕而动,难以平静,甚则影响生活 | | | | |
| 发热 | 36.0~37.4℃ | 37.5~37.9℃ | 38.0~38.9℃ | 39.0℃以上 | | | | |
| 失眠 | 无 | 偶有情绪不宁及失眠 | 有时情绪不稳定,易烦躁发愁,夜眠易醒 | 易烦躁发怒,易失眠 | | | | |
| 泄泻 | 无 | 大便稀软,每日≤3次 | 每日4~5次 | 每日>6次 | | | | |

## 第七节 乳痈(乳腺炎)中医护理方案

### 一、常见证候要点

(一)气滞热蕴证

乳房肿胀疼痛,肿块或有或无,皮色不变或微红,乳汁排泄不畅;伴恶寒发热。舌淡红或红,苔薄黄,脉浮数或弦数。

(二)热毒炽盛证

肿块逐渐增大,皮肤鲜红、灼热,疼痛如鸡啄,肿块中央渐软,有应指感;可伴壮热,口渴饮冷,面红目赤,烦躁不宁,大便秘结,小便短赤。舌红,苔黄干,脉数或滑数。

(三)正虚邪恋证

溃破后乳房肿痛减轻,但疮口脓水不断,脓汁清稀,愈合缓慢,或乳汁从疮口溢出形成乳漏,面色少华,全身乏力,头晕目眩;或低热不退,食欲不振。舌淡,苔薄,脉弱无力。

### 二、常见症状/证候施护

(一)肿胀

1. 遵医嘱早期穴位按摩。患者可用手指顺乳头方向轻轻按摩,加压揉推,使乳汁流向开口。取穴及部位:肩井、膻中、乳根、灵墟、屋翳、期门、内关、梁丘、足三里、太冲及乳房。

2. 吸乳,揉抓后排乳。用吸乳器吸乳,尽量排空乳汁,勿使壅积。

3. 冰袋冷敷,禁热敷及揉按。

4. 遵医嘱中药外敷,一般为乌蔹乳安膏外敷。

(二)发热

1. 体温观察,每4小时测体温1次,高热患者1~2小时测1次。

2. 保持环境清洁、安静,温度在18~20℃,每日至少通风1次。

3. 物理降温。

4. 遵医嘱刮痧治疗,取穴大椎、前臂内侧、风池。

(三)疼痛

1. 评估疼痛等级。

2. 放松疗法,如听音乐、深呼吸等。

3. 转移注意力,如阅读、看有趣的电视节目等。

4. 遵医嘱针刺,取合谷、内关等穴。

5. 耳穴贴压,取穴内分泌、交感等。

(四)脓肿

1. 停止哺乳,切开排脓。

2. 脓肿切开后,保持引流通畅,及时更换敷料。

3. 观察引流液的色、质、量,必要时做细菌培养及药物过敏试验。

4. 遵医嘱内服中药。

5. 冷疗。

### 三、中医特色治疗护理

(一)药物治疗

1. 内服中药

(1)气滞热蕴证:瓜蒌牛蒡汤加减。乳房肿块明显者,加当归、赤芍、桃仁等活血祛瘀;大便秘结者,加生大黄、火麻仁通便。

(2)热毒炽盛证:透脓散加减。热甚者,加生石膏、知母、金银花、蒲公英清热解毒。

(3)正虚邪恋证:托里消毒散加减。

2. 外用中药

(1)乌蔹乳安膏外敷。

(2)切开排脓后,黄柏液湿敷;脓尽改用生肌散收口,外用红油膏或生肌玉红膏盖贴。

(3)中药熏洗热敷疗法:根据病情需要选择,用蒲公英煎汤趁热在皮肤或患处进行熏蒸、淋洗(一般先用药汤蒸气熏,待药液温时再洗);或用蒲公英煎汤沾湿毛巾趁热外敷于乳房或患处等中药塌渍治疗。

(4)冰硝散外敷:芒硝+冰片。

(二)特色技术

1. 中药外敷。

2. 中药湿敷。

3. 耳穴贴压(耳穴埋豆)。

4. 穴位按摩。

5. 中药熏洗热敷疗法。

6. 冷疗。

### 四、健康指导

(一)生活起居

1. 居室温湿度适宜,温度22～24℃,湿度40%～60%,室内空气要新鲜。

2. 保持乳房清洁,哺乳前后,用温清水将乳房和乳头擦拭干净。切忌使用香皂、乙醇之类的化学用品。

3. 正确哺乳。定时哺乳,每隔2～3小时为宜,两个乳房交替喂乳。

4. 哺乳后佩戴合适的胸罩,保持乳房内部血液循环畅通。

(二)饮食指导

1. 气滞热蕴证　宜食疏肝清胃、通乳消肿的食品,如蒲公英、大米、小米、豆腐、赤小豆、茭白、丝瓜、冬瓜等。食疗方:蒲公英粳米粥。

2. 热毒炽盛证　宜食清热解毒,托毒透脓的食品,如白萝卜、白菜、黄瓜、海带、紫菜、发菜、苦瓜、番茄、香蕉、梨等。食疗方:马兰头拌豆腐。

3. 正虚邪恋证　宜食气血具补、收涩敛痛的食品,如乌鸡、羊肉、猪肝等炖汤以补气血,帮助收口。食疗方:黄芪鸽子汤。

4. 忌食生冷、辛辣刺激、荤腥油腻的食物。

(三)情志调理

1. 关心体贴患者。

2. 劝导患者解除烦恼,消除不良情绪。

3. 鼓励家属多与患者交谈,多陪伴。

### 五、护理难点

乳痈的患者易复发。

解决思路如下。

1. 健康宣教,告知患者良好的哺乳习惯可大大降低乳痈的发病率。

2. 定期随访,定期指导。

### 六、护理效果评价

见:乳痈(乳腺炎)中医护理效果评价表

见:乳痈(乳腺炎)护理效果评价量表

见:揉抓排乳手法

## 附表1　乳痈(乳腺炎)中医护理效果评价表

医院：　　　　　科室：　　　　入院日期：　　　出院日期：　　　住院天数：

患者姓名：　　　性别：　　　　年龄：　　　　ID：　　　　　　文化程度：

纳入中医临床路径:是□　否□

证候诊断:气滞热蕴证□　　热毒炽盛证□　　正虚邪恋证□　　其他□

(一)护理效果评价

| 主要症状 | 主要辨证施护方法 | 中医护理技术 | 护理效果 |
|---|---|---|---|
| 肿胀□ | 1. 局部按摩和吸乳□<br>2. 冰袋冷敷,禁热敷□<br>3. 饮食宜清淡,忌辛辣□<br>4. 精神调理□<br>5. 其他护理措施 | 1. 耳穴贴压□　应用次数：＿＿次　应用时间：＿＿天<br>2. 穴位按摩□　应用次数：＿＿次　应用时间：＿＿天<br>3. 中药外敷□　应用次数：＿＿次　应用时间：＿＿天<br>4. 其他：＿＿＿　应用次数：＿＿次　应用时间：＿＿天<br>(请注明,下同) | 好　□<br>较好□<br>一般□<br>差　□ |
| 发热□ | 1. 环境清洁安静□<br>2. 定时测量体温□<br>3. 物理降温□<br>4. 其他护理措施 | 1. 穴位按摩□　应用次数：＿＿次　应用时间：＿＿天<br>2. 中药外敷□　应用次数：＿＿次　应用时间：＿＿天<br>3. 其他：＿＿＿　应用次数：＿＿次　应用时间：＿＿天 | 好　□<br>较好□<br>一般□<br>差　□ |
| 疼痛□ | 1. 疼痛评估：＿＿分<br>2. 转移注意力□<br>3. 放松疗法□<br>4. 其他护理措施 | 1. 穴位按摩□　应用次数：＿＿次　应用时间：＿＿天<br>2. 耳穴贴压□　应用次数：＿＿次　应用时间：＿＿天<br>3. 其他：＿＿＿　应用次数：＿＿次　应用时间：＿＿天 | 好　□<br>较好□<br>一般□<br>差　□ |
| 脓肿□ | 1. 病情观察□<br>2. 停止哺乳,切开排脓□<br>3. 保持引流通畅□<br>4. 冷疗□<br>5. 其他护理措施 | 1. 耳穴贴压□　应用次数：＿＿次　应用时间：＿＿天<br>2. 中药湿敷□　应用次数：＿＿次　应用时间：＿＿天<br>3. 穴位按摩□　应用次数：＿＿次　应用时间：＿＿天<br>4. 其他：＿＿＿　应用次数：＿＿次　应用时间：＿＿天 | 好　□<br>较好□<br>一般□<br>差　□ |
| 其他□<br>(请注明) | 1.<br>2.<br>3. |  | 好　□<br>较好□<br>一般□<br>差　□ |

## （二）护理依从性及满意度评价

| 评价项目 | | 患者对护理的依从性 | | | 患者对护理的满意度 | | |
|---|---|---|---|---|---|---|---|
| | | 依从 | 部分依从 | 不依从 | 满意 | 一般 | 不满意 |
| 中医护理技术 | 中药外敷 | | | | | | |
| | 中药湿敷 | | | | | | |
| | 耳穴贴压（耳穴埋豆） | | | | | | |
| | 穴位按摩 | | | | | | |
| | 中药熏洗热敷疗法 | | | | | | |
| | 冷疗 | | | | | | |
| 健康指导 | | / | / | / | | | |
| 签名 | | 责任护士签名： | | | 上级护士或护士长签名： | | |

## （三）对本病中医护理方案的评价

实用性强□　　实用性较强□　　实用性一般□　　不实用□

改进意见：

## （四）评价人（责任护士）

姓名：_____　技术职称：_____　完成日期：_____　护士长签字：_____

### 附表2　乳痈（乳腺炎）护理效果评价量表

| 分级症状 | 无(0分) | 轻(2分) | 中(4分) | 重(6分) | 实施前评价 | | 实施后评价 | |
|---|---|---|---|---|---|---|---|---|
| | | | | | 日期 | 分值 | 日期 | 分值 |
| 发热 | 36.0~37.1℃ | 37.2~37.5℃ | 37.6~38℃ | 38.1℃以上 | | | | |
| 食欲不振 | 无 | 食量不减，但觉乏味 | 食量减少1/3 | 食量减少1/2 | | | | |
| 心烦失眠 | 无 | 偶有情绪不宁及失眠 | 有时情绪不稳定，易烦躁发愁，夜眠易醒 | 易烦躁发怒，易失眠 | | | | |
| 疼痛 | 无 | 偶有发作，隐隐作痛，不影响正常工作 | 发作频繁，疼痛重，影响工作 | 反复发作，疼痛剧烈难以忍受 | | | | |

(续表)

| 分级<br>症状 | 无<br>(0分) | 轻(2分) | 中(4分) | 重(6分) | 实施前评价 | | 实施后评价 | |
|---|---|---|---|---|---|---|---|---|
| | | | | | 日期 | 分值 | 日期 | 分值 |
| 肿块 | 无 | 有疼痛性肿块,皮肤不红或微红,排乳不畅,可有乳头破裂糜烂 | 肿块变硬,有压痛,皮肤发红,常在短期内软化,形成脓肿 | 化脓时乳房肿痛加重,肿块变软,有应指感,溃破或切开引流后,肿痛减轻。如脓液流出不畅,肿痛不消,可有"传囊"之变。溃后不收口,渗流乳汁或脓液,可形成乳漏 | | | | |
| 便秘 | 无 | 大便干结,每日一行 | 大便秘结,两日一行 | 大便艰难,数日一行 | | | | |

**附件3:**

## 揉抓排乳手法

1. 手法　手法一:患者取坐位或仰卧位,医者先在患部周围做轻摩、揉法5分钟,再用两手的四指托住乳房,两手的拇指在肿块上交替抹推数次,方向从肿块上方开始,向下到乳头,最后用左手托住乳房,右手拇指和食指捏拿肿块,由上向下到乳头。根据患者忍受程度,渐渐增强捏拿的力量,如此捏拿数遍,尽可能疏通为主,同时可辅以按揉膻中、乳根、灵墟、屋翳、期门、足三里穴,拿肩井,点按内关、合谷、梁丘、太冲穴,5~10分钟。

手法二:直接作用于患处,除宿乳消壅滞。患者取坐位,先在患乳搽以少量润滑剂(如食用油),术者左手托起乳房,右手五指顺着乳络方向,首先轻拿提拉乳头及乳晕部,沿放射状从乳房基底部向乳晕方向按摩3~5分钟,待乳汁郁积于乳晕部时,再以右手拇指与食指夹持患侧乳晕及乳头部,不断轻拉揿提,宿乳即呈喷射状排出,直至结块消失、乳房松软、淤乳排尽、疼痛明显减轻为度。可配合刮痧疗法、真空罐疗法排乳。

2. 治疗时间　每次20分钟,每日1次,5天1个疗程。

3. 注意事项　严格掌握适应证;操作前后密切观察安全性指标;严格按照操作规程,保证安全性。

## 第八节　乳岩（乳腺癌）中医护理方案

### 一、常见证候要点

（一）气滞痰凝证

皮色不变，质地坚硬，边界不清；伴性情急躁，胸闷胁胀。舌淡，苔薄，脉弦。

（二）冲任失调证

乳房肿块胀痛，两胁作胀，头晕目眩；或月经失调，腰腿酸软，五心烦热，目涩口干。舌质淡红，苔薄白，脉沉细。

（三）毒热蕴结证

癌肿破溃，血水淋漓，臭秽不堪，色紫剧痛；伴饮食不佳，身体渐瘦。苔薄黄，脉弦数。

（四）气血两虚证

疲倦乏力，精神不振，食欲不振，失眠多梦，口干少津，二便失调。舌淡，苔薄白，脉沉细无力。

### 二、常见症状/证候施护

（一）肢体肿胀

1. 评估患侧肢体水肿程度，如出现肿胀加重及时报告医师。

2. 平卧时抬高患肢，使其与心脏保持同一水平；患肢不宜进行静脉滴注及测血压。

3. 指导患者做患肢握拳活动，每次5~10分钟，每日2~3次。

4. 遵医嘱气压式血液循环驱动仪治疗，每次30分钟，每日1次。

5. 遵医嘱中药外敷，给予芒硝冰片中药封包。

6. 遵医嘱中药湿敷，给予芒硝冰片湿冷敷。

7. 遵医嘱给予刺络拔罐。

（二）疼痛

1. 采用《疼痛评估量表》进行评估。

2. 指导患者使用转移注意力的方法，如读书、看报、与人交流等。

3. 教会患者使用放松术，如全身肌肉放松、缓慢的深呼吸、听舒缓音乐等。

4. 遵医嘱耳穴贴压（耳穴埋豆），取乳腺、腋下、肝、交感、内分泌等穴。

5. 遵医嘱中药外敷，给予马黄酊湿敷。

（三）心烦易怒

1. 多与患者及家属交流，及时了解患者存在的心理问题，帮助其排忧解难。

2. 帮助患者取得爱人、家属的理解和关爱。

3. 推荐患者听轻音乐,舒缓情绪。

4. 遵医嘱耳穴贴压(耳穴埋豆),取心俞、肝俞、神门、脑、皮质下等穴。

5. 遵医嘱穴位按摩,取劳宫穴。

(四)恶心、呕吐(化疗期)

1. 观察呕吐物的量、色、性质,及时记录并报告医师。

2. 呕吐后,遵医嘱以温开水或中药漱口液漱口。

3. 遵医嘱耳穴贴压(耳穴埋豆),取脾、胃、交感、膈等穴位。

4. 遵医嘱艾灸,取中脘、关元、足三里、神阙等穴。

5. 遵医嘱穴位按摩,取足三里、合谷、内关及两侧脊穴等穴。

6. 遵医嘱穴位注射,甲氧氯普胺(胃复安)10 mg 足三里穴位注射。

(五)四肢麻木(化疗期)

1. 保证环境安全,避免烫伤、灼伤、磕碰等。

2. 注意四肢保暖,穿棉袜、带棉质手套,防止受凉。

3. 遵医嘱气压式血液循环驱动仪治疗,每次30分钟,每日1次。

4. 遵医嘱穴位按摩,取足三里、手三里、太冲、阳陵泉、曲池、内关等穴。

5. 遵医嘱中药泡洗。

### 三、中医特色治疗护理

(一)药物治疗

1. 内服中药

(1)以清热解毒为主的中药餐后半小时服用,以减少其对胃黏膜的刺激。

(2)气滞痰凝证:汤药宜三餐后凉服;气血两虚证:汤药宜三餐后温热服。

2. 注射给药

(1)参芪扶正注射液。

(2)艾迪注射液:①使用前后应以生理盐水冲洗;②关注患者的肝肾功能检查(含斑蝥有毒)。

(二)特色技术

1. 中药外敷。

2. 中药湿敷。

3. 耳穴贴压(耳穴埋豆)。

4. 穴位按摩。

5. 穴位注射。

6. 中药泡洗,毒热蕴结证温度为30℃;气滞痰凝证、冲任失调证、气血两虚证、气阴两虚证及瘀毒互结证温度为37~40℃。

**四、健康指导**

(一)生活起居

1. 定期对健侧乳房进行自我检查,乳房切除的患者建议佩戴义乳。

2. 适当锻炼,如太极拳、气功、八段锦、伸展运动等。

3. 慎起居,防外感。

(二)饮食指导

1. 气滞痰凝证,宜食疏肝理气、化痰散结的食品,如陈皮、丝瓜、李子、海带、紫菜等。食疗方:海带汤。

2. 冲任失调证,宜食调理冲任、补益肝肾的食品,如大枣、甲鱼、桑椹、黑木耳等。食疗方:红杞鲫鱼汤。

3. 毒热蕴结证,宜食清热解毒、活血化瘀的食品,如藕、苦瓜、葡萄、柠檬、大白菜、茄子、香菇等。食疗方:菱角汤或菱角薏米粥。

4. 气血两虚证,宜食益气养血、健脾补肾的食品,如龙眼肉、大枣、茯苓、山药、黑芝麻等,多食瘦肉、牛奶及蛋类等。食疗方:小米大枣粥。

5. 恶心者,宜食促进消化、增加胃肠蠕动的食品,如生白萝卜捣汁饮用;呕吐者,进食止呕和胃的食品,如频服姜汤(生姜汁1汤匙,蜂蜜2汤匙,加开水3汤匙调匀)。

6. 化疗期间,宜食促进消化、健脾开胃、补益气血的食品,如萝卜、香菇、陈皮、菠菜、桂圆、金针菇等,禁食辛辣及油炸的食品。

7. 放疗期间,宜食生津养阴、清凉甘润的食品,如藕汁、雪梨汁、萝卜汁、绿豆汤、冬瓜汤、竹笋、西瓜、橙子、蜂蜜、甲鱼等。

(三)情志调理

1. 关心体贴患者。

2. 多与患者交流,增强战胜疾病的信心。

3. 鼓励家属多陪伴。

**五、护理难点**

双侧乳癌患者的静脉通路建立与维护较难。

解决思路如下。

1. 短期置管　可选颈内静脉、锁骨下静脉及股静脉置管。

2. 长期置管　探索下腔静脉的PICC置管。

3. 管道维护　建立长、短期中心静脉置管维护的管理方案,告知患者及家人遵守。

**六、护理效果评价**

见:乳岩(乳腺癌)中医护理效果评价表

见:乳岩(乳腺癌)护理效果评价量表

## 附表1　乳岩(乳腺癌)中医护理效果评价表

医院：　　　　科室：　　　　入院日期：　　　出院日期：　　　住院天数：
患者姓名：　　　性别：　　　年龄：　　　　ID：　　　　　文化程度：
纳入中医临床路径：是□　否□
证候诊断：气滞痰凝证□　冲任失调证□　毒热蕴结证□　气血两虚证□　其他□

### (一)护理效果评价

| 主要症状 | 主要辨证施护方法 | 中医护理技术 | 护理效果 |
| --- | --- | --- | --- |
| 肢体肿胀□ | 1. 症状评估□<br>2. 抬高患肢与心脏同一水平□<br>3. 患肢握拳活动□____次/天<br>4. 气压式血液循环驱动仪治疗□<br>5. 其他护理措施 | 1. 中药外敷□　应用次数：____次　应用时间：____天<br>2. 中药湿敷□　应用次数：____次　应用时间：____天<br>3. 拔　　罐□　应用次数：____次　应用时间：____天<br>4. 其他：____　应用次数：____次　应用时间：____天<br>(请注明，下同) | 好　□<br>较好□<br>一般□<br>差　□ |
| 疼痛□ | 1. 疼痛评估：___分<br>2. 转移注意力□<br>3. 放松疗法□<br>4. 其他护理措施 | 1. 耳穴贴压□　应用次数：____次　应用时间：____天<br>2. 中药外敷□　应用次数：____次　应用时间：____天<br>3. 其他：____　应用次数：____次　应用时间：____天 | 好　□<br>较好□<br>一般□<br>差　□ |
| 心烦易怒□ | 1. 沟通交流□<br>2. 家庭支持□<br>3. 音乐疗法□<br>4. 其他护理措施 | 1. 耳穴贴压□　应用次数：____次　应用时间：____天<br>2. 穴位按摩□　应用次数：____次　应用时间：____天<br>3. 其他：____　应用次数：____次　应用时间：____天 | 好　□<br>较好□<br>一般□<br>差　□ |
| 恶心、呕吐(化疗期)□ | 1. 呕吐物观察□<br>2. 口腔护理□<br>3. 其他护理措施 | 1. 耳穴贴压□　应用次数：____次　应用时间：____天<br>2. 艾　　灸□　应用次数：____次　应用时间：____天<br>3. 穴位按摩□　应用次数：____次　应用时间：____天<br>4. 穴位注射□　应用次数：____次　应用时间：____天<br>5. 其他：____　应用次数：____次　应用时间：____天 | 好　□<br>较好□<br>一般□<br>差　□ |
| 四肢麻木(化疗期)□ | 1. 安全护理□<br>2. 四肢保暖□<br>3. 气压式血液循环驱动仪治疗□<br>4. 其他护理措施 | 1. 穴位按摩□　应用次数：____次　应用时间：____天<br>2. 中药泡洗□　应用次数：____次　应用时间：____天<br>3. 其他：____　应用次数：____次　应用时间：____天 | 好　□<br>较好□<br>一般□<br>差　□ |

(续表)

| 主要症状 | 主要辨证施护方法 | 中医护理技术 | 护理效果 |
|---|---|---|---|
| 其他□<br>(请注明) | 1.<br>2.<br>3. |  | 好 □<br>较好□<br>一般□<br>差 □ |

(二)护理依从性及满意度评价

| 评价项目 | | 患者对护理的依从性 | | | 患者对护理的满意度 | | |
|---|---|---|---|---|---|---|---|
| | | 依从 | 部分依从 | 不依从 | 满意 | 一般 | 不满意 |
| 中医护理技术 | 中药外敷 | | | | | | |
| | 耳穴贴压(耳穴埋豆) | | | | | | |
| | 穴位按摩 | | | | | | |
| | 艾 灸 | | | | | | |
| | 中药泡洗 | | | | | | |
| 健康指导 | | / | / | / | | | |
| 签 名 | | 责任护士签名: | | | 上级护士或护士长签名: | | |

(三)对本病中医护理方案的评价

实用性强□   实用性较强□   实用性一般□   不实用□

改进意见:

(四)评价人(责任护士)

姓名:_____  技术职称:_____  完成日期:_____  护士长签字:_____

### 附表2　乳岩(乳腺癌)护理效果评价量表

| 分级<br>症状 | 无<br>(0分) | 轻(2分) | 中(4分) | 重(6分) | 实施前评价 | | 实施后评价 | |
|---|---|---|---|---|---|---|---|---|
| | | | | | 日期 | 分值 | 日期 | 分值 |
| 发热 | 36.0~<br>37.1℃ | 37.2~37.5℃ | 37.6~38℃ | 38.1℃以上 | | | | |
| 神疲<br>乏力 | 无 | 稍感倦怠乏力 | 容易乏力,四肢乏力 | 四肢乏力,瞌睡懒言 | | | | |

（续表）

| 分级<br>症状 | 无<br>(0分) | 轻(2分) | 中(4分) | 重(6分) | 实施前评价 | | 实施后评价 | |
|---|---|---|---|---|---|---|---|---|
| | | | | | 日期 | 分值 | 日期 | 分值 |
| 食欲不振 | 无 | 食量不减，但觉乏味 | 食量减少1/3 | 食量减少1/2 | | | | |
| 口干咽燥 | 无 | 稍觉口干，少饮水 | 口干较明显，饮水量较平常增加0.5~1倍 | 口干明显，饮水量较平常增加1倍以上 | | | | |
| 心悸 | 无 | 偶感心悸 | 常有心悸，每日3次以上 | 严重心悸，需药物治疗 | | | | |
| 自汗盗汗 | 无 | 偶有自汗盗汗 | 动则出汗，有盗汗 | 不活动亦自汗，盗汗量较多 | | | | |
| 心烦失眠 | 无 | 偶有情绪不宁及失眠 | 有时情绪不稳定，易烦躁发愁，夜眠易醒 | 易烦躁发怒，易失眠 | | | | |
| 疼痛 | 无 | 偶有发作，隐隐作痛，不影响正常工作 | 发作频繁，疼痛重，影响工作 | 反复发作，疼痛剧烈难以忍受 | | | | |
| 胸闷 | 无 | 轻微胸憋 | 胸闷明显，时见太息 | 胸闷如窒 | | | | |
| 恶心、呕吐 | 无 | 偶有恶心、呕吐 | 常有恶心，每日呕吐1~2次 | 每日呕吐3次以上 | | | | |
| 腹泻 | 无 | 便软或稍烂，成堆不成形，每日2~3次 | 烂便、便溏，每日4~5次或稀便每日1~2次 | 稀便，每日3次以上 | | | | |
| 便秘 | 无 | 大便干结，每日一行 | 大便秘结，两日一行 | 大便艰难，数日一行 | | | | |
| 舌质、苔 | 正常 | 偏红、偏淡，苔薄黄 | 红、体胖边有齿印，苔腻 | 红绛、舌边有齿印，苔黄、少津 | | | | |
| 脉象 | 正常 | 弦细、濡 | 弦细数、濡滑 | 细弱、濡细、细数 | | | | |

# 第九节 癃闭(前列腺增生)中医护理方案

## 一、常见证候要点

(一)湿热下注证

小便灼热涩痛,尿频尿急。伴尿黄短赤、尿后滴沥,小便白浊,阴囊潮湿,心烦口干,口臭脘痞。舌苔黄腻,脉滑实或弦数。

(二)气滞血瘀证

会阴部、外生殖器区、下腹部、耻骨上区或腰骶及肛周疼痛、坠胀。伴尿后滴沥,尿刺痛,小便淋漓不畅。舌质暗或有瘀点、瘀斑,脉弦或涩。

(三)肝气郁结证

会阴部、外生殖器区、下腹部、耻骨上区或腰骶及肛周坠胀不适、似痛非痛,精神抑郁。伴小便淋漓不畅,胸闷善太息,性情急躁焦虑,疑病恐病。舌淡红,脉弦。

(四)肾阳亏虚证

畏寒怕冷,腰膝疲软,伴尿后滴沥,精神萎靡,性欲低下。舌淡苔薄白,脉沉迟或无力。

(五)湿热瘀阻证

尿频、尿痛,排尿困难,会阴或肛门坠胀不适或疼痛。伴尿不尽、尿有余沥、尿黄、尿道有灼热感,口苦口干,阴囊潮湿。舌红,苔黄腻,脉弦数或弦滑。

(六)肝肾阴虚证

腰膝软痛,五心烦热,失眠多梦。伴小便白浊或短赤。舌红少苔,脉细或细数。

## 二、常见症状/证候施护

(一)尿频、夜尿增多、尿急

1. 观察患者排尿次数,尿液量、色、性状。

2. 积极治疗糖尿病,保持血糖接近正常水平,不利于细菌生长,这是预防尿路感染的主要手段。

3. 饮食有节,不食油腻、辛辣食物,多食蔬菜水果。

4. 适当增加饮水量以冲洗尿路。有尿时及时排空。

5. 加强体育锻炼,增强体质,一旦感染,急性期应卧床休息。恢复期参加适度的体力活动,避免体质虚弱,但不宜过劳。

6. 遵医嘱给予耳穴贴压(耳穴埋豆),常选穴肾、膀胱、输尿管、三焦、外生殖器等。每日压迫5次(每次按压处微痛为度),每次30分钟,3日更换1次。并嘱患者在按压前20分钟饮水250~500 mL,并适当增加活动量。

7. 术后患者尿频或尿失禁,可遵医嘱给予脐灸。

(二)排尿困难

1. 观察患者排尿难易程度,尿色、量,有无尿痛。

2. 诱导患者排尿,让患者听水声或用温开水冲洗会阴,或使用中药热罨包热敷小腹,以缓解患者症状。

3. 做好情志护理,减轻患者紧张、忧郁情绪,消除不良因素,如病室内不宜有生人、病室不宜喧闹等。

4. 尿潴留6小时以上,诱导无效者告知医师,遵医嘱给予导尿术,必要时留置导尿。留置导尿的患者保持引流通畅,避免引流管受压、扭曲、阻塞。防止逆行感染,定时更换集尿袋,集尿袋位置应低于耻骨联合。

5. 遵医嘱给予内服中药,中药汤剂少量温服,服药后注意排尿反应。

6. 遵医嘱给予艾灸,常选用肾俞、膀胱俞、三阴交、阳陵泉等穴位,以减轻排尿困难。

7. 经常有排尿困扰的老年人,可以在每日晚上睡觉前和早上起床前排空小便,仰卧于床,双手搓热,左手置于小腹上,右手放在左手背上,双腿屈曲,腹部放松,双手按顺时针方向按摩,开始每次按100圈,以后次数逐渐增加,以改善症状。

(三)尿不尽、残余尿增多

1. 注意外阴卫生,每日用温开水冲洗外阴。

2. 有尿意时,及时排尿,不要憋尿,每晚临睡前排空膀胱。

3. 多喝开水,增加尿量,排出细菌和毒素,保持尿道清洁。

4. 遵医嘱给予中药灌肠,以清热解毒、活血化瘀。

5. 除积极药物治疗外,也可遵医嘱配合穴位按摩,点揉气海、关元、中极、三阴交,揉搓涌泉、肾俞、命门等,以强壮体质、补益肾气、固摄小便。

### 三、中医特色治疗护理

(一)药物治疗

1. 内服中药。

2. 中药灌肠。

(二)特色技术

1. 耳穴贴压(耳穴埋豆)。

2. 艾灸。

3. 穴位按摩。

4. 中药灌肠。

5. 灸法。

**四、健康指导**

**（一）生活起居**

1. 注意饮食及个人卫生，不吃不洁食物，每日温水冲洗会阴 1~2 次。

2. 注意休息，防过度劳累，以免引起尿潴留。冬天应注意保暖，预防感冒。防止前列腺过度充血。

3. 定时饮水不憋尿，减轻前列腺负担。

4. 手术后 3 个月内不骑自行车，不走远路，不提重物，不用力排便，不同房。

5. 避免长期坐硬椅子，作息定时。避免剧烈运动。

**（二）饮食指导**

1. 湿热下注证　宜食偏凉、渗湿之物，忌食辛辣、肥甘助火之物。

2. 气滞血瘀证　宜选用有行气、活血功能的饮食，少吃盐和味精，避免加重血瘀的程度，忌食生冷、油腻、胀气等食物。

3. 肝气郁结证　在日常饮食中可适当多食用疏肝理气、降肝火的食物，忌食辛辣、刺激及油腻之品。

4. 肾阳亏虚证　可多食温补肾阳的食物，忌食生冷、偏凉的食物。

5. 湿热瘀阻证　饮食宜清淡，忌食辛辣、刺激之物，尽可能戒除烟、酒。

6. 肝肾阴虚证　可多食用滋阴润肺之物，忌食偏凉、刺激之物，海鲜发物不宜多食。

**（三）情志调理**

1. 护士多与患者沟通，了解其心理状态，指导其保持乐观情绪。针对患者不同的心理状态和心理需求，采用引导、鼓励、支持及暗示等心理学方法对患者心理施加影响，缓解身心痛苦。

2. 前列腺增生患者多为老年人，病因复杂，病情多变，常使患者产生紧张、焦虑及恐惧心理。尿频、尿急、尿痛等症状也会使家属不知所措，责任护士应向患者及家属讲解本病的性质，缓解患者紧张情绪，指导家属经常陪伴患者，给予心理支持。

3. 介绍治愈患者现身说法，帮助解除思想顾虑。

4. 教会患者心理放松技术，如呼吸调节、肌松训练、冥想静坐、音乐治疗等，使患者身心得到高度放松，同时激发自身活力，释放被压抑的情绪。

**五、护理难点**

患者多为老年人，既往病史较多。

解决思路如下。

1. 做好饮食指导，根据患者情况给予低盐、低脂、低糖饮食，宜食高营养、纤维丰富的食物，如新鲜蔬菜、瓜果，忌食辛辣、油腻、刺激之品。

2. 定时协助患者翻身，按摩受压皮肤，预防压疮的发生。

3. 注意保护管道,确保有效引流,防止折叠、牵拉。

4. 对患者进行定期追踪、随访及效果评价。

**六、护理效果评价**

见:癃闭(前列腺增生)中医护理效果评价表

见:癃闭(前列腺增生)护理效果评价量表

**附表1 癃闭(前列腺增生)中医护理效果评价表**

医院:　　　　　科室:　　　　入院日期:　　　　出院日期:　　　　住院天数:

患者姓名:　　　　性别:　　　年龄:　　　　　ID:　　　　　　文化程度:

纳入中医临床路径:是□　否□

证候诊断:湿热下注证□　　气滞血瘀证□　　肝气郁结证□　　肾阳亏虚证□

　　　　　湿热瘀阻证□　　肝肾阴虚证□　　其他□

(一)护理效果评价

| 主要症状 | 主要辨证施护方法 | 中医护理技术 | 护理效果 |
|---|---|---|---|
| 尿频、夜尿增多、尿急□ | 1. 观　　察□<br>2. 饮食指导□<br>3. 饮水指导□<br>4. 体育锻炼□<br>5. 其他护理措施 | 1. 耳穴贴压□　应用次数:＿＿次　应用时间:＿＿天<br>2. 艾　　灸□　应用次数:＿＿次　应用时间:＿＿天<br>3. 其他:＿＿＿　应用次数:＿＿次　应用时间:＿＿天<br>(请注明,下同) | 好　□<br>较好□<br>一般□<br>差　□ |
| 排尿困难□ | 1. 观　　察□<br>2. 诱导排尿□<br>3. 情志护理□<br>4. 留置导尿□<br>5. 其他护理措施 | 1. 穴位按摩□　应用次数:＿＿次　应用时间:＿＿天<br>2. 艾　　灸□　应用次数:＿＿次　应用时间:＿＿天<br>3. 其他:＿＿＿　应用次数:＿＿次　应用时间:＿＿天 | 好　□<br>较好□<br>一般□<br>差　□ |
| 尿不尽、残留尿增多□ | 1. 注意卫生□<br>2. 饮水指导□<br>3. 及时排尿□<br>4. 其他护理措施 | 1. 中药灌肠□　应用次数:＿＿次　应用时间:＿＿天<br>2. 穴位按摩□　应用次数:＿＿次　应用时间:＿＿天<br>3. 其他:＿＿＿　应用次数:＿＿次　应用时间:＿＿天 | 好　□<br>较好□<br>一般□<br>差　□ |
| 其他□<br>(请注明) | 1.<br>2.<br>3. | | 好　□<br>较好□<br>一般□<br>差　□ |

## (二)护理依从性及满意度评价

| 评价项目 | | 患者对护理的依从性 | | | 患者对护理的满意度 | | |
|---|---|---|---|---|---|---|---|
| | | 依从 | 部分依从 | 不依从 | 满意 | 一般 | 不满意 |
| 中医护理技术 | 穴位按摩 | | | | | | |
| | 中药灌肠 | | | | | | |
| | 艾 灸 | | | | | | |
| | 耳穴贴压(耳穴埋豆) | | | | | | |
| 健康指导 | | / | / | / | | | |
| 签 名 | | 责任护士签名: | | | 上级护士或护士长签名: | | |

## (三)对本病中医护理方案的评价

实用性强□    实用性较强□    实用性一般□    不实用□

改进意见:

## (四)评价人(责任护士)

姓名:_____    技术职称:_____    完成日期:_____    护士长签字:_____

### 附表2 癃闭(前列腺增生)护理效果评价量表

| 分级症状 | 无(0分) | 轻(2分) | 中(4分) | 重(6分) | 实施前评价 | | 实施后评价 | |
|---|---|---|---|---|---|---|---|---|
| | | | | | 日期 | 分值 | 日期 | 分值 |
| 排尿困难 | 无 | 排尿无力 | 点滴而短少 | 无法排出 | | | | |
| 腰膝酸痛 | 无 | 偶有发生 | 经常发生 | 持续腰痛,程度重 | | | | |
| 尿少 | 无 | 尿量稍减少,24小时尿量400~1 000 mL | 尿量减少,24小时尿量100~400 mL | 尿量明显减少,24小时尿量<100 mL | | | | |
| 尿频 | 无 | 小便次数略有增加,每日增加2~3次 | 小便次数有所增加,每日增加4~6次 | 小便次数增加,时时都有尿感 | | | | |

（续表）

| 分级<br>症状 | 无<br>(0分) | 轻(2分) | 中(4分) | 重(6分) | 实施前评价 | | 实施后评价 | |
|---|---|---|---|---|---|---|---|---|
| | | | | | 日期 | 分值 | 日期 | 分值 |
| 口渴 | 无 | 咽干,能忍受 | 咽干,不能忍受,但饮水后可缓解 | 咽干燥难忍,饮不解渴 | | | | |
| 乏力 | 无 | 不耐劳力 | 可坚持轻体力劳动 | 勉强支持日常活动 | | | | |
| 小腹不适 | 无 | 小腹胀痛不适/小腹凉感轻微 | 小腹胀痛/小腹凉感明显 | 小腹胀痛/小腹凉感甚 | | | | |

# 第十节　筋疝（精索静脉曲张）中医护理方案

## 一、常见证候要点

（一）湿热瘀阻证

阴囊坠胀,灼热疼痛或红肿,蚯蚓状团块较大,伴身重倦怠,脘腹痞闷,口中黏腻,恶心。舌红,苔黄腻,脉弦滑。

（二）寒滞肝脉证

阴囊坠胀发凉,睾丸疼痛,牵制少腹、会阴,甚至阳缩,局部青筋暴露,状若蚯蚓,久行、久立加重,平卧休息减轻,腰膝酸痛,精清精冷,形寒肢冷。舌淡,苔白,脉沉细。

（三）瘀血阻络证

阴囊青筋暴露,盘曲成团,状若蚯蚓,睾丸胀痛较甚,劳累则加重,休息后减轻,伴面色晦暗,精液异常,少精。舌质暗或有瘀斑点,脉弦涩。

（四）肝肾亏虚证

阴囊、睾丸坠胀不适,时有隐痛,阴囊青筋显露,状若蚯蚓,伴头晕目眩,腰膝酸软,失眠多梦,阳痿,不育。舌淡苔白,脉沉细无力。

## 二、常见症状/证候施护

阴囊潮湿、坠胀、疼痛

1. 观察阴囊潮湿、坠胀疼痛的程度,久站、久行、劳累后有无加重,休息后有无缓解。

2. 做好心理护理,介绍本病的专业知识,建立友善的人际关系,缓解患者的心理压力和焦虑情绪。

3. 术后用沙袋压迫腹股沟手术区,6 小时后移去,鼓励患者早期下床活动,卧床期间可做深呼吸和下肢活动。

4. 遵医嘱给予中药汤剂口服,如龙胆合剂。中药汤剂应温服,服药后注意患者反应。

5. 遵医嘱给予艾灸,常选用的穴位为关元、气海、足三里、三阴交等。以穴位温热,局部皮肤微红为宜。

6. 湿热瘀阻证可遵医嘱给予刮痧泄热,常选用的穴位有大椎、曲池、合谷等。

7. 遵医嘱选用大黄、芒硝、桃仁等配成中药方剂保留灌肠,以增加大便次数,祛瘀通络。

8. 遵医嘱给予耳穴贴压(耳穴埋豆),常选用的穴位有神门、生殖器、肝、脾、交感等,留豆 2~3 天,每日按压 3~5 次,每次 15 分钟左右,以耳郭潮红、穴位酸胀为宜。

9. 阴囊坠胀疼痛重者,遵医嘱给予大青膏外敷,并配合超声波理疗,以活血化瘀、疏通经络。

### 三、中医特色治疗护理

(一)药物治疗

1. 内服中药。

2. 中药灌肠。

(二)特色技术

1. 耳穴贴压(耳穴埋豆)。

2. 艾灸。

3. 刮痧。

4. 中药灌肠。

5. 中药外敷。

### 四、健康指导

(一)生活起居

1. 注意休息,合理安排锻炼。3 个月内禁止剧烈运动。

2. 避免长时间负重站立、久蹲、久坐、劳累、长时间行走等。

3. 成人术后 1 个月内禁止同房。

4. 穿宽松内裤,以免影响阴囊散热。

5. 如出现阴囊坠胀不适、有明显异常,应随时到医院就诊。

(二)饮食指导

1. 湿热瘀阻证　宜选用偏凉、渗湿的食物,如空心菜、黄瓜、冬瓜及梨、橙、西瓜等养阴生津之品,忌食辛辣、刺激之品,戒除烟、酒刺激。

2. 寒滞肝脉证　饮食宜选用暖肝通络的食物,如小油菜、豆干、牛肉、香蕉、瓜果等,忌食辛辣、油炸、生冷之品。

3. 瘀血阻络证　饮食宜选用清淡、低盐饮食,忌食油炸、刺激之品,禁止暴饮暴食。

4. 肝肾亏虚证　饮食宜选用滋阴补肾之物,如大枣、枸杞子、桂圆、当归等,忌食生冷、辛辣之品。

(三)情志调理

1. 建立良好护患关系　入院后主动与患者沟通,了解患者的心理状态,取得家属和患者的信任,构建良好护患关系。

2. 因人而异制订护理方式　对患者出现的负性心理状况及时有效地进行心理疏导,增加其治疗自身疾病信心,让其更好地配合治疗。

3. 得到家人支持和帮助　做好患者家属的心理工作,鼓励患者家属多与其沟通聊天,给予患者来自家人的支持,增加患者面对疾病的信心,避免负性生活事件的发生,减轻心理负担。

五、护理难点

患者不良生活习惯和饮食习惯难以纠正。

解决思路如下。

1. 利用多种方式向患者及家属解说良好的生活习惯对本病发病及预后的重要性,鼓励患者建立好的生活及饮食习惯。

2. 告知患者穿宽松内裤,以免影响阴囊散热。

3. 戒除烟、浓茶、咖啡和酒,禁止暴饮暴食。

4. 定期电话回访或门诊复查,筛除危险因素,督促患者维持好的生活方式及饮食习惯。

5. 对患者进行定期追踪、随访及效果评价。

六、护理效果评价

见:筋疝(精索静脉曲张)中医护理效果评价表

见:筋疝(精索静脉曲张)护理效果评价量表

附表1　筋疝(精索静脉曲张)中医护理效果评价表

医院:　　　　科室:　　　　入院日期:　　　　出院日期:　　　　住院天数:

患者姓名:　　　性别:　　　年龄:　　　ID:　　　文化程度:

纳入中医临床路径:是□　否□

证候诊断:湿热瘀阻证□　寒滞肝脉证□　瘀血阻络证□　肝肾亏虚证□　其他□

(一)护理效果评价

| 主要症状 | 主要辨证施护方法 | 中医护理技术 | 护理效果 |
|---|---|---|---|
| 阴囊潮湿、坠胀、疼痛□ | 1. 观　察□<br>2. 心理护理□<br>3. 其他护理措施 | 1. 艾　　灸□ 应用次数：＿＿次　应用时间：＿＿天<br>2. 刮　　痧□ 应用次数：＿＿次　应用时间：＿＿天<br>3. 中药灌肠□ 应用次数：＿＿次　应用时间：＿＿天<br>4. 耳穴贴压□ 应用次数：＿＿次　应用时间：＿＿天<br>5. 中药外敷□ 应用次数：＿＿次　应用时间：＿＿天<br>6. 其他：＿＿ 应用次数：＿＿次　应用时间：＿＿天<br>（请注明，下同） | 好　□<br>较好□<br>一般□<br>差　□ |
| 其他□<br>（请注明） | 1.<br>2.<br>3. |  | 好　□<br>较好□<br>一般□<br>差　□ |

(二)护理依从性及满意度评价

| 评价项目 | | 患者对护理的依从性 | | | 患者对护理的满意度 | | |
|---|---|---|---|---|---|---|---|
| | | 依从 | 部分依从 | 不依从 | 满意 | 一般 | 不满意 |
| 中医护理技术 | 中药外敷 | | | | | | |
| | 中药灌肠 | | | | | | |
| | 艾　灸 | | | | | | |
| | 耳穴贴压(耳穴埋豆) | | | | | | |
| | 刮　痧 | | | | | | |
| | 健康指导 | / | / | / | | | |
| 签　　名 | | 责任护士签名： | | | 上级护士或护士长签名： | | |

(三)对本病中医护理方案的评价

　　实用性强□　　实用性较强□　　实用性一般□　　不实用□
　　改进意见：

(四)评价人(责任护士)

　　姓名：＿＿＿＿　技术职称：＿＿＿＿　完成日期：＿＿＿＿　护士长签字：＿＿＿＿

附表2 筋疝(精索静脉曲张)护理效果评价量表

| 分级<br>症状 | 无<br>(0分) | 轻(2分) | 中(4分) | 重(6分) | 实施前评价 | | 实施后评价 | |
|---|---|---|---|---|---|---|---|---|
| | | | | | 日期 | 分值 | 日期 | 分值 |
| 阴囊坠胀酸痛 | 无明显症状 | 轻微坠胀痛,时作时止 | 久立、行走劳累后,坠胀痛加重 | 影响行走 | | | | |
| 腰部酸痛 | 无 | 偶有发生 | 经常发生 | 持续腰痛,程度重 | | | | |
| 腹股沟酸痛 | 无 | 偶有发生 | 经常发生 | 持续酸痛,程度重 | | | | |
| 倦怠乏力 | 无 | 不耐劳力 | 可坚持轻体力劳动 | 勉强支持日常活动 | | | | |

# 第十一节 石淋(泌尿系结石)中医护理方案

## 一、常见证候要点

(一)气血瘀滞证

腰部或小腹突然发生绞痛,阵发性加剧,疼痛向外阴部放射,尿频、尿急、尿黄或赤。舌暗红或有瘀斑,脉弦或弦数。

(二)湿热蕴结证

腰部或小腹持续疼痛,或尿流突然中断,尿频、尿急、尿痛,小便黄赤,或为血尿,口干欲饮。舌红,苔黄腻,脉弦数。

(三)肾气不足证

结石日久,留滞不去,腰部胀痛,时发时止,遇劳加重,疲乏无力,尿少或频数不爽,或面部轻度浮肿。舌淡苔薄,脉细无力。

## 二、常见症状/证候施护

(一)疼痛

1. 观察疼痛的持续时间、部位、程度、性质及伴随症状。

2. 向患者解释疼痛与活动的关系,减少剧烈活动,鼓励患者多饮水,利于结石的排出。

3. 教会患者非药物性缓解疼痛的方法,如分散注意力和放松方法。

4. 遵医嘱给予解痉和止痛药物,病情较重者遵医嘱静脉滴注治疗。

5. 肾绞痛发作时,可局部热敷肾区,缓解疼痛。

6. 肾绞痛疼痛剧烈者,可遵医嘱艾灸止痛,常选用的穴位有肾俞、三阴交、足三里等,有止痛、促排石的作用。

7. 遵医嘱给予中药灌肠,选用生大黄等中药保留灌肠,可缓解结石疼痛。

(二)血尿

1. 发生血尿时,应卧床休息,避免剧烈活动,观察患者血压、脉搏、神志变化,防止发生虚脱。

2. 患者虚脱时,立即给予平卧位或头低位,迅速遵医嘱补液。

3. 向患者解释发生血尿的原因,安慰患者,消除紧张、忧虑情绪,鼓励患者多饮水,防止尿中盐类结晶的形成。

4. 中药汤剂宜温服,服药后嘱患者做跳跃运动,利于结石的排出。

5. 遵医嘱穴位按摩,点按中极、关元、大横、腹结穴 60~80 次,以酸胀为宜,用拇指指腹顺时针按摩肾俞穴,以酸胀为宜。

(三)恶心、呕吐

1. 观察患者呕吐的次数、量及呕吐物的性状,皮肤弹性,尿量,尿比重,血液浓缩程度,血清电解质及血气分析结果等。

2. 饮食宜清淡,低盐,忌食辛辣、油腻、刺激之品,戒除咖啡、浓茶、烟酒等。

3. 鼓励患者多饮水,适量运动,利于结石排出。

4. 呕吐严重者,立即通知医师,遵医嘱给予解痉、止吐药物,必要时遵医嘱补液治疗。

5. 患者恶心时可遵医嘱给予穴位按摩,如合谷、内关、双侧足三里等,也可配合穴位贴敷。

6. 遵医嘱耳穴贴压(耳穴埋豆),常选用神门、胃、交感为主穴,肝、脾为配穴,留豆 3 天左右,每日按压耳豆 2~3 次,每个穴位 2 分钟,以耳郭发红为宜。

(四)膀胱刺激征

1. 观察患者排尿反应,有无尿频、尿急、尿痛,有无砂石排出,有无排尿突然中断。

2. 遵医嘱给予中药汤剂口服,也可给予金钱草、车前草煮水代茶饮,以清热利湿,通利小便。

3. 遵医嘱穴位按摩,按摩小腹以解除肌肉紧张,利于尿液排出,也可点按肾俞、膀胱俞、阳陵泉等穴位,以酸胀为宜。

4. 遵医嘱给予耳穴贴压(耳穴埋豆),可选用神门、皮质下、肾、输尿管等穴位。

### 三、中医特色治疗护理

(一)药物治疗

1. 内服中药。

2.中药灌肠。

(二)特色技术

1.耳穴贴压(耳穴埋豆)。

2.艾灸。

3.穴位按摩。

4.中药灌肠。

### 四、健康指导

(一)生活起居

1.注意饮食及个人卫生,勤换内裤,不喝生水,少食咸菜、火锅及腌制食物。

2.保持心情愉悦,每日进行适量体育锻炼,建立健康的生活方式。

3.鼓励患者多饮水,每日饮水量在2 000 mL以上,稀释尿液,防止结石再次形成。

(二)饮食指导

1.气血瘀滞证　宜选用有行气功能的食物,如白萝卜、生姜、桂皮等;桃仁、油菜、黑大豆具有活血祛瘀作用。忌食甘薯、栗子豆类等易胀气的食物及肥肉,油炸等食物。

2.湿热蕴结证　饮食宜清淡,选用清热利湿的食物,如苦瓜、冬瓜、空心菜等,鼓励患者多饮水,可选用金钱草、车前草、玉米须煮水代茶饮,以清热利湿。

3.肾气不足证　宜选用温补的食物,如山药、桂圆、牛羊肉、瘦猪肉、动物肝脏等,忌食辛辣、刺激之物。

(三)情志调理

1.护士多与患者沟通,了解其心理状态,指导其保持乐观情绪。

2.鼓励病友间多沟通交流疾病防治经验,提高认识,增强治疗信心。

### 五、护理难点

患者不良饮食习惯难以纠正。

解决思路如下。

1.向患者及家属讲解良好的饮食习惯对本病发病及预后的重要性,鼓励患者建立好的饮食习惯。

2.鼓励患者多饮水,每日饮水量在2 000 mL以上,稀释尿液,防止尿中盐类结晶的形成。

3.指导患者给予低盐、低脂、低钙、低草酸、低嘌呤饮食,少食肥肉、菠菜、奶类、甘蓝类蔬菜等。

4.定期电话回访或门诊复查,筛除危险因素,督促患者维持好的饮食习惯。

5.对患者进行定期追踪、随访及效果评价。

### 六、护理效果评价

见:石淋(泌尿系结石)中医护理效果评价表

见:石淋(泌尿系结石)护理效果评价量表

#### 附表1 石淋(泌尿系结石)中医护理效果评价表

医院:　　　　　科室:　　　　　入院日期:　　　　　出院日期:　　　　　住院天数:

患者姓名:　　　　　性别:　　　　　年龄:　　　　　ID:　　　　　文化程度:

纳入中医临床路径:是□　否□

证候诊断:气血瘀滞证□　　湿热蕴结证□　　肾气不足证□　　其他□

(一)护理效果评价

| 主要症状 | 主要辨证施护方法 | 中医护理技术 | 护理效果 |
|---|---|---|---|
| 疼痛□ | 1.观　　察□<br>2.解　　释□<br>3.热　　敷□<br>4.应用镇痛药□<br>5.其他护理措施 | 1.艾　　灸□　应用次数:＿＿次　应用时间:＿＿天<br>2.中药灌肠□　应用次数:＿＿次　应用时间:＿＿天<br>3.其他:＿＿＿　应用次数:＿＿次　应用时间:＿＿天<br>(请注明,下同) | 好　□<br>较好□<br>一般□<br>差　□ |
| 血尿□ | 1.观　　察□<br>2.解　　释□<br>3.给　　药□<br>4.其他护理措施 | 1.穴位按摩□　应用次数:＿＿次　应用时间:＿＿天<br>2.其他:＿＿＿　应用次数:＿＿次　应用时间:＿＿天 | 好　□<br>较好□<br>一般□<br>差　□ |
| 恶心、<br>呕吐□ | 1.观　　察□<br>2.饮食指导□<br>3.饮水指导□<br>4.其他护理措施 | 1.穴位按摩□　应用次数:＿＿次　应用时间:＿＿天<br>2.耳穴贴压□　应用次数:＿＿次　应用时间:＿＿天<br>3.其他:＿＿＿　应用次数:＿＿次　应用时间:＿＿天 | 好　□<br>较好□<br>一般□<br>差　□ |
| 膀胱刺激征□ | 1.观　　察□<br>2.饮水指导□<br>3.其他护理措施 | 1.穴位按摩□　应用次数:＿＿次　应用时间:＿＿天<br>2.耳穴贴压□　应用次数:＿＿次　应用时间:＿＿天<br>3.其他:＿＿＿　应用次数:＿＿次　应用时间:＿＿天 | 好　□<br>较好□<br>一般□<br>差　□ |
| 其他□<br>(请注明) | 1.<br>2.<br>3. | | 好　□<br>较好□<br>一般□<br>差　□ |

## (二)护理依从性及满意度评价

| 评价项目 | | 患者对护理的依从性 | | | 患者对护理的满意度 | | |
|---|---|---|---|---|---|---|---|
| | | 依从 | 部分依从 | 不依从 | 满意 | 一般 | 不满意 |
| 中医护理技术 | 穴位按摩 | | | | | | |
| | 中药灌肠 | | | | | | |
| | 艾灸 | | | | | | |
| | 耳穴贴压(耳穴埋豆) | | | | | | |
| 健康指导 | | / | / | / | | | |
| 签名 | | 责任护士签名: | | | 上级护士或护士长签名: | | |

## (三)对本病中医护理方案的评价

    实用性强□　　实用性较强□　　实用性一般□　　不实用□

    改进意见：

## (四)评价人(责任护士)

    姓名：_____　技术职称：_____　完成日期：_____　护士长签字：_____

### 附表2　石淋(泌尿系结石)护理效果评价量表

| 症状\分级 | 无(0分) | 轻(2分) | 中(4分) | 重(6分) | 实施前评价 | | 实施后评价 | |
|---|---|---|---|---|---|---|---|---|
| | | | | | 日期 | 分值 | 日期 | 分值 |
| 血尿 | 无 | 尿红细胞<+ | 尿红细胞+~+++ | 尿红细胞>+++ | | | | |
| 腰部酸痛 | 无 | 偶有发生 | 经常发生 | 持续腰痛,程度重 | | | | |
| 上腹或肾区疼痛 | 无 | 偶有发生 | 经常发生 | 持续疼痛,程度重 | | | | |
| 倦怠乏力 | 无 | 不耐劳力 | 可坚持轻体力劳动 | 勉强支持日常活动 | | | | |

(续表)

| 分级<br>症状 | 无<br>(0分) | 轻(2分) | 中(4分) | 重(6分) | 实施前评价 | | 实施后评价 | |
|---|---|---|---|---|---|---|---|---|
| | | | | | 日期 | 分值 | 日期 | 分值 |
| 排尿困难 | 无 | 排尿无力 | 点滴而短少 | 无法排出 | | | | |
| 头晕 | 无 | 偶有头晕 | 头晕,偶感视物模糊 | 头晕明显,视物模糊,影响日常生活 | | | | |

# 第十二节　骨折(锁骨骨折)中医护理方案

## 一、常见证候要点

(一)血瘀气滞证

局部疼痛剧烈,痛有定处,肿胀。舌苔薄白,脉弦。

(二)肝肾亏虚证

骨折日久不愈,头晕乏力,腰膝酸软。舌淡苔少,脉细弱。

## 二、常见症状/证候施护

(一)疼痛

1. 评估疼痛的程度、性质、肢端皮色、皮温、感觉、运动情况。

2. 给予8字绷带外固定,如患者有手或前臂麻木感、桡动脉搏动不能触及,表明绷带包扎过紧,应立即通知医生适当放松至解除症状为止。

3. 遵医嘱使用耳穴贴压(耳穴埋豆),减轻疼痛。常用穴位为神门、交感、皮质下、肝、肾等。

(二)肿胀

1. 评估肿胀部位、程度以及伴随的症状,并做好记录,伤后48小时内冰敷,协助医师及时调整外固定松紧度。

2. 指导患者进行未固定关节(肘、腕、指)屈伸运动,促进血液循环。

3. 遵医嘱局部予中药外敷、注意防止皮肤损伤,观察治疗效果。

## 三、中医特色治疗护理

(一)药物治疗

1. 内服中药

(1)骨折初期:行气活血,消肿止痛。汤药温服,每日1剂,饭后半小时温服。

(2)骨折中期:和营止痛,接骨续筋。汤药温服,每日1剂,饭后半小时温服。

(3)骨折后期:补肝肾,益气血。汤药温服,每日1剂,饭后半小时温服。

2.外用中药

(1)骨折早期:外敷消肿止痛、活血化瘀之膏、散剂。

(2)骨折中后期:外敷温经通络、化瘀止痛、接骨续筋之膏、散剂。

(二)特色技术

1.中药外敷。

2.耳穴贴压(耳穴埋豆)。

3.中药湿敷。

4.中药熏洗　活血止痛散熏洗以舒筋通络,利于气血运行。

(三)手法整复的护理

1.整复前告知患者整复方法及配合注意事项。

2.整复后注意观察患者疼痛、肿胀、末端感觉运动、皮色皮温情况。

3.观察外固定的松紧度,及时调整。

4.复位3天后,拍片复查,调整外固定。

(四)围手术期护理

1.术前护理

(1)做好术前宣教与心理护理,告知手术注意事项及相关准备工作,取得患者的配合。

(2)对于吸烟者劝其戒烟。

(3)常规进行术区皮肤准备、药物过敏试验及交叉配血等。

(4)适时增加衣物,避风寒,防外感。

2.术后护理

(1)根据不同的麻醉方式,指导患者进食清淡营养丰富易消化之品。

(2)观察患者生命体征变化、肢端感觉、运动、皮色、皮温及刀口渗血的情况。

(3)患肢麻醉消失,感觉恢复后指导患者进行指、腕、肘关节屈伸练习,促进血液循环。

四、健康指导

(一)生活起居

1.患者以卧床休息为主,平卧时将肩胛区垫高,禁止患侧卧位。8字绷带外固定患者下床行走时要求患者双手叉腰,昂首挺胸;手术后患者三角巾胸前悬吊患肢。

2.指导患者在日常生活中注意补钙,防止跌倒。

3.骨折复位固定后,即鼓励患者开始积极进行指关节、腕关节、肘关节屈伸锻炼。

4.患者不可过早负重,根据 X 线结果,再决定患肢提重物的时间,以免影响骨折愈合。

(二)饮食指导

1.血瘀气滞证　饮食宜进食行气活血化瘀之品,如黑木耳、金针菇、桃仁等。

2.肝肾亏虚证

(1)肝肾阴虚者,宜进食滋阴填精、滋养肝肾之品,如枸杞子、黑芝麻、黑白木耳等。药膳方:莲子百合煲瘦肉汤。忌辛辣香燥之品。

(2)肝肾阳虚者,宜进食温壮肾阳、补精髓之品,如黑豆、核桃、杏仁、腰果、黑芝麻等。食疗方:干姜煲羊肉。忌生冷瓜果及寒凉食物。

(三)情志调理

1.了解患者的情绪,用言语开导,做好安慰工作,保持情绪平和。

2.用移情疗法,转移或改变患者的情绪和意志,舒畅气机、怡养心神,有益患者的身心健康。

3.疼痛时情绪烦躁,使用安神静志法,要患者闭目静心全身放松,平静呼吸,以达到周身气血流通舒畅。

## 五、护理难点

患者的主动功能锻炼依从性差。

解决思路如下。

1.加强对患者康复锻炼知识的教育,告知患者不合理锻炼会影响其功能恢复。

2.因人施护,制订康复计划,指导患者康复训练。

3.定期随访,调查患者依从性,及时给予针对性的指导。

## 六、护理效果评价

见:骨折(锁骨骨折)中医护理效果评价表

见:骨折(锁骨骨折)护理效果评价量表

### 附表1　骨折(锁骨骨折)中医护理效果评价表

医院:　　　　科室:　　　　入院日期:　　　　出院日期:　　　　住院天数:

患者姓名:　　　性别:　　　年龄:　　　ID:　　　　　　文化程度:

纳入中医临床路径:是□　否□

证候诊断:血瘀气滞证□　　　肝肾亏虚证□　　　其他□

(一)护理效果评价

| 主要症状 | 主要辨证施护方法 | 中医护理技术 | 护理效果 |
|---|---|---|---|
| 疼痛□ | 1.疼痛评分：___分<br>2.体　位□<br>3.按疼痛规律施护□<br>4.其他护理措施 | 1.耳穴贴压□　应用次数：____次　应用时间：____天<br>2.中药湿敷□　应用次数：____次　应用时间：____天<br>3.中药离子导入□　应用次数：____次　应用时间：____天<br>4.中药外敷□　应用次数：____次　应用时间：____天<br>5.其他：____　应用次数：____次　应用时间：____天<br>（请注明，下同） | 好　□<br>较好□<br>一般□<br>差　□ |
| 肿胀□ | 1.体位□<br>2.其他护理措施 | 1.中药外敷□　应用次数：____次　应用时间：____天<br>2.中药离子导入□　应用次数：____次　应用时间：____天<br>3.其他：____　应用次数：____次　应用时间：____天 | 好　□<br>较好□<br>一般□<br>差　□ |
| 其他□<br>（请注明） | 1.<br>2.<br>3. |  | 好　□<br>较好□<br>一般□<br>差　□ |

(二)护理依从性及满意度评价

| 评价项目 | | 患者对护理的依从性 | | | 患者对护理的满意度 | | |
|---|---|---|---|---|---|---|---|
| | | 依从 | 部分依从 | 不依从 | 满意 | 一般 | 不满意 |
| 中医护理技术 | 中药外敷 | | | | | | |
| | 中药湿敷 | | | | | | |
| | 耳穴贴压(耳穴埋豆) | | | | | | |
| | 中药离子导入 | | | | | | |
| | 中药熏洗 | | | | | | |
| | 健康指导 | / | / | / | | | |
| 签　名 | | 责任护士签名： | | | 上级护士或护士长签名： | | |

(三)对本病中医护理方案的评价

　　实用性强□　　实用性较强□　　实用性一般□　　不实用□
　　改进意见：

(四)评价人(责任护士)

　　姓名：_____　技术职称：_____　完成日期：_____　护士长签字：_____

附表2　骨折(锁骨骨折)护理效果评价量表

| 分级<br>症状 | 无<br>(0分) | 轻(2分) | 中(4分) | 重(6分) | 实施前评价 | | 实施后评价 | |
|---|---|---|---|---|---|---|---|---|
| | | | | | 日期 | 分值 | 日期 | 分值 |
| 骨折局部肿胀 | 无 | 骨折局部轻度肿、皮肤纹理变浅,骨标志仍明显 | 骨折局部中度肿,肿胀明显,皮肤纹理基本消失,骨标志不明显 | 骨折局部重度肿胀,皮肤紧,骨标志消失 | | | | |
| 骨折局部压痛 | 无疼痛(FPS-R评分:0分) | 疼痛轻微(FPS-R评分:2~4分) | 中度疼痛(FPS-R评分:6~8分) | 重度疼痛(FPS-R评分:10分) | | | | |
| 移位骨折 | 无 | 偶见 | 可见 | 明显 | | | | |
| 异常活动 | 无 | 偶见 | 可见 | 明显 | | | | |
| 骨擦感 | 无 | 可触及 | 触及 | 触及明显 | | | | |

# 第十三节　骨折(桡骨远端骨折)中医护理方案

## 一、常见证候要点

(一)气滞血瘀证

前臂疼痛剧烈,痛有定处,肿胀。舌苔薄白脉弦。

(二)肝肾亏虚证

骨折日久不愈,头晕乏力,腰膝酸软。舌淡苔少脉细弱。

## 二、常见症状/证候施护

(一)前臂疼痛

1.评估疼痛的部位、性质,肢端皮色、皮温、感觉及运动情况。

2.体位护理,上臂自然下垂,肘关节屈曲90°,腕关节背伸30°,前臂中立位,手半握拳,拇指对掌位,三角巾悬吊。

3.给予夹板外固定。

4.遵医嘱行中药外敷、中药离子导入、耳穴贴压(为神门、交感、皮质下、肝、肾)等治疗。

(二)肢体肿胀

1. 评估肿胀部位、程度以及伴随症状,并做好记录,伤后48小时内冰敷,帮助医师及时调整外固定松紧度。

2. 指导患者进行手指屈伸运动,促进血液循环。

3. 遵医嘱局部予中药湿敷、中药离子导入、中药熏洗,注意防止皮肤烫伤及损伤,观察治疗效果。

### 三、中医特色治疗护理

(一)药物治疗

1. 内服中药

(1)骨折初期:行气活血,消肿止痛。每日1剂,饭后半小时温服。

(2)骨折中期:和营止痛,接骨续筋。每日1剂,饭后半小时温服。

(3)骨折后期:补肝肾,益气血。每日1剂,饭后半小时温服。

2. 外用中药

(1)骨折早期:外敷消肿止痛、活血化瘀之膏、散剂。

(2)骨折中后期:外敷温经通络、化瘀止痛、接骨续筋之膏、散剂。

(二)特色技术

1. 中药熏洗　活血止痛散熏洗以舒筋通络,利于气血运行。

2. 中药外敷。

3. 中药湿敷。

4. 耳穴贴压(耳穴埋豆)。

5. 穴位贴敷。

6. 中药离子导入。

(三)手法整复的护理

1. 整复前告知患者整复方法及配合注意事项。

2. 整复后注意观察患者前臂疼痛、肿胀、肢端感觉、运动、皮色、皮温等情况。

3. 复位3天后,拍片复查,调整外固定。

(四)围手术期护理

1. 术前护理

(1)做好术前宣教与心理护理,告知手术注意事项及相关准备工作,取得患者的配合。

(2)对于吸烟者劝其戒烟;指导患者练习深呼吸、有效咳嗽和排痰的方法。

(3)常规进行术区皮肤准备、药物过敏试验及交叉配血等。

2. 术后护理

（1）根据不同的麻醉方式，指导患者进食清淡营养丰富易消化之品。

（2）注意患者生命体征变化，肢端感觉、运动、皮色、皮温及刀口渗血的等情况。

（3）骨折复位固定后指导患者进行手指、肩、肘关节活动，促进血液循环。

（4）积极进行护理干预，预防压力性损伤及关节僵硬等并发症的发生。

## 四、健康指导

（一）生活起居

1. 患者以卧床休息为主，患肢抬高位放置。下床活动时患肢三角巾胸前悬吊。

2. 指导患者多食含钙之品，预防骨质疏松。

3. 骨折复位固定后，即鼓励患者开始积极进行指间关节、掌指关节屈伸锻炼及肩、肘关节的活动。伤后2周内用健侧肢体被动活动患肢手指，以及患肢前臂肌肉等长收缩锻炼。2周后患肢手指进行指间关节主动活动及"云手"锻炼。

（二）饮食指导

1. 气滞血瘀证　饮食宜进食行气活血化瘀之品，如黑木耳、金针菇、桃仁等。

2. 肝肾亏虚证

（1）肝肾阴虚者，宜进食滋阴填精、滋养肝肾之品，如枸杞子、黑芝麻、黑白木耳等。药膳方：莲子百合煲瘦肉汤。忌辛辣香燥之品。

（2）肝肾阳虚者，宜进食温壮肾阳、补精髓之品，如黑豆、核桃、杏仁、腰果、黑芝麻等。食疗方：干姜煲羊肉。忌生冷瓜果及寒凉食物。

（三）情志调理

1. 了解患者的情绪，使用言语开导法做好安慰工作。

2. 用移情疗法，转移或改变患者的情绪和意志，舒畅气机、怡养心神。

3. 疼痛时出现情绪烦躁，应合理镇痛，让患者闭目静心全身放松，平静呼吸，以达到周身气血流通舒畅。

## 五、护理难点

患者主动功能锻炼的依从性差。

解决思路如下。

1. 加强对患者康复锻炼知识的教育，告知患者不合理锻炼影响其功能恢复。

2. 因人施护，制订可行的康复锻炼方案，指导患者进行康复训练。

3. 定期随访，调查患者的依从性，及时给予针对性的指导。

## 六、护理效果评价

见：骨折（桡骨远端骨折）中医护理效果评价表

见：骨折（桡骨远端骨折）护理效果评价量表

## 附表1　骨折（桡骨远端骨折）中医护理效果评价表

医院：　　　　科室：　　　　入院日期：　　　　出院日期：　　　　住院天数：

患者姓名：　　　性别：　　　年龄：　　　　ID：　　　　　　文化程度：

纳入中医临床路径：是□　否□

证候诊断：气滞血瘀证□　　　肝肾亏虚证□　　　其他□

（一）护理效果评价

| 主要症状 | 主要辨证施护方法 | 中医护理技术 | 护理效果 |
|---|---|---|---|
| 前臂疼痛□ | 1. 疼痛评分：___分<br>2. 体位□<br>3. 按疼痛规律施护□<br>4. 其他护理措施 | 1. 耳穴贴压□　应用次数：___次　应用时间：___天<br>2. 中药离子导入□　应用次数：___次　应用时间：___天<br>3. 中药外敷□　应用次数：___次　应用时间：___天<br>4. 其他：____　应用次数：___次　应用时间：___天<br>（请注明，下同） | 好　□<br>较好□<br>一般□<br>差　□ |
| 肢体肿胀□ | 1. 体位□<br>2. 其他护理措施 | 1. 中药湿敷□　应用次数：___次　应用时间：___天<br>2. 中药离子导入□　应用次数：___次　应用时间：___天<br>3. 中药熏洗□　应用次数：___次　应用时间：___天<br>4. 其他：____　应用次数：___次　应用时间：___天 | 好　□<br>较好□<br>一般□<br>差　□ |
| 其他□<br>（请注明） | 1.<br>2.<br>3. |  | 好　□<br>较好□<br>一般□<br>差　□ |

（二）护理依从性及满意度评价

| 评价项目 | | 患者对护理的依从性 | | | 患者对护理的满意度 | | |
|---|---|---|---|---|---|---|---|
| | | 依从 | 部分依从 | 不依从 | 满意 | 一般 | 不满意 |
| 中医护理技术 | 中药外敷 | | | | | | |
| | 中药湿敷 | | | | | | |
| | 耳穴贴压 | | | | | | |
| | 中药离子导入 | | | | | | |
| | 中药熏洗 | | | | | | |
| | 穴位贴敷 | | | | | | |
| 健康指导 | | / | / | / | | | |
| 签　名 | | 责任护士签名： | | | 上级护士或护士长签名： | | |

（三）对本病中医护理方案的评价

实用性强□　　实用性较强□　　实用性一般□　　不实用□

改进意见：

（四）评价人（责任护士）

姓名：_____　技术职称：_____　完成日期：_____　护士长签字：_____

**附表 2　骨折（桡骨远端骨折）护理效果评价量表**

| 分级<br>症状 | 无<br>（0分） | 轻（2分） | 中（4分） | 重（6分） | 实施前评价 | | 实施后评价 | |
|---|---|---|---|---|---|---|---|---|
| | | | | | 日期 | 分值 | 日期 | 分值 |
| 骨折局部肿胀 | 无 | 骨折局部轻度肿、皮肤纹理变浅，骨标志仍明显 | 骨折局部中度肿，肿胀明显，皮肤纹理基本消失，骨标志不明显 | 骨折局部重度肿胀，皮肤紧，骨标志消失 | | | | |
| 骨折局部压痛 | 无疼痛（FPS-R评分：0分） | 疼痛轻微（FPS-R评分：2～4分） | 中度疼痛（FPS-R评分：6～8分） | 重度疼痛（FPS-R评分：10分） | | | | |
| 前臂下端畸形 | 无 | 偶见 | 可见 | 明显 | | | | |
| 腕臂活动功能障碍 | 无 | 轻微功能障碍 | 介于轻重度之间 | 明显功能障碍 | | | | |

# 第十四节　骨折（跟骨骨折）中医护理方案

## 一、常见证候要点

（一）气滞血瘀证

伤后 2 周以内。外伤后经络受损，血溢脉外，瘀于皮下筋膜，阻塞气血，气滞血瘀，局部压痛。舌质淡，苔薄白，脉弦。

（二）瘀血凝滞证

伤后 2～4 周。仍有瘀凝气滞，肿痛尚未尽除。断骨已正，骨折未愈，伤处疼痛拒按，功能活动障碍。舌红或有瘀点,苔白,脉弦。

(三)肝肾不足证

伤后4周以上。断骨未坚,筋脉疲软,可出现头晕耳鸣、腰膝酸软,两目干涩,视物模糊,五心烦热,遗精盗汗。舌红苔薄,脉细数。

## 二、常见症状/证候施护

(一)疼痛

1. 评估疼痛的诱因、性质,踝趾关节活动、感觉、运动情况。
2. 体位护理,髋关节屈曲15°、外展0°,膝关节屈曲15°,踝关节背伸90°,足尖向上位。
3. 遵医嘱予中药湿敷、中药外敷、中药离子导入等治疗,观察治疗后的效果,及时向医师反馈。
4. 遵医嘱使用耳穴贴压(耳穴埋豆),常用穴位为神门、交感、皮质下、肝、肾等。

(二)肿胀

1. 评估肿胀部位、程度以及伴随的症状,并做好记录。
2. 做好保暖,指导患者进行踝趾关节屈伸运动,促进血液循环。
3. 遵医嘱局部予中药外敷、中药湿敷等治疗,注意防止皮肤损伤,观察治疗效果。

(三)患肢活动受限

1. 评估患者患肢功能活动情况,做好安全防护措施,防止坠床及其他意外事件发生。
2. 做好健康教育,指导患者进行踝趾关节主动运动,促进末梢血液循环。
3. 保持病室环境安全,物品放置有序,协助患者生活料理。
4. 遵医嘱予物理治疗,如中频脉冲、激光、微波等;或采用中药熏洗、中药离子导入等治疗。

## 三、中医特色治疗护理

(一)药物治疗

1. 骨折初期,治宜活血化瘀、消肿止痛,方选桃红四物汤加减或和营止痛汤,外敷双柏散或消肿止痛膏。
2. 中期,治宜和营生新、接骨续筋,方选新伤续断汤,外敷接骨膏。
3. 后期,治宜补益肝肾,养气血、壮筋骨,方选补血固骨方或健步虎潜丸;解除外固定后,以活血止痛散、海桐皮汤熏洗患肢。

(二)特色技术

1. 中药外敷(冰硝散外用) 适用于患肢肿胀者。冰硝散制作:取芒硝1 000 g,冰片10 g,共研为粗末,充分拌匀,装入外敷袋中,均匀摊平,外敷于患肢上(手术切口以外),外层加包防水膜,每2~3小时观察药袋明显吸湿潮化后取下布袋,更换备份。

2. 中药湿敷(马黄酊湿敷)　遵医嘱应用马黄酊液湿敷术后红肿部位,避开切口。

3. 耳穴贴压(耳穴埋豆)　遵医嘱行耳穴贴压,常用穴位为神门、交感、皮质下、肝、肾等。适用于疼痛患者、失眠患者。

4. 穴位贴敷　遵医嘱用大黄粉 1 g,用乙醇调敷神阙穴,每日 1 次,适用于实证便秘患者。

5. 中药封包　根据医嘱将中药置于布袋中,用微波中火加热 3～5 分钟,取出热熨腹部或肿痛部位,每日 1～2 次。适用于腹胀、尿潴留及局部肿痛患者。

6. 穴位贴敷　遵医嘱用吴茱萸粉 3 g,加醋调制成糊状,敷贴神阙穴,每日 1 次,每次贴敷 6～8 小时。适用于腹胀、便秘患者。

(三)整复的护理

1. 整复前告知患者整复方法及配合注意事项。

2. 整复后注意观察患者患肢疼痛、活动、感觉、运动等情况。

3. 复位固定后,即可做踝、趾关节屈伸活动及股四头肌收缩训练。3 周后,断端稳定可扶双拐不负重行走。10～12 周后,达到临床愈合标准时,去除外固定。

(四)围手术期护理

1. 术前护理

(1)做好术前宣教与心理护理,告知手术注意事项及相关准备工作,取得患者的配合。

(2)对于吸烟者劝其戒烟,预防感冒。

(3)常规进行术区皮肤准备、药物过敏试验及交叉配血等。

2. 术后护理

(1)术后妥善安置患者,患肢膝关节屈曲 15°,踝关节背伸 90°,足尖向上位。

(2)根据不同的麻醉方式,正确指导患者进食,进食营养丰富易消化的食物。

(3)注意患者生命体征变化,观察患肢感觉、运动等神经功能的变化。

(4)观察伤口敷料渗出情况,保持伤口引流管通畅,定时倾倒引流液,严格执行无菌操作。观察引流液色、质、量的变化,并正确记录。

(5)指导患者踝、趾关节屈伸活动及股四头肌收缩训练,以利气血通畅。

(6)卧床期间协助患者做好生活护理,满足各项需求。

**四、健康指导**

(一)生活起居

病室应保持安静、整洁、空气流通,阳光充足,温湿度适宜,定时开门窗通风,但应避免患者受凉。

(二)饮食指导

1. 气滞血瘀证　饮食宜进行气活血化瘀之品,如黑木耳、金针菇、桃仁等。

2.瘀血凝滞证　饮食宜进活血化瘀、行气通络之品,如砂仁、丝瓜、冬瓜、赤小豆、玉米须等。药膳方:丝瓜瘦肉汤。忌辛辣燥热之品,如葱、蒜、胡椒等。

3.肝肾不足证

(1)肝肾阴虚者宜进食滋阴填精、滋养肝肾之品,如枸杞子、黑芝麻、黑白木耳等。药膳方:莲子百合煲瘦肉汤。忌辛辣香燥之品。

(2)肝肾阳虚者宜进食温壮肾阳、补精髓之品,如黑豆、核桃、杏仁、腰果、黑芝麻等。食疗方:干姜煲羊肉。忌生冷瓜果及寒凉食物。

(三)情志调理

1.了解患者的情绪,使用言语开导法做好安慰工作,保持情绪平和。

2.用移情疗法,转移或改变患者的情绪和意志,舒畅气机、怡养心神,有益患者的身心健康。

3.疼痛时出现情绪烦躁,使用安神静志法,要患者闭目静心全身放松,平静呼吸,以达到周身气血流通舒畅。

### 五、护理难点

患者自觉改善不良习惯依从性差。

解决思路如下。

1.加强对患者康复保健知识教育,告知患者不良习惯对患肢的影响,增强患者的自我保健意识。

2.发放健康教育小册子,使患者掌握正确的生活方式、饮食调理等相关护理知识。

3.根据患者的情况,做到因人施护,制订可行的康复锻炼方法,积极指导患者康复训练。

4.定期随访,调查患者依从性,及时给予针对性的指导。

### 六、护理效果评价

见:骨折(跟骨骨折)中医护理效果评价表

见:骨折(跟骨骨折)护理效果评价量表

**附表1　骨折(跟骨骨折)中医护理效果评价表**

医院:　　　　科室:　　　　入院日期:　　　　出院日期:　　　　住院天数:

患者姓名:　　　性别:　　　年龄:　　　ID:　　　　　文化程度:

纳入中医临床路径:是□　否□

证候诊断:气滞血瘀证□　　瘀血凝滞证□　　肝肾不足证□　　其他□

## (一)护理效果评价

| 主要症状 | 主要辨证施护方法 | 中医护理技术 | 护理效果 |
|---|---|---|---|
| 疼痛□ | 1.疼痛评估：___分<br>2.体位□<br>3.按疼痛规律施护□<br>4.其他护理措施 | 1.耳穴贴压□ 应用次数：___次 应用时间：___天<br>2.中药外敷□ 应用次数：___次 应用时间：___天<br>3.中药离子导入□ 应用次数：___次 应用时间：___天<br>4.艾 灸□ 应用次数：___次 应用时间：___天<br>5.其他：____ 应用次数：___次 应用时间：___天<br>(请注明,下同) | 好 □<br>较好□<br>一般□<br>差 □ |
| 肿胀□ | 1.体位□<br>2.防坠床□<br>3.其他护理措施 | 1.中药外敷□ 应用次数：___次 应用时间：___天<br>2.中药湿敷□ 应用次数：___次 应用时间：___天<br>3.其他：____ 应用次数：___次 应用时间：___天 | 好 □<br>较好□<br>一般□<br>差 □ |
| 患肢活动受限□ | 1.体 位□<br>2.活 动□<br>3.生活起居□<br>4.其他护理措施 | 1.中药熏洗□ 应用次数：___次 应用时间：___天<br>2.其他：____ 应用次数：___次 应用时间：___天 | 好 □<br>较好□<br>一般□<br>差 □ |
| 其他□<br>(请注明) | 1.<br>2.<br>3. | | 好 □<br>较好□<br>一般□<br>差 □ |

## (二)护理依从性及满意度评价

| 评价项目 | | 患者对护理的依从性 | | | 患者对护理的满意度 | | |
|---|---|---|---|---|---|---|---|
| | | 依从 | 部分依从 | 不依从 | 满意 | 一般 | 不满意 |
| 中医护理技术 | 穴位贴敷 | | | | | | |
| | 中药外敷 | | | | | | |
| | 中药封包 | | | | | | |
| | 中药离子导入 | | | | | | |
| | 耳穴贴压(耳穴埋豆) | | | | | | |
| | 中药湿敷 | | | | | | |
| 健康指导 | | / | / | / | | | |
| 签 名 | | 责任护士签名： | | | 上级护士或护士长签名： | | |

(三)对本病中医护理方案的评价

实用性强□　　实用性较强□　　实用性一般□　　不实用□

改进意见：

(四)评价人(责任护士)

姓名：_____　技术职称：_____　完成日期：_____　护士长签字：_____

**附表2　骨折(跟骨骨折)护理效果评价量表**

| 分级<br>症状 | 无<br>(0分) | 轻(2分) | 中(4分) | 重(6分) | 实施前评价 | | 实施后评价 | |
|---|---|---|---|---|---|---|---|---|
| | | | | | 日期 | 分值 | 日期 | 分值 |
| 跟部肿胀 | 无 | 跟部轻度肿、皮肤纹理变浅，骨标志仍明显 | 跟部中度肿，肿胀明显，皮肤纹理基本消失，骨标志不明显 | 跟部重度肿胀，皮肤紧，骨标志消失 | | | | |
| 跟部疼痛 | 无疼痛(FPS-R评分：0分) | 疼痛轻微(FPS-R评分：2~4分) | 中度疼痛(FPS-R评分：6~8分) | 重度疼痛(FPS-R评分：10分) | | | | |
| 畸形 | 无 | 偶见 | 可见 | 明显，跟部外翻畸形，足底扁平 | | | | |
| 活动功能障碍 | 无 | 轻微功能障碍 | 介于轻重度之间 | 明显功能障碍 | | | | |

# 第十五节　骨折(肱骨干骨折)中医护理方案

## 一、常见证候要点

(一)血瘀气滞证

伤后2周以内。外伤后经络受损，血溢脉外，瘀于皮下筋膜，阻塞气血，气滞血瘀，局部压痛。舌质淡，苔薄白，脉弦。

(二)瘀血凝滞证

伤后2~4周。仍有瘀凝气滞，肿痛尚未尽除。断骨已正，骨折未愈，伤处疼痛拒按，功能活动障碍。舌红或有瘀点,苔白,脉弦。

(三)肝肾不足证

伤后4周以上。断骨未坚,筋脉疲软,可出现头晕耳鸣、腰膝酸软、两目干涩,视物模糊,五心烦热,遗精盗汗。舌红苔薄,脉细数。

## 二、常见症状/证候施护

(一)疼痛

1. 评估疼痛的诱因、性质、腕、掌指关节活动、感觉、运动情况。

2. 体位护理,上臂自然下垂,肘关节屈曲90°,腕关节背伸30°,前臂中立位,手半握拳、拇指对掌位,三角巾悬吊。患者在仰卧时,头部稍抬高,患肢垫高与躯干平行,避免肩关节前屈或后伸。帮助患者坐起时,应托挟背部及健侧肩部,以免引起患侧疼痛。

3. 遵医嘱予中药湿敷、中药外敷等治疗,观察治疗后的效果,及时向医师反馈。

4. 遵医嘱使用耳穴贴压(耳穴埋豆),减轻疼痛。常用穴位为神门、交感、皮质下、肝、肾等。

(二)肿胀

1. 评估肿胀部位、程度以及伴随的症状,并做好记录。

2. 做好保暖,指导患者进行掌指关节屈伸运动,促进血液循环。

3. 遵医嘱局部予中药外敷、中药湿敷等治疗,注意防止皮肤损伤,观察治疗效果。

(三)患肢活动受限

1. 评估患者患肢功能活动情况,做好安全防护措施,防止跌倒及其他意外事件发生。

2. 做好健康教育,教会患者起床活动的注意事项,指导患者进行腕、掌指关节主动运动,促进末梢血液循环。

3. 保持病室环境安全,物品放置有序,协助患者生活料理。

4. 遵医嘱予物理治疗,如中频脉冲、激光、微波等;或采用中药贴敷等治疗。

## 三、中医特色治疗护理

(一)药物治疗

1. 骨折初期,治宜活血化瘀、消肿止痛,方选桃红四物汤加减或和营止痛汤,外敷双柏散或消肿止痛膏。

2. 中期,治宜和营生新、接骨续筋,方选新伤续断汤,外敷接骨膏。

3. 后期,治宜补益肝肾、养气血、壮筋骨,方选补血固骨方或健步虎潜丸;解除外固定后,以活血止痛散、海桐皮汤熏洗患肢。

(三)特色技术

1. 艾灸  适用于患肢疼痛者。距痛点5~10 cm,旋灸10分钟。

2. 中药外敷(冰硝散外用)  适用于患肢肿胀者。冰硝散制作:取芒硝1 000 g,冰片

10 g,共研为粗粒状,充分拌匀,装入外敷袋中,均匀摊平,外敷于患肢上(手术切口以外),外层加包防水膜,每2~3小时观察药袋明显吸湿潮化后取下布袋,更换备份,药物粉末状时,应更换新药物。

3. 中药湿敷(马黄酊湿敷)  马黄酊具有清热燥湿、散结消肿等功效。术后切口红肿,可采用马黄酊切口湿敷。

4. 耳穴贴压(耳穴埋豆)  适用于疼痛患者、失眠患者。常用穴位为神门、交感、皮质下、肝、肾等。

5. 中药贴敷  遵医嘱用大黄粉1 g,用乙醇调制后敷神阙穴,每日1次。适用于实证便秘患者。

6. 穴位贴敷  遵医嘱用吴茱萸粉3 g加醋调敷神阙穴,每日1次,每次贴敷6~8小时。适用于腹胀、便秘患者。

7. 中药热熨敷  根据医嘱将中药置于布袋中,用微波中火加热3~5分钟,热熨腹部或肿痛部位,每日1~2次。适用于腹胀、尿潴留及局部肿痛患者。

(三)整复的护理

1. 整复前告知患者整复方法及配合注意事项。

2. 整复后注意观察患者患肢疼痛、肿胀、血运、感觉、运动等情况。

3. 保持前臂中立位,悬吊于胸前。成人固定6~8周,儿童3~5周。指导患者练习伸屈指、掌、腕关节和耸肩活动,以利气血通畅。

(四)围手术期护理

1. 术前护理

(1)做好术前宣教与心理护理,告知手术注意事项及相关准备工作,取得患者的配合。

(2)对于吸烟者劝其戒烟,预防感冒。

(3)为患者选择合适前臂吊带,指导正确佩戴方法。

(4)常规进行术区皮肤准备、药物过敏试验及交叉配血等。

2. 术后护理

(1)术后妥善安置患者,患肢保持前臂中立位,悬吊于胸前。

(2)根据不同的麻醉方式,正确指导患者进食,进食营养丰富易消化的食物。

(3)注意患者生命体征变化,观察患肢感觉、血运、运动等功能的变化,评估疼痛、VTE情况并记录。

(4)观察伤口敷料渗出情况,保持伤口引流管通畅,定时倾倒引流液,严格执行无菌操作。观察引流液色、质、量的变化,并正确记录。

(5)指导患者练习伸屈指、掌、腕关节和耸肩活动,以利气血通畅。

(6)卧床期间协助患者做好生活护理,满足各项需求。

**四、健康指导**

(一)生活起居

病室应保持安静、整洁、空气流通,阳光充足,温湿度适宜,定时开门窗通风,但应避免患者受凉。

(二)饮食指导

1. 血瘀气滞证　饮食宜进,行气活血化瘀之品,如黑木耳、金针菇、桃仁等。

2. 瘀血凝滞证　饮食宜进,活血化瘀、行气通络之品,如砂仁、丝瓜、冬瓜、赤小豆、玉米须等。药膳方:丝瓜瘦肉汤。忌辛辣燥热之品,如葱、蒜、胡椒等。

3. 肝肾不足证

(1)肝肾阴虚者,宜进食滋阴填精、滋养肝肾之品,如枸杞子、黑芝麻、黑白木耳等。药膳方:莲子百合煲瘦肉汤。忌辛辣香燥之品。

(2)肝肾阳虚者,宜进食温壮肾阳、补精髓之品,如黑豆、核桃、杏仁、腰果、黑芝麻等。食疗方:干姜煲羊肉。忌生冷瓜果及寒凉食物。

(三)情志调理

1. 了解患者的情绪,使用言语开导法做好安慰工作,保持情绪平和。

2. 用移情疗法,转移或改变患者的情绪和意志,舒畅气机、怡养心神,有益患者的身心健康。

3. 疼痛时出现情绪烦躁,使用安神静志法,要患者闭目静心全身放松,平静呼吸,以达到周身气血流通舒畅。

**五、护理难点**

患者自觉改善不良习惯的依从性差。

解决思路如下。

1. 加强对患者康复保健知识教育,告知患者不良习惯对患肢的影响,增强患者的自我保健意识。

2. 发放健康教育小册子,使患者掌握正确的生活方式、饮食调理等相关护理知识。

3. 根据患者的情况,做到因人施护,制订可行的康复锻炼方法,积极指导患者康复训练。

4. 定期随访,调查患者依从性,及时给予针对性的指导。

**六、护理效果评价**

见:骨折(肱骨干骨折)中医护理效果评价表

见:骨折(肱骨干骨折)护理效果评价量表

## 附表1　骨折(肱骨干骨折)中医护理效果评价表

医院：　　　　科室：　　　　入院日期：　　　　出院日期：　　　　住院天数：
患者姓名：　　　性别：　　　年龄：　　　ID：　　　　文化程度：
纳入中医临床路径:是□　否□
证候诊断:血瘀气滞证□　　瘀血凝滞证□　　肝肾不足证□　　其他□

(一)护理效果评价

| 主要症状 | 主要辨证施护方法 | 中医护理技术 | 护理效果 |
|---|---|---|---|
| 疼痛□ | 疼痛评分：____分<br>1.体位□<br>2.按疼痛规律施护□<br>3.其他护理措施 | 1.耳穴贴压□　应用次数：____次　应用时间：____天<br>2.中药外敷□　应用次数：____次　应用时间：____天<br>3.艾　　灸□　应用次数：____次　应用时间：____天<br>4.中药湿敷□　应用次数：____次　应用时间：____天<br>5.中药离子导入□　应用次数：____次　应用时间：____天<br>6.其他：____　应用次数：____次　应用时间：____天<br>(请注明,下同) | 好　□<br>较好□<br>一般□<br>差　□ |
| 肿胀□ | 1.体　位□<br>2.防跌倒□<br>3.其他护理措施 | 1.中药外敷□　应用次数：____次　应用时间：____天<br>2.中药离子导入□　应用次数：____次　应用时间：____天<br>3.中药湿敷□　应用次数：____次　应用时间：____天<br>4.其他：____　应用次数：____次　应用时间：____天 | 好　□<br>较好□<br>一般□<br>差　□ |
| 活动受限□ | 1.体　位□<br>2.活　动□<br>3.生活起居□<br>4.其他护理措施 | 1.中药熏蒸□　应用次数：____次　应用时间：____天<br>2.中药离子导入□　应用次数：____次　应用时间：____天<br>3.中药贴敷□　应用次数：____次　应用时间：____天<br>4.其他：____　应用次数：____次　应用时间：____天 | 好　□<br>较好□<br>一般□<br>差　□ |
| 其他□<br>(请注明) | 1.<br>2.<br>3. |  | 好　□<br>较好□<br>一般□<br>差　□ |

## (二)护理依从性及满意度评价

| 评价项目 | | 患者对护理的依从性 | | | 患者对护理的满意度 | | |
|---|---|---|---|---|---|---|---|
| | | 依从 | 部分依从 | 不依从 | 满意 | 一般 | 不满意 |
| 中医护理技术 | 中药贴敷 | | | | | | |
| | 中药外敷 | | | | | | |
| | 艾 灸 | | | | | | |
| | 中药离子导入 | | | | | | |
| | 耳穴贴压(耳穴埋豆) | | | | | | |
| | 中药湿敷 | | | | | | |
| 健康指导 | | / | / | / | | | |
| 签 名 | | 责任护士签名: | | | 上级护士或护士长签名: | | |

## (三)对本病中医护理方案的评价

实用性强□　　实用性较强□　　实用性一般□　　不实用□

改进意见:

## (四)评价人(责任护士)

姓名:_____　技术职称:_____　完成日期:_____　护士长签字:_____

### 附表2　骨折(肱骨干骨折)护理效果评价量表

| 分级<br>症状 | 无<br>(0分) | 轻(2分) | 中(4分) | 重(6分) | 实施前评价 | | 实施后评价 | |
|---|---|---|---|---|---|---|---|---|
| | | | | | 日期 | 分值 | 日期 | 分值 |
| 上臂内侧肿胀 | 无 | 上臂内侧轻度肿、皮肤纹理变浅,骨标志仍明显 | 上臂内侧中度肿,肿胀明显,皮肤纹理基本消失,骨标志不明显 | 上臂内侧重度肿胀,皮肤紧,骨标志消失 | | | | |
| 上臂内侧疼痛 | 无疼痛<br>(FPS-R评分:<br>0分) | 疼痛轻微<br>(FPS-R评分:<br>2~4分) | 中度疼痛<br>(FPS-R评分:<br>6~8分) | 重度疼痛<br>(FPS-R评分:<br>10分) | | | | |
| 骨擦音 | 无 | 可触及 | 触及 | 触及明显 | | | | |
| 异常活动 | 无 | 偶见 | 可见 | 明显 | | | | |
| 活动功能障碍 | 无 | 轻微功能障碍 | 介于轻重度之间 | 明显功能障碍 | | | | |

# 第十六节 骨折(胫腓骨骨折)中医护理方案

## 一、常见证候要点

(一)血瘀气滞证

伤后2周以内。外伤后经络受损,血溢脉外,瘀于皮下筋膜,阻塞气血,气滞血瘀,局部压痛。舌质淡,苔薄白,脉弦。

(二)瘀血凝滞证

伤后2~4周。仍有瘀凝气滞,肿痛尚未尽除。断骨已正,骨折未愈,伤处疼痛拒按,功能活动障碍。舌红或有瘀点,苔白,脉弦。

(三)肝肾不足证

伤后4周以上。断骨未坚,筋脉疲软,可出现头晕耳鸣、腰膝酸软,两目干涩,视物模糊,五心烦热,遗精盗汗。舌红苔薄,脉细数。

## 二、常见症状/证候施护

(一)疼痛

1. 评估疼痛的诱因、性质,踝趾关节活动、感觉、运动情况。

2. 体位护理,髋关节屈曲15°、外展0°,膝关节屈曲15°,踝关节背伸90°,足尖向上位。

3. 遵医嘱予中药外敷、中药湿敷等治疗,观察治疗后的效果,及时向医师反馈。

4. 遵医嘱使用耳穴贴压(耳穴埋豆),减轻疼痛。常用穴位为神门、交感、皮质下、肝、肾等。

(二)肿胀

1. 评估肿胀部位、程度以及伴随的症状,并做好记录。

2. 做好保暖,指导患者进行踝趾关节屈伸运动,促进血液循环。

3. 遵医嘱局部予中药外敷、中药湿敷等治疗,注意防止皮肤损伤,观察治疗效果。

(三)患肢活动受限

1. 评估患者患肢功能活动情况,做好安全防护措施,防止坠床及其他意外事件发生。

2. 做好健康教育,指导患者进行踝趾关节主动运动,促进末梢血液循环。

3. 保持病室环境安全,物品放置有序,协助患者生活料理。

4. 遵医嘱予物理治疗,如中频脉冲、激光、微波等;或采用中药贴敷等治疗。

### 三、中医特色治疗护理

(一)药物治疗

1. 骨折初期,治宜活血化瘀、消肿止痛,方选桃红四物汤加减或和营止痛汤,外敷双柏散或消肿止痛膏。

2. 中期,治宜和营生新、接骨续筋,方选新伤续断汤,外敷接骨膏。

3. 后期,治宜补益肝肾、养气血、壮筋骨,方选补血固骨方或健步虎潜丸;解除外固定后,以活血止痛散、海桐皮汤熏洗患肢。

(二)特色技术

1. 艾灸　适用于患肢疼痛者。距痛点 5~10 cm,旋灸 10 分钟。

2. 中药外敷(冰硝散外用)　冰硝散外敷,制作:取芒硝 1 000 g,冰片 10 g,共研为粗粒状,充分拌匀,装入外敷袋中,均匀摊平,外敷于患肢上(手术切口以外),外层加包防水膜,每 2~3 小时后观察药袋明显吸湿潮化后取下布袋,更换备份,药物粉末状时应更换新药物。适用于患肢肿胀者。

3. 中药湿敷(马黄酊湿敷)　马黄酊具有清热燥湿、散结消肿等功效。术后切口红肿,可采用马黄酊湿敷。

4. 耳穴贴压(耳穴压豆)　遵医嘱行耳穴压豆,取穴神门、交感、皮质下、肝、肾等。适用于疼痛患者、失眠患者。

5. 中药贴敷　遵医嘱用大黄粉 1 g,用乙醇调剂后敷神阙穴,每日 1 次,适用于实证便秘患者。

6. 穴位贴敷　遵医嘱用吴茱萸粉 3 g 加醋调敷神阙穴,每日 1 次,每次贴敷 6~8 小时。适用于腹胀、便秘患者。

7. 中药热熨敷　根据医嘱将中药置于布袋中,用微波中火加热 3~5 分钟,取出热熨腹部或肿痛部位,每日 1~2 次。适用于腹胀、尿潴留及局部肿痛患者。

(三)整复的护理

1. 整复前告知患者整复方法及配合注意事项。

2. 整复后注意观察患者患肢疼痛、肿胀、血运、感觉、运动等情况。

3. 复位固定后,即可做踝、趾关节屈伸活动及股四头肌收缩训练。3 周后,断端稳定可扶双拐不负重行走,10~12 周后,达到临床愈合标准时,去除外固定。

(四)围手术期护理

1. 术前护理

(1)做好术前宣教与心理护理,告知手术注意事项及相关准备工作,取得患者的配合。

(2)对于吸烟者劝其戒烟,预防感冒。

(3)常规进行术区皮肤准备、药物过敏试验及交叉配血等。

2.术后护理

(1)术后妥善安置患者,患肢髋关节屈曲15°、外展0°,膝关节屈曲15°,踝关节背伸90°,足尖向上位。

(2)根据不同的麻醉方式,正确指导患者进食,进食营养丰富易消化的食物。

(3)注意患者生命体征变化,观察患肢感觉、血运、运动等功能的变化,评估疼痛、VTE情况并记录。

(4)观察伤口敷料渗出情况,保持伤口引流管通畅,定时倾倒引流液,严格执行无菌操作。观察引流液色、质、量的变化,并正确记录。

(5)指导患者踝、趾关节屈伸活动及股四头肌收缩训练,以利气血通畅。

(6)卧床期间协助患者做好生活护理,满足各项需求。

### 四、健康指导

(一)生活起居

病室应保持安静、整洁、空气流通,阳光充足,温湿度适宜,定时开门窗通风,但应避免患者受凉。

(二)饮食指导

1.血瘀气滞证 饮食宜进行气活血化瘀之品,如黑木耳、金针菇、桃仁等。

2.瘀血凝滞证 饮食宜进活血化瘀、行气通络之品,如砂仁、丝瓜、冬瓜、赤小豆、玉米须等。药膳方:丝瓜瘦肉汤。忌辛辣燥热之品,如葱、蒜、胡椒等。

3.肝肾不足证

(1)肝肾阴虚者,宜进食滋阴填精、滋养肝肾之品,如枸杞子、黑芝麻、黑白木耳等。药膳方:莲子百合煲瘦肉汤。忌辛辣香燥之品。

(2)肝肾阳虚者,宜进食温壮肾阳、补精髓之品,如黑豆、核桃、杏仁、腰果、黑芝麻等。食疗方:干姜煲羊肉。忌生冷瓜果及寒凉食物。

(三)情志调理

1.了解患者的情绪,使用言语开导法做好安慰工作,保持情绪平和。

2.用移情疗法,转移或改变患者的情绪和意志,舒畅气机、怡养心神,有益患者的身心健康。

3.疼痛时出现情绪烦躁,使用安神静志法,要患者闭目静心全身放松,平静呼吸,以达到周身气血流通舒畅。

### 五、护理难点

患者自觉改善不良习惯的依从性差。

解决思路如下。

1. 加强对患者康复保健知识教育,告知患者不良习惯对患肢的影响,增强患者的自我保健意识。

2. 发放健康教育小册子,使患者掌握正确的生活方式、饮食调理等相关护理知识。

3. 根据患者的情况,做到因人施护,制订可行的康复锻炼方法,积极指导患者康复训练。

4. 定期随访,调查患者依从性,及时给予针对性的指导。

**六、护理效果评价**

见:骨折(胫腓骨骨折)中医护理效果评价表

见:骨折(胫腓骨骨折)护理效果评价量表

### 附表1 骨折(胫腓骨骨折)中医护理效果评价表

医院:　　　　科室:　　　　入院日期:　　　　出院日期:　　　　住院天数:

患者姓名:　　　性别:　　　年龄:　　　ID:　　　　文化程度:

纳入中医临床路径:是□　　否□

证候诊断:血瘀气滞证□　　瘀血凝滞证□　　肝肾不足证□　　其他□

(一)护理效果评价

| 主要症状 | 主要辨证施护方法 | 中医护理技术 | 护理效果 |
|---|---|---|---|
| 疼痛□ | 疼痛评分:___分<br>1. 体　位□<br>2. 按疼痛规律施护□<br>3. 其他护理措施 | 1. 耳穴贴压□　应用次数:___次　应用时间:___天<br>2. 中药外敷□　应用次数:___次　应用时间:___天<br>3. 中药离子导入□　应用次数:___次　应用时间:___天<br>4. 艾　　灸□　应用次数:___次　应用时间:___天<br>5. 中药湿敷□　应用次数:___次　应用时间:___天<br>6. 其他:___　应用次数:___次　应用时间:___天<br>(请注明,下同) | 好　□<br>较好□<br>一般□<br>差　□ |
| 肿胀□ | 1. 体　位□<br>2. 防坠床□<br>3. 其他护理措施 | 1. 中药外敷□　应用次数:___次　应用时间:___天<br>2. 中药离子导入□　应用次数:___次　应用时间:___天<br>3. 中药湿敷□　应用次数:___次　应用时间:___天<br>4. 其他:___　应用次数:___次　应用时间:___天 | 好　□<br>较好□<br>一般□<br>差　□ |
| 活动受限□ | 1. 体　位□<br>2. 活　动□<br>3. 生活起居□<br>4. 其他护理措施 | 1. 中药熏蒸□　应用次数:___次　应用时间:___天<br>2. 中药离子导入□　应用次数:___次　应用时间:___天<br>3. 中药贴敷□　应用次数:___次　应用时间:___天<br>4. 其他:___　应用次数:___次　应用时间:___天 | 好　□<br>较好□<br>一般□<br>差　□ |

(续表)

| 主要症状 | 主要辨证施护方法 | 中医护理技术 | 护理效果 |
|---|---|---|---|
| 其他□<br>(请注明) | 1.<br>2.<br>3. |  | 好　　□<br>较好　□<br>一般　□<br>差　　□ |

(二)护理依从性及满意度评价

| 评价项目 | | 患者对护理的依从性 | | | 患者对护理的满意度 | | |
|---|---|---|---|---|---|---|---|
| | | 依从 | 部分依从 | 不依从 | 满意 | 一般 | 不满意 |
| 中医护理技术 | 中药贴敷 | | | | | | |
| | 中药外敷 | | | | | | |
| | 艾　灸 | | | | | | |
| | 中药离子导入 | | | | | | |
| | 耳穴贴压(耳穴埋豆) | | | | | | |
| | 中药湿敷 | | | | | | |
| 健康指导 | | / | / | / | | | |
| 签　　名 | | 责任护士签名： | | | 上级护士或护士长签名： | | |

(三)对本病中医护理方案的评价

　　实用性强□　　实用性较强□　　实用性一般□　　不实用□

　　改进意见：

(四)评价人(责任护士)

　　姓名：_____　技术职称：_____　完成日期：_____　护士长签字：_____

### 附表2　骨折(胫腓骨骨折)护理效果评价量表

| 分级<br>症状 | 无<br>(0分) | 轻(2分) | 中(4分) | 重(6分) | 实施前评价 | | 实施后评价 | |
|---|---|---|---|---|---|---|---|---|
| | | | | | 日期 | 分值 | 日期 | 分值 |
| 下肢肿胀 | 无 | 轻微,只在活动后有 | 介于轻重度之间 | 持续肿胀,难以忍受 | | | | |

(续表)

| 症状\分级 | 无(0分) | 轻(2分) | 中(4分) | 重(6分) | 实施前评价 | | 实施后评价 | |
|---|---|---|---|---|---|---|---|---|
| | | | | | 日期 | 分值 | 日期 | 分值 |
| 疼痛 | 无疼痛(FPS-R评分：0分) | 疼痛轻微(FPS-R评分：2~4分) | 中度疼痛(FPS-R评分：6~8分) | 重度疼痛(FPS-R评分：10分) | | | | |
| 膝关节活动 | 无 | 稳定,能完全伸直;屈曲角度丧失<20° | 稳定,能完全伸直;屈曲角度至少达到90° | 不能完全伸直;屈曲角度小于90° | | | | |
| 踝关节活动 | 无 | 背伸角度丧失<10°,跖屈角度丧失<10° | 背伸角度>90°,跖屈角度丧失<30° | 背伸角度<90°,跖屈角度丧失>30° | | | | |
| 足活动 | 无 | 旋前和旋后减少 | 中度减少 | 重度减少,小于25% | | | | |
| 跛行 | 无 | 轻度 | 剧烈活动时或后轻度 | 持续 | | | | |
| 工作能力 | 正常 | 能力下降 | 困难或不能做重活 | 明显下降,只能做体力劳动较轻的坐位工作 | | | | |
| 运动能力 | 正常 | 能力下降 | 只能短途行走 | 不能行走 | | | | |

## 第十七节 骨折（股骨粗隆间骨折）中医护理方案

### 一、常见证候要点

（一）气滞血瘀证

患处疼痛剧烈，痛有定处，肿胀，伤肢短缩，伴内收、外旋畸形，活动障碍。髋外侧或大腿根部瘀斑。舌苔薄白，脉弦。

（二）肝肾亏虚证

骨折日久不愈，头晕乏力，腰膝酸软，舌质淡胖。

## 二、常见症状/证候施护

（一）疼痛

1. 评估疼痛性质、持续时间，做好疼痛评分。
2. 患肢功能位妥善外固定，及时评估患肢末端皮色、皮温、感觉及运动情况。
3. 体位护理，患肢保持外展中立位，防止外旋、内收。
4. 遵医嘱行中药离子导入、耳穴贴压（耳穴压豆）等治疗，取穴神门、交感、皮质下、肝、肾。
5. 遵医嘱正确应用镇痛药，并观察患者用药后反应及效果。

（二）肢体肿胀

1. 评估肿胀部位、程度以及伴随症状，并做好记录，协助医师及时调整外固定松紧度。
2. 指导患者进行踝泵运动，促进血液循环，并防止血栓形成。
3. 遵医嘱局部予中药湿敷、中药离子导入、冰硝散中药外敷，观察治疗效果。如有过敏及时去除。

（三）躯体移动障碍

1. 评估患者自理能力，做好健康教育。
2. 协助患者定时翻身扣背。严密观察病情变化。

## 三、中医特色治疗护理

（一）药物治疗（详见附录1）

1. 内服中药

(1) 骨折初期：行气活血，消肿止痛。汤药温服，每日1剂，饭后半小时温服。
(2) 骨折中期：和营止痛，接骨续筋。汤药温服，每日1剂，饭后半小时温服。
(3) 骨折后期：补肝肾，益气血。汤药温服，每日1剂，饭后半小时温服。

2. 外用中药

(1) 骨折早期外敷消肿止痛、活血化瘀之膏、散剂。
(2) 骨折中后期外敷温经通络、化瘀止痛、接骨续筋之膏、散剂。

（二）特色技术

1. 中药外敷。
2. 中药湿敷。
3. 耳穴贴压（耳穴埋豆）。
4. 中药离子导入。
5. 穴位按摩。
6. 穴位贴敷。

7. 中药熏洗　活血止痛散熏洗以舒筋通络,利于气血运行。

(三)牵引的护理

1. 治疗前告知患者和家属相关注意事项,取得配合。

2. 治疗过程中观察患者面色和反应,询问有无胸闷、眩晕、恶心等不适,必要时停止治疗,并给予吸氧或药物治疗。

3. 下肢牵引带牵引时松紧适宜,密切观察患肢末端的皮色皮温及感觉情况,牵引重量不超过5 kg。

4. 行骨牵引者,保持有效牵引。

5. 指导患者进行踝泵练习。

(四)围手术期的护理

1. 术前护理

(1)做好术前宣教与心理护理,告知手术注意事项及相关准备工作,取得患者的配合。

(2)对于吸烟者劝其戒烟,预防感冒。

(3)指导患者练习床上排便、深呼吸、有效咳嗽和排痰的方法。

(4)常规进行术区皮肤准备、药物过敏试验及交叉配血等。

2. 术后护理

(1)根据不同的麻醉方式,指导患者进食营养丰富易消化之品。

(2)观察患者生命体征变化、肢端皮色、皮温、感觉、运动及刀口渗血的情况。

(3)患肢感觉恢复后指导患者进行股四头肌等长收缩及踝泵练习。

(4)积极进行护理干预,预防压疮、坠积性肺炎、泌尿系感染及关节僵硬等并发症的发生。

(5)遵医嘱给予吴茱萸粉加醋贴敷神阙穴,促进排气排便。

## 四、健康指导

(一)生活起居

1. 患者卧床休息,患肢保持外展中立位。

2. 指导患者在日常生活中注意补钙,防止跌倒。

3. 骨折复位固定后,即鼓励患者积极进行股四头肌的等长收缩舒张及踝泵练习。

4. 患肢不可过早负重,以免影响骨折愈合。

(二)饮食指导

1. 气滞血瘀证　饮食宜进食行气活血化瘀之品,如黑木耳、金针菇、桃仁等。

2. 肝肾亏虚证

(1)肝肾阴虚者,宜进食滋阴填精、滋养肝肾之品,如枸杞子、黑芝麻、黑白木耳等。

食疗方:莲子百合煲瘦肉汤。忌辛辣香燥之品。

(2)肝肾阳虚者,宜进食温壮肾阳、补精髓之品,如黑豆、核桃、杏仁、腰果、黑芝麻等。食疗方:干姜煲羊肉。忌生冷瓜果及寒凉食物。

(三)情志调理

1.了解患者的情绪,使用言语开导法做好安慰工作,保持情绪平和、神气清净。

2.用移情疗法,转移或改变患者的情绪和意志,舒畅气机、怡养心神,有益患者的身心健康。

3.疼痛时出现情绪烦躁,使用安神静志法,要患者闭目静心全身放松,平静呼吸,以达到周身气血流通舒畅。

### 五、护理难点

患者年龄大,易并发内科疾病。

解决思路如下。

1.做好健康宣教及生活护理。

2.尽早对骨折进行复位和有效的固定,恢复肢体的长度与力线,尽快进行功能锻炼,防止因卧床而出现的并发症。

### 六、护理效果评价

见:骨折(股骨粗隆间骨折)中医护理效果评价表

见:骨折(股骨粗隆间骨折)护理效果评价量表

**附表1 骨折(股骨粗隆间骨折)中医护理效果评价表**

医院:　　　　科室:　　　　入院日期:　　　　出院日期:　　　　住院天数:

患者姓名:　　　性别:　　　年龄:　　　ID:　　　　　文化程度:

纳入中医临床路径:是□　否□

证候诊断:气滞血瘀证□　　　肝肾亏虚证□　　　其他□

(一)护理效果评价

| 主要症状 | 主要辨证施护方法 | 中医护理技术 | 护理效果 |
| --- | --- | --- | --- |
| 疼痛□ | 1.疼痛评估:___分<br>2.体位□<br>3.按疼痛规律施护□<br>4.牵引□<br>5.其他护理措施 | 1.耳穴贴压□　应用次数:___次　应用时间:___天<br>2.中药离子导入□　应用次数:___次　应用时间:___天<br>3.其他:___　应用次数:___次　应用时间:___天<br>(请注明,下同) | 好　□<br>较好□<br>一般□<br>差　□ |

（续表）

| 主要症状 | 主要辨证施护方法 | 中医护理技术 | 护理效果 |
|---|---|---|---|
| 肢体肿胀□ | 1. 评估肿胀部位、程度□<br>2. 体位□<br>3. 冰硝散外敷□<br>4. 踝泵运动□<br>5. 其他护理措施 | 1. 中药湿敷□ 应用次数：___次 应用时间：___天<br>2. 中药离子导入□ 应用次数：___次 应用时间：___天<br>3. 冰硝散外敷□ 应用次数：___次 应用时间：___天<br>4. 其他：___ 应用次数：___次 应用时间：___天 | 好 □<br>较好□<br>一般□<br>差 □ |
| 躯体移动障碍□ | 1. 自理能力评估□<br>2. 协助翻身叩背□<br>3. 生活护理□<br>4. 其他护理措施 | 1. 物理治疗□ 应用次数：___次 应用时间：___天<br>2. 穴位按摩□ 应用次数：___次 应用时间：___天<br>3. 其他：___ 应用次数：___次 应用时间：___天 | 好 □<br>较好□<br>一般□<br>差 □ |
| 其他□<br>（请注明） | 1.<br>2. | | 好 □<br>较好□<br>一般□<br>差 □ |

（二）护理依从性及满意度评价

<table>
<tr><th colspan="2" rowspan="2">评价项目</th><th colspan="3">患者对护理的依从性</th><th colspan="3">患者对护理的满意度</th></tr>
<tr><th>依从</th><th>部分依从</th><th>不依从</th><th>满意</th><th>一般</th><th>不满意</th></tr>
<tr><td rowspan="5">中医护理技术</td><td>中药外敷</td><td></td><td></td><td></td><td></td><td></td><td></td></tr>
<tr><td>耳穴贴压（耳穴埋豆）</td><td></td><td></td><td></td><td></td><td></td><td></td></tr>
<tr><td>中药离子导入</td><td></td><td></td><td></td><td></td><td></td><td></td></tr>
<tr><td>中药湿敷</td><td></td><td></td><td></td><td></td><td></td><td></td></tr>
<tr><td>穴位贴敷</td><td></td><td></td><td></td><td></td><td></td><td></td></tr>
<tr><td colspan="2">健康指导</td><td>/</td><td>/</td><td>/</td><td></td><td></td><td></td></tr>
<tr><td colspan="2">签　　名</td><td colspan="3">责任护士签名：</td><td colspan="3">上级护士或护士长签名：</td></tr>
</table>

（三）对本病中医护理方案的评价

实用性强□　　实用性较强□　　实用性一般□　　不实用□

改进意见：

（四）评价人（责任护士）

姓名：_____　技术职称：_____　完成日期：_____　护士长签字：_____

附表2  骨折(股骨粗隆间骨折)护理效果评价量表

| 分级<br>症状 | 无<br>(0分) | 轻(2分) | 中(4分) | 重(6分) | 实施前评价 | | 实施后评价 | |
|---|---|---|---|---|---|---|---|---|
| | | | | | 日期 | 分值 | 日期 | 分值 |
| 髋部疼痛 | 无疼痛<br>(FPS-<br>R评分:<br>0分) | 疼痛轻微<br>(FPS-R评分:<br>2~4分) | 中度疼痛<br>(FPS-R评分:<br>6~8分) | 重度疼痛<br>(FPS-R评分:<br>10分) | | | | |
| 髋部肿胀 | 无 | 髋部局部轻度肿,皮肤纹理变浅,骨标志仍明显 | 髋部局部中度肿,肿胀明显,皮肤纹理基本消失,骨标志不明显 | 髋部局部重度肿胀,皮肤紧,骨标志消失 | | | | |
| 腹胀 | 无 | 腹胀较轻 | 腹胀能忍受 | 腹胀满,辗转不安 | | | | |
| 便秘 | 无 | 大便干结,每日一行 | 大便秘结,两日一行 | 大便艰难,数日一行 | | | | |
| 夜寐不安 | 无 | 睡眠时常觉醒或睡而不稳,晨醒过早,但不烦躁 | 睡眠不足4小时 | 彻夜不眠,烦躁 | | | | |
| 运动功能障碍 | 无 | 轻微功能障碍 | 介于轻重度之间 | 明显功能障碍 | | | | |

# 第十八节  骨折(单纯性胸腰椎压缩骨折)中医护理方案

## 一、常见证候要点

(一)血瘀气滞证

腰腿疼痛剧烈,痛有定处,局部肿胀。舌质暗紫,或有瘀斑,舌苔薄白或薄黄。

(二)肝肾亏虚证

筋骨不坚,腰部酸软,四肢无力,活动后腰部隐隐作痛。舌淡苔白,脉虚细。

## 二、常见症状/证候施护

（一）腰腿疼痛

1. 评估疼痛的诱因、性质、腰部活动情况。

2. 体位护理。患者平卧硬板床，骨突部位垫海绵垫，防止压疮发生，定时为患者采取轴线翻身方法翻身，保持脊椎在一条直线，防止扭曲。

3. 做好腰部、腿部保暖，防止受凉。

4. 遵医嘱腰部予中药艾盐包、中药离子导入、耳穴贴压（耳穴压豆）等治疗，观察治疗后的效果，及时向医师反馈。

（二）腹胀、便秘

1. 评估腹胀、便秘的原因、程度。

2. 按摩腹部，每日自右下腹顺着结肠向上、向左、向下按摩，时间为20～30分钟，每日3次，可预防腹胀便秘。

3. 如出现腹胀便秘症状，可针刺足三里、关元、气海、天枢穴以理气消胀、促进排便。

4. 必要时行中药灌肠，选用大承气汤加减。

5. 遵医嘱使用中药热罨包、穴位贴敷等中医治疗，促进患者胃肠道蠕动。

（三）尿闭

1. 评估膀胱充盈的程度、影响因素。

2. 由于部分患者不习惯卧位，常造成小便困难，甚至尿潴留。在排除神经功能损伤性尿潴留的情况下，可用流水诱导排尿或热敷膀胱，温度适中，避免烫伤。

3. 遵医嘱按摩期门穴1 000下左右。

4. 遵医嘱给予耳穴贴压（耳穴埋豆），取穴膀胱、肾、皮质下压迫3～7天，或艾灸关元、气海、中极等穴位。

5. 处理无效者遵医嘱给予无菌导尿，但尿管留置时间不宜超过3天，以免发生泌尿系感染。

## 三、中医特色治疗护理

（一）药物治疗

（二）特色技术

1. 中药离子导入。

2. 耳穴贴压（耳穴埋豆）。

3. 针灸。

4. 穴位按摩。

5. 中药艾盐包。

6. 中药灌肠。

7. 艾灸。

8. 中药贴敷。

(三) 腰椎整复的护理

1. 整复前告知患者整复方法及配合注意事项。

2. 整复后注意观察患者腰部疼痛、活动度、双下肢感觉运动及大小便等情况。

3. 卧床休息,定时双人直线翻身,增加患者舒适度,仰卧时腰部加腰垫,维持生理曲度。

4. 骨折整复后,患者须仰卧硬板床,骨折部垫软枕,卧床时间 6~8 周。

(四) 腰椎牵引的护理

1. 牵引治疗前做好解释工作,告知患者注意事项以取得配合。

2. 遵医嘱选择合适的体位(三屈位、仰卧位、俯卧位)及牵引重量、牵引角度,牵引时上下衣分开,固定带松紧适宜,使患者舒适持久。

3. 牵引时嘱患者全身肌肉放松,以减少躯干部肌肉收缩抵抗力,疼痛较甚不能平卧的患者可使用三角枕垫于膝下缓解不适。

4. 牵引过程中随时询问患者感受,观察患者是否有胸闷、心慌等不适,及时调整。出现疼痛加重等不适立即停止治疗,通知医师处理。

5. 注意防寒保暖,用大毛巾或薄被覆盖患者身体。

(五) 围手术期护理

1. 术前护理

(1) 做好术前宣教与心理护理,告知手术注意事项及相关准备工作,取得患者的配合。

(2) 术前 2 天指导患者练习床上大小便及俯卧位训练。

(3) 对于吸烟者劝其戒烟,预防感冒;指导患者练习深呼吸、咳嗽和排痰的方法。

(4) 为患者选择合适腰围,指导正确佩戴方法。

(5) 常规进行术区皮肤准备。

(6) 给予耳穴贴压,以缓解紧张情绪,促进睡眠。

2. 术后护理

(1) 术后妥善安置患者,搬运患者时,保持脊椎一条直线,防止扭曲,翻身时,采取轴线翻身方法。

(2) 根据不同的麻醉方式,正确指导患者进食,进食宜营养丰富易消化的食物。

(3) 注意患者生命体征变化,观察双下肢感觉、运动、肌力、排便情况等神经功能的变化。

(4) 观察伤口敷料渗出情况。

(5) 指导患者进行足趾、踝部等主动活动,促进血液循环。评估患者下肢疼痛改善情况,循序渐进指导患者进行蹬腿、直腿抬高、五点支撑及飞燕式等功能锻炼。

(6) 根据手术方式,第二天协助患者慢慢练习下地行走,行走时姿势正确,抬头挺胸收腹,做好安全防护。

(7) 积极进行护理干预,预防肺部感染及下肢静脉栓塞等并发症的发生。

## 四、健康指导

(一) 生活起居

1. 骨折早期患者以卧床休息为主,采取舒适体位。下床活动时戴腰托加以保护和支撑,不宜久坐。

2. 做好腰部保护,防止腰部受到外伤,尽量不弯腰提重物。

3. 指导患者在日常生活与工作中,注意对腰部的保健,提倡坐硬板凳,防止寒冷等不良因素的刺激。

4. 指导患者正确咳嗽、打喷嚏的方法,注意保护腰部,避免诱发和加重疼痛。

5. 鼓励患者应保持愉快的心情,用积极乐观的人生态度对待疾病。

6. 老年患者避免剧烈活动,动作宜轻柔,功能锻炼应循序渐进、持之以恒,以有利于患者早日康复。

7. 腰托使用健康指导

(1) 腰托的选用及佩戴:腰托规格要与自身腰的长度、周径相适应,其上缘须达肋下缘,下缘至臀裂,松紧以不产生不适感为宜。

(2) 佩戴时间:可根据病情掌握佩戴时间,腰部症状较重时应随时佩戴,轻症患者可在外出或较长时间站立及固定姿势坐位时使用,睡眠及休息时取下。

(3) 使用腰托期间应逐渐增加腰背肌锻炼,防止和减轻腰部肌肉萎缩。

(二) 饮食指导

1. 血瘀气滞证　宜进活血化瘀之品,饮食宜清淡,以易消化或半流质饮食为主,多吃水果、蔬菜,忌食肥甘厚味、辛辣及易胀气的豆类食物。如黑木耳、金针菇、桃仁等。

2. 肝肾亏虚证　宜进补益肝肾、强筋壮骨之品,饮食应以营养和钙质丰富的食物为主。如枸杞子、黑芝麻、黑豆、核桃、杏仁、腰果等。

(三) 情志调理

单纯性胸腰椎骨折多属突发性损伤,患者表现出焦虑、急躁及对疾病预后惊恐的心理。护理人员应在详细了解病情同时,给予患者耐心细致的安慰和解释,树立战胜疾病的信心。

## 五、护理难点

患者自觉改善不良习惯的依从性差。

解决思路如下。

1. 加强对患者康复保健知识教育,告知患者不良习惯对单纯性胸腰椎压缩骨折的影响,增强患者的自我保健意识。

2. 对于骨质疏松性椎体压缩性骨折的患者,还应当积极加强骨质疏松的治疗,包括肌注降钙素、口服维生素 D、口服二磷酸盐制剂、静脉注射密固达等措施,也可服用治疗骨质疏松的中药如仙灵骨葆、强骨胶囊等。积极参加室外活动、多晒太阳,加强运动,多食用含钙量高的食物。

3. 发放健康教育小册子,使患者掌握正确的生活方式、饮食调理、坐立行的方法、腰部保健、预防不良姿势等相关护理知识。

4. 根据患者的情况,做到因人施护,制订可行的康复锻炼方法,积极指导患者康复训练。

5. 定期随访,调查患者依从性,及时给予针对性的指导。

**六、护理效果评价**

见:骨折(单纯性胸腰椎压缩骨折)中医护理效果评价表

见:骨折(单纯性胸腰椎压缩骨折)护理效果评价量表

### 附表1　骨折(单纯性胸腰椎压缩骨折)中医护理效果评价表

医院:　　　　科室:　　　　入院日期:　　　　出院日期:　　　　住院天数:

患者姓名:　　　性别:　　　年龄:　　　ID:　　　　　　文化程度:

纳入中医临床路径:是□　否□

证候诊断:血瘀气滞证□　　　肝肾亏虚证□　　　其他□

(一)护理效果评价

| 主要症状 | 主要辨证施护方法 | 中医护理技术 | 护理效果 |
|---|---|---|---|
| 腰腿疼痛□ | 1.评估疼痛/活动度□<br>2.选择硬板床□<br>3.体位□<br>4.活动方法□<br>5.保暖□<br>6.其他护理措施 | 1.中药离子导入□　应用次数:___次　应用时间:___天<br>2.耳穴贴压□　应用次数:___次　应用时间:___天<br>3.中药艾盐热罨包□　应用次数:___次　应用时间:___天<br>4.其他:___　应用次数:___次　应用时间:___天<br>(请注明,下同) | 好　□<br>较好□<br>一般□<br>差　□ |
| 腹胀、便秘□ | 1.评估腹胀便秘的程度□<br>2.体位□<br>3.排便方法□<br>4.腹部按摩□<br>5.其他护理措施 | 1.穴位按摩□　应用次数:___次　应用时间:___天<br>2.针灸□　应用次数:___次　应用时间:___天<br>3.中药热罨包□　应用次数:___次　应用时间:___天<br>4.中药灌肠□　应用次数:___次　应用时间:___天<br>5.穴位贴敷□　应用次数:___次　应用时间:___天<br>6.其他:___　应用次数:___次　应用时间:___天 | 好　□<br>较好□<br>一般□<br>差　□ |

（续表）

| 主要症状 | 主要辨证施护方法 | 中医护理技术 | 护理效果 |
|---|---|---|---|
| 尿闭□ | 1. 评估尿闭程度□<br>2. 方　　法□<br>3. 体　　位□<br>4. 其他护理措施 | 1. 穴位按摩□　应用次数：____次　应用时间：____天<br>2. 耳穴贴压□　应用次数：____次　应用时间：____天<br>3. 艾　　灸□　应用次数：____次　应用时间：____天<br>4. 其他：____　应用次数：____次　应用时间：____天 | 好　□<br>较好□<br>一般□<br>差　□ |
| 其他□<br>（请注明） | 1.<br>2.<br>3 |  | 好　□<br>较好□<br>一般□<br>差　□ |

（二）护理依从性及满意度评价

| 评价项目 | | 患者对护理的依从性 | | | 患者对护理的满意度 | | |
|---|---|---|---|---|---|---|---|
| | | 依从 | 部分依从 | 不依从 | 满意 | 一般 | 不满意 |
| 中医护理技术 | 中药离子导入 | | | | | | |
| | 穴位按摩 | | | | | | |
| | 耳穴贴压（耳穴埋豆） | | | | | | |
| | 针　灸 | | | | | | |
| | 中药艾盐热熨包 | | | | | | |
| | 穴位贴敷 | | | | | | |
| | 中药灌肠 | | | | | | |
| | 艾　灸 | | | | | | |
| 健康指导 | | / | / | / | | | |
| 签　名 | | 责任护士签名： | | | 上级护士或护士长签名： | | |

（三）对本病中医护理方案的评价

　　实用性强□　　实用性较强□　　实用性一般□　　不实用□

　　改进意见：

（四）评价人（责任护士）

　　姓名：____　技术职称：____　完成日期：____　护士长签字：____

附表2　骨折(单纯性胸腰椎压缩骨折)护理效果评价量表

| 分级<br>症状 | 无<br>(0分) | 轻(2分) | 中(4分) | 重(6分) | 实施前评价 | | 实施后评价 | |
|---|---|---|---|---|---|---|---|---|
| | | | | | 日期 | 分值 | 日期 | 分值 |
| 腰腿疼痛 | 无疼痛<br>(FPS-<br>R评分:<br>0分) | 疼痛轻微<br>(FPS-R评分:<br>2~4分) | 中度疼痛<br>(FPS-R评分:<br>6~8分) | 重度疼痛<br>(FPS-R评分:<br>10分) | | | | |
| 腹胀 | 无 | 腹胀较轻 | 腹胀能忍受 | 腹胀满,辗转<br>不安 | | | | |
| 便秘 | 无 | 大便干结,每<br>日一行 | 大便秘结,两<br>日一行 | 大便艰难,数<br>日一行 | | | | |
| 排尿困难 | 无排尿<br>困难 | 轻度排尿<br>困难 | 明显排尿<br>困难 | 重度排尿<br>困难 | | | | |

# 第十九节　骨折(股骨颈骨折)中医护理方案

## 一、常见证候要点

(一)气滞血瘀证

髋部刺痛固定,活动受限。舌暗苔白,心烦脉弦。

(二)肝肾亏虚证

髋部隐痛,神疲乏力,潮热盗汗,失眠,腰膝酸软。苔白,脉细无力。

## 二、常见症状/证候施护

(一)疼痛

1.评估疼痛的诱因、性质、髋部活动、下肢感觉、运动情况。

2.体位护理,患肢制动并抬高15°,外展中立,以减轻疼痛。

3.做好腿部保暖,防止受凉。

4.指导患者学会放松技巧,分散其注意力。

5.遵医嘱腿部予穴位贴敷、中药热熨、中药熏蒸、中药离子导入等治疗,观察治疗后的效果,及时向医师反馈。

6.遵医嘱使用耳穴贴压(耳穴埋豆),减轻疼痛。取穴神门、交感、皮质下、肝、肾等。

(二)肢体肿胀

1.评估肿胀部位、程度以及伴随的症状,并做好记录。

2.协助患者按摩肿胀肢体,增进患者舒适度。

3.肿胀肢体做好保暖,指导患者进行股四头肌等长收缩及踝泵运动。

4.遵医嘱局部中药熏洗、中药外敷、艾灸等治疗,注意防止皮肤烫伤及损伤,观察治疗效果。

(三)活动受限

1.评估患者下肢肌力及步态,对肌力下降及步态不稳者,做好安全防护措施,防止跌倒及其他意外事件发生。

2.做好健康教育,教会患者起床活动的注意事项,使用拐杖或步行器行走。

3.卧床期间或活动困难患者,指导患者进行四肢关节主动运动及踝泵运动。

4.保持病室环境安全,协助患者生活料理。

5.遵医嘱予物理治疗或采用中药热熨、中药熏洗、穴位贴敷等治疗。

(四)便秘

1.评估便秘的性质,程度及既往史,并做好记录。

2.指导患者养成良好的饮食及排便习惯。

3.遵医嘱给予艾灸(神阙、关元、足三里)或大黄贴脐治疗。

4.遵医嘱给予灵菇合剂、清肠合剂口服。必要时遵医嘱给予中药保留灌肠。

### 三、中医特色治疗护理

(一)药物治疗

1.内服中药

(1)汤剂:①气滞血瘀证:行气活血,化瘀止痛,汤药温服,每日1剂。②肝肾亏虚证:补益肝肾,行气活血,汤药温服,每日1剂。

(2)中成药:舒筋活血胶囊、强骨胶囊等。

2.注射给药  遵医嘱使用活血化瘀、消肿止痛的药物,如红花、丹参川芎嗪等。

(二)特色技术

1.中药贴敷  遵医嘱使用,如南星止痛膏、镇江膏药、麝香虎骨膏等。

2.中药熏蒸  遵医嘱使用活血止痛散熏蒸。

3.中药塌渍  遵医嘱使用马黄酊湿敷。

4.中药热熨  遵医嘱使用四子散外敷(吴茱萸、紫苏子、莱菔子、白芥子各60 g);吴茱萸120 g+粗盐60 g外敷。

5.气压治疗  遵医嘱每日1~2次按摩双下肢。

6.艾灸  遵医嘱灸神阙、关元、足三里、阳陵泉等穴位。

(三)下肢牵引的护理

1.牵引治疗前做好解释工作,告知患者注意事项以取得配合。

2. 遵医嘱选择合适的体位(三屈位、仰卧位、俯卧位)及牵引重量、牵引角度,牵引时上下衣分开,固定带松紧适宜,使患者舒适持久。

3. 牵引时嘱患者全身肌肉放松,以减少躯干部肌肉收缩抵抗力,疼痛较甚不能平卧的患者可使用三角枕垫于膝下缓解不适。

4. 将患肢置于外展、膝关节度屈曲,足中立位。

5. 牵引过程中随时询问患者感受,观察患者是否有胸闷、心慌等不适,及时调整。出现疼痛加重等不适立即停止治疗,通知医师处理。

6. 注意防寒保暖,用大毛巾或薄被覆盖患者身体。

7. 积极进行患肢股四头肌的收缩活动及踝关节和足趾关节的屈伸功能锻炼,防止肌肉萎缩、关节僵硬及骨质脱钙现象。

(四)中药贴敷的护理

1. 皮肤过敏者慎用。

2. 敷药摊制厚薄要均匀,固定要松紧适宜。

3. 敷药面积需大于患处,并应保持一定的湿度。

4. 观察局部及全身情况,敷药后,若出现红疹、瘙痒、水疱等过敏现象,应暂停使用,并报告医生,配合处理。

(五)围手术期护理

1. 术前护理

(1)做好术前宣教与心理护理,告知手术注意事项及相关准备工作,取得患者的配合。

(2)术前2天指导患者练习床上大小便。

(3)戒烟酒,防感冒。

(4)掌握翻身要领,防止皮肤血瘀气滞。

(5)为患者选择合适助行器,指导正确使用方法。

(6)常规进行术区皮肤准备、药物过敏试验及交叉配血等。

2. 术后护理

(1)术后妥善安置患者,仰卧位,患肢保持外展中立位,禁止内收内旋。

(2)根据不同的麻醉方式,正确指导患者进食。

(3)注意观察生命体征变化,双下肢感觉、运动、肌力等神经功能的变化。

(4)观察伤口敷料渗出情况,保持伤口负压引流管通畅,定时倾倒引流液,正确记录,有安装自体血回输器的患者术后6小时内回输,严格执行无菌操作。

(5)指导患者进行踝泵运动、股四头肌等长收缩等功能锻炼,促进血液循环。

(6)根据手术方式,指导患者功能锻炼,术后1~2天鼓励患者主动进行踝泵运动,对患肢进行足底(涌泉穴)及大腿的按摩和屈伸膝关节的锻炼(不超过30°)。术后4天以后,患者体力逐渐恢复,可进行直腿抬高练习,术后5~7天可扶拐下地进行行走训练(患肢不可负重),以促进患肢功能早日康复。

(7)积极进行护理干预,预防肺部感染、尿路感染及下肢静脉血栓等并发症的发生。

(8)对排尿困难者,可采取艾灸关元、气海、中极等穴位,或予中药热熨下腹部,以促进排尿。对于便秘患者,采取艾灸神阙、天枢、关元等穴位,或进行顺时针按摩腹部,以促进排便。

(9)卧床期间协助患者做好生活护理。

### 四、健康指导

(一)生活起居

1. 急性期患者以卧床休息为主,采取舒适体位。
2. 做好髋部保护,防止髋部受到外伤。
3. 改善生活用品,鞋子的大小、跟脚程度,地面防滑,预防跌倒。
4. 慎起居,防感冒。

(二)饮食指导

1. 气滞血瘀证　饮食宜进行气活血化瘀之品,如赤小豆、黑木耳、金针菇、桃仁等。
2. 肝肾亏虚证　饮食宜滋补肝肾、壮筋骨之品,可用熟地黄、当归、黄芪煲鸡汤。

(三)情志调理

1. 了解患者的情绪,保持情绪平和。
2. 用移情疗法,转移或改变患者的情绪和意志,舒畅气机、养心安神。
3. 疼痛时出现情绪烦躁,合理镇痛,安神静志,降低焦虑。

(四)康复指导

指导患者进行功能锻炼,方法有踝泵运动、股四头肌等长收缩、腓肠肌收缩功能锻炼,根据患者的具体情况进行指导。

1. 踝泵运动

方法:膝关节伸直位,大腿前方绷紧,主动背屈踝关节至受限,做勾脚的动作,然后主动向下屈踝关节至受限,坐下踏的动作。各维持3~5秒,每组10~15次,每日4~6组。

2. 股四头肌等长收缩

方法1:膝关节下垫软枕微屈位至20°左右,然后主动缓慢伸直小腿并向上勾脚,维持5~10秒,再缓慢放下,如此重复,每组10~15次,每日4~6组。

方法2:坐床边,屈膝关节,缓慢上抬至伸平并向上勾脚,维持5~10秒,再缓慢放下,如此重复,每组10~15次,每日4~6组。

### 五、护理难点

患者坚持功能锻炼的依从性差。

解决思路如下。

1. 加强对患者及家属进行康复保健知识的教育。

2. 发放健康教育小册子,使患者掌握正确的生活方式、饮食调理、坐立行的方法、膝部保健、预防不良姿势等相关护理知识。

3. 定期随访。

**六、护理效果评价**

见:骨折(股骨颈骨折)中医护理效果评价表

见:骨折(股骨颈骨折)护理效果评价量表

附表1 骨折(股骨颈骨折)中医护理效果评价表

医院:　　　　　科室:　　　　　入院日期:　　　　　出院日期:　　　　　住院天数:

患者姓名:　　　　　性别:　　　　　年龄:　　　　　ID:　　　　　文化程度:

纳入中医临床路径:是□　否□

证候诊断:气滞血瘀证□　　　肝肾亏虚证□　　　其他□

(一)护理效果评价

| 主要症状 | 主要辨证施护方法 | 中医护理技术 | 护理效果 |
|---|---|---|---|
| 疼痛□ | 1. 评估疼痛/活动度□<br>2. 体位护理□<br>3. 活动方法<br>4. 保　暖□<br>5. 其他护理措施 | 1. 中药贴敷□　应用次数:＿＿次　应用时间:＿＿天<br>2. 中药药熨□　应用次数:＿＿次　应用时间:＿＿天<br>3. 中药熏洗□　应用次数:＿＿次　应用时间:＿＿天<br>4. 耳穴贴压□　应用次数:＿＿次　应用时间:＿＿天<br>5. 下肢牵引□　应用次数:＿＿次　应用时间:＿＿天<br>6. 中药离子导入□　应用次数:＿＿次　应用时间:＿＿天<br>7. 其他:＿＿　应用次数:＿＿次　应用时间:＿＿天<br>(请注明,下同) | 好　□<br>较好□<br>一般□<br>差　□ |
| 肿胀□ | 1. 评估肿胀部位、程度□<br>2. 活血止痛散局部外洗□<br>3. 理疗、按摩□<br>4. 气压治疗□<br>5. 其他护理措施 | 1. 中药熏洗□　应用次数:＿＿次　应用时间:＿＿天<br>2. 艾　灸□　应用次数:＿＿次　应用时间:＿＿天<br>3. 中药外敷□　应用次数:＿＿次　应用时间:＿＿天<br>4. 穴位注射□　应用次数:＿＿次　应用时间:＿＿天<br>5. 气压治疗□　应用次数:＿＿次　应用时间:＿＿天<br>6. 其他:＿＿　应用次数:＿＿次　应用时间:＿＿天 | 好　□<br>较好□<br>一般□<br>差　□ |

(续表)

| 主要症状 | 主要辨证施护方法 | 中医护理技术 | 护理效果 |
|---|---|---|---|
| 活动受限□ | 1. 评估受限程度□<br>2. 安全防护□<br>3. 活动方法□<br>4. 功能锻炼□<br>5. 其他护理措施 | 1. 物理治疗□ 应用次数：____次 应用时间：____天<br>2. 中药热熨□ 应用次数：____次 应用时间：____天<br>3. 穴位贴敷□ 应用次数：____次 应用时间：____天<br>4. 中药熏洗□ 应用次数：____次 应用时间：____天<br>5. 其他：____ 应用次数：____次 应用时间：____天 | 好 □<br>较好□<br>一般□<br>差 □ |
| 其他□<br>(请注明) | 1.<br>2.<br>3. | | 好 □<br>较好□<br>一般□<br>差 □ |

(二) 护理依从性及满意度评价

| 评价项目 | | 患者对护理的依从性 | | | 患者对护理的满意度 | | |
|---|---|---|---|---|---|---|---|
| | | 依从 | 部分依从 | 不依从 | 满意 | 一般 | 不满意 |
| 中医护理技术 | 中药贴敷 | | | | | | |
| | 中药热熨 | | | | | | |
| | 中药熏洗 | | | | | | |
| | 中药塌渍 | | | | | | |
| | 气压治疗 | | | | | | |
| | 耳穴贴压(耳穴埋豆) | | | | | | |
| | 中药离子导入 | | | | | | |
| | 艾 灸 | | | | | | |
| | 穴位贴敷 | | | | | | |
| | 物理治疗 | | | | | | |
| 健康指导 | | / | / | / | | | |
| 签 名 | | 责任护士签名： | | | 上级护士或护士长签名： | | |

(三) 对本病中医护理方案的评价

　　实用性强□　　实用性较强□　　实用性一般□　　不实用□

　　改进意见：

(四) 评价人(责任护士)

　　姓名：_____　技术职称：_____　完成日期：_____　护士长签字：_____

附表2 骨折(股骨颈骨折)护理效果评价量表

| 分级<br>症状 | 无<br>(0分) | 轻(2分) | 中(4分) | 重(6分) | 实施前评价 | | 实施后评价 | |
|---|---|---|---|---|---|---|---|---|
| | | | | | 日期 | 分值 | 日期 | 分值 |
| 疼痛 | 无疼痛<br>(FPS-R评分:<br>0分) | 疼痛轻微<br>(FPS-R评分:<br>2~4分) | 中度疼痛<br>(FPS-R评分:<br>6~8分) | 重度疼痛<br>(FPS-R评分:<br>10分) | | | | |
| 短缩 | 无 | <1 cm | 1~3 cm | >3 cm | | | | |
| 活动度 | 正常 | 旋转/屈曲<br>受限15° | 旋转<50%<br>屈曲只能90° | 明显受限 | | | | |
| 步行能力 | 正常 | 正常 | 不用辅助<br>可走1 km | 不用辅助<br>不能行走 | | | | |
| X线改变 | 正常 | 关节间隙可<br>疑变窄,可能有<br>骨赘。 | 中等量骨赘,<br>关节间隙变窄<br>较明确,软骨下<br>骨质轻度硬化<br>改变,范围较小 | 大量骨赘形<br>成,可波及软骨<br>面,关节间隙明<br>显变窄,硬化改<br>变极为明显,关<br>节肥大及明显<br>畸形 | | | | |
| 缺血坏死 | 无 | 无或修复 | 缺血坏死,无<br>塌陷征象 | 缺血坏死,有<br>塌陷 | | | | |
| 髋内翻 | 无 | <10° | 10°~20° | >20° | | | | |

# 第二十节　腰椎间盘突出症中医护理方案

## 一、常见证候要点

(一)血瘀气滞证

腰腿痛剧烈,痛有定处,腰部僵硬,俯仰活动艰难。舌质暗紫,或有瘀斑,舌苔薄白或薄黄。

(二)寒湿痹阻证

腰腿部冷痛重着,转侧不利,虽静卧亦不减或反而加重,遇寒痛增,得热则减,伴下肢活动受限。舌质胖淡,苔白腻。

### （三）湿热痹阻证

腰筋腿痛，痛处伴有热感，或见肢节红肿，活动受限，口渴不欲饮，苔黄腻。

### （四）肝肾亏虚证

腰腿痛缠绵日久，反复发作，乏力，劳则加重，卧则减轻。包括肝肾阴虚及肝肾阳虚证：阴虚证症见心烦失眠，口苦咽干，舌红少津；阳虚证症见四肢不温，形寒畏冷，舌质淡胖。

## 二、常见症状/证候施护

### （一）腰腿疼痛

1. 评估疼痛的诱因、性质、腰部活动、下肢感觉、运动情况。
2. 体位护理。急性期，严格卧床休息，卧硬板床，保持脊柱平直。恢复期，下床活动时佩戴腰托加以保护和支撑，注意起床姿势，宜先行翻身侧卧，再用手臂支撑用力后缓缓起床，忌腰部用力，避免体位的突然改变。
3. 做好腰部、腿部保暖，防止受凉。
4. 遵医嘱腰部予穴位贴敷、中药热熨、拔火罐、中药熏洗、中药离子导入、中药蜡疗等治疗，观察治疗后的效果，及时向医师反馈。
5. 给予骨盆牵引，牵引重量是患者体重 1/3～1/2，也可根据患者的耐受进行牵引重量调节。
6. 遵医嘱使用耳穴贴压（耳穴埋豆），减轻疼痛。常用穴位为神门、交感、皮质下、肝、肾等。

### （二）肢体麻木

1. 评估麻木部位、程度以及伴随的症状，并做好记录。
2. 协助患者按摩拍打麻木肢体，力度适中，增进患者舒适度，并询问感受。
3. 麻木肢体做好保暖，指导患者进行双下肢关节屈伸运动，促进血液循环。
4. 遵医嘱局部予中药熏洗、中药塌渍、艾灸、督灸等治疗，注意防止皮肤烫伤及损伤，观察治疗效果。
5. 遵医嘱予穴位注射，常用穴位为足三里、环跳、委中、承山等。

### （三）下肢活动受限

1. 评估患者双下肢肌力及步态，对肌力下降及步态不稳者，做好安全防护措施，防止跌倒及其他意外事件发生。
2. 做好健康教育，教会患者起床活动的注意事项，使用辅助工具行走。
3. 卧床期间或活动困难患者，指导患者进行四肢关节主动运动及腰背肌运动，提高肌肉强度和耐力。
4. 保持病室环境安全，物品放置有序，协助患者生活料理。
5. 遵医嘱予物理治疗，如中频脉冲、激光、红光、短波、磁疗等；或采用中药封包、中药熏洗、穴位贴敷等治疗。

### 三、中医特色治疗护理

（一）药物治疗

1. 消炎止痛药物。

2. 肌肉松弛剂。

3. 神经营养药物。

4. 外用膏药。

（二）特色技术

1. 穴位贴敷。

2. 中药封包。

3. 中药塌渍。

4. 艾灸。

5. 拔火罐。

6. 穴位注射。

7. 耳穴贴压（耳穴压豆）。

8. 中药蜡疗。

9. 督灸。

（三）腰椎整复的护理

1. 整复前告知患者整复方法及配合注意事项。

2. 整复后注意观察患者腰部疼痛、活动度、双下肢感觉运动及大小便等情况。

3. 卧床休息，定时双人直线翻身，增加患者舒适度，仰卧时腰部加腰垫，维持生理曲度。

4. 复位3天后，在医护人员指导下佩戴腰托下床。下床时先俯卧位，在床上旋转身体，足部着地后缓慢起身，上床则反之。下床后扶持患者，观察有无头晕等不适，如厕时避免久蹲，防止引起直立性低血压发生跌倒。

5. 复位3天后逐渐进行腰背肌功能锻炼。

（四）腰椎牵引的护理

1. 牵引治疗前做好解释工作，告知患者注意事项以取得配合。

2. 遵医嘱选择合适的体位（三屈位、仰卧位、俯卧位）及牵引重量、牵引角度，牵引时上下衣分开，固定带松紧适宜，使患者舒适持久。

3. 牵引时嘱患者全身肌肉放松，以减少躯干部肌肉收缩抵抗力，疼痛较甚不能平卧的患者可使用三角枕垫于膝下缓解不适。

4. 牵引过程中随时询问患者感受，观察患者是否有胸闷、心慌等不适，及时调整。出现疼痛加重等不适立即停止治疗,通知医师处理。

5. 注意防寒保暖,用大毛巾或薄被覆盖患者身体。

6. 腰椎牵引后患者宜平卧 20 分钟再翻身活动。

(五)围手术期护理

1. 术前护理

(1)做好术前宣教与心理护理,告知手术注意事项及相关准备工作,取得患者的配合。

(2)术前 2 天指导患者练习床上大小便及俯卧位训练。

(3)对于吸烟者劝其戒烟,预防感冒;指导患者练习深呼吸、咳嗽和排痰的方法。

(4)为患者选择合适腰围,指导正确佩戴方法。

(5)常规进行术区皮肤准备、药物过敏试验及交叉配血等。

2. 术后护理

(1)术后妥善安置患者,搬运患者时,保持脊椎呈一条直线,防止扭曲,使用过床板平托过床。翻身时,采取轴线翻身方法。

(2)根据不同的麻醉方式,正确指导患者进食,进食营养丰富易消化的食物。

(3)注意患者生命体征变化,观察双下肢感觉、运动、肌力等神经功能的变化。

(4)观察伤口敷料渗出情况,保持伤口负压引流管通畅,定时倾倒引流液,严格执行无菌操作。观察引流液色、质、量的变化,并正确记录,如引流液为淡黄色液体,怀疑脑脊液应通知医师及时处理,并将引流球负压排空,暂停负压引流。

(5)指导患者进行足趾、踝部等主动活动,促进血液循环。评估患者下肢疼痛改善情况,循序渐进指导患者进行蹬腿、直腿抬高、五点支撑及飞燕式等功能锻炼。

(6)根据手术方式,术后 1~3 天协助患者佩戴腰托取半坐卧位或坐于床边,适应体位变化后,慢慢练习下地行走,行走时姿势正确,抬头挺胸收腹,护理上做好安全防护。

(7)积极进行护理干预,预防肺部感染、尿路感染及下肢静脉栓塞等并发症的发生。

(8)对排尿困难者,可采取艾灸关元、气海、中极等穴位,或予中药热熨下腹部,配合按摩,以促进排尿。对于便秘患者,采取艾灸神阙、天枢、关元等穴位,或进行腹部按摩,每日 4 次,为晨起、午睡醒后、早餐及晚餐后 1~3 小时进行,顺时针方向按摩,或给予中药灌肠,以促进排便。

(9)卧床期间协助患者做好生活护理,满足各项需求。

**四、健康指导**

(一)生活起居

1. 急性期患者以卧床休息为主,采取舒适体位。下床活动时戴腰托加以保护和支撑,不宜久坐。

2. 做好腰部保护,防止腰部受到外伤,尽量不弯腰提重物,减轻腰部负荷。告知患者捡拾地上的物品时宜双腿下蹲腰部挺直,动作要缓。

3. 指导患者在日常生活与工作中,注意对腰部的保健,提倡坐硬板凳,宜卧硬板薄软垫床。工作时要做到腰部姿势正确,劳逸结合,防止过度疲劳,同时还要防止寒冷等不良因素的刺激。

4. 指导患者正确咳嗽、打喷嚏的方法,注意保护腰部,避免诱发和加重疼痛。

5. 腰椎间盘突出症病程长、恢复慢,鼓励患者应保持愉快的心情,用积极乐观的人生态度对待疾病。

6. 加强腰背肌功能锻炼,要注意持之以恒。主要锻炼方法有卧位直腿抬高,交叉蹬腿及五点支撑、飞燕式的腰背肌功能锻炼,根据患者的具体情况进行指导。

(1) 飞燕式锻炼:患者俯卧位,双下肢伸直,两手贴在身体两旁,下半身不动,抬头时上半身向后背伸,每日3组,每组做10次。逐渐增加为抬头上半身后伸与双下肢直腿后伸同时进行。腰部尽量背伸形似飞燕,每日5~10组,每组20次。

(2) 五点支撑锻炼:患者取卧位,以双手叉腰作支撑点,两腿半屈膝90°,脚掌置于床上,以头后部及双肘支撑上半身,双脚支撑下半身,成半拱桥形,当挺起躯干架桥时,膝部稍向两旁分开,速度由慢而快,每日3~5组,每组10~20次。适应后增加至每日10~20组,每组30~50次。以锻炼腰、背、腹部肌肉力量。

7. 腰托使用健康指导

(1) 腰托的选用及佩戴:腰托规格要与自身腰的长度、周径相适应,其上缘须达肋下缘,下缘至臀裂,松紧以不产生不适感为宜。

(2) 佩戴时间:可根据病情掌握佩戴时间,腰部症状较重时应随时佩戴,轻症患者可在外出或较长时间站立及固定姿势坐位时使用,睡眠及休息时取下。

(3) 使用腰托期间应逐渐增加腰背肌锻炼,防止和减轻腰部肌肉萎缩。

(二) 饮食指导

根据患者的营养状况和辨证分型的不同,科学合理指导饮食,使患者达到最大程度的康复,在指导患者饮食期间,动态观察患者的胃纳情况和舌苔变化,随时更改饮食计划。

1. 血瘀气滞证　饮食宜进行气活血化瘀之品,如黑木耳、金针菇、桃仁等。

2. 寒湿痹阻证　饮食宜进温经散寒、祛湿通络之品,如砂仁、羊肉、蛇酒等。食疗方:肉桂瘦肉汤、鳝鱼汤、当归红枣煲羊肉。忌凉性食物及生冷瓜果、冷饮。

3. 湿热痹阻证　饮食宜清热利湿通络之品,如丝瓜、冬瓜、赤小豆、玉米须等。食疗方:丝瓜瘦肉汤。忌辛辣燥热之品,如葱、蒜、胡椒等。

4.肝肾亏虚证

（1）肝肾阴虚者,宜进食滋阴填精、滋养肝肾之品,如枸杞子、黑芝麻、黑白木耳等。食疗方:莲子百合煲瘦肉汤。忌辛辣香燥之品。

（2）肝肾阳虚者,宜进食温壮肾阳、补精髓之品,如黑豆、核桃、杏仁、腰果、黑芝麻等。食疗方:干姜煲羊肉。忌生冷瓜果及寒凉食物。

（三）情志调理

1.了解患者的情绪,使用言语开导法做好安慰工作,保持情绪平和。

2.用移情疗法,转移或改变患者的情绪和意志,舒畅气机、怡养心神,有益患者的身心健康。

3.疼痛时出现情绪烦躁,使用安神静志法,要患者闭目静心全身放松,平静呼吸,以达到周身气血流通舒畅。

**五、护理难点**

患者自觉改善不良习惯的依从性差。

解决思路如下。

1.加强对患者康复保健知识教育,告知患者不良习惯对腰椎间盘突出症的影响,增强患者的自我保健意识。

2.发放健康教育小册子,使患者掌握正确的生活方式、饮食调理、坐立行的方法、腰部保健、预防不良姿势等相关护理知识。

3.根据患者的情况,做到因人施护,制订可行的康复锻炼方法,积极指导患者康复训练。

4.定期随访,调查患者依从性,及时给予针对性的指导。

**六、护理效果评价**

见:腰椎间盘突出症中医护理效果评价表

见:腰椎间盘突出症护理效果评价量表

**附表1　腰椎间盘突出症中医护理效果评价表**

医院:　　　　科室:　　　　入院日期:　　　　出院日期:　　　　住院天数:

患者姓名:　　　　性别:　　　　年龄:　　　　ID:　　　　文化程度:

纳入中医临床路径:是□　否□

证候诊断:血瘀气滞证□　寒湿痹阻证□　湿热痹阻证□　肝肾亏虚证□　其他□

（一）护理效果评价

| 主要症状 | 主要辨证施护方法 | 中医护理技术 | 护理效果 |
|---|---|---|---|
| 腰腿疼痛□ | 1. 评估疼痛/活动度□<br>2. 选择硬板床□<br>3. 体　　位□<br>4. 活动方法□<br>5. 保　　暖□<br>6. 其他护理措施 | 1. 中药贴敷□　应用次数：____次　应用时间：____天<br>2. 中药热熨□　应用次数：____次　应用时间：____天<br>3. 穴位注射□　应用次数：____次　应用时间：____天<br>4. 穴位贴敷□　应用次数：____次　应用时间：____天<br>5. 耳穴压豆□　应用次数：____次　应用时间：____天<br>6. 牵引治疗□　应用次数：____次　应用时间：____天<br>7. 中药离子导入□　应用次数：____次　应用时间：____天<br>8. 其他：____　应用次数：____次　应用时间：____天<br>（请注明，下同） | 好　□<br>较好□<br>一般□<br>差　□ |
| 肢体麻木□ | 1. 评估麻木部位、程度□<br>2. 按摩拍打麻木肢体□<br>3. 肢体保暖□<br>4. 下肢关节屈伸活动□<br>5. 其他护理措施 | 1. 中药贴敷□　应用次数：____次　应用时间：____天<br>2. 药　熨　法□　应用次数：____次　应用时间：____天<br>3 穴位贴敷□　应用次数：____次　应用时间：____天<br>4. 穴位注射□　应用次数：____次　应用时间：____天<br>5. 其他：____　应用次数：____次　应用时间：____天 | 好　□<br>较好□<br>一般□<br>差　□ |
| 下肢活动受限□ | 1. 评估下肢肌力□<br>2. 安全防护□<br>3. 活动方法□<br>4. 功能锻炼□<br>5. 其他护理措施 | 1. 物理治疗□　应用次数：____次　应用时间：____天<br>2. 中药热熨□　应用次数：____次　应用时间：____天<br>3. 穴位贴敷□　应用次数：____次　应用时间：____天<br>4. 中药贴敷□　应用次数：____次　应用时间：____天<br>5. 其他：____　应用次数：____次　应用时间：____天 | 好　□<br>较好□<br>一般□<br>差　□ |
| 其他□<br>(请注明) | 1.<br>2.<br>3. | | 好　□<br>较好□<br>一般□<br>差　□ |

(二)护理依从性及满意度评价

| 评价项目 | | 患者对护理的依从性 | | | 患者对护理的满意度 | | |
|---|---|---|---|---|---|---|---|
| | | 依从 | 部分依从 | 不依从 | 满意 | 一般 | 不满意 |
| 中医护理技术 | 中药贴敷 | | | | | | |
| | 中药热熨 | | | | | | |
| | 耳穴压豆 | | | | | | |
| | 牵引治疗 | | | | | | |
| | 中药离子导入 | | | | | | |
| | 穴位注射 | | | | | | |
| | 穴位贴敷 | | | | | | |
| | 物理治疗 | | | | | | |
| 健康指导 | | / | / | / | | | |
| 签 名 | | 责任护士签名: | | | 上级护士或护士长签名: | | |

(三)对本病中医护理方案的评价

实用性强□    实用性较强□    实用性一般□    不实用□

改进意见:

(四)评价人(责任护士)

姓名:_____  技术职称:_____  完成日期:_____  护士长签字:_____

### 附表2 腰椎间盘突出症护理效果评价量表

| 分级\症状 | 无(0分) | 轻(2分) | 中(4分) | 重(6分) | 实施前评价 | | 实施后评价 | |
|---|---|---|---|---|---|---|---|---|
| | | | | | 日期 | 分值 | 日期 | 分值 |
| 腰腿疼痛 | 无疼痛(FPS-R评分:0分) | 疼痛轻微(FPS-R评分:2~4分) | 中度疼痛(FPS-R评分:6~8分) | 重度疼痛(FPS-R评分:10分) | | | | |
| 肢体麻木 | 无麻木 | 轻微麻木,时作时止 | 麻木可忍,时常发作 | 麻木难忍,持续不止 | | | | |
| 下肢活动受限 | 无减弱(肌力V级) | 轻度减弱(肌力Ⅳ级) | 明显减弱(肌力Ⅰ~Ⅲ级) | 明显无力(肌力0级) | | | | |

# 第二十一节　项痹（神经根型颈椎病）中医护理方案

## 一、常见证候要点

（一）风寒痹阻证

颈、肩、上肢窜痛麻木，以痛为主，头有沉重感，颈部僵硬，活动不利，恶寒畏风。舌淡红，苔薄白，脉弦紧。

（二）血瘀气滞证

颈肩部、上肢刺痛，痛处固定，伴有肢体麻木。舌质暗，脉弦。

（三）痰湿阻络证

头晕目眩，头重如裹，四肢麻木，纳呆。舌暗红，苔厚腻，脉弦滑。

（四）肝肾不足证

眩晕头痛，耳鸣耳聋，失眠多梦，肢体麻木，面红目赤。舌红少苔，脉弦。

（五）气血亏虚证

头晕目眩，面色苍白，心悸气短，四肢麻木，倦怠乏力。舌淡苔少，脉细弱。

## 二、常见症状/证候施护

（一）颈肩疼痛

1. 疼痛诱因、性质、部位、持续时间，与体位的关系，做好疼痛评分。

2. 慎起居、避风寒，防风寒阻络致经脉不通，引发疼痛。

3. 配合医师行颈椎牵引，及时评估牵引效果及颈肩部疼痛情况。

4. 遵医嘱行中药熏蒸、中药塌渍、中药封包、中药离子导入、艾灸、耳穴贴压（耳穴压豆）、拔火罐、督灸等治疗，痛点处可行穴位揉药或涂擦治疗。

5. 根据疼痛规律，对夜间疼痛甚者，适当增加中药塌渍、中药封包、牵引等治疗次数。

6. 遵医嘱正确应用镇痛药，并观察用药后反应及效果。

（二）眩晕

1. 评估眩晕的性质、发作或持续时间，及与体位改变的关系。

2. 避免诱发眩晕加重的姿势或体位。

3. 做好防护，外出有人陪同，动作应缓慢，避免快速转头、低头，防跌倒。

4. 指导患者正确佩戴颈托。

5. 遵医嘱给予耳穴贴压（耳穴埋豆）、穴位按摩、中药离子导入、督灸等治疗。

（三）肢体麻木

1. 评估肢体麻木范围、性质、程度及与体位的关系。

2. 指导患者主动活动麻木肢体,可用梅花针或指尖叩击、拍打按摩麻木部位,减轻或缓解症状。

3. 注意肢体保暖。

4. 遵医嘱给予中药熏蒸、理疗、电针、刮痧、督灸等治疗,避免烫伤或意外损伤。

5. 遵医嘱行颈椎牵引,及时巡视观察患者有无不适,如有麻木加重告知医师,适当调整牵引角度、重量、时间等。

(四)颈肩及上肢活动受限

1. 评估活动受限的范围和患者生活自理能力。

2. 患者生活用品放置应便于取用。

3. 指导协助患者正确的体位移动,按摩活动受限肢体,提高患者舒适度。

4. 指导并协助四肢关节功能锻炼,防肌肉萎缩。

5. 遵医嘱进行中药熏蒸、中药离子导入、穴位按摩、艾灸等治疗,注意防烫伤。

(五)不寐

1. 枕头高度适宜,避免颈部悬空。

2. 保持病房安静、整洁,通风良好。

3. 睡前服热牛奶、温水泡足,按摩双侧太阳穴、印堂穴,听舒缓轻音乐,不宜饮浓茶或咖啡。

4. 遵医嘱行"开天门"、耳穴贴压(耳穴埋豆)等治疗。

5. 遵医嘱应用镇静安神药物,并观察用药后反应及效果。

6. 因夜间疼痛影响睡眠时可给予颈椎小重量持续牵引。

### 三、中医特色治疗护理

(一)特色技术

1. 中药熏蒸。

2. 中药封包。

3. 中药塌渍。

4. 中药离子导入。

5. 药熨法。

6. 刮痧。

7. 拔火罐。

8. 艾灸。

9. 耳穴贴压(耳穴埋豆)。

10. 督灸。

11. 穴位注射。

12. 牵引。

13. 穴位按摩。

(二)手法治疗的护理

1. 松解类手法的护理

(1)治疗前向患者讲解松解手法治疗的目的及注意事项。

(2)嘱患者放松,协助患者摆放体位。

(3)治疗过程中,注意观察患者的面色和反应,询问有无眩晕、恶心等不适。

(4)治疗结束后协助患者卧床休息半小时。

2. 整复类手法的护理

(1)治疗前告知患者和家属相关注意事项,取得配合。

(2)治疗过程中,嘱患者颈部自然放松,配合固定体位。

(3)观察患者面色和反应,询问有无胸闷、眩晕、恶心等不适,必要时停止治疗,并给予吸氧或药物治疗。

(4)手法整复后颈部制动,平卧位小重量持续牵引 6~24 小时,牵引过程中注意观察患者反应,如有不适及时停止牵引或调整牵引的重量或角度。

(5)整复位后下床时要佩戴颈托,教会患者正确使用颈托,患者体位改变时动作要缓慢,给予协助和保护,防跌倒。

(三)佩戴颈托的方法及注意事项

1. 选择合适型号和材质的颈托。颈托的大小、高低要适宜,松紧以能放入 2 个手指为宜。高度为限制颈部活动,保持平视为宜。

2. 使用时应注意观察患者的颈部皮肤状况,防止颈部及耳郭、下颌部皮肤受压,必要时可在颈托内衬垫小毛巾、软布等,定时清洁颈托和局部皮肤。

3. 起床时,先将前托放置好位置(将下颌放在前托的下颌窝内),一手固定前托,一手放置患者颈枕部,扶患者坐起,将后托放置好(一般长托在下),调节松紧度,固定粘扣。

4. 患者由坐位到平卧位时,先松开粘扣,去掉后托,一手扶持前托,一手放置患者颈枕部,协助患者躺下,去掉前托,调节好枕头位置及高度。

5. 颈托佩戴时间,一般以 2~3 周为宜,一般整复后第 1 周内全天佩戴(睡觉时去除),第 2 周间断佩戴,不活动时可去除颈托,活动时佩戴,第 3 周坐车及颈部剧烈活动时佩戴。

6. 佩戴颈托时须配合颈部肌肉锻炼,以保持颈部的稳定性。

(四)运动疗法

1. 急性期颈部制动,避免进行功能锻炼,防止症状加重。

2. 缓解期或手法整复 2~3 天后指导患者在颈托保护下行颈部拔伸、项臂争力、耸肩、扩胸等锻炼。

3. 康复期及手法整复 1 周后可间断佩戴颈围,开始进行仰首观天、翘首望月、项臂争力等锻炼,每日 2~3 次,每次 2~3 组动作,每个动作 10~15 次。

4. 康复后要长期坚持做耸肩、扩胸、项臂争力、颈部的保健"米字操"等锻炼,保持颈部肌肉的强度及稳定性,预防复发。

5. 眩晕的患者慎做回头望月、保健"米字操"等转头动作,或遵医嘱进行。

6. 各种锻炼动作要缓慢,以不疲劳为度,要循序渐进。附几种功能锻炼方法如下。

(1) 拔项法:吸气时头顶向上伸展,下颌微收,双肩下沉,使颈部后方肌肉紧张用力,坚持3秒,然后呼气放松。

(2) 项臂争力:两手交叉,屈肘上举,用手掌抱颈项部,用力向前,同时头颈尽量用力向后伸,使两力相对抗,随着一呼一吸有节奏地进行锻炼。

(3) 仰首观天:双手叉腰,先低头看地,闭口使下颌尽量紧贴前胸,停留片刻,然后头颈仰起,两眼看天,仍停留片刻,反复进行。

(4) 回头望月:头部转向一侧,头顶偏向另外一侧,双眼极力向后上方观望,如回头望月状,坚持片刻,进行对侧锻炼。

(5) 保健"米字操":身体直立,双手自然下垂,挺胸、抬头,目视前方,颈部向左侧屈,吸气,复原时呼气,再向右侧屈。颈前屈,下颌贴胸。颈后伸到最大限度。头向左斜上方摆动至最大限度,再向右斜上方摆动至最大限度,配合呼吸。向左斜下方摆头至最大范围,再向右斜下方摆动至最大范围。整个过程就像头部在写出一个"米"字的感觉。

(五) 枕颌带牵引的护理

1. 牵引治疗前告知患者和家属牵引的目的和注意事项,取得配合。

2. 枕颌带牵引分坐位和卧位,根据病情选择合适的牵引体位和牵引角度(前屈、水平位、背伸位)、重量、时间。

3. 根据牵引角度调节枕头高度,保持有效的牵引力线,颈部不要悬空。

4. 牵引过程中观察枕颌带位置是否舒适,耳郭有无压迫,必要时下颌或面颊部可衬垫软物;男患者避免压迫喉结,女患者避免头发压在牵引带内。

5. 牵引时颈部制动。

6. 疼痛较甚的患者去除牵引时要逐渐减轻重量,防止肌肉快速回缩。必要时可小重量持续牵引。

7. 牵引过程中加强巡视,观察患者有无疼痛加重、头晕、恶心、心慌等不适,并根据情况及时报告医师处理。

8. 牵引结束后,颈部应制动休息10~20分钟,同时做好记录。

(六) 各种针刺、小针刀、封闭、穴位注射等治疗

1. 治疗前询问患者有无晕针史,告知治疗的目的及注意事项。

2. 嘱患者放松,配合医师摆放合适体位,选择穴位,暴露治疗部位。

3. 治疗时密切观察患者面色,询问患者有无不适,如患者出现面色苍白、出冷汗、心慌等不适,及时停止治疗,给予处理。

4. 治疗结束后注意观察局部有无出血、血肿等,注意局部保暖,12 小时内避免洗澡。

5. 有晕针史、酒后、饥饿、情绪紧张时不宜进行治疗。有严重高血压、糖尿病、高血压者要慎用该治疗。

(七)物理疗法的护理

1. 电疗、磁热疗法、超声波等物理治疗前评估患者皮肤情况,讲解治疗的目的及注意事项,取得患者配合。

2. 电疗仪电极片要和皮肤紧密接触,必要时用固定带、沙袋固定。

3. 治疗时要及时询问患者感觉情况,及时调整电流的大小。治疗过程中忌中断电源,防止瞬间电流击伤患者。

4. 治疗结束后观察皮肤情况,如有红肿、水疱须要及时观察处理。

5. 磁热疗法时,保持有效的照射距离,询问患者感受,观察局部皮肤情况,防烫伤。

(八)围手术期的护理

1. 手术前的护理

(1)做好术前宣教,告知手术注意事项及相关准备工作,取得患者的配合,术前戒烟。

(2)前路手术术前 3~5 天开始气管推移训练,用食指、中指及环指将气管自右向左推或拉,使气管超过正中线,牵拉的时间每次 5~10 分钟,逐渐增加至每次 30~40 分钟,每日 3~4 次,而且不发生呛咳。

(3)指导患者进行深呼吸及有效的咳嗽练习,练习床上排大小便。

(4)术前给予耳穴贴压,以缓解紧张情绪,促进睡眠。

2. 手术后护理

(1)手术后注意观察伤口有无渗血及四肢感觉运动情况。

(2)根据不同的麻醉方式,指导患者进食,如进食半流易消化食物。

(3)卧床期间预防并发症。

(4)术后功能锻炼:肢体感觉恢复后指导患者做握拳、足趾背伸等小关节活动,6 小时做被动的直腿抬高活动,24 小时指导患者主动锻炼,以肌训练为主,如上肢手抓拿、下肢的抬高、伸屈活动等。

(5)3 天后,在颈部固定良好的前提下,协助患者早期下床活动。下床顺序:平卧(带好颈围)→床上坐起→床边立→有人协助离床→自己行走。佩戴颈围,保持头部中立位,防止突然转动头部发生意外。

四、健康指导

(一)生活起居

1. 避免长时间低头劳作,伏案工作时,每隔 1~2 小时,活动颈部,如仰头或将头枕靠在椅背上或转动头部。

2. 座椅高度要适中,以端坐时双脚刚能触及地面为宜。

3. 避免长时间半躺在床头,曲颈斜枕看电视、看书。

4. 睡眠时应保持头颈部在一条直线上,避免扭曲,枕头长要超过肩,不宜过高,为握拳高度(平卧后),枕头的颈部稍高于头部,可以起到良好放松作用。避免颈部悬空。

5. 注意颈部保暖,防风寒湿邪侵袭。

6. 及时防治如咽炎、扁桃体炎、淋巴腺炎等咽喉部疾病。

7. 乘车、体育锻炼时做好自我保护,避免头颈部受伤。开车、乘车注意系好安全带或扶好扶手,防止急刹车颈部受伤等,避免头部猛烈扭转。

(二)饮食指导

1. 风寒痹阻证　宜进祛风散寒温性食物,如大豆、羊肉、狗肉、胡椒、花椒等。食疗方:鳝鱼汤、当归红枣煲羊肉等。忌食凉性食物及生冷瓜果、冷饮,多温热茶饮。

2. 血瘀气滞证　宜进食行气活血、化瘀解毒的食品,如山楂、白萝卜、木耳等。食疗方:醋泡花生等。避免煎炸、肥腻、厚味。

3. 痰湿阻络证　宜进健脾除湿之品,如山药、薏苡仁、赤小豆等。食疗方:冬瓜排骨汤等。忌食辛辣、燥热、肥腻等生痰助湿之品。

4. 肝肾不足证

(1)肝肾阴虚者宜进食滋阴填精、滋养肝肾之品,如枸杞子等。食疗方:虫草全鸭汤。忌辛辣香燥之品。

(2)肝肾阳虚者宜进食温壮肾阳、补精髓之品,如黑豆、核桃、杏仁、腰果等。食疗方:干姜煲羊肉。忌生冷瓜果及寒凉食物。

5. 气血亏虚证　宜进食益气养阴的食品,如莲子、大枣、桂圆等。食疗方:桂圆莲子汤、大枣圆肉煲鸡汤等。

(三)情志调理

1. 向患者介绍本疾病的发生、发展及转归,取得患者理解和配合,多与患者沟通,了解其心理社会状况,及时消除不良情绪。

2. 介绍成功病例,帮助患者树立战胜疾病的信心。

3. 给患者必要的生活协助,鼓励家属参与。

4. 有情绪障碍者,必要时请心理咨询医师治疗。

(四)体位指导

1. 急性期卧床制动,头部前屈,枕头后部垫高,避免患侧卧位,保持上肢上举或抱头等体位,必要时在肩背部垫软垫,进行治疗或移动体位时动作要轻柔。

2. 缓解期可适当下床活动,避免快速转头、摇头等动作;卧位时保持头部中立位,枕头水平。

3. 康复期可下床进行肩部、上肢活动,在不加重症状的情况下逐渐增大活动范围。

**五、护理难点**

枕头高度和枕头位置影响颈椎牵引的角度。

解决思路:研制一种可调式颈椎治疗枕,在充分评估患者病情后确定枕头的高度和位置,便于掌握,避免操作者因个人操作习惯影响治疗效果。

**六、护理效果评价**

见:项痹(神经根型颈椎病)中医护理效果评价表

见:项痹(神经根型颈椎病)护理效果评价量表

附表1　项痹(神经根型颈椎病)中医护理效果评价表

医院:　　　　科室:　　　　入院日期:　　　　出院日期:　　　　住院天数:

患者姓名:　　　性别:　　　年龄:　　　ID:　　　　文化程度:

纳入中医临床路径:是□　否□

证候诊断:风寒痹阻证□　　血瘀气滞证□　　痰阻络湿□　　肝肾不足□

　　　　　气血亏虚证□　　其他□

(一)护理效果评价

| 主要症状 | 主要辨证施护方法 | 中医护理技术 | 护理效果 |
|---|---|---|---|
| 颈肩疼痛□ | 疼痛评分:____分<br>1. 体位□<br>2. 按疼痛规律施护□<br>3. 牵引□ ____次数/天<br>4. 慎起居、避风寒□<br>5. 其他护理措施 | 1. 中药离子导入□ 应用次数:____次 应用时间:____天<br>2. 中药塌渍□ 应用次数:____次 应用时间:____天<br>3. 耳穴贴压□ 应用次数:____次 应用时间:____天<br>4. 中药封包□ 应用次数:____次 应用时间:____天<br>5. 艾　灸□ 应用次数:____次 应用时间:____天<br>6. 拔火罐□ 应用次数:____次 应用时间:____天<br>7. 督　灸□ 应用次数:____次 应用时间:____天<br>8. 中药熏蒸□ 应用次数:____次 应用时间:____天<br>9. 牵　引□ 应用次数:____次 应用时间:____天<br>10. 其他:____ 应用次数:____次 应用时间:____天<br>(请注明,下同) | 好　□<br>较好□<br>一般□<br>差　□ |
| 眩晕□ | 1. 体位□<br>2. 防跌倒□<br>3. 佩戴颈托□<br>4. 其他护理措施 | 1. 耳穴贴压□ 应用次数:____次 应用时间:____天<br>2. 中药离子导入□ 应用次数:____次 应用时间:____天<br>3. 督　灸□ 应用次数:____次 应用时间:____天<br>4. 穴位按摩□ 应用次数:____次 应用时间:____天<br>5. 其他:____ 应用次数:____次 应用时间:____天 | 好　□<br>较好□<br>一般□<br>差　□ |

(续表)

| 主要症状 | 主要辨证施护方法 | 中医护理技术 | 护理效果 |
|---|---|---|---|
| 肢体麻木□ | 1. 体位□<br>2. 牵引□ ____次数/天<br>3. 保暖□<br>4. 叩击、按摩□<br>5. 其他护理措施 | 1. 中药熏蒸□ 应用次数：____次 应用时间：____天<br>2. 督 灸□ 应用次数：____次 应用时间：____天<br>3. 物理疗法□ 应用次数：____次 应用时间：____天<br>4. 牵 引□ 应用次数：____次 应用时间：____天<br>5. 其他：_____ 应用次数：____次 应用时间：____天 | 好 □<br>较好□<br>一般□<br>差 □ |
| 颈肩及上肢活动受限□ | 1. 体 位□<br>2. 活 动□<br>3. 生活起居□<br>4. 按摩、功能锻炼□<br>5. 其他护理措施 | 1. 中药熏蒸□ 应用次数：____次 应用时间：____天<br>2. 中药离子导入□ 应用次数：____次 应用时间：____天<br>3. 艾 灸□ 应用次数：____次 应用时间：____天<br>4. 穴位按摩□ 应用次数：____次 应用时间：____天<br>5. 其他：_____ 应用次数：____次 应用时间：____天 | 好 □<br>较好□<br>一般□<br>差 □ |
| 不寐□ | 1. 体 位□<br>2. 放松疗法□<br>3. 牵 引□<br>4. 环 境□<br>5. 其他护理措施 | 1. 牵 引□ 应用次数：____次 应用时间：____天<br>2. 耳穴贴压□ 应用次数：____次 应用时间：____天<br>3. 穴位按摩□ 应用次数：____次 应用时间：____天<br>4. 其他：_____ 应用次数：____次 应用时间：____天 | 好 □<br>较好□<br>一般□<br>差 □ |
| 其他□<br>(请注明) | 1.<br>2.<br>3. | | 好 □<br>较好□<br>一般□<br>差 □ |

## （二）护理依从性及满意度评价

| 评价项目 | | 患者对护理的依从性 | | | 患者对护理的满意度 | | |
|---|---|---|---|---|---|---|---|
| | | 依从 | 部分依从 | 不依从 | 满意 | 一般 | 不满意 |
| 中医护理技术 | 中药熏蒸 | | | | | | |
| | 穴位按摩 | | | | | | |
| | 耳穴贴压(耳穴埋豆) | | | | | | |
| | 中药离子导入 | | | | | | |
| | 物理疗法 | | | | | | |

(续表)

| 评价项目 | | 患者对护理的依从性 | | | 患者对护理的满意度 | | |
| --- | --- | --- | --- | --- | --- | --- | --- |
| | | 依从 | 部分依从 | 不依从 | 满意 | 一般 | 不满意 |
| 中医护理技术 | 刮痧 | | | | | | |
| | 拔火罐 | | | | | | |
| | 艾灸 | | | | | | |
| | 督灸 | | | | | | |
| | 中药塌渍 | | | | | | |
| 健康指导 | | / | / | / | | | |
| 签　　名 | | 责任护士签名： | | | 上级护士或护士长签名： | | |

(三)对本病中医护理方案的评价

实用性强□　　实用性较强□　　实用性一般□　　不实用□

改进意见：

(四)评价人(责任护士)

姓名：_____　技术职称：_____　完成日期：_____　护士长签字：_____

### 附表2　项痹(神经根型颈椎病)护理效果评价量表

| 分级<br>症状 | 无<br>(0分) | 轻(2分) | 中(4分) | 重(6分) | 实施前评价 | | 实施后评价 | |
| --- | --- | --- | --- | --- | --- | --- | --- | --- |
| | | | | | 日期 | 分值 | 日期 | 分值 |
| 颈肩疼痛 | 无疼痛<br>(FPS-R评分：0分) | 疼痛轻微<br>(FPS-R评分：2~4分) | 中度疼痛<br>(FPS-R评分：6~8分) | 重度疼痛<br>(FPS-R评分：10分) | | | | |
| 肢体麻木 | 无 | 轻微麻木,时作时止 | 麻木可忍,时常发作 | 麻木难忍,持续不止 | | | | |
| 颈肩活动受限 | 颈侧屈、前屈、后仰≥40°,侧转≥75° | 颈侧屈、前屈、后仰30°~39°,侧转60°~74° | 颈侧屈、前屈、后仰20°~29°,侧转45°~59° | 颈侧屈、前屈、后仰<20°,侧转<45° | | | | |

(续表)

| 症状＼分级 | 无(0分) | 轻(2分) | 中(4分) | 重(6分) | 实施前评价 | | 实施后评价 | |
|---|---|---|---|---|---|---|---|---|
| | | | | | 日期 | 分值 | 日期 | 分值 |
| 上肢活动受限 | 无减弱(肌力Ⅴ级) | 轻度减弱(肌力Ⅳ级) | 明显减弱(肌力Ⅰ~Ⅲ级) | 明显无力(肌力0级) | | | | |
| 眩晕 | 无 | 头晕眼花,时作时止 | 视物旋转,不能行走 | 眩晕欲仆,不能行走 | | | | |
| 不寐 | 无 | 睡眠时常觉醒或睡而不稳,晨醒过早,但不影响工作 | 睡眠不足4小时,尚能坚持工作 | 彻夜不眠,难以坚持工作 | | | | |

## 第二十二节　腰腿痛(腰椎管狭窄症)中医护理方案

### 一、常见证候要点

(一)风寒湿阻证

腰腿酸胀重着,时轻时重,遇冷加重,得热痛缓,活动不利。舌淡苔白滑,脉沉紧。

(二)肾气亏虚证

腰腿酸痛,气短乏力,遇劳则甚,卧则减轻,肌肉瘦削。舌淡苔薄白,脉沉细。

(三)血瘀气滞证

腰腿刺痛,缠绵日久,不耐久坐,下肢麻木,面色少华,神疲无力。舌质瘀紫,苔薄,脉弦紧。

### 二、常见症状/证候施护

(一)腰腿疼痛

1. 评估疼痛的诱因、性质、腰部活动、下肢感觉、运动情况。

2. 注意起床姿势,宜先行翻身侧卧,再用手臂支撑用力后缓缓起床,忌腰部用力,避免体位的突然改变。

3. 做好腰部、腿部保暖,防止受凉。

4. 遵医嘱腰部予中药贴敷、中药热熨、中药离子导入、穴位注射、穴位贴敷、蜡疗等治疗,观察治疗后的效果,及时向医师反馈。

5. 遵医嘱使用耳穴贴压(耳穴埋豆),减轻疼痛。常用穴位为神门、交感、皮质下、肝、肾等。

6. 给予牵引治疗,牵引重量是患者体重1/3~1/2,也可根据患者的耐受进行牵引重量调节。

(二)下肢麻木

1. 评估麻木部位、程度以及伴随的症状,并做好记录。

2. 协助患者按摩拍打麻木肢体,力度适中,增进患者舒适度,并询问感受。

3. 麻木肢体做好保暖,指导患者进行双下肢关节屈伸运动,促进血液循环。

4. 遵医嘱局部予针灸等治疗,注意观察患者反应,如有不适及时停止治疗。

5. 遵医嘱予穴位注射,常用穴位为足三里、环跳、委中、承山等。

(三)间歇性跛行

1. 评估患者双下肢肌力及步态,对肌力下降及步态不稳者,做好安全防护措施,防止跌倒及其他意外事件发生。

2. 做好健康教育,教会患者起床活动的注意事项,使用辅助工具行走。

3. 卧床期间或活动困难患者,指导患者进行四肢关节主动运动及腰背肌运动,增强肌肉强度和耐力。

4. 保持病室环境安全,物品放置有序,协助患者生活料理。

5. 遵医嘱予物理治疗,如中频脉冲、激光、微波等;或采用中药热熨、穴位贴敷等治疗。

### 三、中医特色治疗护理

(一)药物治疗

1. 消炎止痛药。

2. 神经营养药物。

3. 外用膏药。

(二)特色技术

1. 中药贴敷。

2. 中药离子导入。

3. 耳穴贴压(耳穴埋豆)。

4. 熨法。

5. 穴位注射。

6. 穴位贴敷。

7. 中药灌肠。

8. 艾灸。

(三)腰椎牵引的护理

1. 牵引治疗前做好解释工作,告知患者注意事项以取得配合。

2. 遵医嘱选择合适的体位(三屈位、仰卧位、俯卧位)及牵引重量、牵引角度,牵引时上下衣分开,固定带松紧适宜,使患者舒适持久。

3. 牵引时嘱患者全身肌肉放松,以减少躯干部肌肉收缩抵抗力,疼痛较甚不能平卧的患者可使用三角枕垫于膝下缓解不适。

4. 牵引过程中随时询问患者感受,观察患者是否有胸闷、心慌等不适,及时调整。出现疼痛加重等不适立即停止治疗,通知医师处理。

5. 注意防寒保暖,用大毛巾或薄被覆盖患者身体。

6. 腰椎牵引后患者宜平卧20分钟再翻身活动。

(四)围手术期护理

1. 术前护理

(1)做好术前宣教与心理护理,告知手术注意事项及相关准备工作,取得患者的配合。

(2)术前2天指导患者练习床上大小便及俯卧位训练。

(3)对于吸烟者劝其戒烟,预防感冒;指导患者练习深呼吸、咳嗽和排痰的方法。

(4)为患者选择合适腰围,指导正确佩戴方法。

(5)常规进行术区皮肤准备、药物过敏试验及交叉配血等。

2. 术后护理

(1)术后妥善安置患者,搬运患者时,保持脊椎一条直线,防止扭曲,使用过床板平托过床。翻身时,采取轴线翻身方法。

(2)根据不同的麻醉方式,正确指导患者进食,进食营养丰富易消化的食物。

(3)注意患者生命体征变化,观察双下肢感觉、运动、肌力等神经功能的变化。

(4)观察伤口敷料渗出情况,保持伤口负压引流管通畅,定时倾倒引流液,严格执行无菌操作。观察引流液色、质、量的变化,并正确记录,如引流液为淡红色液体,引流量大于200 mL,怀疑脑脊液漏,应通知医师及时处理,并将引流球负压排空,暂停负压引流,抬高床尾。

(5)指导患者进行踝泵运动,每日平均5~10次,循序渐进,以不疲劳为宜,预防血栓。评估患者下肢疼痛改善情况,循序渐进地指导患者进行蹬腿、直腿抬高、五点支撑及飞燕式等功能锻炼。

(6)根据手术方式,术后3~5天协助患者佩戴护具侧身起卧,练习下地行走,行走时,抬头挺胸收腹,做好安全防护。

(7)积极进行护理干预,预防肺部感染、尿路感染及下肢静脉栓塞等并发症的发生。

(8)对排尿困难者,可采取中药热熨下腹部,配合按摩,以促进排尿。对于腹胀、便秘患者,采取腹部按摩,每日4次,每次100下左右,为晨起、午睡醒后、早餐及晚餐后1~3小时进行,顺时针方向按摩,以促进排便或应用中药贴敷,贴敷时间不宜超过8小时,6~

8小时后自行取下,必要时行中药灌肠。

(9)卧床期间协助患者做好生活护理,满足各项需求。

### 四、健康指导

(一)生活起居

1. 患者以卧床休息为主,采取舒适体位。下床活动时戴腰托加以保护和支撑,不宜久坐。

2. 做好腰部保护,防止腰部受到外伤,尽量不弯腰提重物,减轻腰部负荷。告知患者捡拾地上的物品时宜双腿下蹲腰部挺直,动作要缓。

3. 指导患者在日常生活与工作中,注意对腰部的保健,提倡坐硬板凳,宜卧硬板薄软垫床。工作时要做到腰部姿势正确,劳逸结合,防止过度疲劳,同时还要防止寒冷等不良因素的刺激。

4. 指导患者正确咳嗽、打喷嚏的方法,注意保护腰部,避免诱发和加重疼痛。

5. 因病程长、恢复慢,鼓励患者应保持愉快的心情,用积极乐观的人生态度对待疾病。

6. 加强腰背肌功能锻炼,要注意持之以恒。主要锻炼方法有卧位直腿抬高,交叉蹬腿及五点支撑、飞燕式的腰背肌功能锻炼,根据患者的具体情况进行指导。

(1)飞燕式锻炼:患者俯卧位,双下肢伸直,两手贴在身体两旁,下半身不动,抬头时上半身向后背伸,每日3组,每组做10次。逐渐增加为抬头上半身后伸与双下肢直腿后伸同时进行。腰部尽量背伸形似飞燕,每日5~10组,每组20次。

(2)五点支撑锻炼:患者取卧位,以双手叉腰作支撑点,两腿半屈膝90°,脚掌置于床上,以头后部及双肘支撑上半身,双脚支撑下半身,成半拱桥形,当挺起躯干架桥时,膝部稍向两旁分开,速度由慢而快,每日3~5组,每组10~20次。适应后增加至每日10~20组,每组30~50次。以锻炼腰、背、腹部肌肉力量。

7. 腰托使用健康指导

(1)腰托的选用及佩戴:腰托规格要与自身腰的长度、周径相适应,其上缘须达肋下缘,下缘至臀裂,松紧以不产生不适感为宜。

(2)佩戴时间:可根据病情掌握佩戴时间,腰部症状较重时应随时佩戴,轻症患者可在外出或较长时间站立及固定姿势坐位时使用,睡眠及休息时取下。

(3)使用腰托期间应逐渐增加腰背肌锻炼,防止和减轻腰部肌肉萎缩。

(二)饮食指导

根据患者的营养状况和辨证分型的不同,科学合理指导饮食,使患者达到最大程度的康复,在指导患者饮食期间,动态观察患者的胃纳情况和舌苔变化,随时更改饮食计划。

1. 风寒湿阻证　饮食宜进温经散寒、祛湿通络之品,如砂仁、羊肉、蛇酒等。食疗方:鳝鱼汤、当归红枣煲羊肉。忌凉性食物及生冷瓜果、冷饮。

2. 肾气亏虚证　饮食宜进补肾益精之品,如黑芝麻、黑木耳等。忌辛辣香燥之品。

3. 血瘀气滞证　饮食宜进行气活血化瘀之品,如黑木耳、金针菇、桃仁等。

(三)情志调理

1. 了解患者的情绪,使用言语开导法做好安慰工作,保持情绪平和、神气清净。

2. 用移情疗法,转移或改变患者的情绪和意志,舒畅气机、怡养心神,有益患者的身心健康。

3. 疼痛时出现情绪烦躁,使用安神静志法,要患者闭目静心全身放松,平静呼吸,以达到周身气血流通舒畅。

## 五、护理难点

患者自觉改善不良习惯的依从性差。

解决思路如下。

1. 加强对患者康复保健知识教育,教患者做腰椎保健操,告知患者不良习惯对腰椎管狭窄的影响,增强患者的自我保健意识。

2. 发放健康教育小册子,使患者掌握正确的生活方式、饮食调理、坐立行的方法、腰部保健、预防不良姿势等相关护理知识。

3. 根据患者的情况,做到因人施护,制订可行的康复锻炼方法,积极指导患者康复训练。

4. 定期随访,调查患者依从性,及时给予针对性的指导。

## 六、护理效果评价

见:腰腿痛(腰椎管狭窄症)中医护理效果评价表

见:腰腿痛(腰椎管狭窄症)护理效果评价量表

### 附表1　腰腿痛(腰椎管狭窄症)中医护理效果评价表

医院:　　　　科室:　　　　入院日期:　　　　出院日期:　　　　住院天数:

患者姓名:　　　性别:　　　年龄:　　　ID:　　　　文化程度:

纳入中医临床路径:是□　否□

证候诊断:风寒湿阻证□　　肾气亏虚证□　　血瘀气滞证□　　其他□

（一）护理效果评价

| 主要症状 | 主要辨证施护方法 | 中医护理技术 | 护理效果 |
|---|---|---|---|
| 腰腿疼痛□ | 1. 评估疼痛/活动度□<br>2. 选择硬板床□<br>3. 体位□<br>4. 活动方法□<br>5. 保暖□<br>6. 其他护理措施 | 1. 中药贴敷□ 应用次数：____次 应用时间：____天<br>2. 药熨法□ 应用次数：____次 应用时间：____天<br>3. 穴位注射□ 应用次数：____次 应用时间：____天<br>4. 穴位贴敷□ 应用次数：____次 应用时间：____天<br>5. 耳穴贴压□ 应用次数：____次 应用时间：____天<br>6. 牵引治疗□ 应用次数：____次 应用时间：____天<br>7. 中药离子导入□ 应用次数：____次 应用时间：____天<br>8. 其他：____ 应用次数：____次 应用时间：____天<br>（请注明，下同） | 好 □<br>较好□<br>一般□<br>差 □ |
| 下肢麻木□ | 1. 评估麻木部位、程度□<br>2. 按摩拍打麻木肢体□<br>3. 肢体保暖□<br>4. 下肢关节屈伸活动□<br>5. 其他护理措施 | 1. 中药贴敷□ 应用次数：____次 应用时间：____天<br>2. 针灸治疗□ 应用次数：____次 应用时间：____天<br>3. 穴位贴敷□ 应用次数：____次 应用时间：____天<br>4. 穴位注射□ 应用次数：____次 应用时间：____天<br>5. 其他：____ 应用次数：____次 应用时间：____天 | 好 □<br>较好□<br>一般□<br>差 □ |
| 间歇性跛行□ | 1. 评估下肢肌力□<br>2. 安全防护□<br>3. 活动方法□<br>4. 功能锻炼□<br>5. 其他护理措施 | 1. 物理治疗□ 应用次数：____次 应用时间：____天<br>2. 中药热熨□ 应用次数：____次 应用时间：____天<br>3. 穴位贴敷□ 应用次数：____次 应用时间：____天<br>4. 中药贴敷□ 应用次数：____次 应用时间：____天<br>5. 其他：____ 应用次数：____次 应用时间：____天 | 好 □<br>较好□<br>一般□<br>差 □ |
| 其他□<br>（请注明） | 1.<br>2.<br>3. |  | 好 □<br>较好□<br>一般□<br>差 □ |

(二)护理依从性及满意度评价

| 评价项目 | | 患者对护理的依从性 | | | 患者对护理的满意度 | | |
|---|---|---|---|---|---|---|---|
| | | 依从 | 部分依从 | 不依从 | 满意 | 一般 | 不满意 |
| 中医护理技术 | 中药贴敷 | | | | | | |
| | 中药热熨 | | | | | | |
| | 耳穴贴压(耳穴埋豆) | | | | | | |
| | 牵引治疗 | | | | | | |
| | 中药离子导入 | | | | | | |
| | 穴位注射 | | | | | | |
| | 穴位贴敷 | | | | | | |
| | 物理治疗 | | | | | | |
| 健康指导 | | / | / | / | | | |
| 签名 | | 责任护士签名: | | | 上级护士或护士长签名: | | |

(三)对本病中医护理方案的评价

实用性强□　　实用性较强□　　实用性一般□　　不实用□

改进意见:

(四)评价人(责任护士)

姓名:_____　技术职称:_____　完成日期:_____　护士长签字:_____

### 附表2　腰腿痛(腰椎管狭窄症)护理效果评价量表

| 分级<br>症状 | 无<br>(0分) | 轻(2分) | 中(4分) | 重(6分) | 实施前评价 | | 实施后评价 | |
|---|---|---|---|---|---|---|---|---|
| | | | | | 日期 | 分值 | 日期 | 分值 |
| 腰腿疼痛 | 无疼痛<br>(FPS-R评分:0分) | 疼痛轻微<br>(FPS-R评分:2~4分) | 中度疼痛<br>(FPS-R评分:6~8分) | 重度疼痛<br>(FPS-R评分:10分) | | | | |
| 肢体麻木 | 无麻木 | 轻微麻木,时作时止 | 麻木可忍,时常发作 | 麻木难忍,持续不止 | | | | |
| 下肢活动受限 | 无减弱<br>(肌力V级) | 轻度减弱(肌力Ⅳ级) | 明显减弱(肌力Ⅰ~Ⅲ级) | 明显无力(肌力0级) | | | | |

(续表)

| 症状\分级 | 无(0分) | 轻(2分) | 中(4分) | 重(6分) | 实施前评价 | | 实施后评价 | |
|---|---|---|---|---|---|---|---|---|
| | | | | | 日期 | 分值 | 日期 | 分值 |
| 跛行 | 无 | 轻度 | 剧烈活动时或后轻度 | 持续 | | | | |
| 过伸试验 | 无 | 阳性 | 阳性 | 阳性 | | | | |

# 第二十三节　膝痹（膝关节骨性关节炎）中医护理方案

## 一、常见证候要点

（一）气血两虚证

关节酸痛，曲伸不利，乏力，汗出畏寒。舌淡，苔薄白，脉沉细或沉虚而缓。

（二）风湿痹阻证

关节肌肉酸痛，活动不利，阴雨天疼痛加重，得温痛减。舌质淡红，苔薄白，脉迟沉。

（三）肝肾亏虚证

痹证日久不愈，关节屈伸不利，腰膝酸软，心烦口干。舌质淡红，舌苔薄白，脉细无力。

## 二、常见症状/证候施护

（一）关节疼痛

1. 评估疼痛的诱因、性质、下肢活动、下肢感觉、运动情况。

2. 体位护理，患肢制动并抬高15°，外展中立，以减轻疼痛。

3. 做好下肢保暖，防止受凉。

4. 指导患者学会放松技巧，分散患者的注意力。

5. 遵医嘱腿部予中药贴敷、中药热熨、中药熏蒸、中药塌渍等治疗，观察治疗后的效果，及时向医师反馈。

6. 遵医嘱使用耳穴贴压（耳穴埋豆），减轻疼痛。穴位：神门、交感、皮质下、肝、肾等。

（二）关节肿胀

1. 观察关节肿胀情况，加重应警惕关节内积液，及时报告医师。

2. 给予活血止痛散每日1剂，水煎局部外洗。

3. 给予气压治疗、理疗、穴位按摩等，减轻肿痛，改善活动功能。

4. 遵医嘱局部予中药熏洗、中药塌渍、艾灸等治疗，注意防止皮肤烫伤及损伤，观察治疗效果。

(三)下肢活动受限

1.评估患者下肢肌力及步态,对肌力下降及步态不稳者,做好安全防护措施,防止跌倒及其他意外事件发生。

2.做好健康教育,教会患者使用助行器行走。

3.卧床期间或活动困难患者,指导患者进行四肢关节主动运动及踝泵运动,提高肌肉强度和耐力。

4.保持病室环境安全,协助患者生活料理。

5.遵医嘱予物理治疗或采用中药热熨、中药熏洗、穴位贴敷等治疗。

### 三、中医特色治疗护理

(一)药物治疗

1.内服中药

(1)气血两虚证:益气养血,舒筋通络。汤药温服,每日1剂。中成药:血府逐瘀胶囊、痹祺胶囊等。

(2)风湿痹阻证:散寒除湿,温经活络。汤药温服,每日1剂。中成药:通络开痹片、舒筋活血胶囊等。

(3)肝肾亏虚证:补益肝肾,强筋健骨。汤药温服,每日1剂。中成药:骨宝胶囊、益肾蠲痹丸等。

2.注射给药　遵医嘱使用川芎嗪注射液、骨肽注射液等。

(二)特色技术

1.中药贴敷　遵医嘱使用,如南星止痛膏、镇江膏药、麝香虎骨膏等。

2.中药熏蒸　遵医嘱使用活血止痛散熏蒸。

3.中药塌渍　遵医嘱应用马黄酊湿敷。

4.药熨　遵医嘱使用四子散外敷(吴茱萸、紫苏子、莱菔子、白芥子各60 g);吴茱萸120 g + 粗盐60 g,加热后熨敷。

5.气压治疗　遵医嘱每日1~2次按摩双下肢。

6.艾灸　遵医嘱灸神阙、关元、足三里、阳陵泉等穴位。

(三)围手术期护理

1.术前护理

(1)做好术前宣教与心理护理,告知手术注意事项及相关准备工作,取得患者的配合。

(2)术前训练,术前2天指导患者床上大小便及正确使用便器的方法。

(3)戒烟酒,防感冒。

(4)为患者准备冰盐袋,讲解使用方法,以减少术后出血,利于消肿。

(5)为患者选择合适的助行器,指导正确使用方法。

(6)常规进行术区皮肤准备、药物过敏试验及交叉配血等。

(7)遵医嘱给予中药泡洗(双足及手术区)。

2. 术后护理

(1)术后妥善安置患者,搬运患者时,保持患肢外展中立位,妥善固定各管路。

(2)根据不同的麻醉方式,正确指导患者进食。

(3)注意观察生命体征变化、患肢感觉、运动、肌力等神经功能的变化。

(4)观察伤口敷料渗出情况,保持伤口负压引流管通畅,定时倾倒引流液,正确记录,安装自体血回输器的患者术后4小时内回输,严格执行无菌操作。

(5)评估患者下肢疼痛情况。

(6)根据手术方式,术后1~2天主要进行被动练习,对患肢做足底(涌泉穴)及大腿的按摩和屈伸踝关节的锻炼,患肢给予弹力绷带或弹力袜外固定,同时开始进行持续被动运动活动器(CPM)活动膝关节,活动范围从30°开始递增,每日2次,每次30~60分钟,速度从每分钟1~2次开始并逐步增加,关节活动度可达90°或以上。术后2~3天以后,患者体力逐渐恢复,可由被动练习逐步过渡到主动练习,主要为屈膝活动和直腿抬高练习。同时借助行器下床行走训练。循序渐进地进行压腿、下蹲等训练。

(7)积极进行护理干预,预防口腔感染、肺部感染、尿路感染及下肢静脉血栓等并发症的发生。

(8)排尿困难者,遵医嘱取艾灸关元、气海、中极等穴位或予中药热熨下腹部。

(9)便秘患者,遵医嘱取艾灸神阙、关元、足三里等穴位或进行顺时针方向按摩腹部。

(10)卧床期间协助患者做好生活护理,满足各项需求。

### 四、健康指导

(一)生活起居

1. 急性期患者以卧床休息为主,采取舒适体位。

2. 做好膝部保护,防止膝部受到外伤。

3. 改善生活用品,鞋子的大小、跟脚程度,地面防滑,预防跌倒。

4. 慎起居,防感冒。

5. 膝关节骨性关节炎病程长、恢复慢,鼓励患者应保持愉快心情。

(二)饮食指导

1. 气血两虚证  饮食宜益气养血之品,如大枣、阿胶、西洋参等。

2. 风湿痹阻证  饮食宜祛风胜湿、温经通络之品,如姜蒜辣面条、防风葱白粥等,趁热食用,以汗出为度。

3. 肝肾亏虚证  饮食宜滋补肝肾、壮筋骨之品,可用熟地黄、当归、黄芪煲鸡汤。

(三)情志调理

1. 了解患者的情绪,保持情绪平和。

2. 用移情疗法,转移或改变患者的情绪和意志,舒畅气机、养心安神。

3. 疼痛时出现情绪烦躁,合理镇痛,安神静志,降低焦虑。

(四)康复指导

指导患者进行功能锻炼,方法有踝泵运动、股四头肌等长收缩、腓肠肌收缩功能锻炼,根据患者的具体情况进行指导。

1. 踝泵运动　膝关节伸直位,大腿前方绷紧,主动背屈踝关节至受限,做勾脚的动作,然后主动向下屈踝关节至受限,坐下踏的动作。各维持3~5秒,每组10~15次,每日4~6组。

2. 股四头肌等长收缩　①仰卧位,膝关节下垫软枕微屈位至20°左右,然后主动缓慢伸直小腿并向上勾脚,维持5~10秒,再缓慢放下,如此重复,每组10~15次,每日4~6组。②坐床边,屈膝关节,缓慢上抬至伸平并向上勾脚,维持5~10秒,再缓慢放下,如此重复,每组10~15次,每日4~6组。

3. 腓肠肌收缩　将枕头夹在小腿中间,坐在床边,大腿、小腿成90°角。缓缓抬起小腿,保持这个姿势3秒左右,然后放下重复动作10~15次。

五、护理难点

患者主动坚持功能锻炼的依从性差。

解决思路如下:

1. 加强对患者及家属的康复保健知识教育。

2. 发放健康教育小册子,使患者掌握正确的生活方式、饮食调理、坐立行的方法、膝部保健等相关护理知识。

3. 定期随访。

六、护理效果评价

见:膝痹(膝关节骨性关节炎)中医护理效果评价表

见:膝痹(膝关节骨性关节炎)护理效果评价量表

**附表1　膝痹(膝关节骨性关节炎)中医护理效果评价表**

医院:　　　　科室:　　　　入院日期:　　　　出院日期:　　　　住院天数:

患者姓名:　　　　性别:　　　　年龄:　　　　ID:　　　　文化程度:

纳入中医临床路径:是□　否□

证候诊断:气血两虚证□　　　风湿痹阻证□　　　肝肾亏虚证□　　　其他□

## (一)护理效果评价

| 主要症状 | 主要辨证施护方法 | 中医护理技术 | 护理效果 |
|---|---|---|---|
| 关节疼痛□ | 1. 评估疼痛/活动度□<br>2. 体位护理□<br>3. 活动方法□<br>4. 保　　暖□<br>5. 其他护理措施 | 1. 中药贴敷□　应用次数：＿＿次　应用时间：＿＿天<br>2. 药　熨　法□　应用次数：＿＿次　应用时间：＿＿天<br>3. 中药熏蒸□　应用次数：＿＿次　应用时间：＿＿天<br>4. 耳穴贴压□　应用次数：＿＿次　应用时间：＿＿天<br>5. 中药离子导入□　应用次数：＿＿次　应用时间：＿＿天<br>6. 其他：＿＿＿　应用次数：＿＿次　应用时间：＿＿天<br>（请注明，下同） | 好　□<br>较好□<br>一般□<br>差　□ |
| 关节肿胀□ | 1. 评估肿胀部位、程度□<br>2. 活血止痛散局部外洗□<br>3. 气压治疗□<br>4. 其他护理措施 | 1. 中药熏洗□　应用次数：＿＿次　应用时间：＿＿天<br>2. 艾　　　灸□　应用次数：＿＿次　应用时间：＿＿天<br>3. 中药塌渍□　应用次数：＿＿次　应用时间：＿＿天<br>4. 穴位注射□　应用次数：＿＿次　应用时间：＿＿天<br>5. 气压治疗□　应用次数：＿＿次　应用时间：＿＿天<br>6. 其他：＿＿＿　应用次数：＿＿次　应用时间：＿＿天 | 好　□<br>较好□<br>一般□<br>差　□ |
| 下肢活动受限□ | 1. 评估受限程度□<br>2. 安全防护□<br>3. 活动方法□<br>4. 功能锻炼□<br>5. 其他护理措施 | 1. 物理治疗□　应用次数：＿＿次　应用时间：＿＿天<br>2. 中药热熨□　应用次数：＿＿次　应用时间：＿＿天<br>3. 穴位贴敷□　应用次数：＿＿次　应用时间：＿＿天<br>4. 中药熏洗□　应用次数：＿＿次　应用时间：＿＿天<br>5. 其他：＿＿＿　应用次数：＿＿次　应用时间：＿＿天 | 好　□<br>较好□<br>一般□<br>差　□ |
| 其他□<br>（请注明） | 1.<br>2.<br>3. |  | 好　□<br>较好□<br>一般□<br>差　□ |

## (二)护理依从性及满意度评价

| 评价项目 || 患者对护理的依从性 ||| 患者对护理的满意度 |||
|---|---|---|---|---|---|---|---|
| | | 依从 | 部分依从 | 不依从 | 满意 | 一般 | 不满意 |
| 中医护理技术 | 中药贴敷 | | | | | | |
| | 药　熨　法 | | | | | | |
| | 中药熏蒸 | | | | | | |

(续表)

| 评价项目 | | 患者对护理的依从性 | | | 患者对护理的满意度 | | |
|---|---|---|---|---|---|---|---|
| | | 依从 | 部分依从 | 不依从 | 满意 | 一般 | 不满意 |
| 中医护理技术 | 中药塌渍 | | | | | | |
| | 气压治疗 | | | | | | |
| | 耳穴贴压(耳穴埋豆) | | | | | | |
| | 中药离子导入 | | | | | | |
| | 艾灸 | | | | | | |
| | 穴位注射 | | | | | | |
| | 穴位贴敷 | | | | | | |
| | 物理治疗 | | | | | | |
| 健康指导 | | / | / | / | | | |
| 签　　名 | | 责任护士签名: | | | 上级护士或护士长签名: | | |

## (三)对本病中医护理方案的评价

实用性强□　　实用性较强□　　实用性一般□　　不实用□

改进意见:

## (四)评价人(责任护士)

姓名:_____　技术职称:_____　完成日期:_____　护士长签字:_____

### 附表2　膝痹(膝关节骨性关节炎)护理效果评价量表

| 分级 症状 | 无 (0分) | 轻(2分) | 中(4分) | 重(6分) | 实施前评价 | | 实施后评价 | |
|---|---|---|---|---|---|---|---|---|
| | | | | | 日期 | 分值 | 日期 | 分值 |
| 膝关节疼痛 | 无疼痛 (FPS-R评分: 0分) | 疼痛轻微 (FPS-R评分: 2~4分) | 中度疼痛 (FPS-R评分: 6~8分) | 重度疼痛 (FPS-R评分: 10分) | | | | |
| 关节僵硬 | 无 | 轻微 | 介于轻中度之间 | 僵硬感明显 | | | | |
| 关节肿胀 | 无 | 轻微,只在活动后有 | 介于轻重度之间 | 持续肿胀,难以忍受 | | | | |

（续表）

| 分级\症状 | 无(0分) | 轻(2分) | 中(4分) | 重(6分) | 实施前评价 日期 | 分值 | 实施后评价 日期 | 分值 |
|---|---|---|---|---|---|---|---|---|
| 骨摩擦音 | 无 | 可触及 | 触及 | 触及明显 | | | | |
| X线改变 | 正常 | 关节间隙可疑变窄,可能有骨赘 | 中等量骨赘,关节间隙变窄较明确,软骨下骨质轻度硬化改变,范围较小 | 大量骨赘形成,可波及软骨面,关节间隙明显变窄,硬化改变极为明显,关节肥大及明显畸形 | | | | |
| 工作能力 | 正常 | 能力下降 | 困难或不能做重活 | 明显下降,只能做体力劳动较轻的坐位工作 | | | | |
| 运动能力 | 正常 | 能力下降 | 只能短途行走 | 不能行走 | | | | |

# 第二十四节　骨蚀(成人股骨头缺血性坏死)中医护理方案

## 一、常见证候要点

（一）气滞血瘀证

髋部刺痛固定,活动受限。舌暗苔白,心烦脉弦。

（二）肝肾亏虚证

髋部隐痛,神疲乏力,潮热盗汗,失眠,腰膝酸软。苔白,脉细无力。

## 二、常见症状/证候施护

（一）疼痛

1.评估疼痛的诱因、性质、髋部活动、下肢感觉、运动情况。

2.体位护理,患肢制动并抬高15°,外展中立,以减轻疼痛。

3.做好腿部保暖,防止受凉。

4.指导患者学会放松技巧,分散其注意力。

5.遵医嘱腿部予穴位贴敷、中药热熨、气压治疗、中药熏蒸、中药离子导入等,观察治疗后的效果,及时向医师反馈。

6. 遵医嘱使用耳穴贴压(耳穴埋豆),取穴神门、交感、皮质下、肝、肾等。

(二)肿胀

1. 评估肿胀部位、程度及伴随的症状,并做好记录。

2. 协助患者按摩肿胀肢体,增进患者舒适度。

3. 指导患者进行股四头肌等长收缩,踝关节、足趾的主动运动。

4. 遵医嘱局部予气压治疗、中药熏洗、中药外敷、艾灸等治疗,注意防止皮肤烫伤及损伤,观察治疗效果。

(三)活动受限

1. 评估患者下肢肌力及步态,对肌力下降及步态不稳者,做好安全防护措施,防止跌倒及其他意外事件发生。

2. 做好健康教育,教会患者起床活动的注意事项,使用拐杖或步行器行走。

3. 卧床期间或活动困难患者,指导患者进行四肢关节主动运动及踝泵运动,提高肌肉强度和耐力。

4. 保持病室环境安全,协助患者生活料理。

5. 遵医嘱予物理治疗或采用中药热熨、中药熏洗、穴位贴敷等治疗。

(四)便秘

1. 评估便秘的性质,程度及既往史,并做好记录。

2. 指导患者养成良好的饮食及排便习惯。

3. 遵医嘱给予艾灸(神阙、关元、足三里)或大黄贴脐治疗。

4. 遵医嘱给予灵菇合剂、清肠合剂口服。必要时遵医嘱给予灌肠。

## 三、中医特色治疗护理

(一)药物治疗

1. 内服中药

(1)气滞血瘀证:行气活血、化瘀止痛,汤药温服,每日1剂。中成药:通络开痹片、舒筋活血胶囊等。

(2)肝肾亏虚证:补益肝肾、行气活血,汤药温服,每日1剂。中成药:杜仲健骨颗粒、强骨胶囊等。

2. 注射给药　遵医嘱使用活血化瘀、消肿止痛的药物,如红花、丹参川芎嗪等。

(二)特色技术

1. 穴位贴敷　遵医嘱使用,如南星止痛膏、镇江膏药、麝香虎骨膏等。

2. 中药熏蒸　遵医嘱使用活血止痛散熏蒸。

3. 中药塌渍　遵医嘱使用马黄酊湿敷。

4. 中药外敷　遵医嘱使用四子散外敷(吴茱萸、紫苏子、莱菔子、白芥子各60 g);吴茱萸 120 g + 粗盐 60 g 外敷。

5. 气压治疗 遵医嘱每日 1~2 次按摩双下肢。

6. 艾灸 遵医嘱灸神阙、关元、足三里、阳陵泉等穴位。

(三)中药贴敷的护理

1. 皮肤过敏者慎用。

2. 敷药摊制厚薄要均匀,固定要松紧适宜。

3. 敷药面积需大于患处,并应保持一定的湿度。

4. 观察局部及全身情况,敷药后,若出现红疹、瘙痒、水疱等过敏现象,应暂停使用,并报告医师,配合处理。

(四)围手术期护理

1. 术前护理

(1)做好术前宣教与心理护理,告知手术注意事项及相关准备工作,取得患者的配合。

(2)术前 2 天指导患者练习床上大小便。

(3)戒烟酒,预防感冒。

(4)掌握翻身要领,防止皮肤血瘀气滞。

(5)为患者选择合适助行器,指导正确使用方法。

(6)常规进行术区皮肤准备、药物过敏试验及交叉配血等。

2. 术后护理

(1)术后妥善安置患者,患肢保持外展中立位,禁止内收内旋。

(2)根据不同的麻醉方式,正确指导患者进食,进食营养丰富易消化之品。

(3)注意观察生命体征变化及双下肢感觉、运动、肌力等神经功能的变化。

(4)观察伤口敷料渗出情况,保持伤口负压引流管通畅,定时倾倒引流液,正确记录,安装自体血回输器的患者术后 4 小时内回输,严格执行无菌操作。

(5)指导患者进行踝泵运动、股四头肌等长收缩等功能锻炼。

(6)根据手术方式,指导患者功能锻炼,术后 1~2 天鼓励患者主动进行踝泵运动。对患肢做由足到大腿的按摩和屈伸膝关节的锻炼(不超过 30°),术后 5~7 天以后,患者体力逐渐恢复,可进行屈膝活动和直腿抬高练习。术后 7~14 天可扶拐下地进行行走训练(患肢不可负重)。以促进患肢功能早日康复。

(7)积极进行护理干预,预防并发症的发生。

(8)对排尿困难者,可采取艾灸关元、气海、中极等穴位或予中药热熨下腹部,以促排尿。对于便秘患者,采取艾灸神阙、关元、足三里等穴位,或进行顺时针方向按摩腹部,以促排便。

(9)卧床期间协助患者做好生活护理,满足各项需求。

### 四、健康指导

(一)生活起居

1. 急性期患者以卧床休息为主,采取舒适体位。
2. 做好髋部保护,防止髋部部受到外伤。
3. 改良居住生活环境,预防跌倒。
4. 顺应四时,慎起居,防外邪。

(二)饮食指导

1. 气滞血瘀证　饮食宜进行气活血化瘀之品,如黑木耳、金针菇、桃仁等。
2. 肝肾亏虚证　饮食宜滋补肝肾、壮筋骨之品,可用熟地黄、当归、黄芪煲鸡汤,杜仲、牛膝煲猪脚筋等。

(三)情志调理

1. 了解患者的情绪,保持情绪平和。
2. 用移情疗法,转移或改变患者的情绪和意志,舒畅气机、养心安神。
3. 疼痛时出现情绪烦躁,合理镇痛,安神静志,降低焦虑。

(四)康复指导

指导患者进行功能锻炼,方法有踝泵运动、股四头肌等长收缩、腓肠肌收缩功能锻炼,根据患者的具体情况进行指导。

1. 踝泵运动　膝关节伸直位,大腿前方绷紧,主动背屈踝关节至受限,做勾脚的动作,然后主动向下屈踝关节至受限,坐下踏的动作。各维持3～5秒,每组10～15次,每日4～6组。
2. 股四头肌等长收缩　①仰卧位,膝关节下垫软枕微屈位至20°左右,然后主动缓慢伸直小腿并向上勾脚,维持5～10秒,再缓慢放下,如此重复,每组10～15次,每天4～6组。②坐床边,屈膝关节,缓慢上抬至伸平并向上勾脚,维持5～10秒,再缓慢放下,如此重复,每组10～15次,每日4～6组。

### 五、护理难点

患者及家属对中医康复治疗依从性差。

解决思路如下。

1. 加强对患者及家属的康复保健知识教育。
2. 发放健康教育小册子,使患者掌握正确的生活方式、饮食调理、坐立行的方法、膝部保健、预防不良姿势等相关护理知识。
3. 定期随访。

### 六、护理效果评价

见:骨蚀(成人股骨头缺血性坏死)中医护理效果评价表
见:骨蚀(成人股骨头缺血性坏死)护理效果评价量表

## 附表1　骨蚀(成人股骨头缺血性坏死)中医护理效果评价表

医院：　　　　科室：　　　　入院日期：　　　　出院日期：　　　　住院天数：
患者姓名：　　　性别：　　　年龄：　　　　ID：　　　　　　　文化程度：
纳入中医临床路径：是□　否□
证候诊断：气滞血瘀证□　　　肝肾亏虚证□　　　其他□

(一)护理效果评价

| 主要症状 | 主要辨证施护方法 | 中医护理技术 | 护理效果 |
|---|---|---|---|
| 疼痛□ | 1.评估疼痛/活动度□<br>2.体位护理□<br>3.活动方法□<br>4.保　暖□<br>5.其他护理措施 | 1.穴位贴敷□　应用次数：＿＿次　应用时间：＿＿天<br>2.药　熨　法□　应用次数：＿＿次　应用时间：＿＿天<br>3.中药熏蒸□　应用次数：＿＿次　应用时间：＿＿天<br>4.耳穴贴压□　应用次数：＿＿次　应用时间：＿＿天<br>5.下肢牵引□　应用次数：＿＿次　应用时间：＿＿天<br>6.中药离子导入□　应用次数：＿＿次　应用时间：＿＿天<br>7.其他：＿＿＿　应用次数：＿＿次　应用时间：＿＿天<br>(请注明,下同) | 好　□<br>较好□<br>一般□<br>差　□ |
| 肿胀□ | 1.评估肿胀部位、程度□<br>2.活血止痛散局部外洗□<br>3.理疗、按摩□<br>4.气压治疗□<br>5.其他护理措施 | 1.中药熏洗□　应用次数：＿＿次　应用时间：＿＿天<br>2.艾　　灸□　应用次数：＿＿次　应用时间：＿＿天<br>3.中药外敷□　应用次数：＿＿次　应用时间：＿＿天<br>4.穴位注射□　应用次数：＿＿次　应用时间：＿＿天<br>5.气压治疗□　应用次数：＿＿次　应用时间：＿＿天<br>6.其他：＿＿　应用次数：＿＿次　应用时间：＿＿天 | 好　□<br>较好□<br>一般□<br>差　□ |
| 活动受限□ | 1.评估受限程度□<br>2.安全防护□<br>3.活动方法□<br>4.功能锻炼□<br>5.其他护理措施 | 1.物理治疗□　应用次数：＿＿次　应用时间：＿＿天<br>2.药　熨　法□　应用次数：＿＿次　应用时间：＿＿天<br>3.穴位贴敷□　应用次数：＿＿次　应用时间：＿＿天<br>4.中药熏洗□　应用次数：＿＿次　应用时间：＿＿天<br>5.其他：＿＿＿　应用次数：＿＿次　应用时间：＿＿天 | 好　□<br>较好□<br>一般□<br>差　□ |
| 其他□<br>(请注明) | 1.<br>2.<br>3. |  | 好　□<br>较好□<br>一般□<br>差　□ |

## (二)护理依从性及满意度评价

<table>
<tr><th colspan="2" rowspan="2">评价项目</th><th colspan="3">患者对护理的依从性</th><th colspan="3">患者对护理的满意度</th></tr>
<tr><th>依从</th><th>部分依从</th><th>不依从</th><th>满意</th><th>一般</th><th>不满意</th></tr>
<tr><td rowspan="10">中医护理技术</td><td>中药贴敷</td><td></td><td></td><td></td><td></td><td></td><td></td></tr>
<tr><td>药熨法</td><td></td><td></td><td></td><td></td><td></td><td></td></tr>
<tr><td>中药熏洗</td><td></td><td></td><td></td><td></td><td></td><td></td></tr>
<tr><td>中药外敷</td><td></td><td></td><td></td><td></td><td></td><td></td></tr>
<tr><td>气压治疗</td><td></td><td></td><td></td><td></td><td></td><td></td></tr>
<tr><td>耳穴贴压(耳穴埋豆)</td><td></td><td></td><td></td><td></td><td></td><td></td></tr>
<tr><td>中药离子导入</td><td></td><td></td><td></td><td></td><td></td><td></td></tr>
<tr><td>艾灸</td><td></td><td></td><td></td><td></td><td></td><td></td></tr>
<tr><td>穴位贴敷</td><td></td><td></td><td></td><td></td><td></td><td></td></tr>
<tr><td>物理治疗</td><td></td><td></td><td></td><td></td><td></td><td></td></tr>
<tr><td colspan="2">健康指导</td><td>/</td><td>/</td><td>/</td><td></td><td></td><td></td></tr>
<tr><td colspan="2">签　　名</td><td colspan="3">责任护士签名:</td><td colspan="3">上级护士或护士长签名:</td></tr>
</table>

## (三)对本病中医护理方案的评价

实用性强□　　实用性较强□　　实用性一般□　　不实用□

改进意见:

## (四)评价人(责任护士)

姓名:_____　技术职称:_____　完成日期:_____　护士长签字:_____

### 附表2　骨蚀(成人股骨头缺血性坏死)护理效果评价量表

<table>
<tr><th rowspan="2">分级<br>症状</th><th rowspan="2">无<br>(0分)</th><th rowspan="2">轻(2分)</th><th rowspan="2">中(4分)</th><th rowspan="2">重(6分)</th><th colspan="2">实施前评价</th><th colspan="2">实施后评价</th></tr>
<tr><th>日期</th><th>分值</th><th>日期</th><th>分值</th></tr>
<tr><td>疼痛</td><td>无疼痛<br>(FPS-<br>R评分:<br>0分)</td><td>疼痛轻微<br>(FPS-R评分:<br>2~4分)</td><td>中度疼痛<br>(FPS-R评分:<br>6~8分)</td><td>重度疼痛<br>(FPS-R评分:<br>10分)</td><td></td><td></td><td></td><td></td></tr>
<tr><td>髋部活动</td><td>正常</td><td>旋转受限</td><td>屈曲、外展、<br>内收受限</td><td>肌肉萎缩</td><td></td><td></td><td></td><td></td></tr>
</table>

(续表)

| 分级\症状 | 无(0分) | 轻(2分) | 中(4分) | 重(6分) | 实施前评价 | | 实施后评价 | |
|---|---|---|---|---|---|---|---|---|
| | | | | | 日期 | 分值 | 日期 | 分值 |
| 僵硬感 | 无 | 轻微 | 介于轻重度之间 | 僵硬感明显 | | | | |
| 跛行 | 无 | 轻度 | 剧烈活动时或后轻度 | 持续 | | | | |
| X线改变 | 无 | 股骨头受累 | 股骨头斑点状改变、骨硬化、囊性变、骨质稀少 | 出现新月征,股骨头扁平、关节间隙变窄,髋臼也显示有骨硬化、囊性变及边缘骨赘等变化 | | | | |
| 工作能力 | 正常 | 能力下降 | 困难或不能做重活 | 明显下降,只能做体力劳动较轻的坐位工作 | | | | |
| 运动能力 | 正常 | 能力下降 | 只能短途行走 | 不能行走 | | | | |

# 第二十五节 脱位(发育性髋关节脱位)中医护理方案

## 一、常见证候要点

(一)先天不足证

发病隐蔽,四肢酸软,疼痛绵绵,神疲乏力。舌淡苔白,脉沉细无力。

(二)肝肾不足证

患处疼痛、跛行。舌淡苔白,脉沉细无力。

## 二、常见症状/证候施护

(一)新生儿和婴儿期的症状

双侧大腿皮纹不对称、髋关节外展受限、下肢短缩。

1.普及正确的襁褓方法,在新生儿期给患儿捆腿的"蜡烛包"襁褓方式是错误的,让患儿自由地腿外展的襁褓方法可以大大减少发病。

2. 采取正确的抱姿,要注意使患儿的腿向左右两边充分打开。

3. 在新生儿期给予体检和超声检查,如有异常尽早干预,能最大程度提高治愈率和减少致残率。

(二)幼儿期的症状

跛行步态、髋关节外展受限、下肢不等长。

1. 减少过强的运动,避免过度负重。

2. 避风寒,防外感,调畅情志,待择期手术。

### 三、中医特色治疗护理

(一)药物治疗

1. 内服中药。

2. 注射给药。

(二)特色技术

1. 穴位贴敷。

2. 艾灸。

3. 穴位按摩。

4. 耳穴贴压(耳穴埋豆)。

5. 中药热熨包。

(三)髋关节闭合复位的护理

1. 复位前做好家长的心理疏导工作,告知患儿家长复位方法及配合注意事项,给予情绪支持,从而达到对患儿良好的心理安慰,增加患儿的安全感。

2. 复位后注意观察双下肢肢端的颜色、温度、感觉及活动情况。

3. 支具的护理,固定后应注意观察支具松紧度及边缘皮肤情况,保持外固定清洁,防止大小便污染。

(四)石膏固定的护理

1. 观察肢体远端血液循环情况,注意皮肤的颜色、温度、感觉、活动及肿胀等情况,凡发现皮肤发紫、苍白及麻木者,应及时处理。

2. 在搬运患儿时需用手掌托,不要用手指按压,以免石膏向内凹起,压迫局部组织。

3. 石膏未干时不宜用重物覆盖,维持石膏的位置,直至完全干固。

4. 石膏干固后应定时改变患儿的体位,翻身方法为:以健侧为轴翻转,应由两人同时抬起患儿的后腰部、臀部及腘窝,然后再缓慢、协调的翻转患儿。应注意髋关节、膝关节处的石膏,防止折断。

5. 石膏如有局限性松动或肢体疼痛,切勿在石膏绷带内填塞棉花或者使用止痛药,如有局部受压,可开窗检查或者更换石膏。

6.保持石膏整洁,勿被尿、便、饮料及食物污染。

7.如有渗血,应沿血迹边缘用笔划标记,及时记录,反馈。

8.观察石膏边缘有无擦伤及刺激现象,告诉患儿及家长不要将任何物品伸入石膏下面抓挠,以免皮肤破损。

(五)牵引护理

1.牵引治疗前做好解释工作,告知患者及家属注意事项以取得配合。

2.观察患肢血液循环,肢体感觉及活动情况,发现异常,报告医师,及时处理,定时检查足跟皮肤,避免压疮发生。

3.保持有效牵引,重锤悬空,不可着地或靠在床架上,不可随意增减牵引重量。保持牵引方向与肢体纵轴方向一致,牵引绳应滑动自如,被服不可压在牵引绳上。

4.翻身或检查时应保持牵引重量,维持牵引方向。

5.遵医嘱定期测量两侧肢体长度,及时调整体位和重量,做好记录,避免过度牵引。

6.保持骨牵引处针眼干燥,每日滴注乙醇2次,定时换药,预防感染。观察克氏针有无松动,若发现向一侧偏移,及时报告医师处理。

(六)围手术期护理

1.术前护理

(1)完善术前各项检查,做好术前宣教与心理护理,告知手术注意事项及相关准备工作,取得患儿及家长的配合。

(2)术前指导患儿床上大小便,练习深呼吸、咳嗽、排痰的方法。

(3)常规进行术区皮肤准备、药物过敏试验及交叉配血等。

2.术后护理

(1)密切观察患儿生命体征变化,伤口敷料渗出情况,足趾血运、感觉、及活动情况。

(2)全麻术后去枕平卧禁饮食6小时,如有呕吐立即将患儿头偏向一侧,以防窒息。可点按内关、足三里,耳穴贴压(耳穴埋豆)取穴神门、胃、脾、交感,以降逆止呕。

(3)妥善固定静脉管路,加强巡视,如患儿躁动明显,可让家长协助固定患儿输液肢体。

(4)妥善固定刀口引流管及尿管,观察引流液及尿液的颜色、性质及量,及时记录,患儿翻身时避免牵拉管路,防止滑脱。

(5)督促患者做呼吸操,他人拍背,指压肺俞穴,推督脉预防肺部感染等。

(6)石膏综合征的防护,密切观察术后患儿腹部石膏松紧及有无恶心、呕吐发生,嘱家长为患儿少食多餐。如有异常及时报告医师。术后出现腹胀的患儿,可给予神阙穴贴敷,中药热罨包热熨腹部,艾灸神阙、中脘、天枢穴。

四、健康指导

(一)生活起居

1.保持病室空气清新,温湿度适宜,定时开窗通风,但应避免患儿受凉。

2.告知家长勿随意搬动患儿,避免石膏断裂,保持石膏清洁干燥。

3.术后6周拆除石膏,指导并教会家长协助督促患儿行床上功能锻炼。可先练习坐起,每日3~4次,每次20~30分钟。

4.术后3个月来院复查。

(二)饮食指导

1.术后早期饮食以消肿止痛、理气通便为主,宜进清淡易消化、高营养、高维生素及富含纤维素的食物,如新鲜水果、蔬菜等。不宜过早施以肥腻滋补之品,否则瘀血积滞难以消散,使骨痂生长缓慢,拖延病程。

2.术后中期饮食以祛瘀生新、接骨续筋为主,给予营养丰富、高热量、高蛋白、钙、磷含量高的食物,如蛋类、排骨汤、瘦肉、海带等。

3.术后后期以补益肝肾气血、舒筋活络为主。此期饮食可解除禁忌,除给予高营养食物外,更需要大量补钙,进食鸡汤、猪骨汤、牛骨汤等,或用枸杞子、骨碎补、续断、薏苡仁与粥同煮进食。

(三)情志调理

1.用温和的态度和行为,爱护体贴患儿,尽可能多陪伴患儿。运用移情疗法,给患儿讲故事、做游戏,取得信任,使其情绪稳定,配合治疗护理。

2.做好家长的情志疏导工作,耐心解答家长疑问,给予心理支持。

## 五、护理难点

患者功能锻炼的依从性差。

解决思路如下。

1.向患儿和家长讲明功能锻炼的重要性,取得配合。

2.因人施护,制订可行的功能锻炼方法,发放功能锻炼手册,指导康复训练。

3.定期随访,调查患儿的依从性,及时给予针对性的指导。

## 六、护理效果评价

见:脱位(发育性髋关节脱位)中医护理效果评价表

见:脱位(发育性髋关节脱位)护理效果评价量表

**附表1　脱位(发育性髋关节脱位)中医护理效果评价表**

医院:　　　　科室:　　　　入院日期:　　　　出院日期:　　　　住院天数:

患者姓名:　　　性别:　　　年龄:　　　ID:　　　文化程度:

纳入中医临床路径:是□　否□

证候诊断:先天不足证□　　　肝肾不足证□　　　其他□

(一)护理效果评价

| 主要症状 | 主要辨证施护方法 | 中医护理技术 | 护理效果 |
|---|---|---|---|
| 恶心、呕吐□ | 1. 观　　察□<br>2. 体　　位□<br>3. 服药护理□<br>4. 其他护理措施 | 1. 穴位按摩□　应用次数：____次　应用时间：____天<br>2. 耳穴贴压□　应用次数：____次　应用时间：____天<br>3. 中药热熨□　应用次数：____次　应用时间：____天<br>4. 其他：____　应用次数：____次　应用时间：____天<br>（请注明,下同） | 好　□<br>较好□<br>一般□<br>差　□ |
| 纳呆□ | 1. 口腔护理□<br>2. 其他护理措施 | 1. 穴位按摩□　应用次数：____次　应用时间：____天<br>2. 耳穴贴压□　应用次数：____次　应用时间：____天<br>3. 其他：____　应用次数：____次　应用时间：____天 | 好　□<br>较好□<br>一般□<br>差　□ |
| 腹胀便秘□ | 1. 饮　　食□<br>2. 腹部按摩□<br>3. 排便指导□<br>4. 其他护理措施 | 1. 穴位按摩□　应用次数：____次　应用时间：____天<br>2. 耳穴贴压□　应用次数：____次　应用时间：____天<br>3. 中药热熨□　应用次数：____次　应用时间：____天<br>4. 穴位贴敷□　应用次数：____次　应用时间：____天<br>5. 艾　　灸□　应用次数：____次　应用时间：____天<br>6. 其他：____　应用次数：____次　应用时间：____天 | 好　□<br>较好□<br>一般□<br>差　□ |
| 发热□ | 1. 监测体温□<br>2. 皮肤护理□<br>3. 其他护理措施 | 1. 刮　　痧□　应用次数：____次　应用时间：____天<br>2. 穴位按摩□　应用次数：____次　应用时间：____天<br>3. 其他：____　应用次数：____次　应用时间：____天 | 好　□<br>较好□<br>一般□<br>差　□ |
| 其他□<br>（请注明） | 1.<br>2.<br>3. |  | 好　□<br>较好□<br>一般□<br>差　□ |

(二)护理依从性及满意度评价

| 评价项目 | | 患者对护理的依从性 | | | 患者对护理的满意度 | | |
|---|---|---|---|---|---|---|---|
| | | 依从 | 部分依从 | 不依从 | 满意 | 一般 | 不满意 |
| 中医护理技术 | 艾灸 | | | | | | |
| | 穴位按摩 | | | | | | |
| | 耳穴贴压(耳穴埋豆) | | | | | | |
| | 穴位贴敷 | | | | | | |
| | 刮痧 | | | | | | |
| | 中药热熨 | | | | | | |
| | 物理治疗 | | | | | | |
| 健康指导 | | / | / | / | | | |
| 签名 | | 责任护士签名: | | | 上级护士或护士长签名: | | |

(三)对本病中医护理方案的评价

实用性强□    实用性较强□    实用性一般□    不实用□

改进意见:

(四)评价人(责任护士)

姓名:_____   技术职称:_____   完成日期:_____   护士长签字:_____

### 附表 2  脱位(发育性髋关节脱位)护理效果评价量表

| 分级症状 | 无(0分) | 轻(2分) | 中(4分) | 重(6分) | 实施前评价 | | 实施后评价 | |
|---|---|---|---|---|---|---|---|---|
| | | | | | 日期 | 分值 | 日期 | 分值 |
| 髋关节脱位 | 无 | 髋关节不稳定 | 髋关节半脱位 | 髋关节脱位 | | | | |
| 活动功能障碍 | 无 | 轻微功能障碍 | 介于轻重度之间 | 明显功能障碍 | | | | |
| 皮纹前后不对称 | 无 | 臀部及大腿内侧皮肤皱褶轻微不对称,患肢皮纹较健侧深陷,数目稍多 | 介于轻重度之间 | 臀部及大腿内侧皮肤皱褶严重不对称,患肢皮纹较健侧深陷,数目明显增加 | | | | |

(续表)

| 分级\症状 | 无(0分) | 轻(2分) | 中(4分) | 重(6分) | 实施前评价 | | 实施后评价 | |
|---|---|---|---|---|---|---|---|---|
| | | | | | 日期 | 分值 | 日期 | 分值 |
| 患肢短缩 | 无 | 患肢轻微短缩 | 介于轻重度之间 | 患肢严重短缩 | | | | |
| 跛行 | 无 | 轻度 | 剧烈活动时或后轻度 | 持续 | | | | |

# 第二十六节　骨折(儿童肱骨髁上骨折)中医护理方案

## 一、常见证候要点

(一)气滞血瘀证

患肢疼痛明显,局部肿胀,瘀斑,患肢畸形。舌质淡红苔厚,脉弦数。

(二)气血瘀阻证

肿胀逐渐消退,疼痛减轻,功能丧失未恢复,动则有疼痛感。舌质暗淡,脉弦细。

## 二、常见症状/证候施护

(一)疼痛

1.评估患者疼痛的诱因、性质、发作时间、程度,影响睡眠及休息时,遵医嘱给予耳穴贴压(耳穴埋豆),取神门、心、皮质下、肝、肾或给予止痛药。

2.保持患肢的功能位,密切观察肢端血运及活动情况,外固定包扎的松紧度,发现问题时,报告医师,及时调整。

3.观察患肢皮色皮温、动脉搏动、毛细血管充盈时间。

(二)肿胀

1.指导患儿做松握拳运动,促进静脉回流,减轻水肿。

2.冰硝散外敷,内服活血化瘀消肿止痛药。

3.间断冰袋冷敷,加强宣教,防止冻伤。

4.有张力性水疱时,无菌注射器抽取后,涂碘伏消毒。

(三)肢体活动受限

1.评估功能状态及生活自理能力。

2.补偿其功能不足所带来的生活不便。

3.做好健康教育,教会患儿起床活动的注意事项,防跌倒。

### 三、中医特色治疗护理

(一)药物治疗

1. 内服中药。

2. 注射给药。

(二)特色技术

1. 穴位按摩。

2. 中药湿敷。

3. 中药离子导入。

4. 耳穴贴压(耳穴埋豆)。

5. 中药封包。

6. 中药熏洗。

(三)夹板的护理

1. 向患儿家长及患儿说明小夹板固定的注意事项,取得配合。

2. 夹板固定期间,抬高患肢并保持患肢的功能位。

3. 注意观察夹板包扎的松紧度,以布条在夹板上下移动 1 cm 为标准,随着肢体肿胀情况随时调整。

4. 密切观察患肢血运及感觉活动情况,如发现肿胀明显、疼痛剧烈、感觉异常、麻痹、桡动脉搏动消失,立即报告医师处理。

5. 指导并协助患儿进行功能锻炼。

(四)石膏的护理

1. 治疗前做好解释工作,告知患儿及家长注意事项已取得配合。

2. 密切观察患肢肢端血运及感觉运动状况,防止石膏过紧,注意保持石膏清洁干燥,注意加强石膏边缘及骨突部位的皮肤护理。

3. 石膏如有局限性松动或肢体疼痛,切勿在石膏绷带内填塞棉花或者使用止痛药,如有局部受压,可更换石膏。

4. 保持石膏清洁,勿被饮料及食物污染。

5. 观察石膏边缘有无擦伤及刺激现象,告诉患儿及家长不要将任何物品伸入石膏里面抓挠,以免皮肤破损。

6. 指导患儿行功能锻炼,行伸握拳运动。

(五)围手术期护理

1. 术前护理

(1)完善术前各项检查,做好术前宣教与心理护理,告知手术注意事项及相关准备工作,取得患儿及家长的配合。

（2）选择大小合适的前臂吊带，指导正确佩戴方法。

（3）常规进行术区皮肤准备、药物过敏试验及交叉配血等。

2. 术后护理

（1）密切观察患儿的生命体征变化，观察指端血运、感觉、肿胀及活动情况。

（2）观察伤口敷料渗出情况，如果发现手指及腕关节不能屈伸活动以及麻木等应及时通知医生。

（3）患儿首次下床前应协助其先在床边稍坐，如无不适，调整前臂吊带后，协助患儿下地行走，并加强防跌倒宣教。

（4）指导患儿进行功能锻炼，促进血液循环，预防肿胀。

### 四、健康指导

（一）生活起居

1. 保持房间空气流通，湿温度适宜，定时通风，避免患儿受凉。

2. 带石膏出院的患儿，告诉患儿家长严密观察血液循环情况，发现异常及时来院处理。

3. 解除石膏后，温水擦洗患肢。有痂皮处先涂液状石蜡，第 2 天再去痂皮清洗。

4. 加强功能锻炼，活动范围应由小到大，循序渐进。解除石膏后，可行肘关节屈、伸，前臂旋前和旋后练习。根据骨折类型不同做"箭步云手""上肢回旋""外展指路""手指爬墙"等练习，以不引起剧烈疼痛为度，禁止被动反复粗暴屈伸肘关节。

（二）饮食指导

1. 术后早期饮食以消肿止痛、理气通便为主，宜进清淡、易消化、高营养、高维生素及富含纤维素的食物，如新鲜水果、蔬菜等。不宜过早施以肥腻滋补之品，否则淤血积滞难以消散，使骨痂生长缓慢，拖延病程。

2. 术后中期以祛瘀生新，接骨续筋为主，以促进骨痂生长。给予营养丰富、高热量、高蛋白、钙、磷含量高的食物，如蛋类、排骨汤、瘦肉、海带等。

3. 术后以补益肝肾气血、舒筋活络为主，此期饮食可解除禁忌，除给予高营养食物外，更需要大量补钙，进食鸡汤、猪骨汤、牛骨汤等，或用枸杞子、骨碎补、续断、薏苡仁与粥同煮进食。

（三）情志调理

1. 用温和的态度和行为，爱护体贴患儿，尽可能多陪伴患儿。运用移情疗法给患儿讲故事，做游戏，取得信任，使其情绪稳定，配合治疗护理。

2. 做好家长的心理疏导工作，耐心解答家长的疑问，给予心理支持。

### 五、护理难点

患者功能锻炼的依从性差。

解决思路如下。

1. 向患儿和家长讲明功能锻炼的重要性,取得配合。
2. 因人施护,制订可行的功能锻炼方法,发放功能锻炼手册,指导康复训练。
3. 定期随访,调查患儿的依从性,及时给予针对性的指导。

**六、护理效果评价**

见:骨折(儿童肱骨髁上骨折)中医护理效果评价表

见:骨折(儿童肱骨髁上骨折)护理效果评价量表

### 附表1  骨折(儿童肱骨髁上骨折)中医护理效果评价表

医院:　　　　　科室:　　　　　入院日期:　　　　出院日期:　　　　住院天数:

患者姓名:　　　　性别:　　　　年龄:　　　　ID:　　　　文化程度:

纳入中医临床路径:是□　否□

证候诊断:气滞血瘀证□　　气血瘀阻证□　　其他□

(一)护理效果评价

| 主要症状 | 主要辨证施护方法 | 中医护理技术 | 护理效果 |
| --- | --- | --- | --- |
| 疼痛□ | 疼痛评分:____分<br>1. 体　　位□<br>2. 保　　暖□<br>3. 情志护理□<br>4. 其他护理措施 | 1. 穴位按摩□　应用次数:____次　应用时间:____天<br>2. 耳穴贴压□　应用次数:____次　应用时间:____天<br>3. 其他:____　应用次数:____次　应用时间:____天<br>(请注明,下同) | 好　□<br>较好□<br>一般□<br>差　□ |
| 肿胀□ | 1. 评估肿胀部位、程度□<br>2. 小夹板固定术□<br>3. 石膏固定术□<br>4. 悬吊牵引术□<br>5. 其他护理措施 | 1. 中药外敷□　应用次数:____次　应用时间:____天<br>2. 中药湿敷□　应用次数:____次　应用时间:____天<br>3. 其他:____　应用次数:____次　应用时间:____天 | 好　□<br>较好□<br>一般□<br>差　□ |
| 肢体活动受限□ | 1. 评估患肢受限程度□<br>2. 饮食指导□<br>3. 功能锻炼□<br>4. 其他护理措施 | 1. 中药熏洗□　应用次数:____次　应用时间:____天<br>2. 热熨包热敷□　应用次数:____次　应用时间:____天<br>3. 中药离子导入□　应用次数:____次　应用时间:____天<br>4. 其他:____　应用次数:____次　应用时间:____天 | 好　□<br>较好□<br>一般□<br>差　□ |
| 其他□<br>(请注明) | 1.<br>2.<br>3. | | 好　□<br>较好□<br>一般□<br>差　□ |

## (二)护理依从性及满意度评价

| 评价项目 | | 患者对护理的依从性 | | | 患者对护理的满意度 | | |
|---|---|---|---|---|---|---|---|
| | | 依从 | 部分依从 | 不依从 | 满意 | 一般 | 不满意 |
| 中医护理技术 | 穴位按摩 | | | | | | |
| | 中药封包 | | | | | | |
| | 耳穴贴压(耳穴埋豆) | | | | | | |
| | 中药熏洗 | | | | | | |
| | 中药离子导入 | | | | | | |
| | 中药湿敷 | | | | | | |
| 健康指导 | | / | / | / | | | |
| 签  名 | | 责任护士签名: | | | 上级护士或护士长签名: | | |

## (三)对本病中医护理方案的评价

实用性强□    实用性较强□    实用性一般□    不实用□

改进意见:

## (四)评价人(责任护士)

姓名:_____  技术职称:_____  完成日期:_____  护士长签字:_____

### 附表2  骨折(儿童肱骨髁上骨折)护理效果评价量表

| 分级<br>症状 | 无<br>(0分) | 轻(2分) | 中(4分) | 重(6分) | 实施前评价 | | 实施后评价 | |
|---|---|---|---|---|---|---|---|---|
| | | | | | 日期 | 分值 | 日期 | 分值 |
| 疼痛 | 无疼痛<br>(FPS-R评分:0分) | 疼痛轻微<br>(FPS-R评分:2~4分) | 中度疼痛<br>(FPS-R评分:6~8分) | 重度疼痛<br>(FPS-R评分:10分) | | | | |
| 活动功能障碍 | 无 | 轻微功能障碍 | 介于轻重度之间 | 明显功能障碍 | | | | |
| 肘部肿胀 | 无 | 肘部轻度肿、皮肤纹理变浅,骨标志仍明显 | 肘部中度肿,肿胀明显,皮肤纹理基本消失,骨标志不明显 | 肘部重度肿胀,皮肤紧,骨标志消失 | | | | |

(续表)

| 分级\症状 | 无(0分) | 轻(2分) | 中(4分) | 重(6分) | 实施前评价 | | 实施后评价 | |
|---|---|---|---|---|---|---|---|---|
| | | | | | 日期 | 分值 | 日期 | 分值 |
| 骨擦音 | 无 | 可触及 | 触及 | 触及明显 | | | | |
| 异常活动 | 无 | 偶见 | 可见 | 明显 | | | | |

# 第二十七节 骨折(儿童股骨干骨折)中医护理方案

## 一、常见证候特点

(一)气滞血瘀证

患肢疼痛明显,局部肿胀,瘀斑,患肢畸形。舌质淡红苔厚,脉弦数。

(二)气血瘀阻证

肿胀逐渐消退,疼痛减轻,功能丧失未恢复,动则有疼痛感。舌质暗淡,脉弦细。

## 二、常见症状/证候施护

(一)疼痛

1. 评估患者疼痛的诱因、性质、发作时间、程度,影响睡眠及休息时,遵医嘱给予耳穴贴压(耳穴埋豆),取神门、心、皮质下、肝、肾或给予止痛药。

2. 皮牵引治疗时,密切观察肢端血运及活动情况。

(二)肿胀

1. 使患儿平卧,抬高患肢,促进静脉回流,减轻水肿。

2. 冰硝散外敷,内服活血化瘀消肿止痛药。

3. 间断冰袋冷敷,加强宣教,防止冻伤。

(三)肢体活动受限

1. 评估肢体受限程度,加强皮肤护理,防压疮。

2. 指导患者进行功能锻炼,在床上坐股四头肌等长收缩运动,足趾关节的背伸跖屈活动等。

(四)腹胀

1. 顺时针按摩腹部,饭后1小时,每日3次。

2. 遵医嘱中药热熨腹部。

3. 遵医嘱穴位贴敷,取神阙穴。

4. 遵医嘱耳穴贴压(耳穴埋豆),取穴胃、大肠、脾。

### 三、中医特色治疗护理

（一）药物治疗

1. 内服中药。

2. 注射给药。

（二）特色技术

1. 穴位按摩。

2. 中药封包。

3. 中药热熨。

4. 耳穴贴压（耳穴埋豆）。

5. 穴位贴敷。

6. 中药湿敷。

7. 中药熏洗。

8. 中药离子导入。

（三）整复的护理

1. 整复前告知患儿及家长整复方法及注意事项以取得配合。

2. 整复后注意患肢疼痛、肿胀、血运以及外固定包扎的松紧度。

3. 保持肢体治疗性体位，观察患肢皮温和皮色、动脉搏动、毛细血管充盈时间。

4. 整复固定后，鼓励患儿做足趾关节的背伸跖屈活动、踝关节背屈活动和股四头肌收缩活动。

（四）牵引护理

1. 牵引治疗前做好解释工作，告知患者及家属注意事项以取得配合。

2. 观察患肢血液循环，肢体感觉及活动情况，发现异常，报告医师及时处理，定时检查足跟皮肤，避免压疮发生。

3. 保持有效的牵引，重锤悬空，不可着地或靠在床架上，不可随意增减牵引重量。保持牵引方向与肢体纵轴方向一致，牵引绳应滑动自如，被服不可压在牵引绳上。

4. 翻身或检查时应保持牵引重量，维持牵引方向。

5. 遵医嘱定期测量两侧肢体的长度，及时调整体位和重量，做好记录，避免过度牵引。

6. 垂直悬吊牵引时保持两侧重量相等，牵引重量应以患儿臀部刚离开床面 1 cm 为宜。随时观察胶布及绷带有无松散或脱落，局部皮肤有无水疱、皮疹或溃疡，发现异常及时处理。

（五）石膏护理

1. 治疗前做好解释工作，告知患儿及家长注意事项以取得配合。

2.8小时内勿挤压石膏,密切观察患肢肢端血液循环及感觉运动状况,防止石膏过紧,注意保持石膏清洁干燥,注意加强石膏边缘及骨突部位的皮肤护理。

3.在搬运患儿时需用手掌托,不要用手指按压,以免石膏向内凹起,压迫局部组织。

4.在未干固时,石膏不宜用重物覆盖,维持石膏的位置,直至石膏完全干固。

5.石膏如有局限性松动或肢体疼痛,切勿在石膏绷带内填塞棉花或者使用止痛药,如有局部受压,可更换石膏。

6.保持石膏清洁,勿被尿、便、饮料及食物污染。

7.观察石膏边缘有无擦伤及刺激现象,告知患儿及家长不要将任何物品伸入石膏里面抓挠,以免皮肤破损。

8.指导患儿做足趾关节的背伸跖屈活动、踝关节背屈活动和股四头肌收缩活动。

(六)围手术期护理

1.术前护理

(1)完善术前各项检查,做好术前宣教与心理护理,告知手术注意事项及相关准备工作,取得患儿及家长的配合。

(2)术前指导患儿床上大小便,练习深呼吸、咳嗽、排痰的方法。

(3)常规进行术区皮肤准备、药物过敏试验及交叉配血等。

2.术后护理

(1)密切观察患儿生命体征变化,伤口敷料渗出情况,趾端血运,感觉及活动情况。

(2)麻醉后去枕平卧禁饮食6小时,如有呕吐,立即将患儿头偏向一侧,以防窒息。可点按内关、足三里,耳穴贴压(耳穴埋豆),取穴神门、胃、脾、交感,以降逆止呕。

(3)妥善固定静脉管路,加强巡视,如患儿躁动明显,可让家长协助固定患儿输液肢体。

(4)妥善固定刀口引流管及尿管,观察引流液及尿液的颜色、性质及量,及时记录,患儿翻身时避免牵拉管路,防止滑脱。

(5)术后出现腹胀的患儿,可给予神阙穴贴敷,中药热奄包热熨腹部,艾灸神阙、中脘、天枢穴。

(6)鼓励患儿早期进行功能锻炼,特别是患肢肿胀改变,以防下肢深静脉血栓形成及骨筋膜室综合征出现。如有异常及时告知医师,并抬高制动患肢,禁止按摩、热敷。

(7)督促患者做呼吸操,他人拍背,指压肺俞穴,推督脉预防肺部感染等。

四、健康指导

(一)生活起居

1.病室宜安静、清洁、空气流通、温湿度适宜。

2.术后早期以卧床休息为主,采取舒适卧位。

3. 指导患儿及家长功能锻炼的方法,如:①股四头肌的等长收缩运动。②踝泵运动。③被动髌骨推移运动。④床上端坐位练习,进行髋、膝关节的自主运动。

4. 禁止患肢早期负重,带石膏出院的患儿,严密观察肢端血液循环情况,搬运患儿时应注意保护髋关节、膝关节处的石膏,防止折断。

5. 皮肤护理,解除石膏后,温水擦洗患肢。有痂皮处先涂液状石蜡,第2天再去痂皮清洗。

6. 教会大龄患儿正确使用拐杖。下床锻炼时注意保护患儿安全,避免再次发生骨折。

7. 术后1个月后拍片复查。如有局部疼痛、红、肿、热等异常情况及时就诊。

(二)饮食指导

1. 术后早期饮食以消肿止痛、理气通便为主,宜进清淡、易消化、高营养、高维生素及富含纤维素的食物,如新鲜水果、蔬菜等。不宜过早施以肥腻滋补之品,否则瘀血积滞难以消散,使骨痂生长缓慢,拖延病程。

2. 术后中期以祛瘀生新为主,接骨续筋为主,给予营养丰富、高热量、高蛋白、钙、磷含量高的食物,如蛋类、排骨汤、瘦肉、海带等。

3. 术后后期以补益肝肾气血、舒筋活络为主,此期饮食可解除禁忌,除给予高营养食物外,更需要大量补钙,进食母鸡汤、猪骨汤、牛骨汤等,或用枸杞子、骨碎补、续断、薏苡仁与粥同煮进食。

(三)情志调理

1. 用温和的态度和行为,爱护体贴患儿,尽可能多陪伴患儿。运用移情疗法给患儿讲故事,做游戏,取得信任,使其情绪稳定,配合治疗护理。

2. 做好家长的心理疏导工作,耐心解答家长的疑问,给予心理支持。

### 五、护理难点

患者功能锻炼依从性差。

解决思路如下。

1. 向患儿及家长讲明功能锻炼的重要性,取得配合。

2. 因人施护,制订可行的功能锻炼方案,发放功能锻炼手册,指导康复训练。

3. 定期随访,调查患儿依从性,及时给予针对性的指导。

### 六、护理效果评价

见:骨折(儿童股骨干骨折)中医护理效果评价表

见:骨折(儿童股骨干骨折)护理效果评价量表

## 附表1 骨折(儿童股骨干骨折)中医护理效果评价表

医院：　　　　科室：　　　　入院日期：　　　　出院日期：　　　　住院天数：
患者姓名：　　　性别：　　　年龄：　　　　ID：　　　　　　文化程度：
纳入中医临床路径：是□　否□
证候诊断：气血瘀阻证□　　　血瘀气滞证□　　　肝肾亏虚证□　　　其他□

（一）护理效果评价

| 主要症状 | 主要辨证施护方法 | 中医护理技术 | 护理效果 |
|---|---|---|---|
| 疼痛□ | 疼痛评分：____分<br>1. 体　　位□<br>2. 情志护理□<br>3. 其他护理措施 | 1. 穴位按摩□　应用次数：____次　应用时间：____天<br>2. 耳穴压豆□　应用次数：____次　应用时间：____天<br>3. 其他：_____　应用次数：____次　应用时间：____天 | 好　□<br>较好□<br>一般□<br>差　□ |
| 肿胀□ | 1. 评估肿胀部位、程度□<br>2. 石膏固定术□<br>3. 牵引术□<br>4. 其他护理措施 | 1. 中药封包□　应用次数：____次　应用时间：____天<br>2. 中药湿敷□　应用次数：____次　应用时间：____天<br>3. 其他：_____　应用次数：____次　应用时间：____天 | 好　□<br>较好□<br>一般□<br>差　□ |
| 肢体活动受限□ | 1. 评估患肢受限程度□<br>2. 饮食指导□<br>3. 功能锻炼□<br>4. 其他护理措施 | 1. 中药熏洗□　应用次数：____次　应用时间：____天<br>2. 中药离子导入□　应用次数：____次　应用时间：____天<br>3. 其他：_____　应用次数：____次　应用时间：____天 | 好　□<br>较好□<br>一般□<br>差　□ |
| 腹胀□ | 1. 饮　　食□<br>2. 腹部按摩□<br>3. 排便指导□<br>4. 其他护理措施 | 1. 穴位按摩□　应用次数：____次　应用时间：____天<br>2. 耳穴贴压□　应用次数：____次　应用时间：____天<br>3. 中药热熨□　应用次数：____次　应用时间：____天<br>4. 穴位贴敷□　应用次数：____次　应用时间：____天<br>5. 其他：_____　应用次数：____次　应用时间：____天 | 好　□<br>较好□<br>一般□<br>差　□ |
| 其他□<br>（请注明） | 1.<br>2.<br>3. | | 好　□<br>较好□<br>一般□<br>差　□ |

## (二)护理依从性及满意度评价

| 评价项目 | | 患者对护理的依从性 | | | 患者对护理的满意度 | | |
|---|---|---|---|---|---|---|---|
| | | 依从 | 部分依从 | 不依从 | 满意 | 一般 | 不满意 |
| 中医护理技术 | 穴位贴敷 | | | | | | |
| | 穴位按摩 | | | | | | |
| | 中药封包 | | | | | | |
| | 中药热熨 | | | | | | |
| | 耳穴压豆 | | | | | | |
| | 中药熏洗 | | | | | | |
| | 中药离子导入 | | | | | | |
| | 中药湿敷 | | | | | | |
| 健康指导 | | / | / | / | | | |
| 签　　名 | | 责任护士签名: | | | 上级护士或护士长签名: | | |

## (三)对本病中医护理方案的评价

实用性强□　　实用性较强□　　实用性一般□　　不实用□

改进意见:

## (四)评价人(责任护士)

姓名:_____　技术职称:_____　完成日期:_____　护士长签字:_____

### 附表2　骨折(儿童股骨干骨折)护理效果评价量表

| 分级 症状 | 无(0分) | 轻(2分) | 中(4分) | 重(6分) | 实施前评价 | | 实施后评价 | |
|---|---|---|---|---|---|---|---|---|
| | | | | | 日期 | 分值 | 日期 | 分值 |
| 疼痛 | 无疼痛(FPS-R评分:0分) | 疼痛轻微(FPS-R评分:2~4分) | 中度疼痛(FPS-R评分:6~8分) | 重度疼痛(FPS-R评分:10分) | | | | |
| 活动功能障碍 | 无 | 轻微功能障碍 | 介于轻重度之间 | 明显功能障碍 | | | | |
| 腿部肿胀 | 无 | 腿部轻度肿、皮肤纹理变浅,骨标志仍明显 | 腿部中度肿,肿胀明显,皮肤纹理基本消失,骨标志不明显 | 腿部重度肿胀,皮肤紧,骨标志消失 | | | | |

(续表)

| 症状\分级 | 无(0分) | 轻(2分) | 中(4分) | 重(6分) | 实施前评价 ||  实施后评价 ||
|---|---|---|---|---|---|---|---|---|
| | | | | | 日期 | 分值 | 日期 | 分值 |
| 骨擦音 | 无 | 可触及 | 触及 | 触及明显 | | | | |
| 异常活动 | 无 | 偶见 | 可见 | 明显 | | | | |

# 第二十八节　骨蚀(儿童股骨头坏死)中医护理方案

## 一、常见证候要点

(一)先天不足证

发病隐蔽,四肢酸软,疼痛绵绵,神疲乏力。舌淡红,苔白。

(二)血瘀气滞证

患处疼痛,跛行。舌质可紫暗或舌有瘀斑。

## 二、常见症状/证候施护

(一)疼痛

1. 评估疼痛性质、部位、持续时间与负重、活动、体位的关系。

2. 注意髋、膝部保暖。

3. 遵医嘱中药熏蒸。

4. 遵医嘱中药塌渍。

5. 遵医嘱中药外敷。

6. 早期卧床休息,配合医师行患肢皮牵引。

(二)髋部功能障碍

1. 评估患儿生活自理或活动的能力,协助患儿移动肢体及日常生活。

2. 遵医嘱协助进行髋关节被动锻炼。

3. 下地活动的患儿须佩戴支具,在他人陪伴下不负重行走,并防止跌倒。

4. 遵医嘱中药外敷。

5. 遵医嘱中药塌渍。

6. 遵医嘱中药熏蒸。

## 三、中医特色治疗护理

(一)药物治疗

1. 内服中药。

2. 注射给药。

3. 外用中药。

(二)特色技术

1. 中药熏蒸。

2. 中药外敷。

3. 中药塌渍。

4. 耳穴贴压(耳穴压豆)。

四、健康指导

(一)生活起居

1. 急性期患儿卧床休息,避免髋部负重。石膏或支具固定后患儿平卧位,保持患肢外展40°~45°,内旋10°~15°。石膏未干时不要随意搬动,以免石膏向内凹陷,压迫局部组织。搬动时将髋部水平托起,以防石膏断裂。

2. 保持皮肤和石膏清洁干燥,如石膏有异味或污染,及时更换。

(二)饮食指导

1. 先天不足证　宜进补益肝肾、强壮筋骨的食品,如牛奶、黑芝麻、核桃仁、藕粉、胡萝卜、粟米、牛骨髓等。

(1)肾阳虚者:宜进温壮肾阳、补精髓的食品,如羊肉、鸡肉、核桃仁;忌生冷瓜果及寒凉的食品。食疗方:干姜煲羊肉。

(2)肾阴虚者:宜进滋阴填精、滋养肝肾的食品,如百合、大枣、牛奶、木耳;忌辛辣香燥的食品。食疗方:百合红枣粥。

2. 血瘀气滞证　宜进行气活血、化瘀解毒的食品,如山楂、茴香、蛋、奶、鲜榨果汁等。忌煎炸、肥腻厚味的食品。

(三)情志调理

1. 向家长介绍本病的发生、发展、转归以及治疗过程中可能出现的问题,取得家长的支持和配合。

2. 使用鼓励赏识的语言与患儿交流,多引导,使患儿情绪稳定,配合治疗。

3. 向年龄大的患儿及家长介绍成功病例,树立战胜疾病的信心。

4. 鼓励家长之间多交流治疗康复经验,相互鼓励支持。

(四)康复指导

1. 多与患儿家长联系,了解患儿治疗、康复进展,及时予以相关指导。

2. 遵医嘱指导并协助患儿进行双下肢股四头肌训练,促进血液循环,防止肌肉萎缩。

(1)股四头肌的训练。

方法:①踝关节背伸、跖屈活动,每日2~3次,每次10~20下。②助力下直腿抬高

（通过手的助力帮助完成直腿抬高），直腿抬高 30°，保持 10 秒，重复 20~30 次。③主动进行直腿抬高练习，方法同前。

（2）屈髋练习：在无痛范围内进行主动的患侧髋膝屈伸能力锻炼，屈髋度数不大于 60°。

### 五、护理效果评价

见：骨蚀（儿童股骨头坏死）中医护理效果评价表

见：骨蚀（儿童股骨头坏死）护理效果评价量表

**附表 1　骨蚀（儿童股骨头坏死）中医护理效果评价表**

医院：　　　　科室：　　　　入院日期：　　　　出院日期：　　　　住院天数：

患者姓名：　　　性别：　　　年龄：　　　ID：　　　　文化程度：

纳入中医临床路径：是□　否□

证候诊断：先天不足证□　　　血瘀气滞证□　　　其他□

（一）护理效果评价

| 主要症状 | 主要辨证施护方法 | 中医护理技术 | 护理效果 |
| --- | --- | --- | --- |
| 疼痛□ | 1. 评估疼痛□<br>2. 体　　位□<br>3. 髋、膝部保暖□<br>4. 牵引□　____次数/天<br>5. 其他护理措施 | 1. 中药熏蒸□　应用次数：____次　应用时间：____天<br>2. 中药塌渍□　应用次数：____次　应用时间：____天<br>3. 中药外敷□　应用次数：____次　应用时间：____天<br>4. 耳穴贴压□　应用次数：____次　应用时间：____天<br>5. 其他：____　应用次数：____次　应用时间：____天<br>（请注明，下同） | 好　□<br>较好□<br>一般□<br>差　□ |
| 髋部功能障碍□ | 1. 评　　估□<br>2. 防 跌 倒□<br>3. 佩戴支具□<br>4. 功能锻炼□<br>5. 其他护理措施 | 1. 中药熏蒸□　应用次数：____次　应用时间：____天<br>2. 中药塌渍□　应用次数：____次　应用时间：____天<br>3. 中药外敷□　应用次数：____次　应用时间：____天<br>4. 其他：____　应用次数：____次　应用时间：____天 | 好　□<br>较好□<br>一般□<br>差　□ |
| 其他□<br>（请注明） | 1.<br>2.<br>3. | | 好　□<br>较好□<br>一般□<br>差　□ |

## (二)护理依从性及满意度评价

| 评价项目 | | 患者对护理的依从性 | | | 患者对护理的满意度 | | |
|---|---|---|---|---|---|---|---|
| | | 依从 | 部分依从 | 不依从 | 满意 | 一般 | 不满意 |
| 中医护理技术 | 中药熏蒸 | | | | | | |
| | 中药塌渍 | | | | | | |
| | 中药外敷 | | | | | | |
| | 耳穴贴压 | | | | | | |
| 健康指导 | | / | / | / | | | |
| 签名 | | 责任护士签名: | | | 上级护士或护士长签名: | | |

## (三)对本病中医护理方案的评价

实用性强□　　实用性较强□　　实用性一般□　　不实用□

改进意见:

## (四)评价人(责任护士)

姓名:_____ 技术职称:_____ 完成日期:_____ 护士长签字:_____

### 附表2 骨蚀(儿童股骨头坏死)护理效果评价量表

| 分级 症状 | 无 (0分) | 轻(2分) | 中(4分) | 重(6分) | 实施前评价 | | 实施后评价 | |
|---|---|---|---|---|---|---|---|---|
| | | | | | 日期 | 分值 | 日期 | 分值 |
| 疼痛 | 无疼痛 (FPS-R评分: 0分) | 疼痛轻微 (FPS-R评分: 2~4分) | 中度疼痛 (FPS-R评分: 6~8分) | 重度疼痛 (FPS-R评分: 10分) | | | | |
| 髋部功能障碍 | 无 | 轻微功能障碍 | 介于轻重度之间 | 明显功能障碍 | | | | |

# 第二十九节　骨痹(骨性关节炎)中医护理方案

## 一、常见证候要点

(一)肝肾亏虚证

日久不愈,关节屈伸不利,肌肉瘦削,腰膝酸软或畏寒肢冷,阳痿,遗精,或五心烦热,午后潮热,口干。舌淡红,苔薄白或少津,脉沉细弱或细数。

(二)风寒湿痹证

1. 行痹　肢体关节、肌肉疼痛酸楚,屈伸不利,可涉及肢体多个关节,疼痛呈游走性,可见有恶风、发热等症。舌苔薄白,脉浮或缓。

2. 痛痹　肢体关节疼痛,痛势较剧,部位固定,遇寒则痛甚,得热则痛缓,关节屈伸不利,局部皮肤或有寒冷感。舌淡,苔薄白,脉弦紧。

3. 着痹　肢体关节、肌肉酸痛,重着,肿胀散漫,关节活动不利,肌肉麻木不仁。舌淡,苔白腻,脉濡缓。

(三)风湿热痹证

关节疼痛呈游走性,可涉及一个或多个关节活动不利,局部触之灼热,红肿,得冷则舒,可有皮下结节或红斑,伴汗出恶风等全身症状。舌质红,苔黄腻,脉滑数或浮数。

(四)痰瘀痹阻证

痹证日久,面色暗黧或胸闷痰多,关节肌肉刺痛、固定不移或关节肌肉紫暗、肿胀,肢体麻木,不可屈伸,反复发作,骨关节僵硬变形。舌质紫暗或有瘀斑,苔白腻或黄腻,脉弦涩。

## 二、常见症状/证候施护

(一)关节疼痛

1. 评估疼痛的诱因、性质、部位、持续时间、躯体感觉、运动情况等,做好疼痛评分,可应用疼痛自评工具"数字评分法(NRS)"评分,记录具体分值。

2. 保持患肢功能位。

3. 做好生活能力及安全评估。

4. 遵医嘱中药湿敷。

5. 遵医嘱穴位贴敷。

(二)关节肿胀

1. 评估肿胀的部位、持续时间、运动情况等。

2. 寒、湿痹的患者可局部热敷,注意避免烫伤。

3. 遵医嘱中药湿敷。

4. 遵医嘱中药熏蒸。

5. 遵医嘱中药外敷。

6. 遵医嘱穴位贴敷，肩痹取曲池、肩髃、手三里等穴，膝痹取足三里、委中、阳陵泉等穴。

（三）下肢活动受限

1. 评估关节活动受限的范围、持续时间等，必要时采取安全防护措施，防止跌倒及其他意外发生。

2. 遵医嘱中药涂擦。

3. 遵医嘱中药泡洗。

4. 遵医嘱中药离子导入。

5. 遵医嘱蜡疗。

### 三、中医特色治疗护理

（一）药物治疗

1. 内服中药。

2. 注射给药。

3. 外用中药。

(1) 告知患者外用中药可能着色。

(2) 其他。

（二）特色技术

1. 中药湿敷。

2. 中药熏蒸。

3. 中药外敷。

4. 穴位贴敷。

5. 中药泡洗。

6. 中药离子导入。

7. 中药涂擦。

8. 艾灸。

9. 蜡疗。

### 四、健康指导

（一）生活起居

1. 关节部位保暖，防风寒、防潮湿，出汗时切忌当风。

2. 日常活动中要注意保护关节，必要时佩戴腰围护膝、颈托，避免出现关节扭挫、磕碰等意外损伤。病变在颈椎者应避免长时间低头,纠正不良姿势和体位,病变在腰椎、膝、髋关节者,避免久行、久立。

(二)饮食指导

1. 肝肾亏虚证　宜食补益肝肾,强筋健骨的食品,如黑豆、黑芝麻、羊肉、韭菜等。

2. 风寒湿痹证　宜食进温经散寒的食品,如薏苡仁、韭菜、羊肉、干姜等,忌生冷的食品。

3. 风湿热痹证　宜食进清热利湿通络的食品,如丝瓜、冬瓜、赤小豆、玉米须,忌食辛辣、肥甘、醇酒等的食品,鼓励多饮水。

4. 痰瘀痹阻证　宜食进化痰祛瘀的食品,如萝卜、山楂等,忌肥甘厚腻等生痰生湿的食品。

(三)情志调理

1. 向患者介绍本病的发生、发展及转归,取得患者理解和配合。

2. 及时评估患者心理社会状况,及时消除不良情绪。

3. 有情绪障碍者,加强巡视,多关心患者,建议请心理咨询医师进行治疗。

(四)康复指导

1. 卧床期间或活动困难患者,指导患者进行关节主动或被动运动,提高肌肉强度和耐力;症状缓解后应逐步或适当进行锻炼。

2. 急性期关节肿痛较甚者宜卧床休息,不要急于活动,减轻关节负荷;症状缓解后应逐步或适当进行关节非负重运动锻炼,增强肌力和耐力;缓解期可适当下床活动;恢复期可循序渐进增加活动量,可采用散步、游泳等,注意减少关节负重。

3. 根据患者关节病变部位、程度、症状,在医护人员的指导下选择适当的功能锻炼方法。如以双手等小关节病变为主者,可做抓空法、持物法等动作;以脊柱关节病变为主者,可做扩胸、弯腰、飞燕等动作;以双膝关节病变为主者,可做骑自行车、游泳、散步等运动。

4. 活动时动作应轻柔、缓慢,避免剧烈活动,注意关节保暖,避免寒凉刺激,可配合使用辅助用具,如腰围、护膝、手杖等,减轻关节的负重。

5. 康复锻炼在医师指导下进行。

(1)功能锻炼的方法及强度应遵医嘱。

(2)进行功能锻炼的原则是将关节伸展到最大但不疼痛为宜,全身不觉得疲乏劳累为度,告知患者不是活动越多越好,也不是越痛效果越好。

(3)选取合适的锻炼方式,如步行和游泳是骨关节病患者较好的锻炼方式,不主张爬山、登高、深蹲、爬楼梯等加重膝关节负重的运动。

(4)合理的锻炼可恢复肌肉收缩力,关节灵活度和防治骨质疏松,告知患者不合理的锻炼则会增加关节负荷。

### 五、护理效果评价

见:骨痹(骨性关节炎)中医护理效果评价表

见:骨痹(骨性关节炎)护理效果评价量表

#### 附表1 骨痹(骨性关节炎)中医护理效果评价表

医院:　　　　科室:　　　　入院日期:　　　　出院日期:　　　　住院天数:

患者姓名:　　　　性别:　　　　年龄:　　　　ID:　　　　文化程度:

纳入中医临床路径:是□　否□

证候诊断:肝肾亏虚证□　风寒湿痹证□　风热湿痹证□　痰瘀痹阻证□　其他□

(一)护理效果评价

| 主要症状 | 主要辨证施护方法 | 中医护理技术 | 护理效果 |
|---|---|---|---|
| 关节疼痛□ | 1.评估疼痛/活动度□<br>2.体位护理□<br>3.活动方法□<br>4.保　暖□<br>5.其他护理措施 | 1.中药贴敷□　应用次数:____次　应用时间:____天<br>2.药　熨　法□　应用次数:____次　应用时间:____天<br>3.中药熏蒸□　应用次数:____次　应用时间:____天<br>4.耳穴贴压□　应用次数:____次　应用时间:____天<br>5.中药离子导入□　应用次数:____次　应用时间:____天<br>6.其他:____　应用次数:____次　应用时间:____天<br>(请注明,下同) | 好　□<br>较好□<br>一般□<br>差　□ |
| 关节肿胀□ | 1.评估肿胀部位、程度□<br>2.活血止痛散局部外洗□<br>3.气压治疗□<br>4.其他护理措施 | 1.中药熏洗□　应用次数:____次　应用时间:____天<br>2.艾　　灸□　应用次数:____次　应用时间:____天<br>3.中药塌渍□　应用次数:____次　应用时间:____天<br>4.穴位注射□　应用次数:____次　应用时间:____天<br>5.气压治疗□　应用次数:____次　应用时间:____天<br>6.其他:____　应用次数:____次　应用时间:____天 | 好　□<br>较好□<br>一般□<br>差　□ |
| 下肢活动受限□ | 1.评估受限程度□<br>2.安全防护□<br>3.活动方法□<br>4.功能锻炼□<br>5.其他护理措施 | 1.物理治疗□　应用次数:____次　应用时间:____天<br>2.中药热熨□　应用次数:____次　应用时间:____天<br>3.穴位贴敷□　应用次数:____次　应用时间:____天<br>4.中药熏洗□　应用次数:____次　应用时间:____天<br>5.其他:____　应用次数:____次　应用时间:____天 | 好　□<br>较好□<br>一般□<br>差　□ |
| 其他□<br>(请注明) | 1.<br>2.<br>3. |  | 好　□<br>较好□<br>一般□<br>差　□ |

(二)护理依从性及满意度评价

| 评价项目 | | 患者对护理的依从性 | | | 患者对护理的满意度 | | |
|---|---|---|---|---|---|---|---|
| | | 依从 | 部分依从 | 不依从 | 满意 | 一般 | 不满意 |
| 中医护理技术 | 中药贴敷 | | | | | | |
| | 中药热熨 | | | | | | |
| | 中药熏蒸 | | | | | | |
| | 中药塌渍 | | | | | | |
| | 气压治疗 | | | | | | |
| | 耳穴贴压 | | | | | | |
| | 中药离子导入 | | | | | | |
| | 艾 灸 | | | | | | |
| | 穴位注射 | | | | | | |
| | 穴位贴敷 | | | | | | |
| | 物理治疗 | | | | | | |
| 健康指导 | | / | / | / | | | |
| 签 名 | | 责任护士签名: | | | 上级护士或护士长签名: | | |

(三)对本病中医护理方案的评价

　　实用性强□　　实用性较强□　　实用性一般□　　不实用□

　　改进意见:

(四)评价人(责任护士)

　　姓名:_____　技术职称:_____　完成日期:_____　护士长签字:_____

### 附表2　骨痹(骨性关节炎)护理效果评价量表

| 分级 症状 | 无 (0分) | 轻(2分) | 中(4分) | 重(6分) | 实施前评价 | | 实施后评价 | |
|---|---|---|---|---|---|---|---|---|
| | | | | | 日期 | 分值 | 日期 | 分值 |
| 膝关节疼痛 | 无疼痛(FPS-R评分:0分) | 疼痛轻微(FPS-R评分:2~4分) | 中度疼痛(FPS-R评分:6~8分) | 重度疼痛(FPS-R评分:10分) | | | | |
| 关节僵硬 | 无 | 轻微 | 介于轻重度之间 | 僵硬感明显 | | | | |

(续表)

| 症状\分级 | 无(0分) | 轻(2分) | 中(4分) | 重(6分) | 实施前评价 日期 | 实施前评价 分值 | 实施后评价 日期 | 实施后评价 分值 |
|---|---|---|---|---|---|---|---|---|
| 关节肿大 | 无 | 轻微,只在活动后有 | 介于轻重度之间 | 持续肿胀,难以忍受 | | | | |
| 骨摩擦音 | 无 | 可触及 | 触及 | 触及明显 | | | | |
| X线改变 | 正常 | 关节间隙可疑变窄,可能有骨赘 | 中等量骨赘,关节间隙变窄较明确,软骨下骨质轻度硬化改变,范围较小 | 大量骨赘形成,可波及软骨面,关节间隙明显变窄,硬化改变极为明显,关节肥大及明显畸形 | | | | |
| 工作能力 | 正常 | 能力下降 | 困难或不能做重活 | 明显下降,只能做体力劳动较轻的坐位工作 | | | | |
| 运动能力 | 正常 | 能力下降 | 只能短途行走 | 不能行走 | | | | |

# 第三十节　筋伤(膝关节韧带损伤)中医护理方案

## 一、常见证候要点

血瘀气滞证:伤后膝关节肿胀严重,剧烈疼痛,皮下瘀斑,膝关节松弛瘀斑,膝关节松弛,屈伸障碍。舌红苔白,脉弦。

## 二、常见症状/证候施护

(一)膝关节疼痛

1. 评估疼痛的诱因、性质、部位、持续时间、躯体感觉、运动情况等,做好疼痛评分,可应用疼痛自评工具"数字评分法(NRS)"评分,记录具体分值。

2. 体位护理。急性期,限制膝关节活动,佩戴支具或石膏外固定,保持功能位,避免负重;恢复期,下床活动时佩戴支具加以保护和支撑,注意起床姿势,避免患侧受力。

3. 遵医嘱膝关节予中药湿敷、中药塌渍、中药热罨包等治疗,观察治疗后的效果,及时向医师反馈。

4. 遵医嘱使用耳穴贴压(耳穴埋豆),减轻疼痛。常用穴位为神门、交感、皮质下等。

(二)膝关节肿胀

1. 评估肿胀部位、程度以及伴随的症状,并做好记录。

2. 局部冷敷,制动,抬高患肢。

3. 指导患者进行股四头肌功能锻炼,促进血液循环。

4. 遵医嘱局部予中药湿敷、中药塌渍、中药热罨包等治疗,注意防止皮肤损伤,观察治疗效果。

(三)下肢活动受限

1. 做好安全防护措施,防止跌倒及其他意外事件发生。

2. 使用辅助工具行走。

3. 指导患者进行关节主动运动及股四头肌主动运动,提高肌力。

4. 遵医嘱予物理治疗,如CPM机膝关节被动运动。

### 三、中医特色治疗护理

(一)药物治疗

1. 内服中药

(1)中药汤剂一般饭后温服。寒凝血瘀者偏热服。

(2)三七粉用少量温水调服,或装胶囊服用。

(3)活血化瘀类中成药宜饭后服用,如痹祺胶囊、盘龙七片等。

2. 注射给药

(1)中药注射剂应单独输注,须使用一次性精密输液器;与西药注射剂合用时,建议用生理盐水间隔,注意观察有无不良反应。

(2)使用活血化瘀药时注意有无出血倾向。常用药物有疏血通、红花等注射液。

(二)特色技术

1. 中药湿敷。

2. 中药塌渍。

3. 中药热罨包。

4. 耳穴贴压(耳穴埋豆)。

5. CPM机功能锻炼。

6. 穴位贴敷。

7. 中药灌肠。

(三)手法治疗的护理

理筋手法的护理

(1)治疗前告知患者和家属相关注意事项,取得配合。

(2)治疗过程中,嘱患者膝关节保持功能位,配合治疗。

(3)观察患者面色和反应,如果疼痛剧烈可暂停治疗,或治疗前口服止痛药。

(4)手法治疗后如需下床时必需佩戴支具,教会患者正确使用支具的佩戴方法,给予协助和保护,防跌倒。

(四)石膏外固定的护理

1.石膏固定前的肢体应擦拭干净,如有伤口应换药。

2.作好解释工作,使患者能主动配合。

3.严密观察肢体血液循环及感觉运动状态,若患者局部有固定性压迫疼痛感或其他异常时,应及时报告医师,立即处理。

4.患肢抬高,减轻肿胀。

(五)围手术期的护理

1.术前护理

(1)做好术前宣教与心理护理,告知手术注意事项及相关准备工作,取得患者的配合。

(2)术前2天指导患者练习床上大小便。

(3)对于吸烟者劝其戒烟,预防感冒;指导患者练习深呼吸、咳嗽和排痰的方法。

(4)为患者选择合适支具,指导正确佩戴方法。

(5)常规进行术区皮肤准备、药物过敏试验及交叉配血等。

2.术后护理

(1)术后妥善安置患者,抬高患肢15°~30°,以促进下肢血液回流。

(2)根据不同的麻醉方式,正确指导患者进食,进食营养丰富易消化的食物。

(3)注意患者生命体征变化,观察双下肢感觉、运动、情况。

(4)观察伤口敷料渗出情况,保持伤口负压引流管通畅,定时倾倒引流液,严格执行无菌操作。观察引流液色、质、量的变化,并正确记录。

(5)指导患者进行足趾、踝部等主动活动,促进血液循环。评估患者下肢疼痛改善情况。

(6)根据手术方式和损伤类型,术后1个月内协助患者佩戴支具,观察下肢外固定是否适度,牢固,指导患者进行功能锻炼,观察功能锻炼效果、损伤恢复程度,下地时观察行走是否稳定,护理上做好安全防护。

(7)积极进行护理干预,预防肺部感染、尿路感染及下肢静脉栓塞等并发症的发生。

(8)对排尿困难者,中药热熨下腹部,按摩三阴交、中极等穴位。

(9)便秘患者,给予中药灌肠,穴位贴敷,或进行腹部按摩,每日4次,为晨起、午睡醒后、早餐及晚餐后1~3小时进行,顺时针方向按摩,以促进排便。

## 四、健康指导

### （一）生活起居

1. 患者以卧床休息为主，下床时佩戴支具加以保护。
2. 做好膝部保护，尽量不要深蹲。
3. 日常生活与工作中，尽量穿平底鞋，避免爬山、打太极拳等膝关节磨损大的运动。
4. 下肢功能锻炼

（1）股四头肌等长收缩训练：将大腿平放于床上，大腿肌肉绷紧，坚持 10～15 秒后放松 5～8 秒，每回 20 次，每天 3～5 回。

（2）踝关节背伸运动：膝关节伸直，踝关节背伸，收缩股四头肌，持续 8～10 秒后放松 3～5 秒，每回 20 次，每次 3～5 回。

（3）直腿抬高训练：患者平卧位，足背伸膝关节伸直，慢慢抬高使腿与床面成（5°～50°）可根据韧带损伤类型的不同，适当抬高，每回 20 次，每天 3～5 回。

### （二）饮食指导

血瘀气滞型：饮食宜进行气活血化瘀之品，如黑木耳、金针菇、桃仁等。

### （三）情志调理

1. 了解患者的情绪，用移情疗法，转移或改变患者的情绪和意志，舒畅气机、怡养心神，有益患者的身心健康。
2. 疼痛剧烈时，遵医嘱正确应用止痛药。

## 五、护理难点

患者坚持功能锻炼依从性差。

解决思路如下。

1. 加强对患者康复保健知识教育，增强患者的自我保健意识。
2. 发放健康教育小册子，使患者掌握正确的生活方式、饮食调理、坐立行的方法、膝部保健、预防不良姿势等相关护理知识。
3. 定期随访，调查患者依从性，及时给予针对性的指导。

## 六、护理效果评价

见：筋伤（膝关节韧带损伤）中医护理效果评价表

见：筋伤（膝关节韧带损伤）护理效果评价量表

### 附表 1　筋伤（膝关节韧带损伤）中医护理效果评价表

医院：　　　　科室：　　　　入院日期：　　　　出院日期：　　　　住院天数：

患者姓名：　　　性别：　　　年龄：　　　　ID：　　　　　　文化程度：

纳入中医临床路径：是□　否□

证候诊断：血瘀气滞证□　　　其他□

## (一)护理效果评价

| 主要症状 | 主要辨证施护方法 | 中医护理技术 | 护理效果 |
|---|---|---|---|
| 膝关节疼痛□ | 1. 评估疼痛/活动度□<br>2. 体　位□<br>3. 活动方法□<br>4. 冷　敷□<br>5. 其他护理措施 | 1. 中药湿敷□　应用次数：＿＿次　应用时间：＿＿天<br>2. 中药塌渍□　应用次数：＿＿次　应用时间：＿＿天<br>3. 中药热罨包□　应用次数：＿＿次　应用时间：＿＿天<br>4. 耳穴贴压□　应用次数：＿＿次　应用时间：＿＿天<br>5. 其他：＿＿＿　应用次数：＿＿次　应用时间：＿＿天<br>（请注明，下同） | 好　□<br>较好□<br>一般□<br>差　□ |
| 膝关节肿胀□ | 1. 评估肿胀部位、程度□<br>2. 肢体冷敷□<br>3. 下肢关节屈伸活动□<br>4. 其他护理措施 | 1. 中药湿敷□　应用次数：＿＿次　应用时间：＿＿天<br>2. 中药塌渍□　应用次数：＿＿次　应用时间：＿＿天<br>3. 中药热罨包□　应用次数：＿＿次　应用时间：＿＿天<br>4. 其他：＿＿＿　应用次数：＿＿次　应用时间：＿＿天 | 好　□<br>较好□<br>一般□<br>差　□ |
| 下肢活动受限□ | 1. 评估下肢肌力□<br>2. 安全防护□<br>3. 活动方法□<br>4. 功能锻炼□<br>5. 其他护理措施 | 1. CPM机功能锻炼□　应用次数：＿＿次　应用时间：＿＿天<br>2. 中药湿敷□　应用次数：＿＿次　应用时间：＿＿天<br>3. 中药塌渍□　应用次数：＿＿次　应用时间：＿＿天<br>4. 其他：＿＿＿　应用次数：＿＿次　应用时间：＿＿天 | 好　□<br>较好□<br>一般□<br>差　□ |
| 其他□<br>（请注明） | 1.<br>2. |  | 好　□<br>较好□<br>一般□<br>差　□ |

## (二)护理依从性及满意度评价

| 评价项目 | | 患者对护理的依从性 | | | 患者对护理的满意度 | | |
|---|---|---|---|---|---|---|---|
| | | 依从 | 部分依从 | 不依从 | 满意 | 一般 | 不满意 |
| 中医护理技术 | 中药湿敷 | | | | | | |
| | 中药塌渍 | | | | | | |
| | 中药热罨包 | | | | | | |
| | 耳穴压豆 | | | | | | |

(续表)

| 评价项目 | | 患者对护理的依从性 | | | 患者对护理的满意度 | | |
|---|---|---|---|---|---|---|---|
| | | 依从 | 部分依从 | 不依从 | 满意 | 一般 | 不满意 |
| 中医护理技术 | CPM 机功能锻炼 | | | | | | |
| | 健康指导 | / | / | / | | | |
| 签　名 | | 责任护士签名： | | | 上级护士或护士长签名： | | |

（三）对本病中医护理方案的评价

　　实用性强□　　实用性较强□　　实用性一般□　　不实用□

　　改进意见：

（四）评价人（责任护士）

　　姓名：_____　技术职称：_____　完成日期：_____　护士长签字：_____

### 附表2　筋伤（膝关节韧带损伤）护理效果评价量表

| 分级 症状 | 无 (0分) | 轻(2分) | 中(4分) | 重(6分) | 实施前评价 | | 实施后评价 | |
|---|---|---|---|---|---|---|---|---|
| | | | | | 日期 | 分值 | 日期 | 分值 |
| 膝关节疼痛 | 无疼痛（FPS-R 评分：0分） | 疼痛轻微（FPS-R 评分：2~4分） | 中度疼痛（FPS-R 评分：6~8分） | 重度疼痛（FPS-R 评分：10分） | | | | |
| 关节肿胀 | 无 | 轻微,只在活动后有 | 介于轻重度之间 | 持续肿胀,难以忍受 | | | | |
| 膝关节稳定性 | 正常 | 稳定性良好 | 介于轻重度之间 | 膝关节韧带完全断裂,关节稳定性差 | | | | |
| 活动功能障碍 | 无 | 轻微功能障碍 | 介于轻重度之间 | 明显功能障碍 | | | | |

# 第三十一节 漏肩风(肩周炎)中医护理方案

## 一、常见证候要点

(一)风寒湿痹证

可见肩周重滞疼痛、酸胀不舒,夜间尤其明显,肩关节屈伸不利,遇阴雨天加重。苔薄白或白腻,脉弦滑或沉细。

(二)气血两虚证

可见面色无华、气短乏力,肩关节疼痛,劳累痛则加重,休息则减轻。舌淡苔薄白,脉沉细乏力。

(三)肝肾亏损证

可见头晕、目眩、耳鸣,腰膝酸软,步履无力,肩关节功能障碍明显,举动无力,但疼痛不甚明显。舌偏红、脉细弱。

(四)筋骨损伤证

可见骨折以及上肢其他部位筋骨损伤,长期固定或日久的累积性损伤,使瘀血凝滞,肩部活动障碍。舌暗红,苔薄白,脉沉涩。

## 二、常见症状/证候施护

(一)肩周疼痛

1. 评估疼痛的诱因、性质、部位、持续时间、躯体感觉、运动情况等,做好疼痛评分,可应用疼痛自评工具"数字评分法(NRS)"评分,记录具体分值。

2. 慎起居、避风寒,防风寒阻络致经脉不通,引发疼痛。

3. 遵医嘱行中药熏蒸、中药塌渍、蜡疗、磁热疗法、中药外敷、中药离子导入、拔火罐等治疗。痛点处可行穴位揉药或涂擦治疗。

4. 根据疼痛规律,对夜间疼痛甚者,适当增加中药塌渍、蜡疗、中药热罨包等治疗次数。

5. 遵医嘱给予耳穴贴压(耳穴埋豆)、中药离子导入等治疗。必要时应用镇痛药,并观察用药后反应及效果。

(二)肩周麻木

1. 评估肩周麻木范围、性质、程度及与体位的关系。

2. 指导患者主动活动麻木肢体,可用梅花针或指尖叩击、拍打按摩麻木部位,减轻或缓解症状。

3. 注意肢体保暖。

4. 遵医嘱给予中药熏蒸、艾灸、理疗、电针、刮痧、穴位注射等治疗,避免烫伤或意外损伤。

(三)肩及上肢活动受限

1. 评估活动受限的范围和患者生活自理能力。

2. 患者生活用品放置应便于取用。

3. 指导协助患者正确的体位移动,按摩活动受限肢体,提高患者舒适度。

4. 指导并协助上肢关节功能锻炼,防肌肉萎缩。

5. 遵医嘱进行中药熏蒸、中药离子导入、艾灸、蜡疗等治疗,注意防烫伤。

(四)不寐

1. 保持病房安静、整洁,通风良好。

2. 睡前服热牛奶、温水泡足,按摩双侧太阳穴、印堂穴,听舒缓轻音乐,不宜饮浓茶或咖啡。

3. 遵医嘱行开天门、耳穴贴压(耳穴埋豆)等治疗。

4. 遵医嘱应用镇静安神药物,并观察用药后反应及效果。

### 三、中医特色治疗护理

(一)药物治疗

1. 中药汤剂口服。

2. 静脉滴注或口服活血化瘀药物。

(二)特色技术

1. 中药熏蒸。

2. 中药外敷。

3. 中药塌渍。

4. 中药离子导入。

5. 药熨法。

6. 刮痧。

7. 拔火罐。

8. 艾灸。

9. 磁热疗法。

10. 蜡疗。

(三)手法治疗的护理

1. 治疗前向患者讲解松解手法治疗的目的及注意事项。

2. 嘱患者放松,协助患者摆放体位。

3. 治疗过程中,注意观察患者的面色和反应,询问患者对疼痛的耐受程度。

4.治疗结束后协助患者卧床休息半小时。

(四)臂丛神经麻醉下肩关节松解术后护理

针对肩关节粘连严重,普通推拿疗效不佳者采用此方法。

方法:专业麻醉师在颈前前中斜角肌肌间沟处行臂丛神经麻醉术。待患者上肢疼痛消失后,即可行肩关节松解术。医者一手扶住患肩,以防肩关节被动活动时造成肩关节脱位,另一手握住患侧腕部或肘部,缓缓地做肩关节各方向被动活动,待完全松解后,再做各功能位被动活动2~3次。最后患肩保持180°高举位制动休息,24小时内每30分钟被动活动1次。24小时后行常规推拿治疗。术后酌情应用地塞米松及甘露醇静滴,局部泼尼松龙配合利多卡因封闭,并口服消炎镇痛类药物止痛。

(五)各种针刺、小针刀、封闭、穴位注射等治疗

1.治疗前询问患者有无晕针史,告知治疗的目的及注意事项。

2.嘱患者放松,配合医师摆放合适体位,选择穴位,暴露治疗部位。

3.治疗时密切观察患者面色,询问患者有无不适,如患者出现面色苍白、出冷汗、心慌等不适,及时停止治疗,给予处理。

4.治疗结束后注意观察局部有无出血、血肿等,注意局部保暖,12小时内避免洗澡。

5.有晕针史、酒后、饥饿、情绪紧张时不宜进行治疗。有严重高血压、糖尿病、高血压要慎用该治疗。

### 四、健康指导

(一)生活起居

1.避免长时间低头劳作,伏案工作时,每隔1~2小时,活动肩部,如仰头或将头枕靠在椅背上或转动头部。

2.避免长时间半躺在床头,曲颈斜枕看电视、看书。

3.睡眠时应注意肩部保暖,避免长时间一侧肩部受压,枕头长要超过肩,不宜过高。

(二)饮食指导

1.风寒湿痹证 宜进祛风散寒温性食物,如大豆、羊肉、狗肉、胡椒、花椒等。食疗方:鳝鱼汤、当归红枣煲羊肉等。忌食凉性食物及生冷瓜果、冷饮,多温热茶饮。

2.气血两虚证 宜进食益气养血的食品,如莲子、大枣、桂圆等。食疗方:桂圆莲子汤,大枣圆肉煲鸡汤等。

3.肝肾亏损证 ①肝肾阴虚者宜进食滋阴填精、滋养肝肾之品,如枸杞子等。食疗方:虫草全鸭汤,忌辛辣香燥之品。②肝肾阳虚者宜进食温壮肾阳,补精髓之品,如黑豆、核桃、杏仁、腰果等。食疗方:干姜煲羊肉。忌生冷瓜果及寒凉食物。

4.筋骨损伤证 宜进食促进筋愈合的食品,如骨头汤、鲫鱼汤等高蛋白质食物。

(三)情志调理

1.向患者介绍本疾病的发生、发展及转归,取得患者理解和配合,多与患者沟通,了

解其心理社会状况,及时消除不良情绪。

2. 介绍成功病例,帮助患者树立战胜疾病的信心。

3. 给患者必要的生活协助,鼓励家属参与。

4. 有情绪障碍者,必要时请心理咨询医师治疗。

(四)体位指导

1. 急性期卧床制动,保持上肢上举或抱头等体位,必要时在肩背部垫软垫,进行治疗或移动体位时动作要轻柔。

2. 康复期可下床进行肩部、上肢活动,在不加重症状的情况下逐渐增大活动范围。

3. 功能锻炼

(1)爬墙活动:手指爬墙——患者面对墙壁站立,用患侧手指沿墙缓缓向上爬动,使上肢尽量高举,到最大限度,在墙上做一记号,然后再徐徐向下回原处,反复进行,逐渐增加高度。

(2)体后拉手:患者自然站立,在患侧上肢内旋并向后伸的姿势下,健侧手拉患侧手或腕部,逐步拉向健侧并向上牵拉。

(3)外旋锻炼:患肢自然下垂,肘部伸直,患臂由前向上向后划圈,幅度由小到大,反复数遍。

(4)双手在颈后部交叉,肩关节尽量内收及外展,反复5～10遍。

**五、护理难点**

患者自觉改善不良习惯依从性差。

解决思路如下。

1. 加强对患者康复保健知识教育,告知患者不良习惯对肩周炎的影响,增强患者的自我保健意识。

2. 指导患者掌握正确的生活方式、饮食调理、肩周活动的方法、预防不良姿势等相关护理知识。

3. 根据患者的情况,做到因人施护,制订可行的康复锻炼方法,积极指导患者康复训练。

**六、护理效果评价**

见:漏肩风(肩周炎)中医护理效果评价表

见:漏肩风(肩周炎)护理效果评价量表

### 附表1 漏肩风(肩周炎)中医护理效果评价表

医院:　　　　科室:　　　　入院日期:　　　　出院日期:　　　　住院天数:

患者姓名:　　　性别:　　　年龄:　　　ID:　　　文化程度:

纳入中医临床路径:是□　否□

证候诊断:风寒湿痹证□　气血两虚证□　肝肾亏损证□　筋骨损伤证□　其他□

## （一）护理效果评价

| 主要症状 | 主要辨证施护方法 | 中医护理技术 | 护理效果 |
|---|---|---|---|
| 肩周疼痛□ | 1.疼痛评估：___分<br>2.体　　位□<br>3.按疼痛规律施护□<br>4.保　　暖□<br>5.其他护理措施 | 1.中药熏蒸□　应用次数：___次　应用时间：___天<br>2.中药塌渍□　应用次数：___次　应用时间：___天<br>3.中药离子导入□　应用次数：___次　应用时间：___天<br>4.拔火罐□　应用次数：___次　应用时间：___天<br>5.中药外敷□　应用次数：___次　应用时间：___天<br>6.蜡　　疗□　应用次数：___次　应用时间：___天<br>7.中药热罨包□　应用次数：___次　应用时间：___天<br>8.其他：＿＿＿　应用次数：___次　应用时间：___天<br>（请注明，下同） | 好　□<br>较好□<br>一般□<br>差　□ |
| 肩周麻木□ | 1.评估麻木部位、程度□<br>2.肢体保暖□<br>3.叩击、按摩□<br>4.其他护理措施 | 1.中药熏蒸□　应用次数：___次　应用时间：___天<br>2.理　　疗□　应用次数：___次　应用时间：___天<br>3.电　　针□　应用次数：___次　应用时间：___天<br>4.刮　　痧□　应用次数：___次　应用时间：___天<br>5.理　　疗□　应用次数：___次　应用时间：___天<br>6.电　　针□　应用次数：___次　应用时间：___天<br>7.其他：＿＿＿　应用次数：___次　应用时间：___天 | 好　□<br>较好□<br>一般□<br>差　□ |
| 肩及上肢活动受限□ | 1.体　　位□<br>2.活　　动□<br>3.生活起居□<br>4.其他护理措施 | 1.中药熏蒸□　应用次数：___次　应用时间：___天<br>2.中药离子导入□　应用次数：___次　应用时间：___天<br>3.艾　　灸□　应用次数：___次　应用时间：___天<br>4.蜡　　疗□　应用次数：___次　应用时间：___天<br>5.其他：＿＿＿　应用次数：___次　应用时间：___天 | 好　□<br>较好□<br>一般□<br>差　□ |
| 不寐□ | 1.体　　位□<br>2.放松疗法□<br>3.环　　境□<br>4.其他护理措施 | 1.耳穴贴压□　应用次数：___次　应用时间：___天<br>2.开天门□　应用次数：___次　应用时间：___天<br>3.其他：＿＿＿　应用次数：___次　应用时间：___天 | 好　□<br>较好□<br>一般□<br>差　□ |
| 药物治疗□ | 1.中药汤剂口服□<br>2.静滴或口服活血化瘀药物□ | | |

（续表）

| 主要症状 | 主要辨证施护方法 | 中医护理技术 | 护理效果 |
|---|---|---|---|
| 其他□<br>（请注明） | 1.<br>2.<br>3. |  | 好 □<br>较好□<br>一般□<br>差 □ |

（二）护理依从性及满意度评价

| 评价项目 | | 患者对护理的依从性 | | | 患者对护理的满意度 | | |
|---|---|---|---|---|---|---|---|
| | | 依从 | 部分依从 | 不依从 | 满意 | 一般 | 不满意 |
| 中医护理技术 | 中药熏蒸 | | | | | | |
| | 中药塌渍 | | | | | | |
| | 艾 灸 | | | | | | |
| | 中药离子导入 | | | | | | |
| | 耳穴贴压(耳穴埋豆) | | | | | | |
| | 中药外敷 | | | | | | |
| | 药熨法 | | | | | | |
| | 刮痧 | | | | | | |
| | 拔火罐 | | | | | | |
| | 磁热疗法 | | | | | | |
| | 蜡疗 | | | | | | |
| 健康指导 | | / | / | / | | | |
| 签 名 | | 责任护士签名： | | | 上级护士或护士长签名： | | |

（三）对本病中医护理方案的评价

　　实用性强□　　实用性较强□　　实用性一般□　　不实用□

　　改进意见：

（四）评价人（责任护士）

　　姓名：_____　技术职称：_____　完成日期：_____　护士长签字：_____

附表2　漏肩风(肩周炎)护理效果评价量表

| 分级<br>症状 | 无<br>(0分) | 轻(2分) | 中(4分) | 重(6分) | 实施前评价 | | 实施后评价 | |
|---|---|---|---|---|---|---|---|---|
| | | | | | 日期 | 分值 | 日期 | 分值 |
| 肩周疼痛 | 无疼痛<br>(FPS-R评分：0分) | 疼痛轻微<br>(FPS-R评分：2~4分) | 中度疼痛<br>(FPS-R评分：6~8分) | 重度疼痛<br>(FPS-R评分：10分) | | | | |
| 关节肿胀 | 无 | 轻微，只在活动后有 | 介于轻重度之间 | 持续肿胀，难以忍受 | | | | |
| 活动功能障碍 | 无 | 轻微功能障碍 | 介于轻重度之间 | 明显功能障碍 | | | | |

# 第三十二节　股肿(下肢深静脉血栓形成)中医护理方案

## 一、常见证候要点

(一)湿热下注证

患肢明显肿胀，胀痛、压痛明显，皮色暗红而热，浅静脉扩张，按之凹陷，伴发热，口渴不欲饮，小便短赤，大便秘结。舌质红，苔黄腻，脉滑数。

(二)血瘀湿重证

患肢肿胀疼痛较重，皮色暗红，浅静脉扩张，活动后症状加重。舌质暗红，有瘀斑、斑点，苔白腻，脉沉细或沉涩。

## 二、常见症状/证候施护

(一)下肢肿胀疼痛

1.急性期宜卧床休息，抬高患肢高于心脏水平20~30 cm。

2.避免活动、挤压、搬动、热敷患肢，防止血栓脱落，并发肺栓塞。

3.观察患肢肿胀情况，皮肤色泽、温度，有无股三角区压痛，腘窝压痛。每日定时定位测量患肢周径，以了解肿胀消退情况。

4.遵医嘱急性期给予患肢冰硝散外敷，以清热利湿、消肿止痛。

5.遵医嘱恢复期给予活血消肿散煎汤熏洗患肢，以活血消肿、软坚散结。

6.合并血栓性浅静脉炎者遵医嘱给予马黄酊涂擦，以消炎止痛。

7. 使用溶栓抗凝治疗期间,严格掌握药物剂量,在医师指导下根据病情调整药物的剂量和滴速,在病情允许的情况下,静脉穿刺尽量选择四肢,避免在不容易采取止血部位进行穿刺,服用华法林者,勿食含高维生素 K 的食物,如菜花、香蕉、土豆等。

8. 注意观察患者有无胸痛、憋气、咯血,如出现上述症状,提示可能并发肺栓塞,应注意观察患者的呼吸、心率、血压及病情变化,并迅速向主管医师汇报,给予吸氧,保持呼吸道通畅,半卧位,安慰患者。

(二)浅静脉怒张

1. 卧床时抬高患肢高于心脏水平 20～30 cm。

2. 恢复期患者下地活动时,指导患者正确使用弹力绷带或医用弹力袜,以促进静脉回流。避免久行久立及负重行走。

(三)发热

1. 病室温湿度适宜,空气流通,注意保暖。

2. 监测体温变化,出汗较多者及时擦干皮肤,保持皮肤和床单位清洁、干燥。

3. 鼓励患者多饮水每日约 1 500 mL。饮食宜清淡易消化,营养均衡,注意优质蛋白的摄入,如鸡蛋、牛奶、瘦肉等。忌食辛辣肥甘油腻食物。

### 三、中医特色治疗护理

(一)药物治疗

1. 内服中药　中药汤剂宜温服,注意观察服药反应。

2. 注射给药　应用溶栓抗凝、活血化瘀药物时,注意患者有无出血倾向。

3. 外用中药　应注意观察患肢有无皮肤过敏、浸渍等,保持皮肤清洁干燥。

(二)特色技术

1. 中药外敷　应用冰硝散外敷时,应指导患者正确外敷,每 2～3 小时更换药物 1 次,并晾干备用。

2. 中药熏洗　应注意水温,防止烫伤。

3. 中药涂擦　药物涂擦范围大于红肿处 1～2 cm,每日 3～4 次。

4. 穴位按摩　适用于发热、便秘者。

5. 穴位贴敷　适用于便秘者。

### 四、健康指导

(一)生活起居

1. 忌烟酒。

2. 急性期应卧床休息,抬高患肢高于心脏水平 20～30 cm。

3. 恢复期避免久行久立,下地活动时指导患者正确使用弹力绷带或医用弹力袜。根据患肢的粗细选择合适的弹力袜。绑扎弹力绷带或穿弹力袜应在每日起床前进行,抬高患肢10分钟,使静脉血回流后再进行绑扎和穿袜。绑扎弹力绷带应从患肢远端开始,随着逐渐向上缠绕而压力逐渐递减。使用期间应注意观察患肢的色泽、肿胀情况,卧床休息时应解除弹力绷带或弹力袜,使肢体得到充分休息。

(二)饮食指导

指导患者合理饮食。宜食清淡、易消化富含纤维素饮食。忌食辛辣肥甘油腻食物。

1. 湿热下注证　宜食清热利湿的食品,如赤小豆、绿豆、薏苡仁、小米等。便秘患者可多食蜂蜜、芝麻等润肠通便之品,养成定时排便的习惯。食疗方:薏苡仁赤小豆粥。

2. 血瘀湿重证　宜食活血化瘀利湿消肿食品,如洋葱、蘑菇、海带、山楂、粳米、绿豆等。食疗方:海带绿豆汤。

(三)情志调理

1. 向患者讲解疾病的病因、危险因素,使患者积极配合治疗。

2. 责任护士多与患者沟通,了解其心理状态,及时予以心理疏导。

3. 鼓励家属多陪伴患者,亲朋好友给予情感支持。

4. 鼓励病友间相互交流治疗体会,提高认知,增强治疗信心。

五、护理难点

患者对急性期绝对卧床依从性差,恢复期患者不能长期坚持使用弹力绷带或弹力袜。

解决思路如下。

1. 加强对患者的健康宣教。

2. 向患者及家属讲解疾病的危险因素及严重并发症,使其积极配合。

3. 开设中医专病护理门诊,建立股肿患者健康档案,帮助患者形成良好的日常起居饮食习惯。提供健康教育处方,评价健康教育及康复指导的有效性。

六、护理效果评价

见:股肿(下肢深静脉血栓形成)中医护理效果评价表

见:股肿(下肢深静脉血栓形成)护理效果评价量表

**附表1　股肿(下肢深静脉血栓形成)中医护理效果评价表**

医院:　　　　科室:　　　　入院日期:　　　　出院日期:　　　　住院天数:

患者姓名:　　　　性别:　　　　年龄:　　　　ID:　　　　文化程度:

纳入中医临床路径:是□　否□

证候诊断:湿热下注证□　　血瘀湿重证□　　其他□

## (一)护理效果评价

| 主要症状 | 主要辨证施护方法 | 中医护理技术 | 护理效果 |
|---|---|---|---|
| 下肢肿胀疼痛□ | 1. 体　　位□<br>2.情志护理□<br>3.饮食护理□<br>4.药物指导□<br>5.其他护理措施 | 1.中药外敷□　应用次数：___次　应用时间：___天<br>2.中药熏洗□　应用次数：___次　应用时间：___天<br>3.中药涂擦□　应用次数：___次　应用时间：___天<br>4.其他：_____　应用次数：___次　应用时间：___天<br>（请注明,下同） | 好　　□<br>较好□<br>一般□<br>差　　□ |
| 浅静脉怒张□ | 1. 体　　位□<br>2.弹力绷带使用指导□<br>3.其他护理措施 | 1.中药熏洗□　应用次数：___次　应用时间：___天<br>2.中药涂擦□　应用次数：___次　应用时间：___天<br>3.其他：_____　应用次数：___次　应用时间：___天 | 好　　□<br>较好□<br>一般□<br>差　　□ |
| 发热□ | 1. 体　　位□<br>2.情志护理□<br>3.饮食护理□<br>4.其他护理措施 | 1.穴位按摩□　应用次数：___次　应用时间：___天<br>2.其他：_____　应用次数：___次　应用时间：___天 | 好　　□<br>较好□<br>一般□<br>差　　□ |
| 便秘□ | 1. 饮　　食□<br>2.腹部按摩□<br>3.排便指导□<br>4.其他护理措施 | 1.穴位按摩□　应用次数：___次　应用时间：___天<br>2.穴位贴敷□　应用次数：___次　应用时间：___天<br>3.其他：_____　应用次数：___次　应用时间：___天 | 好　　□<br>较好□<br>一般□<br>差　　□ |
| 其他□<br>(请注明) | 1.<br>2.<br>3. |  | 好　　□<br>较好□<br>一般□<br>差　　□ |

## (二)护理依从性及满意度评价

| 评价项目 | | 患者对护理的依从性 | | | 患者对护理的满意度 | | |
|---|---|---|---|---|---|---|---|
| | | 依从 | 部分依从 | 不依从 | 满意 | 一般 | 不满意 |
| 中医护理技术 | 中药外敷 | | | | | | |
| | 中药熏洗 | | | | | | |
| | 中药涂擦 | | | | | | |
| | 穴位按摩 | | | | | | |

(续表)

| 评价项目 | | 患者对护理的依从性 | | | 患者对护理的满意度 | | |
|---|---|---|---|---|---|---|---|
| | | 依从 | 部分依从 | 不依从 | 满意 | 一般 | 不满意 |
| 中医护理技术 | 穴位贴敷 | | | | | | |
| | 健康指导 | / | / | / | | | |
| 签名 | | 责任护士签名: | | | 上级护士或护士长签名: | | |

(三)对本病中医护理方案的评价

  实用性强□  实用性较强□  实用性一般□  不实用□

  改进意见:

(四)评价人(责任护士)

  姓名:_____  技术职称:_____  完成日期:_____  护士长签字:_____

### 附表2 股肿(下肢深静脉血栓形成)护理效果评价量表

| 分级 症状 | 无 (0分) | 轻(2分) | 中(4分) | 重(6分) | 实施前评价 | | 实施后评价 | |
|---|---|---|---|---|---|---|---|---|
| | | | | | 日期 | 分值 | 日期 | 分值 |
| 疼痛 | 无 | 偶尔出现 | 经常出现,可以忍受 | 持续出现昼轻夜重,难以忍受 | | | | |
| 患肢肿胀 | 无 | 休息后可消失 | 休息后减轻 | 持续肿胀,休息后不减轻 | | | | |
| 患肢皮肤 | 正常 | 皮肤部分暗红色,温度升高 | 介于轻重度之间 | 皮肤暗红色范围扩大,温度持续升高 | | | | |
| 大便 | 无 | 大便干,每日一行 | 大便秘结,2日一行 | 大便艰难,数日一行 | | | | |

## 第三十三节 臁疮（下肢溃疡）中医护理方案

### 一、常见证候要点

（一）湿热毒蕴证

疮周有痒痛，疮面腐肉较多，或秽臭难闻，疮周皮肤灼热，可伴发热，大便秘结，夜难入寐。舌质红，苔黄腻，脉数。

（二）湿热瘀阻证

疮面腐肉未完全脱尽，脓水淋漓，大便秘结。舌质偏红，苔黄腻，脉数。

（三）气虚血瘀证

疮面腐肉已尽，新肌难生或不生，肉芽色暗淡不鲜，脓水清稀。舌质淡，或有瘀斑，舌苔薄，脉细。

### 二、常见症状/证候施护

（一）发热

1. 发热者限制患者活动，宜卧床休息。病室温湿度适宜，空气流通，阳光充足。

2. 严密监测生命体征，高热者给予物理降温，出汗较多者及时擦干皮肤，保持皮肤和床单位清洁、干燥。

3. 鼓励患者多饮水约每日1 500 mL，可用菊花、金银花泡水代茶饮，以清热解毒。饮食易消化，均衡营养，注意优质蛋白的摄入，如鸡蛋、牛奶、瘦肉等。忌食海鲜发物及辛辣刺激、助火食品，如牛羊肉、海鱼、虾、蟹、葱、蒜、辣椒等。

（二）疮面脓腐未脱

1. 保持病室空气新鲜、流通，温湿度适宜。

2. 卧床时适当抬高患肢15°～30°，以促进下肢血液回流。

3. 根据医嘱，疮面脓腐较多者，外敷提脓祛腐药物，如祛腐生肌散、红油膏等；渗出较多者，予清热解毒利湿收敛的中药煎液湿敷患处，如黄连、马齿苋、土槿皮等，外用油膏贴敷。

4. 疮周红肿灼热明显者，遵医嘱予清热解毒消肿油膏外敷，如金黄膏等，观察有无药物过敏等不良反应。

5. 脓水多而臭秽，引流通畅者，遵医嘱予中药熏蒸、中药熏洗局部疮面，每日1次。

6. 保持疮周皮肤清洁干燥，敷料渗出较多者及时更换。

（三）疮面新肌不生

1. 根据医嘱，疮面较干燥者，予补虚活血生肌中药油膏外敷，如生肌膏、愈疡灵软膏；新生肉芽及上皮生长缓慢者，予补虚活血通络生肌中药煎剂湿敷，如活血止痛散、溃疡洗药等。

2. 新肌难生或不生者,遵医嘱予中药熏蒸、中药熏洗、艾灸疮面,每日1次。

3. 疮面无渗出,肉芽组织生长良好者,适当延长换药间隔时间。换药时,动作轻柔,避免用力擦拭疮面,以免损伤新生组织。胶布过敏者,用绷带缠缚疮面,使用弹力绷带或弹力袜,注意缠缚的松紧度,肢端皮肤的色泽、患肢肿胀情况。

(四)疮周痒痛

1. 保持疮周皮肤清洁、干燥,避免摩擦。

2. 指导患者戒烟、酒,穿着合适的鞋袜和棉制衣物,注意保暖,避免穿着化纤毛织品。

3. 忌用热水烫洗局部皮肤,避免搔抓、用力擦拭等加重损伤。

4. 局部瘙痒者,遵医嘱予清热利湿收敛药物或止痒洗剂外涂,如解毒洗剂、三石散、青黛散或青黛膏、黄连膏等,以收涩止痒,减少皮肤浸渍。

5. 遵医嘱穴位按摩,根据病情需要,可选择中脘、足三里、内关、合谷、曲池等穴位。

### 三、中医特色治疗护理

(一)药物治疗

1. 内服中药 中药汤剂宜温服,注意观察服药后的反应。

2. 注射给药 应用活血化瘀药物时注意患者有无出血倾向。

3. 外用中药 厚薄均匀,出现瘙痒、皮疹等过敏反应,立即停药。

(二)特色技术

1. 中药外敷 适用于疮周红肿、痒痛者。

2. 中药湿敷 适用于疮周皮肤瘙痒。

3. 中药熏蒸 适用于疮面不敛,久不收口者。应用智能中药熏蒸仪,达到设定温度90°时喷气口开始喷出雾气,喷气口与皮肤之间最佳距离为25~30 cm,防止烫伤。

4. 中药熏洗 适用于脓水多而臭秽重、引流通畅,或疮面腐肉已尽,新肌难生者。应注意水温,防止烫伤。

5. 艾灸 适用于疮面不敛,久不收口者。据疮面5~10 cm,以旋灸方式艾灸疮面10分钟,及时弹去艾灰,防止烫伤。

6. 缠缚疗法 适用于下肢青筋显露者。溃疡疮面用药外敷后,再用弹力绷带缠缚患处和整个小腿。

7. 穴位按摩 适用于发热、便秘者。

8. 中药涂擦 适用于疮周痒痛者。

### 四、健康指导

(一)生活起居

1. 注意休息,适度活动;忌烟酒。

2. 卧床时抬高患肢15°~30°,观察趾端血运是否正常。

3. 避免久行久立、跷二郎腿,教会患者腿部按摩,两手分别放在小腿两侧,由踝部向膝关节揉搓小腿肌肉。站立时做踮脚运动,或做小腿的踢腿运动。

(二)饮食指导

指导患者健康、合理饮食。宜食清淡、易消化的高维生素、高蛋白、高热量、富纤维素、低脂饮食。忌食辛辣、油炸、烧烤、高脂肪食物及海腥发物。

1. 湿热毒蕴证　便秘患者可多食香蕉、蜂蜜、芝麻等润肠通便之品,养成定时排便的习惯。宜食甘寒、甘平的食物如绿豆、芹菜、土豆、马齿苋等。食疗方:玉米赤豆粥,绿豆银花汤等。

2. 湿热瘀阻证　予新鲜马齿苋、绿豆煎汤服用,以助清热利湿。食疗方:冬瓜排骨汤等。

3. 气虚血瘀证　宜进食高营养、高蛋白、高维生素的食材,如瘦肉、山楂、大枣、莲子、新鲜蔬菜水果等,以增强机体抵抗力。食疗方:薏苡仁黄豆汁、黄鳝粥等。

(三)情志调理

1. 采用暗示疗法、说理开导法,引导患者自觉地戒除不良心理因素,调和情志。

2. 责任护士多与患者沟通,了解其心理状态,及时予以心理疏导。

3. 鼓励家属多陪伴患者,亲朋好友给予情感支持。

4. 鼓励病友间相互交流治疗体会,提高认知,增强治疗信心。

(四)疮面护理

1. 勤剪指甲,避免搔抓,注意肢体保暖。

2. 每日清洗疮面和疮周皮肤,保持清洁、干燥。

3. 指导患者正确使用弹力绷带,以保护疮面和疮周皮肤。晨起时抬高患肢,排空浅静脉内血液。从足心开始,将弹力绷带向上缠绕到膝下,粘扣固定。弹力绷带缠绕松紧适度,特别注意足踝部,因此处位置最低,若松紧度不适易造成局部水肿。包扎弹力绷带后,活动时应自觉舒适,无酸胀、疼痛等不适。

五、护理难点

患者对弹力绷带使用依从性差。

解决思路如下。

1. 加强对伤口护理人员的专科培训,建立医护合作的伤口治疗护理模式,培养伤口护理的专科护士。

2. 开设中医专病护理门诊,建立臁疮患者健康档案,帮助患者形成良好的日常起居、饮食行为。提供健康教育处方,评价健康教育及康复指导的有效性。

六、护理效果评价

见:臁疮(下肢溃疡)中医护理效果评价表

见:臁疮(下肢溃疡)护理效果评价量表

## 附表1 臁疮(下肢溃疡)中医护理效果评价表

医院：　　　　科室：　　　　入院日期：　　　出院日期：　　　住院天数：

患者姓名：　　　性别：　　　年龄：　　　ID：　　　　　文化程度：

纳入中医临床路径:是□　否□

证候诊断:湿热毒蕴证□　　湿热瘀阻证□　　气虚血瘀证□　　其他□

（一）护理效果评价

| 主要症状 | 主要辨证施护方法 | 中医护理技术 | 护理效果 |
|---|---|---|---|
| 发热 | 1. 体　　位□<br>2. 情志护理□<br>3. 饮食护理□<br>4. 其他护理措施 | 1. 穴位按摩□　应用次数：___次　应用时间：___天<br>2. 其他：＿＿　应用次数：___次　应用时间：___天 | 好　□<br>较好□<br>一般□<br>差　□ |
| 疮面脓腐未脱□ | 1. 体　　位□<br>2. 疮周皮肤护理□<br>3. 观察疮面渗出□<br>4. 其他护理措施 | 1. 中药湿敷□　应用次数：___次　应用时间：___天<br>2. 中药贴敷□　应用次数：___次　应用时间：___天<br>3. 中药熏蒸□　应用次数：___次　应用时间：___天<br>4. 中药熏洗□　应用次数：___次　应用时间：___天<br>5. 缠缚疗法□　应用次数：___次　应用时间：___天<br>6. 其他：＿＿　应用次数：___次　应用时间：___天<br>（请注明,下同） | 好　□<br>较好□<br>一般□<br>差　□ |
| 疮面新肌不生□ | 1. 体　　位□<br>2. 疮周皮肤护理□<br>3. 情志护理□<br>4. 使用弹力绷带指导□<br>5. 其他护理措施 | 1. 中药湿敷□　应用次数：___次　应用时间：___天<br>2. 中药熏蒸□　应用次数：___次　应用时间：___天<br>3. 艾　　灸□　应用次数：___次　应用时间：___天<br>4. 中药熏洗□　应用次数：___次　应用时间：___天<br>5. 缠缚疗法□　应用次数：___次　应用时间：___天<br>6. 其他：＿＿　应用次数：___次　应用时间：___天 | 好　□<br>较好□<br>一般□<br>差　□ |
| 疮周痒痛□ | 1. 体　　位□<br>2. 疮周皮肤护理□<br>3. 肢体保暖□<br>4. 其他护理措施 | 1. 穴位按摩□　应用次数：___次　应用时间：___天<br>2. 中药涂擦□　应用次数：___次　应用时间：___天<br>3. 其他：＿＿　应用次数：___次　应用时间：___天 | 好　□<br>较好□<br>一般□<br>差　□ |

（续表）

| 主要症状 | 主要辨证施护方法 | 中医护理技术 | 护理效果 |
|---|---|---|---|
| 便秘□ | 1.饮　　食□<br>2.腹部按摩□<br>3.排便指导□<br>4.其他护理措施 | 1.穴位按摩□　应用次数：＿＿次　应用时间：＿＿天<br>2.其他：＿＿＿　应用次数：＿＿次　应用时间：＿＿天 | 好　□<br>较好□<br>一般□<br>差　□ |
| 其他□<br>（请注明） | 1.<br>2.<br>3. |  | 好　□<br>较好□<br>一般□<br>差　□ |

（二）护理依从性及满意度评价

| 评价项目 | | 患者对护理的依从性 | | | 患者对护理的满意度 | | |
|---|---|---|---|---|---|---|---|
| | | 依从 | 部分依从 | 不依从 | 满意 | 一般 | 不满意 |
| 中医护理技术 | 穴位按摩 | | | | | | |
| | 中药湿敷 | | | | | | |
| | 中药外敷 | | | | | | |
| | 中药熏蒸 | | | | | | |
| | 中药涂擦 | | | | | | |
| | 中药熏洗 | | | | | | |
| | 艾　灸 | | | | | | |
| | 缠缚疗法 | | | | | | |
| 健康指导 | | / | / | / | | | |
| 签　　名 | | 责任护士签名： | | | 上级护士或护士长签名： | | |

（三）对本病中医护理方案的评价

实用性强□　　实用性较强□　　实用性一般□　　不实用□

改进意见：

（四）评价人（责任护士）

姓名：＿＿＿＿　技术职称：＿＿＿＿　完成日期：＿＿＿＿　护士长签字：＿＿＿＿

## 附表2 臁疮(下肢溃疡)护理效果评价量表

| 症状 | 分级 | 无(0分) | 轻(2分) | 中(4分) | 重(6分) | 实施前评价 | | 实施后评价 | |
|---|---|---|---|---|---|---|---|---|---|
| | | | | | | 日期 | 分值 | 日期 | 分值 |
| 疮面脓腐未脱 | 溃疡大小 | 完全愈合 | 缩小≥75% | 缩小25%~75% | 缩小<25%或无变化或扩大 | | | | |
| | 溃疡深浅 | 无 | <0.5 cm | 0.5~1.5 cm | >1.5 cm | | | | |
| | 溃疡数量 | 0个 | 1~3个 | 4~6个 | ≥7个 | | | | |
| | 疮面渗液量 | 无 | 未浸透半块纱布(<3层) | 浸透半块至2块纱布(3~12层) | 浸透2块纱布或以上(≥12层) | | | | |
| | 溃疡表面色泽 | 红润 | 淡红 | 鲜红 | 淡白或晦暗 | | | | |
| | 新生肉芽组织 | 完全(100%) | 大部分(>75%) | 中(25%~75%) | 小(<25%) | | | | |
| 疮面新肌不生 | 溃疡大小 | 完全愈合 | 缩小≥75% | 缩小25%~75% | 缩小<25%或无变化或扩大 | | | | |
| | 溃疡深浅 | 无 | <0.5 cm | 0.5~1.5 cm | >1.5 cm | | | | |
| | 溃疡数量 | 0个 | 1~3个 | 4~6个 | ≥7个 | | | | |
| | 疮面渗液量 | 无 | 未浸透半块纱布(<3层) | 浸透半块至2块纱布(3~12层) | 浸透2块纱布或以上(≥12层) | | | | |
| | 溃疡表面色泽 | 红润 | 淡红 | 鲜红 | 淡白或晦暗 | | | | |
| | 新生上皮组织 | 完全(100%) | 大部分(>75%) | 中(25%~75%) | 小(<25%) | | | | |

(续表)

| 症状\分级 | 无(0分) | 轻(2分) | 中(4分) | 重(6分) | 实施前评价 日期 | 实施前评价 分值 | 实施后评价 日期 | 实施后评价 分值 |
|---|---|---|---|---|---|---|---|---|
| 疮周痒痛 | 无瘙痒,无疼痛(FPS-R评分:0分) | 偶尔瘙痒,不影响工作学习生,轻度疼痛(FPS-R评分:2~4分) | 阵发性瘙痒,时轻时重,影响睡眠工作学习生活,需用药,中度疼痛(FPS-R评分:6~8分) | 剧烈瘙痒,严重影响睡眠工作学习生活,剧烈疼痛(FPS-R评分:10分) | 疮周痒痛 | | | |
| 大便 | 每日1次大便 | 大便偏硬,2~3日1次 | 大便硬结,4~5日1次 | 大便艰难,6日以上1次 | 便秘 | | | |

# 第三十四节 脱疽(闭塞性动脉硬化症未溃期)中医护理方案

## 一、常见证候要点

### (一)阴寒证

患肢冰凉,怕冷明显,肢端皮肤苍白。舌质淡,苔薄白,脉沉迟。

### (二)血瘀证

肢体发凉、怕冷、麻木、疼痛、间跛;肢端皮肤出现瘀斑、瘀点;干燥、脱屑、光薄无泽,趾甲生长不良。舌质紫暗,苔薄白,脉弦涩。

### (三)脾肾阳虚证

肢体发凉、怕冷;全身畏寒,腰膝酸软,神疲乏力,食少纳呆,尿清便溏。舌质淡,苔白,脉沉细。

## 二、常见症状/证候施护

### (一)疼痛

1.观察疼痛的性质、部位、程度、持续时间及伴随症状,遵医嘱予止痛药后观察用药反应。

2. 保持环境安静,光线柔和,色调淡雅,避免噪声及不必要的人员走动。
3. 指导采用放松术,如缓慢呼吸、全身肌肉放松、听舒缓音乐等。
4. 遵医嘱中药涂擦,可用马黄酊涂擦。

(二)肢体发凉、怕冷、麻木

1. 卧床休息,保持病室空气新鲜、流通,温湿度适宜。
2. 指导患者戒烟、酒,穿着合适的鞋袜和棉质衣物,注意肢体保暖,保护患肢,防止外伤。
3. 遵医嘱给予患肢中药熏洗,以祛风通络,活血通脉。
4. 鼓励患者在能耐受的活动范围内,坚持功能锻炼,以促进侧支循环的建立,减轻肢体缺血。

(三)间歇性跛行

1. 观察跛行的距离,疼痛程度及缓解时间。
2. 功能锻炼,适量运动,当患肢出现疼痛时应原地休息至疼痛缓解。

### 三、中医特色治疗护理

(一)药物治疗

1. 内服中药  中药汤剂宜温服,注意观察服药后的反应。
2. 注射给药  应用活血化瘀抗凝药物时注意患者有无出血倾向。
3. 外用中药  活血止痛散等熏洗,出现瘙痒、皮疹等过敏反应,立即停药。

(二)特色技术

1. 中药湿敷  适用于肢体红肿疼痛者。
2. 中药熏洗  适用于肢体发凉、麻木、疼痛者。
3. 中药涂擦  适用于肢体红肿疼痛者。
4. 穴位注射  取足三里、曲池、阳陵泉等穴进行注射。
5. 脐灸  适用于肢体发凉、怕冷者。
6. 耳穴贴压  适用于肢体疼痛者。
7. 穴位按摩  适用于肢体发凉怕冷者。

### 四、健康指导

(一)生活起居

1. 环境温、湿度适宜,顺应四时及时增减衣物。
2. 起居有常,注意休息,适度活动;忌烟酒。
3. 鞋袜必须舒适,大小合适,不可过紧,以免足部受压迫,影响肢体血液循环,注意观察趾端血运情况,保护患肢,防外伤。

(二)饮食指导

指导患者健康、合理饮食。宜食清淡、易消化的高维生素、高蛋白、富纤维素、低脂饮食。忌食辛辣刺激及海鲜发物。

1. 阴寒证　宜进通络活血之品，忌肥甘厚味、辛辣之品。

2. 血瘀证　给予活血行气的食品，如山楂、韭菜等，忌涩味收敛之品。

3. 脾肾阳虚证　宜进食高营养、高蛋白、高维生素的食物，如瘦肉、大枣等，以增强机体抵抗力。

（三）情志调理

1. 多与患者沟通，了解其心理状态，及时予以心理疏导。

2. 制订健康教育手册，并按手册内容多与患者及家属沟通，使其消除思想顾虑配合治疗。

3. 鼓励家属多陪伴患者，亲朋好友给予情感支持。

4. 对待疼痛紧张的患者，采用放松疗法，并指导患者练习各种养生保健操：八段锦、放松操、拍打操、太极拳等。

（四）肢体护理

1. 寒冷季节注意肢体保暖，不宜在室外长时间停留。

2. 勤剪指甲，避免搔抓，注意肢体保暖，保护患肢，防止肢体碰伤、压伤或擦伤。

3. 修剪（趾）指甲时，可先用温水泡软后再修剪，不要剪得过深或成角，以免形成难以愈合的溃疡。

4. 每日用温水清洗足部，以促进气血运行，并随时检查脚趾之间有无水疱及破溃。

5. 指导患者进行正确的患肢锻炼。

### 五、护理难点

患者对止痛药物的依赖性强。

解决思路如下。

1. 加强护理人员对患者疼痛等级的评价，采取有效的止痛措施。

2. 多采取中医护理技术给予止痛。

3. 组织形式多样的健康教育讲座，使患者及家属了解药物止痛的不良反应，积极采取非药物止痛方法。可以采取放松疗法，指导患者练习各种养生保健操，如太极拳，拍打操等。

### 六、护理效果评价

见：脱疽（闭塞性动脉硬化症未溃期）中医护理效果评价表

见：脱疽（闭塞性动脉硬化症未溃期）护理效果评价量表

## 附表1  脱疽(闭塞性动脉硬化症未溃期)中医护理效果评价表

医院：　　　　　科室：　　　　　入院日期：　　　　出院日期：　　　　住院天数：

患者姓名：　　　性别：　　　年龄：　　　ID：　　　　　　文化程度：

纳入中医临床路径：是□　否□

证候诊断：血瘀证□　　　阴寒证□　　　脾肾阳虚证□　　　其他□

### (一)护理效果评价

| 主要症状 | 主要辨证施护方法 | 中医护理技术 | 护理效果 |
| --- | --- | --- | --- |
| 疼痛□ | 1. 评估疼痛□<br>2. 情志护理□<br>3. 观察肢体血运□<br>4. 其他护理措施 | 1. 中药湿敷□　应用次数：＿＿次　应用时间：＿＿天<br>2. 穴位注射□　应用次数：＿＿次　应用时间：＿＿天<br>3. 中药熏洗□　应用次数：＿＿次　应用时间：＿＿天<br>4. 耳穴贴压□　应用次数：＿＿次　应用时间：＿＿天<br>5. 中药涂擦□　应用次数：＿＿次　应用时间：＿＿天<br>6. 其他：＿＿＿　应用次数：＿＿次　应用时间：＿＿天<br>(请注明,下同) | 好　□<br>较好□<br>一般□<br>差　□ |
| 肢体发凉怕冷麻木□ | 1. 体　位□<br>2. 肢体护理□<br>3. 肢体保暖□<br>4. 观察肢体血运□<br>5. 其他护理措施 | 1. 中药湿敷□　应用次数：＿＿次　应用时间：＿＿天<br>2. 中药熏洗□　应用次数：＿＿次　应用时间：＿＿天<br>3. 穴位注射□　应用次数：＿＿次　应用时间：＿＿天<br>4. 其他：＿＿＿　应用次数：＿＿次　应用时间：＿＿天 | 好　□<br>较好□<br>一般□<br>差　□ |
| 间歇性跛行□ | 1. 体　位□<br>2. 肢体护理□<br>3. 观察跛行距离□<br>4. 其他护理措施 | 1. 穴位按摩□　应用次数：＿＿次　应用时间：＿＿天<br>2. 中药熏洗□　应用次数：＿＿次　应用时间：＿＿天<br>3. 穴位注射□　应用次数：＿＿次　应用时间：＿＿天<br>4. 其他：＿＿＿　应用次数：＿＿次　应用时间：＿＿天 | 好　□<br>较好□<br>一般□<br>差　□ |
| 便秘□ | 1. 饮　食□<br>2. 腹部按摩□<br>3. 排便指导□<br>4. 其他护理措施 | 1. 穴位按摩□　应用次数：＿＿次　应用时间：＿＿天<br>2. 耳穴压豆□　应用次数：＿＿次　应用时间：＿＿天<br>3. 脐　灸□　应用次数：＿＿次　应用时间：＿＿天<br>4. 其他：＿＿＿　应用次数：＿＿次　应用时间：＿＿天 | 好　□<br>较好□<br>一般□<br>差　□ |
| 其他□<br>(请注明) | 1.<br>2.<br>3. |  | 好　□<br>较好□<br>一般□<br>差　□ |

## (二)护理依从性及满意度评价

| 评价项目 | | 患者对护理的依从性 | | | 患者对护理的满意度 | | |
|---|---|---|---|---|---|---|---|
| | | 依从 | 部分依从 | 不依从 | 满意 | 一般 | 不满意 |
| 中医护理技术 | 穴位按摩 | | | | | | |
| | 中药湿敷 | | | | | | |
| | 穴位注射 | | | | | | |
| | 中药熏洗 | | | | | | |
| | 耳穴压豆 | | | | | | |
| | 脐灸 | | | | | | |
| | 中药涂擦 | | | | | | |
| 健康指导 | | / | / | / | | | |
| 签名 | | 责任护士签名： | | | 上级护士或护士长签名： | | |

## (三)对本病中医护理方案的评价

实用性强□　　实用性较强□　　实用性一般□　　不实用□

改进意见：

## (四)评价人(责任护士)

姓名：_____　技术职称：_____　完成日期：_____　护士长签字：_____

### 附表2　脱疽(闭塞性动脉硬化症未溃期)护理效果评价量表

| 分级 症状 | 无 (0分) | 轻(2分) | 中(4分) | 重(6分) | 实施前评价 | | 实施后评价 | |
|---|---|---|---|---|---|---|---|---|
| | | | | | 日期 | 分值 | 日期 | 分值 |
| 疼痛 | 无疼痛 (FPS-R评分：0分) | 疼痛轻微 (FPS-R评分：2~4分) | 中度疼痛 (FPS-R评分：6~8分)劳力 | 重度疼痛 (FPS-R评分：10分) | | | | |
| 肢体发凉 | 无 | 肢端不温 | 肢端发凉,得温可以缓解 | 肢冷畏寒,得温难减 | | | | |
| 肢体麻木 | 无 | 轻微麻木,时作时止 | 麻木可忍,时常发作 | 麻木难忍,持续不止 | | | | |

(续表)

| 分级<br>症状 | 无<br>(0分) | 轻(2分) | 中(4分) | 重(6分) | 实施前评价 | | 实施后评价 | |
|---|---|---|---|---|---|---|---|---|
| | | | | | 日期 | 分值 | 日期 | 分值 |
| 跛行 | 无 | 轻度 | 剧烈活动时或后轻度 | 持续 | | | | |
| 倦怠乏力 | 无 | 不耐 | 可坚持轻体力劳动 | 勉强支持日常活动 | | | | |
| 便秘 | 无 | 大便干结，每日一行 | 大便秘结，两日一行 | 大便艰难，数日一行 | | | | |

# 第三十五节 脱疽（糖尿病足——糖尿病肢体动脉闭塞症）未溃期中医护理方案

## 一、常见证候要点

（一）阴寒证

患肢冰凉，怕冷明显，肢端皮肤苍白。舌质淡，苔薄白，脉沉迟。

（二）血瘀证

肢体发凉、怕冷、麻木、疼痛、间跛；肢端皮肤出现瘀斑、瘀点、干燥、脱屑、光薄无泽，趾甲生长不良。舌质紫暗，脉弦涩。

（三）湿热证

患足发红，肿胀，疼痛，伴有低热。舌质红，苔白腻，脉滑数。

（四）脾肾阳虚证

肢体发凉、怕冷，全身畏寒，腰膝酸软，神疲乏力，食少纳呆，尿清便溏。舌苔白，脉沉细。

## 二、常见症状/证候施护

（一）疼痛

1. 观察疼痛的性质、部位、程度、持续时间及伴随症状，遵医嘱予穴位注射、耳穴贴压（耳穴埋豆），交代注意事项；使用止痛药后观察用药反应。

2. 保持环境安静，光线柔和，色调淡雅，避免噪声及不必要的人员走动。

3. 指导采用放松术，如缓慢呼吸、全身肌肉放松、听舒缓音乐等。

4. 肢体红肿疼痛者遵医嘱给予中药马黄酊涂擦。

(二)肢体发凉、怕冷、麻木、感觉减退

1. 卧床休息,保持病室空气新鲜、流通,温湿度适宜。

2. 指导患者戒烟、酒,穿着合适的鞋袜和棉质衣物,注意肢体保暖,保护患肢,防止外伤。

3. 给予足部中药熏洗,以祛风通络、活血通脉。

4. 鼓励患者在能耐受的活动范围内,坚持功能锻炼,以促进侧支循环的建立,减轻肢体缺血。

(三)间歇性跛行

1. 观察跛行的距离,疼痛程度及缓解时间。

2. 功能锻炼:适量运动,循序渐进,以不出现沉胀、疼痛为宜。

(四)倦怠乏力

1. 起居有时,避免劳累。

2. 进食补中益气类食物,如山药、鱼肉、香菇等。

3. 病情稳定者适量运动,循序渐进。

4. 遵医嘱艾灸、脐疗,取穴足三里、关元、气海、神阙。

5. 指导患者进行呼吸运动调节,以调节全身气机,促进血液循环。

## 三、中医特色治疗护理

(一)药物治疗

1. 内服中药　中药汤剂宜温服,注意观察服药后的反应。

2. 注射给药　应用抗凝、活血化瘀药物时注意患者有无出血倾向。

3. 外用中药　活血止痛散等熏洗,出现瘙痒、皮疹等过敏反应,立即停药。

(二)特色技术

1. 中药熏洗　适用于肢体发凉、麻木、疼痛者。

2. 中药涂擦　适用于肢体红肿疼痛者。

3. 中药湿敷　适用于肢体红肿疼痛者。

4. 耳穴贴压　适用于肢体疼痛、发凉、麻木者。

5. 穴位注射　取足三里、阳陵泉等穴进行注射。

6. 脐疗　取神阙穴。

7. 气息疗法　适用于倦怠乏力,肢体肿痛者。

## 四、健康指导

(一)生活起居

1. 环境温、湿度适宜,顺应四时,及时增减衣物。

2. 起居有常,注意休息,适度活动;忌烟酒。

3. 鞋袜必须舒适、大小合适,不可过紧过松,以免足部受压迫和损伤,影响肢体血液循环。

（二）饮食指导

1. 阴寒证　宜进通络活血之品，禁忌肥甘厚味，辛辣的食物。

2. 血瘀证　给予活血行气的食品，如山楂、韭菜等，忌涩味收敛之品。

3. 湿热证　宜食清热利湿的食物，如赤小豆、绿豆、薏苡仁、小米等。

4. 脾肾阳虚证　宜进食高营养、高蛋白、高维生素的食物，如瘦肉、大枣等，以增强机体抵抗力。

5. 血糖高　应注意控制血糖，定期检测，避免血糖过高或出现低血糖。

（三）情志调理

1. 多与患者沟通，了解其心理状态，及时予以心理疏导。

2. 制订健康教育手册，并按手册内容多与患者及家属沟通，使其消除思想顾虑配合治疗。

3. 鼓励家属多陪伴患者，亲朋好友给予情感支持。

4. 对待疼痛紧张的患者，采用放松疗法，并指导患者练习各种养生保健操：放松操、八段锦、太极拳等。

（四）肢体护理

1. 勤剪指甲，避免搔抓，注意保护患肢，防止肢体外伤。

2. 每日用温水清洗足部，以促进气血运行，并随时检查脚趾之间有无水疱及破溃。

3. 指导患者进行正确的患肢锻炼。

4. 皮肤干燥者外涂润肤油，防止皲裂。

五、护理难点

中、老年糖尿病患者对健康生活方式依从性差。

老年患者记忆力下降，听力、视力减退，接受新知识能力弱，易丧失信心；加之多年养成的生活习惯，不能很好地控制饮食，且易漏服药物，致血糖控制不理想。

解决思路如下。

1. 针对患者的特点、生活方式、文化程度等给予个性化指导，强调患者自我管理的重要性。

2. 老年患者以少文字、多图片、大图片、近距离、反复强化等健康教育方式，以提高患者的依从性。

3. 建立通讯录，对患者进行随访并提供咨询服务。

六、护理效果评价

见：脱疽（糖尿病足——糖尿病肢体动脉闭塞症）未溃期中医护理效果评价表

见：脱疽（糖尿病足——糖尿病肢体动脉闭塞症）未溃期护理效果评价量表

附表1　脱疽(糖尿病足——糖尿病肢体动脉闭塞症)未溃期中医护理效果评价表

医院：　　　　科室：　　　　入院日期：　　　　出院日期：　　　　住院天数：
患者姓名：　　　性别：　　　年龄：　　　　ID：　　　　　　文化程度：
纳入中医临床路径：是□　否□
证候诊断：阴寒证□　　血瘀证□　　湿热证□　　脾肾阳虚证□　　其他□

(一)护理效果评价

| 主要症状 | 主要辨证施护方法 | 中医护理技术 | 护理效果 |
|---|---|---|---|
| 肢体发凉、怕冷□ | 1. 体　　位□<br>2. 观察肢体情况□<br>3. 患肢保暖□<br>4. 其他护理措施 | 1. 中药熏洗□　应用次数：＿＿次　应用时间：＿＿天<br>2. 中药涂擦□　应用次数：＿＿次　应用时间：＿＿天<br>3. 中药湿敷□　应用次数：＿＿次　应用时间：＿＿天<br>4. 其他：＿＿＿　应用次数：＿＿次　应用时间：＿＿天<br>(请注明,下同) | 好　□<br>较好□<br>一般□<br>差　□ |
| 间歇性跛行□ | 1. 体　　位□<br>2. 肢体护理□<br>3. 观察跛行距离□<br>4. 其他护理措施 | 1. 穴位注射□　应用次数：＿＿次　应用时间：＿＿天<br>2. 中药熏洗□　应用次数：＿＿次　应用时间：＿＿天<br>3. 其他：＿＿＿　应用次数：＿＿次　应用时间：＿＿天 | 好　□<br>较好□<br>一般□<br>差　□ |
| 疼痛□ | 1. 评估疼痛□<br>2. 情志护理□<br>3. 其他护理措施 | 1. 穴位注射□　应用次数：＿＿次　应用时间：＿＿天<br>2. 耳穴贴压□　应用次数：＿＿次　应用时间：＿＿天<br>3. 气息疗法□　应用次数：＿＿次　应用时间：＿＿天<br>4. 中药外敷□　应用次数：＿＿次　应用时间：＿＿天<br>5. 中药湿敷□　应用次数：＿＿次　应用时间：＿＿天<br>6. 中药涂擦□　应用次数：＿＿次　应用时间：＿＿天<br>7. 其他：＿＿＿　应用次数：＿＿次　应用时间：＿＿天 | 好　□<br>较好□<br>一般□<br>差　□ |
| 倦怠乏力□ | 1. 体　　位□<br>2. 皮肤护理□<br>3. 功能锻炼□<br>4. 其他护理措施 | 1. 穴位按摩□　应用次数：＿＿次　应用时间：＿＿天<br>2. 耳穴贴压□　应用次数：＿＿次　应用时间：＿＿天<br>3. 脐　　灸□　应用次数：＿＿次　应用时间：＿＿天<br>4. 气息疗法□　应用次数：＿＿次　应用时间：＿＿天<br>5. 其他：＿＿＿　应用次数：＿＿次　应用时间：＿＿天 | 好　□<br>较好□<br>一般□<br>差　□ |
| 其他□<br>(请注明) | 1.<br>2.<br>3. |  | 好　□<br>较好□<br>一般□<br>差　□ |

(二)护理依从性及满意度评价

| 评价项目 | | 患者对护理的依从性 | | | 患者对护理的满意度 | | |
|---|---|---|---|---|---|---|---|
| | | 依从 | 部分依从 | 不依从 | 满意 | 一般 | 不满意 |
| 中医护理技术 | 穴位注射 | | | | | | |
| | 中药湿敷 | | | | | | |
| | 中药熏洗 | | | | | | |
| | 中药涂擦 | | | | | | |
| | 耳穴贴压 | | | | | | |
| | 脐　灸 | | | | | | |
| | 气息疗法 | | | | | | |
| 健康指导 | | / | / | / | | | |
| 签　　名 | | 责任护士签名： | | | 上级护士或护士长签名： | | |

(三)对本病中医护理方案的评价

　　实用性强□　　实用性较强□　　实用性一般□　　不实用□
　　改进意见：

(四)评价人(责任护士)

　　姓名：_____　技术职称：_____　完成日期：_____　护士长签字：_____

**附表2　脱疽(糖尿病足——糖尿病肢体动脉闭塞症)未溃期护理效果评价量表**

| 分级症状 | 无(0分) | 轻(2分) | 中(4分) | 重(6分) | 实施前评价 | | 实施后评价 | |
|---|---|---|---|---|---|---|---|---|
| | | | | | 日期 | 分值 | 日期 | 分值 |
| 疼痛 | 无疼痛(FPS-R评分：0分) | 疼痛轻微(FPS-R评分：2~4分) | 中度疼痛(FPS-R评分：6~8分) | 重度疼痛(FPS-R评分：10分) | | | | |
| 肢体发凉 | 无 | 肢端不温 | 肢端发凉,得温可以缓解 | 肢冷畏寒,得温难减 | | | | |
| 肢体麻木 | 无 | 轻微麻木,时作时止 | 麻木可忍,时常发作 | 麻木难忍,持续不止 | | | | |

(续表)

| 症状 \ 分级 | 无(0分) | 轻(2分) | 中(4分) | 重(6分) | 实施前评价 | | 实施后评价 | |
|---|---|---|---|---|---|---|---|---|
| | | | | | 日期 | 分值 | 日期 | 分值 |
| 发热(℃) | 36.0~37.4 | 37.5~37.9 | 38.0~38.9 | 39.0以上 | | | | |
| 倦怠乏力 | 无 | 不耐劳力 | 可坚持轻体力劳动 | 勉强支持日常活动 | | | | |

# 第三十六节　丹毒护理方案

## 一、常见证候要点

湿热毒蕴证：发于下肢，局部红赤肿胀、灼热疼痛，或见水疱、紫斑，甚至结毒化脓或皮肤坏死；或伴恶寒发热，胃纳不香。舌质红，苔黄腻，脉滑数。

## 二、常见症状/证候施护

（一）局部红赤肿胀

1. 卧床休息，避免劳累。告知患者戒烟、酒。

2. 抬高患肢30°~40°，穿着合适的鞋袜和棉制衣物，减少摩擦，避免强烈阳光直射患部皮肤。

3. 观察红赤肿胀的部位、性质、范围，每日定时、定位用软尺测量患肢周径，以了解肿胀变化情况。患侧肢体严禁静脉滴注。

4. 每日用碘伏消毒清洗创面。尽可能暴露水肿部分，避免翻身时擦伤患处皮肤，防止炎症扩散。

5. 遵医嘱中药湿敷，可选马黄酊湿敷。

6. 遵医嘱中药外敷，可选冰硝散或大青膏外敷。

7. 遵医嘱中药塌渍，可选解毒洗药塌渍。

（二）发热

1. 严密监测体温变化。寒战者注意保暖，加盖衣被。高热者遵医嘱采取相应的退热措施。出汗较多时及时擦干皮肤，保持皮肤和床单位清洁、干燥。

2. 鼓励患者多饮水，每日1 500~2 000 mL，遵医嘱可选用清热解毒中药煎汤代茶频频饮服，如菊花、金银花等。

3. 遵医嘱穴位按摩，取大椎、合谷、曲池等穴，按摩手法用泻法。

(三)疼痛

1. 观察疼痛的性质、部位、程度、持续时间。

2. 抬高患肢30°~40°,促进淋巴回流,减轻疼痛。

3. 遵医嘱穴位按摩,取合谷、内关、足三里、委中、曲池等穴。

4. 遵医嘱耳穴贴压(耳穴埋豆),取神门、脑、交感、枕、肾上腺、皮质下等穴。

5. 遵医嘱中药外敷,可用冰硝散或大青膏外敷。

6. 遵医嘱中药湿敷,可用马黄酊湿敷,同时观察皮肤变化及红肿消退情况。

7. 遵医嘱中药塌渍,可用解毒洗药塌渍,应注意水温,防止烫伤。

(四)水疱

1. 水疱超过3 cm者,遵医嘱抽吸疱液,用无菌纱布覆盖。

2. 保持局部皮肤清洁,忌用强刺激性沐浴品及热水烫洗局部皮肤,避免摩擦、搔抓及强烈阳光直接照射皮肤等,以免造成再次感染。

3. 遵医嘱中药外敷,可用大青膏外敷。

### 三、中医特色治疗护理

(一)药物治疗

1. 内服中药。

2. 注射给药。

3. 外用中药。

(二)特色技术

1. 中药外敷  药物涂抹厚度1~2 mm,敷药面积应超过红肿部位1~2 cm,一般敷药4~6小时。

2. 中药湿敷  适用于周围皮肤瘙痒、渗出较多或伴有水疱糜烂者,每日2次。温度以24~31℃为宜,定时淋药以保持局部湿润。一般敷药4~6小时。

3. 中药塌渍  早期不宜选用,1周后若局部红肿减轻,颜色转淡红,可行中药熏洗,每日1次。

4. 穴位按摩。

5. 耳穴贴压(耳穴埋豆)。

### 四、健康指导

(一)生活起居

1. 注意与他人隔离,洁具专用,每日用温水浴足,忌用热水烫洗局部皮肤。

2. 有足癣者,可用纯米醋或白醋,加温至30℃,每晚睡前浴足1次,以浸入患处即可,每次30分钟。

3. 保持局部皮肤清洁干燥,忌用手搔抓患处。

## （二）饮食指导

患者宜食清热利湿、富含维生素、高蛋白和烟酸的食品,如扁豆、赤小豆、绿豆、冬瓜、苦瓜、猕猴桃、鲜油菜叶、蛋、奶、花生、香菇、番茄等。忌食辛辣刺激、肥甘厚味的食品。食疗方:苦菜粳米粥等。

## （三）情志调理

1. 对病情不了解,对治疗护理产生顾虑的患者,应制订健康教育手册,并按手册内容多与患者及家属沟通,使其消除顾虑配合治疗。

2. 对待焦虑患者,采用言语开导法及移情疗法。

3. 组织形式多样、寓教于乐的病友活动,开展同伴支持教育,鼓励病友间多沟通交流防治疾病的经验,介绍成功的病例,鼓励家属多陪伴患者给予情感支持。

## 五、护理难点

此病易复发,患者预防依从性差。

解决思路如下。

1. 加强健康宣教及康复指导。

2. 积极治疗原发疾病,如足癣。

3. 保持下肢皮肤清洁及完整性。

## 六、护理效果评价

见:丹毒中医护理效果评价表

见:丹毒护理效果评价量表

### 附表1 丹毒中医护理效果评价表

医院：　　　　科室：　　　入院日期：　　　出院日期：　　　住院天数：

患者姓名：　　　性别：　　　年龄：　　　ID：　　　文化程度：

纳入中医临床路径:是□　否□

证候诊断:湿热毒蕴证□　　　其他□

（一）护理效果评价

| 主要症状 | 主要辨证施护方法 | 中医护理技术 | 护理效果 |
|---|---|---|---|
| 局部红赤肿胀□ | 1. 体　位□<br>2. 观察疮面皮肤情况□<br>3. 其他护理措施 | 1. 中药湿敷□　应用次数：____次　应用时间：____天<br>2. 中药外敷□　应用次数：____次　应用时间：____天<br>3. 中药塌渍□　应用次数：____次　应用时间：____天<br>4. 其他：____　应用次数：____次　应用时间：____天<br>（请注明,下同） | 好　□<br>较好□<br>一般□<br>差　□ |

（续表）

| 主要症状 | 主要辨证施护方法 | 中医护理技术 | | | 护理效果 |
|---|---|---|---|---|---|
| 发热□ | 1. 监　　测□<br>2. 物理降温□<br>3. 饮食、饮水□<br>4. 其他护理措施 | 1. 穴位按摩□　应用次数：＿＿次<br>2. 其他：＿＿＿　应用次数：＿＿次 | | 应用时间：＿＿天<br>应用时间：＿＿天 | 好　□<br>较好□<br>一般□<br>差　□ |
| 疼痛□ | 1. 评估疼痛□<br>2. 情志护理□<br>3. 其他护理措施 | 1. 穴位按摩□　应用次数：＿＿次<br>2. 耳穴贴压□　应用次数：＿＿次<br>3. 中药外敷□　应用次数：＿＿次<br>4. 中药湿敷□　应用次数：＿＿次<br>5. 中药塌渍□　应用次数：＿＿次<br>6. 其他：＿＿＿　应用次数：＿＿次 | | 应用时间：＿＿天<br>应用时间：＿＿天<br>应用时间：＿＿天<br>应用时间：＿＿天<br>应用时间：＿＿天<br>应用时间：＿＿天 | 好　□<br>较好□<br>一般□<br>差　□ |
| 水疱□ | 1. 体　　位□<br>2. 皮肤护理□<br>3. 创面暴露□<br>4. 其他护理措施 | 1. 中药外敷□　应用次数：＿＿次<br>2. 其他：＿＿＿　应用次数：＿＿次 | | 应用时间：＿＿天<br>应用时间：＿＿天 | 好　□<br>较好□<br>一般□<br>差　□ |
| 其他□<br>（请注明） | 1.<br>2.<br>3. | | | | 好　□<br>较好□<br>一般□<br>差　□ |

（二）护理依从性及满意度评价

| 评价项目 | | 患者对护理的依从性 | | | 患者对护理的满意度 | | |
|---|---|---|---|---|---|---|---|
| | | 依从 | 部分依从 | 不依从 | 满意 | 一般 | 不满意 |
| 中医护理技术 | 中药外敷 | | | | | | |
| | 中药湿敷 | | | | | | |
| | 中药塌渍 | | | | | | |
| | 耳穴贴压（耳穴埋豆） | | | | | | |
| | 穴位按摩 | | | | | | |
| 健康指导 | | / | / | / | | | |
| 签　　名 | | 责任护士签名： | | | 上级护士或护士长签名： | | |

## （三）对本病中医护理方案的评价

实用性强□　　　实用性较强□　　　实用性一般□　　　不实用□

改进意见：

## （四）评价人（责任护士）

姓名：_____　技术职称：_____　完成日期：_____　护士长签字：_____

**附表2　丹毒护理效果评价量表**

| 分级<br>症状 | 无<br>（0分） | 轻（2分） | 中（4分） | 重（6分） | 实施前评价 | | 实施后评价 | |
|---|---|---|---|---|---|---|---|---|
| | | | | | 日期 | 分值 | 日期 | 分值 |
| 局部红赤肿胀 | 无 | 休息后可消失 | 休息后可减轻 | 持续肿胀，休息后不减轻 | | | | |
| 发热（腋温） | 36.0~37℃ | 37.4~38℃ | 38.1~39℃ | 39.1℃以上 | | | | |
| 疼痛 | 无疼痛（NSR评分：0分） | 轻度疼痛（NSR评分：1~3分） | 中度疼痛（NRS评分：4~6分） | 重度疼痛（NRS评分：7~10分） | | | | |
| 水疱 | 无 | 偶有水疱 | 可见水疱、紫斑 | 结毒化脓或皮肤坏死 | | | | |

# 第三十七节　痔（混合痔）中医护理方案

## 一、常见证候要点

（一）风伤肠络证

大便带血，滴血或喷射状出血，血色鲜红，大便秘结。舌质红，苔薄黄，脉弦数。

（二）湿热下注证

便血色鲜，量较多，肛内肿物外脱，可自行回纳，肛门灼热，重坠不适。舌质红，苔黄腻，脉濡数。

（三）气滞血瘀证

肛内肿物脱出，甚或嵌顿，肛管紧缩，坠胀疼痛，甚则内有血栓形成，肛缘水肿，触痛明显。舌质暗紫，苔白，脉弦细涩。

（四）脾虚气陷证

肛门松弛，似有便意，内痔脱出不能自行回纳，需用手法回纳。便血色鲜或淡，伴头晕、气短、面色少华、神疲乏力等。舌淡，苔薄白，脉细弱。

## 二、常见症状/证候施护

（一）便血

1. 观察出血的色、质、量及伴随症状。若出现面色苍白、脉搏加快、血压下降、头晕、心慌等，及时报告医师，协助处理。

2. 指导患者卧床休息，改变体位时宜缓慢，避免剧烈活动。

3. 保持肛门及会阴部清洁。

4. 遵医嘱给予中药熏洗。

5. 大出血者，遵医嘱调整饮食结构，给予禁食或流质饮食。

6. 适当控制排便，避免再次出血。

（二）疼痛

1. 观察疼痛部位、性质、强度、伴随症状和持续时间。

2. 协助患者取舒适体位。

3. 指导患者采用放松疗法，如缓慢呼吸、全身肌肉放松、听舒缓的音乐。

4. 遵医嘱穴位按摩，取足三里、承山等穴。

5. 遵医嘱耳穴贴压（耳穴埋豆），取肛门、直肠、神门等穴。

6. 遵医嘱中药熏洗。

（三）肿物脱出

1. 观察脱出物的大小、颜色，脱出的痔核表面有无糜烂、分泌物、坏死。

2. 急性发作期宜采取侧卧位休息。

3. 出现痔核轻微脱出时，指导患者手指涂抹润滑油，轻轻将其回纳，回纳后平卧休息20分钟；如发生嵌顿或突发血栓外痔，及时报告医师，协助处理。

4. 遵医嘱中药熏洗。

5. 遵医嘱中药外敷。

（四）便秘

1. 观察排便的频次。

2. 遵医嘱中药保留灌肠。

3. 遵医嘱穴位按摩，取天枢、足三里、中脘等穴。

4. 遵医嘱耳穴贴压（耳穴埋豆），取直肠、大肠、脾、胃、皮质下等穴。

5. 遵医嘱艾灸，取天枢、三阴交、足三里等穴。

6. 遵医嘱刮痧，刮背脊部膀胱经腰骶段，大肠俞刮至出痧；刮督脉腰阳关至长强至潮红或出痧;刮肚脐两侧天枢、大横穴至出痧。

7. 遵医嘱穴位贴敷,用大黄和芒硝贴敷神阙等穴,并顺时针按揉20分钟,每日1次。

(五)肛周潮湿、瘙痒

1. 指导患者穿宽松清洁内衣,如有污染及时更换。

2. 指导患者保持局部皮肤清洁干燥,勿抓挠瘙痒部位。

3. 遵医嘱中药熏洗。

4. 遵医嘱中药外敷。

## 三、中医特色治疗护理

(一)药物治疗

1. 内服中药

(1)风伤肠络证:凉血地黄汤加减。

(2)湿热下注证:秦艽苍术汤加减。

(3)气滞血瘀证:活血散瘀汤加减。

(4)脾虚气陷证:补中益气汤加减。

2. 外用中药

(1)熏洗中药:花子叶汤、荆芥方、苦参汤等。

(2)外敷中药:九华膏、马应龙痔疮膏、肛泰软膏等。

(二)特色技术

1. **穴位按摩** 疼痛患者取足三里、承山等穴;便秘患者取天枢、足三里、中脘等穴。

2. **耳穴贴压(耳穴埋豆)** 疼痛患者取肛门、直肠、神门等穴;便秘患者取直肠、大肠、脾、胃、皮质下等穴。

3. **艾灸** 便秘患者艾灸取天枢、足三里等穴,每穴灸10分钟,每日1次,也可用隔姜灸增加治疗效果。

4. **刮痧** 便秘患者刮背脊部膀胱经腰骶段,大肠俞刮至出痧;刮督脉腰阳关至长强至潮红或出痧;刮肚脐两侧天枢、大横穴至出痧。

5. **中药保留灌肠** 用复方黄柏液或康复新液换药时或睡前保留灌肠,以利于创面修复。

6. **中药熏洗** 适用于痔急性发作或术后24小时排大便后。方法:将药装入纱布袋放入嵌在坐浴架的盆内,开水2 000 mL冲泡,待温度适宜时熏洗坐浴,约20分钟。

7. **中药外敷** 用于痔及术后换药,具有消炎止痛、生肌收口的作用。方法:每日大便后熏洗肛门,清洁肛周及肛内,用我院自制九华膏外裹特质棉球,肛外直接外涂患处,每日1~2次。

8. **艾盐温灸包** 用于痔术后尿潴留、小便不利、腹胀患者。方法:艾盐温灸包打湿后微波中火加热 3～5 分钟,毛巾包裹,敷于患者小腹,20 分钟。

9. 红光照射　用于痔术后创面水肿、创面渗液多的患者。方法:灯头距照射部位 30 cm,照射 30 分钟,遵医嘱每日 1～2 次。

10. 穴位贴敷　便秘患者用大黄和芒硝贴敷神阙等穴,并顺时针按揉 20 分钟,每日 1 次。

(三)围手术期护理

1. 术后排尿困难者,遵医嘱给予艾盐温灸包热敷小腹部 20 分钟;遵医嘱艾灸,取气海、中极、关元等穴;或遵医嘱穴位按摩,取气海、中极、三阴交、足三里等穴。

2. 排大便后,遵医嘱中药熏洗及中药外敷。

四、健康指导

(一)生活起居

1. 保持肛门及会阴部清洁,指导患者每日便后及每晚温水清洗。

2. 避免肛门局部刺激,便纸宜柔软,不穿紧身裤和粗糙内裤。

3. 指导患者养成定时排便的习惯,便秘时指导患者绕脐周顺时针按摩腹部。每日 3 次,每次 20～30 圈。

4. 指导患者避免增加腹压,避免用力排便、咳嗽、久站、久蹲等。

5. 指导患者进行提肛运动。运动方法:深吸气时收缩并提肛门,呼气时将肛门缓慢放松,一收一放为 1 次;每日晨起及睡前各做 1 遍,每遍 20～30 次。

(二)饮食指导

1. 风伤肠络证　宜食清热凉血之品,如绿豆、苦瓜、芹菜等。

2. 湿热下注证　宜食清热利湿之品,如菜花、赤小豆、薏苡仁等。

3. 气滞血瘀证　宜食理气活血之品,如山楂、木耳、桃仁等。

4. 脾虚气陷证　宜食益气养血之品,如茯苓、山药、鸡肉等。

5. 便血者,进软食、多饮水,多食蔬菜水果及补血之品,忌粗糙、坚硬食品。

6. 忌食辛辣刺激肥甘的食品,术后初期避免进食产气食品,如牛奶、甜食、豆制品等。

(三)情志调理

1. 指导患者保持心情舒畅,避免烦躁、恐惧等不良情绪。

2. 多与患者沟通,了解其心理状态,及时予以心理疏导。

五、护理难点

患者对健康生活方式的依从性差。

解决思路如下。

1. 以多种形式向患者宣传良好的生活方式,如发放健康教育手册等。

2. 根据患者情况进行个性化的健康教育,对吸烟喝酒的患者,使其充分认识到烟酒的危害性，帮助其制订详细的计划，树立戒烟、戒酒的决心和信心；对喜食辛辣油腻饮食的患者可指导其逐步养成合理饮食的习惯。

3.对患者进行电话回访，给予针对性干预。

**六、护理效果评价**

见:痔(混合痔)中医护理效果评价表

见:痔(混合痔)护理效果评价量表

### 附表1 痔(混合痔)中医护理效果评价表

医院： 科室： 入院日期： 出院日期： 住院天数：

患者姓名： 性别： 年龄： ID： 文化程度：

纳入中医临床路径:是□ 否□

证候诊断:风伤肠络证□ 湿热下注证□ 气滞血瘀证□ 脾虚气陷证□

其他□

（一）护理效果评价

| 主要症状 | 主要辨证施护方法 | 中医护理技术 | 护理效果 |
|---|---|---|---|
| 便血□ | 1. 观察出血情况□<br>2. 活动指导□<br>3. 皮肤护理□<br>4. 其他护理措施 | 1. 中药熏洗□ 应用次数：___次 应用时间：___天<br>2. 其他：___ 应用次数：___次 应用时间：___天<br>（请注明，下同） | 好 □<br>较好□<br>一般□<br>差 □ |
| 疼痛□ | 1. 疼痛评估：___分<br>2. 体　位□<br>3. 放松疗法□<br>4. 其他护理措施 | 1. 穴位按摩□ 应用次数：___次 应用时间：___天<br>2. 耳穴贴压□ 应用次数：___次 应用时间：___天<br>3. 中药熏洗□ 应用次数：___次 应用时间：___天<br>4. 神灯照射□ 应用次数：___次 应用时间：___天<br>5. 其他：___ 应用次数：___次 应用时间：___天 | 好 □<br>较好□<br>一般□<br>差 □ |
| 肿物脱出□ | 1. 观察肿物脱出情况□<br>2. 体　位□<br>3. 痔核回纳方法□<br>4. 其他护理措施 | 1. 中药熏洗□ 应用次数：___次 应用时间：___天<br>2. 中药外敷□ 应用次数：___次 应用时间：___天<br>3. 其他：___ 应用次数：___次 应用时间：___天 | 好 □<br>较好□<br>一般□<br>差 □ |

（续表）

| 主要症状 | 主要辨证施护方法 | 中医护理技术 | 护理效果 |
|---|---|---|---|
| 便秘□ | 1.观察排便频次□<br>2.其他护理措施 | 1.中药保留灌肠□ 应用次数：＿＿次 应用时间：＿＿天<br>2.穴位按摩□ 应用次数：＿＿次 应用时间：＿＿天<br>3.艾　　灸□ 应用次数：＿＿次 应用时间：＿＿天<br>4.耳穴贴压□ 应用次数：＿＿次 应用时间：＿＿天<br>5.刮　　痧□ 应用次数：＿＿次 应用时间：＿＿天<br>6.穴位贴敷□ 应用次数：＿＿次 应用时间：＿＿天<br>7.其他：＿＿＿ 应用次数：＿＿次 应用时间：＿＿天 | 好　□<br>较好□<br>一般□<br>差　□ |
| 肛周潮湿、瘙痒□ | 1.皮肤护理□<br>2.其他护理措施 | 1.中药熏洗□ 应用次数：＿＿次 应用时间：＿＿天<br>2.中药外敷□ 应用次数：＿＿次 应用时间：＿＿天<br>3.其他：＿＿＿ 应用次数：＿＿次 应用时间：＿＿天 | 好　□<br>较好□<br>一般□<br>差　□ |
| 其他□<br>（请注明） | 1.<br>2.<br>3. | | 好　□<br>较好□<br>一般□<br>差　□ |

## （二）护理依从性及满意度评价

| 评价项目 | | 患者对护理的依从性 | | | 患者对护理的满意度 | | |
|---|---|---|---|---|---|---|---|
| | | 依从 | 部分依从 | 不依从 | 满意 | 一般 | 不满意 |
| 中医护理技术 | 艾　灸 | | | | | | |
| | 穴位按摩 | | | | | | |
| | 耳穴贴压（耳穴埋豆） | | | | | | |
| | 中药保留灌肠 | | | | | | |
| | 中药熏洗 | | | | | | |
| | 中药外敷 | | | | | | |
| | 刮　痧 | | | | | | |
| | 穴位贴敷 | | | | | | |
| | 艾盐湿灸包 | | | | | | |
| | 神灯照射 | | | | | | |
| 健康指导 | | ／ | ／ | ／ | | | |
| 签　　名 | | 责任护士签名： | | | 上级护士或护士长签名： | | |

(三)对本病中医护理方案的评价

实用性强□　　实用性较强□　　实用性一般□　　不实用□

改进意见：

(四)评价人(责任护士)

姓名：_____　技术职称：_____　完成日期：_____　护士长签字：_____

附表2　痔(混合痔)护理效果评价量表

| 分级<br>症状 | 无<br>(0分) | 轻(2分) | 中(4分) | 重(6分) | 实施前评价 | | 实施后评价 | |
|---|---|---|---|---|---|---|---|---|
| | | | | | 日期 | 分值 | 日期 | 分值 |
| 便血 | 无 | 带血 | 滴血 | 射血 | | | | |
| 坠痛 | 无 | 下坠为主 | 坠胀,有轻度疼痛 | 疼痛较重 | | | | |
| 脱垂 | 无 | 能复位 | 能复位 | 不能复位 | | | | |
| 痔黏膜 | 无 | 充血 | 糜烂 | 有出血点 | | | | |
| 痔大小 | 齿线部2～4 7～9 10～11黏膜突起为正常 | 1个痔核超过1个钟表数 | 2个痔核超过1个钟表数或1个痔核超过2个钟表数 | 3个痔核超过1个钟表数或1个痔核超过3个钟表数 | | | | |

# 第三十八节　肛痈(肛门直肠周围脓肿)中医护理方案

## 一、常见证候要点

(一)热毒蕴结证

肛周突然肿痛,持续加剧,肛周红肿,触痛明显,质硬,伴有恶寒、发热、便秘。舌质红,苔薄黄,脉数。

(二)火毒炽盛证

肛周肿痛剧烈,可持续数日,痛如鸡啄,夜寐不安,肛周红肿,按之有波动感或穿刺有脓,伴有恶寒发热,口干便秘,小便困难。舌质红,苔黄,脉弦滑。

（三）阴虚毒恋证

肛周肿痛,皮色暗红,溃后难敛,伴有午后潮热,心烦口干,夜间盗汗。舌质红,少苔,脉细数。

## 二、常见症状/证候施护

（一）肛门肿痛

1. 观察皮肤红、肿、热、痛的程度及范围。

2. 协助患者取舒适体位。

3. 遵医嘱耳穴贴压(耳穴埋豆),取肛门、直肠、神门等穴。

4. 遵医嘱中药熏洗。

5. 遵医嘱中药外敷。

（二）发热

1. 观察体温及汗出情况。

2. 鼓励患者多饮水。

3. 遵医嘱穴位按摩,取大椎、曲池、合谷等穴。

4. 遵医嘱刮痧,取合谷、曲池、大椎等穴。

（三）便秘

1. 观察排便的频次。

2. 遵医嘱穴位按摩,取天枢、足三里、中脘等穴。

3. 遵医嘱耳穴贴压(耳穴埋豆),取直肠、大肠、脾、胃、皮质下等穴。

4. 遵医嘱艾灸,取天枢、三阴交、足三里等穴。

5. 遵医嘱刮痧,刮背脊部膀胱经腰骶段,大肠俞刮至出痧;刮督脉腰阳关至长强至潮红或出痧;刮肚脐两侧天枢、大横穴至出痧。

6. 遵医嘱穴位贴敷,用大黄和芒硝贴敷神阙等穴,并顺时针按揉20分钟,每日1次。

（四）排尿困难

1. 协助患者采取舒适体位。

2. 艾盐温灸包热敷下腹部。

3. 遵医嘱耳穴贴压(耳穴埋豆),取肾、膀胱、交感、神门、皮质下等穴。

4. 遵医嘱艾灸,取气海、中极、关元等穴。

## 三、中医特色治疗护理

（一）药物治疗

1. 内服中药

(1)热毒蕴结证:仙方活命饮加减。

(2)火毒炽盛证:透脓散加减。

（3）阴虚毒恋证：青蒿鳖甲汤加减。

2.外用中药

（1）熏洗中药：花子叶汤、复方荆芥方、苦参汤等。

（2）外敷中药：大青膏、大黄油纱、生肌玉红油纱等。

（二）特色技术

1.穴位按摩　肿痛患者取足三里、承山等穴；便秘患者取天枢、足三里、中脘等穴。

2.耳穴贴压（耳穴埋豆）　肿痛患者取肛门、直肠、神门等穴；便秘患者取直肠、大肠、脾、胃、皮质下等穴。

3.艾灸　便秘患者艾灸取天枢、足三里等穴，每穴灸10分钟，每日1次。

4.刮痧　便秘患者刮背脊部膀胱经腰骶段，大肠俞刮至出痧；刮督脉腰阳关至长强至潮红或出痧；刮肚脐两侧天枢、大横穴至出痧。

5.中药保留灌肠　用复方黄柏液或康复新液换药时或睡前保留灌肠，以利于创面修复。

6.中药熏洗　适用于肛痈术后24小时排大便后。方法：将药装入纱布袋放入嵌在坐浴架的盆内，开水2 000 mL冲泡，待温度适宜时熏洗坐浴，约20分钟。

7.中药外敷　九华膏用于肛痈术后换药，具有消炎止痛、生肌收口的作用。方法：每日大便后熏洗肛门，清洁肛周及肛内，用我院自制九华膏外裹特质棉球，肛外直接外涂患处，每日1～2次。大青膏用于肛周脓肿术前，具有清热解毒、拔脓祛腐的作用。方法：将大青膏均匀涂在患处，每日1～2次，破溃处禁用。

8.艾盐温灸包　用于肛痈术后尿潴留、小便不利、腹胀患者。方法：艾盐温灸包打湿后微波中火加热3～5分钟，毛巾包裹，敷于患者小腹，20分钟。

9.神灯照射　用于肛痈术后创面水肿、创面渗液多的患者。方法：灯头距照射部位30 cm，照射30分钟，遵医嘱每日1～2次。

10.穴位贴敷　遵医嘱实施穴位贴敷，膏药的摊制厚薄要均匀，一般以0.2～0.3 cm为宜，并保持一定的湿度。

（三）围手术期的中医护理

1.术后排尿困难者，遵医嘱给予艾盐温灸包热敷小腹部20分钟。

2.遵医嘱艾灸，取气海、中极、关元等穴。

3.排大便后，遵医嘱中药熏洗及中药外敷。

四、健康指导

（一）生活起居

1.每次排便不宜超过10分钟，排便时勿努挣。

2.保持肛周皮肤清洁干燥，勤换内裤，脓肿部位不宜挤压、碰撞。

3. 劳逸结合,加强体育锻炼。
4. 提肛运动。方法:深吸气时收缩并提肛门,呼气时将肛门缓慢放松,一收一放为1次;每日晨起及睡前各做20~30次。

(二)饮食指导

1. 热毒蕴结证　宜食清热解毒之品,如绿豆、赤小豆、黄瓜等。
2. 火毒炽盛证　宜食泻火解毒之品,如冬瓜、丝瓜、西瓜等。
3. 阴虚毒恋证　宜食滋阴降火之品,如生梨、绿豆、黄瓜等。

(三)情志调理

1. 指导患者保持心情舒畅,避免烦躁、恐惧等不良情绪。
2. 多与患者沟通,了解其心理状态,及时予以心理疏导。

## 五、护理难点

患者不良生活习惯和饮食习惯难以纠正。

解决思路如下。

1. 鼓励患者建立良好的生活方式,利用多种形式向患者介绍食疗及养生方法。
2. 对患者进行电话回访,给予针对性干预。

## 六、护理效果评价

见:肛痈(肛门直肠周围脓肿)中医护理效果评价表

见:肛痈(肛门直肠周围脓肿)护理效果评价量表

### 附表1　肛痈(肛门直肠周围脓肿)中医护理效果评价表

医院:　　　　科室:　　　　入院日期:　　　　出院日期:　　　　住院天数:

患者姓名:　　　性别:　　　年龄:　　　ID:　　　　　文化程度:

纳入中医临床路径:是□　否□

证候诊断:火毒蕴结证□　　热毒炽盛证□　　阴虚毒恋证□　　其他□

(一)护理效果评价

| 主要症状 | 主要辨证施护方法 | 中医护理技术 | 护理效果 |
| --- | --- | --- | --- |
| 肛门肿痛□ | 1. 观　察□<br>2. 体　位□<br>3. 其他护理措施 | 1. 耳穴贴压□　应用次数:＿＿次　应用时间:＿＿天<br>2. 中药熏洗□　应用次数:＿＿次　应用时间:＿＿天<br>3. 中药药浴□　应用次数:＿＿次　应用时间:＿＿天<br>4. 中药外敷□　应用次数:＿＿次　应用时间:＿＿天<br>5. 其他:＿＿　应用次数:＿＿次　应用时间:＿＿天<br>(请注明,下同) | 好　□<br>较好□<br>一般□<br>差　□ |

（续表）

| 主要症状 | 主要辨证施护方法 | 中医护理技术 | 护理效果 |
|---|---|---|---|
| 发热□ | 1.体温监测□<br>2.饮　　水□<br>3.其他护理措施 | 1.穴位按摩□　应用次数：＿＿次　应用时间：＿＿天<br>2.刮　　痧□　应用次数：＿＿次　应用时间：＿＿天<br>3.其他：＿＿＿　应用次数：＿＿次　应用时间：＿＿天 | 好　　□<br>较好□<br>一般□<br>差　　□ |
| 便秘□ | 1.排便指导□<br>2.其他护理措施 | 1.穴位按摩□　应用次数：＿＿次　应用时间：＿＿天<br>2.穴位贴敷□　应用次数：＿＿次　应用时间：＿＿天<br>3.耳穴贴压□　应用次数：＿＿次　应用时间：＿＿天<br>4.腹部按摩□　应用次数：＿＿次　应用时间：＿＿天<br>5.其他：＿＿＿　应用次数：＿＿次　应用时间：＿＿天 | 好　　□<br>较好□<br>一般□<br>差　　□ |
| 排尿困难□ | 1.体　　位□<br>2.热　　敷□<br>3.其他护理措施 | 1.穴位按摩□　应用次数：＿＿次　应用时间：＿＿天<br>2.耳穴贴压□　应用次数：＿＿次　应用时间：＿＿天<br>3.药　熨　法□　应用次数：＿＿次　应用时间：＿＿天<br>4.艾　　灸□　应用次数：＿＿次　应用时间：＿＿天<br>5.穴位贴敷□　应用次数：＿＿次　应用时间：＿＿天<br>6.艾盐温灸包□　应用次数：＿＿次　应用时间：＿＿天<br>7.其他：＿＿＿　应用次数：＿＿次　应用时间：＿＿天 | 好　　□<br>较好□<br>一般□<br>差　　□ |
| 其他□<br>（请注明） | 1.<br>2.<br>3. | | 好　　□<br>较好□<br>一般□<br>差　　□ |

## （二）护理依从性及满意度评价

| 评价项目 | | 患者对护理的依从性 | | | 患者对护理的满意度 | | |
|---|---|---|---|---|---|---|---|
| | | 依从 | 部分依从 | 不依从 | 满意 | 一般 | 不满意 |
| 中医护理技术 | 耳穴贴压（耳穴埋豆） | | | | | | |
| | 中药熏洗 | | | | | | |
| | 中药药浴 | | | | | | |
| | 中药外敷 | | | | | | |
| | 穴位按摩 | | | | | | |
| | 刮痧 | | | | | | |

（续表）

| 评价项目 | | 患者对护理的依从性 | | | 患者对护理的满意度 | | |
|---|---|---|---|---|---|---|---|
| | | 依从 | 部分依从 | 不依从 | 满意 | 一般 | 不满意 |
| 中医护理技术 | 穴位贴敷 | | | | | | |
| | 药熨法 | | | | | | |
| | 艾灸 | | | | | | |
| | 腹部按摩 | | | | | | |
| | 艾盐温灸包 | | | | | | |
| 健康指导 | | / | / | / | | | |
| 签名 | | 责任护士签名： | | | 上级护士或护士长签名： | | |

（三）对本病中医护理方案的评价

实用性强□　　实用性较强□　　实用性一般□　　不实用□

改进意见：

（四）评价人（责任护士）

姓名：_____　技术职称：_____　完成日期：_____　护士长签字：_____

### 附表2　肛痛（肛门直肠周围脓肿）护理效果评价量表

| 分级<br>症状 | 无<br>（0分） | 轻（2分） | 中（4分） | 重（6分） | 实施前评价 | | 实施后评价 | |
|---|---|---|---|---|---|---|---|---|
| | | | | | 日期 | 分值 | 日期 | 分值 |
| 肛周肿痛 | 无 | 轻微肿痛 | 介于轻重度之间 | 肿痛剧烈、难以忍受 | | | | |
| 发热 | 36.0~37.4℃ | 37.5~37.9℃ | 38.0~38.9℃ | 39.0℃以上 | | | | |
| 排尿困难 | 无 | 排尿时屏气用力，尿线变细，尿流滴沥且不成线 | 排尿时点滴而下，需压迫下腹部，方能排尿 | 尿潴留，无法自主排尿 | | | | |
| 便秘 | 无 | 用力可排除粪便 | 大便干燥，排便十分费力 | 数日甚至1周排不出大便 | | | | |

## 第三十九节　肛漏(肛瘘)中医护理方案

### 一、常见证候要点

(一)湿热下注证

肛周溃口经常溢脓,脓质稠厚,肛门胀痛,局部灼热,大便不爽,小便短赤,形体困重。舌红,苔黄腻,脉滑数。

(二)正虚邪恋证

肛周漏口经常流脓,脓质稀薄,肛门隐痛,外口皮色暗淡,时溃时愈,可伴有神疲乏力。舌淡,苔薄,脉濡。

(三)阴液亏虚证

肛周漏管外口凹陷,脓水稀薄,可伴有潮热盗汗,心烦口干。舌红,少苔或无苔,脉细数。

### 二、常见症状/证候施护

(一)分泌物

1. 观察瘘口脓液的色、质、量、气味。
2. 保持瘘口周围皮肤清洁干燥,脓液较多时及时更换敷料。
3. 遵医嘱中药熏洗。

(二)疼痛

1. 评估疼痛的程度、性质。
2. 疼痛剧烈时,指导患者侧卧位卧床休息,尽量使瘘口处于低位,使引流通畅。
3. 遵医嘱穴位按摩,取足三里、承山等穴位。
4. 遵医嘱耳穴贴压(耳穴埋豆),取肛门、直肠、神门等穴位。
5. 遵医嘱中药熏洗。

(三)瘙痒

1. 评估肛门瘙痒的程度、有无湿疹。
2. 保持肛周皮肤清洁干燥,便后清洗;忌用热水和肥皂水及有刺激性的药物烫洗局部皮肤,避免抓挠瘙痒皮肤。

### 三、中医特色治疗护理

(一)药物治疗

外用中药。

(二)特色技术

1. 耳穴贴压(耳穴埋豆)　缓解精神紧张,失眠,疼痛。

2. 中药熏洗　苦参汤或花子叶汤坐浴熏洗。

3. 中药熏蒸　应用智能中药熏蒸椅,遵医嘱加入药物,达到设定温度39℃时,自动冲洗熏蒸烘干。

4. 中药外敷　用九华膏等药物涂抹薄厚均匀,0.1~0.2 mm,外敷纱布,胶布固定,松紧适宜。

5. 艾盐温灸包　用于肛漏术后尿潴留、小便不利、腹胀患者。方法:艾盐温灸包打湿后微波中火加热3~5分钟,毛巾包裹,敷于患者小腹,20分钟。

6. 神灯照射　用于肛漏术后创面渗液多的患者。方法:灯头距照射部位30 cm,照射30分钟,遵医嘱每日1~2次。

(三)围手术期护理

1. 术后排尿困难者,遵医嘱给予艾盐温灸包热敷小腹部20分钟。

2. 遵医嘱艾灸,取气海、中极、关元等穴。

3. 遵医嘱穴位按摩,取气海、中极、三阴交、足三里等穴。

4. 排大便后,遵医嘱中药熏洗及中药外敷。

四、健康指导

(一)生活起居

1. 保持肛门周围的皮肤清洁。便后及睡前清洗肛门处,及时更换污染敷料及内衣裤。

2. 养成定时排便的习惯。有便意时,不要强忍便意,应及时排出,勿久蹲努责,防止大便干结,损伤肛管皮肤,造成感染。

3. 积极及时治疗肛窦炎、肛乳头炎,以免发生肛管直肠周围脓肿及肛瘘。

(二)饮食指导

1. 湿热下注证　宜食清热利湿之品,如菜花、赤小豆、薏苡仁等。

2. 正虚邪恋证　宜食扶正祛邪之品,如鸡蛋、牛奶、瘦肉等。

3. 阴液亏虚证　宜食滋阴生津之品,如百合、雪梨、银耳等。

(三)情志调理

1. 指导患者保持心情舒畅,避免烦躁、恐惧等不良情绪。

2. 多与患者沟通,了解其心理状态,及时予以心理疏导。

五、护理难点

患者不良生活习惯和饮食习惯难以纠正。

解决思路如下。

1. 鼓励患者建立良好的生活方式,利用多种形式向患者介绍食疗及养生方法。
2. 对患者进行电话回访,给予针对性干预。

**六、护理效果评价**

见:肛漏(肛瘘)中医护理效果评价表

见:肛漏(肛瘘)护理效果评价量表

### 附表1 肛漏(肛瘘)中医护理效果评价表

医院:　　　　科室:　　　　入院日期:　　　　出院日期:　　　　住院天数:

患者姓名:　　　　性别:　　　　年龄:　　　　ID:　　　　文化程度:

纳入中医临床路径:是□　否□

证候诊断:湿热下注证□　　　正虚邪恋证□　　　阴液亏虚证□　　　其他□

(一)护理效果评价

| 主要症状 | 主要辨证施护方法 | 中医护理技术 | 护理效果 |
|---|---|---|---|
| 分泌物□ | 1. 评估分泌物色、质、量及气味□<br>2. 体位指导□<br>3. 情志护理□<br>4. 皮　肤□<br>5. 其他护理措施 | 1. 中药外敷□　应用次数:＿＿次　应用时间:＿＿天<br>2. 中药湿敷□　应用次数:＿＿次　应用时间:＿＿天<br>3. 中药熏洗□　应用次数:＿＿次　应用时间:＿＿天<br>4. 神灯照射□　应用次数:＿＿次　应用时间:＿＿天<br>5. 耳穴贴压□　应用次数:＿＿次　应用时间:＿＿天<br>6. 针　　灸□　应用次数:＿＿次　应用时间:＿＿天<br>7. 其他:＿＿＿　应用次数:＿＿次　应用时间:＿＿天<br>(请注明,下同) | 好　□<br>较好□<br>一般□<br>差　□ |
| 疼痛□ | 1. 评估疼痛的程度、性质□<br>2. 体位指导□<br>3. 情志护理□<br>4. 药物指导□<br>5. 其他护理措施 | 1. 中药湿敷□　应用次数:＿＿次　应用时间:＿＿天<br>2. 中药熏洗□　应用次数:＿＿次　应用时间:＿＿天<br>3. 超导治疗□　应用次数:＿＿次　应用时间:＿＿天<br>4. 中药外敷□　应用次数:＿＿次　应用时间:＿＿天<br>5. 耳穴贴压□　应用次数:＿＿次　应用时间:＿＿天<br>6. 针　　灸□　应用次数:＿＿次　应用时间:＿＿天<br>7. 其他:＿＿＿　应用次数:＿＿次　应用时间:＿＿天 | 好　□<br>较好□<br>一般□<br>差　□ |
| 瘙痒□ | 1. 评估肛门瘙痒的程度及有无湿疹□<br>2. 良好卫生习惯□<br>3. 用药指导□<br>4. 其他护理措施 | 1. 中药熏洗□　应用次数:＿＿次　应用时间:＿＿天<br>2. 中药湿敷□　应用次数:＿＿次　应用时间:＿＿天<br>3. 中药外敷□　应用次数:＿＿次　应用时间:＿＿天<br>4. 神灯照射□　应用次数:＿＿次　应用时间:＿＿天<br>5. 其他:＿＿＿　应用次数:＿＿次　应用时间:＿＿天 | 好　□<br>较好□<br>一般□<br>差　□ |

（续表）

| 主要症状 | 主要辨证施护方法 | 中医护理技术 | 护理效果 |
|---|---|---|---|
| 其他□<br>（请注明） | 1.<br>2.<br>3. | | 好　□<br>较好□<br>一般□<br>差　□ |

（二）护理依从性及满意度评价

| 评价项目 | | 患者对护理的依从性 | | | 患者对护理的满意度 | | |
|---|---|---|---|---|---|---|---|
| | | 依从 | 部分依从 | 不依从 | 满意 | 一般 | 不满意 |
| 中医护理技术 | 红外治疗 | | | | | | |
| | 中药熏蒸 | | | | | | |
| | 中药熏洗 | | | | | | |
| | 耳穴贴压（耳穴埋豆） | | | | | | |
| | 中药外敷 | | | | | | |
| | 针　灸 | | | | | | |
| | 穴位注射 | | | | | | |
| | 超声治疗 | | | | | | |
| 健康指导 | | / | / | / | | | |
| 签　　名 | | 责任护士签名： | | | 上级护士或护士长签名： | | |

（三）对本病中医护理方案的评价

　　实用性强□　　实用性较强□　　实用性一般□　　不实用□

　　改进意见：

（四）评价人（责任护士）

　　姓名：_____　技术职称：_____　完成日期：_____　护士长签字：_____

### 附表2　肛漏（肛瘘）护理效果评价量表

| 分级<br>症状 | 无<br>（0分） | 轻（2分） | 中（4分） | 重（6分） | 实施前评价 | | 实施后评价 | |
|---|---|---|---|---|---|---|---|---|
| | | | | | 日期 | 分值 | 日期 | 分值 |
| 肛周肿痛 | 无 | 轻微肿痛 | 介于轻重度之间 | 肿痛剧烈，难以忍受 | | | | |

（续表）

| 症状＼分级 | 无(0分) | 轻(2分) | 中(4分) | 重(6分) | 实施前评价 | | 实施后评价 | |
|---|---|---|---|---|---|---|---|---|
| | | | | | 日期 | 分值 | 日期 | 分值 |
| 肛周流脓 | 无 | 瘘口有脓液流出 | 介于轻重度之间 | 瘘口经常有脓液流出 | | | | |
| 发热 | 36.0~37.1℃ | 37.2~37.5℃ | 37.6~38℃ | 38.1℃以上 | | | | |
| 管道 | 无 | 只有1条 | 1~2条 | 2条以上 | | | | |
| 食欲不振 | 无 | 食量不减，但觉乏味 | 食量减少1/3 | 食量减少1/2 | | | | |

## 第四十节 结直肠癌中医护理方案

### 一、常见证候要点

（一）脾肾阳虚证

腹胀隐痛，久泻不止，大便夹血，血色暗淡，或腹部肿块，面色萎黄，四肢不温。舌质淡胖，苔薄白。

（二）肝肾阴虚证

腹胀痛，大便形状细扁，或带黏液脓血或便干，腰膝酸软，失眠，口干咽燥，烦躁易怒，头昏耳鸣，口苦，胁肋胀痛，五心烦热。舌红少苔。

（三）气血两亏证

体瘦腹满、面色苍白、肌肤甲错，食少乏力、神疲乏力，头昏心悸。舌质淡，苔薄白。

（四）痰湿内停证

里急后重，大便脓血，腹部阵痛。舌质红或紫暗，苔腻。

（五）瘀毒内结证

面色暗滞，腹痛固定不移，大便脓血，血色紫暗，口唇暗紫，或舌有瘀斑，或固定痛处。

### 二、常见症状/证候施护

（一）腹胀

1.观察腹胀的部位、性质、程度、时间、诱发因素及伴随症状。

2.遵医嘱穴位按摩，取足三里、脾俞、大肠俞、肺俞等穴。

3.遵医嘱耳穴贴压（耳穴埋豆），取大肠、脾、胃、交感、皮质下等穴。

4. 遵医嘱肛管排气或中药保留灌肠。

5. 遵医嘱中药离子导入,取神阙、大肠俞、内关、脾俞、胃俞、肺俞等穴。

6. 遵医嘱艾灸,取神阙、关元、足三里等穴。

(二)腹痛

1. 评估疼痛部位、性质、程度、持续时间、二便及伴随症状,做好疼痛评分,可应用疼痛自评工具"数字评分法(NRS)"评分,记录具体分值。如出现腹痛剧烈、痛处拒按、冷汗淋漓、四肢不温、呕吐不止等症状,立即报告医师协助处理。

2. 协助取舒适体位,避免体位突然改变。

3. 遵医嘱穴位注射,取双侧足三里穴。

4. 遵医嘱耳穴贴压(耳穴埋豆),取大肠、小肠、交感等穴。

5. 遵医嘱中药外敷。

(三)腹泻

1. 观察排便次数、量、性质及有无里急后重感,有无诱发因素。

2. 遵医嘱艾灸,取关元、气海、足三里等穴。

3. 遵医嘱穴位贴敷,取神阙、内关、足三里等穴。

4. 遵医嘱穴位按摩,取中脘、天枢、气海、关元、脾俞、胃俞、足三里等穴。

(四)黏液血便

1. 观察大便性质、出血程度、排便时间。

2. 遵医嘱穴位按摩,取中脘、百会、足三里、三阴交、脾俞、梁门等穴。

3. 遵医嘱耳穴贴压(耳穴埋豆),取肾上腺、皮质下、神门等穴。

4. 遵医嘱中药保留灌肠。

(五)便秘

1. 观察排便次数、量、性质。

2. 遵医嘱穴位按摩,取天枢、大横、腹哀、足三里等穴,气虚者加取关元、气海等穴。

3. 遵医嘱耳穴贴压(耳穴埋豆),取便秘点、大肠、内分泌等穴。

4. 遵医嘱艾灸,取关元、神阙、气海、足三里、上巨虚、下巨虚等穴。

5. 遵医嘱中药保留灌肠。

### 三、中医特色治疗护理

(一)药物治疗

1. 内服中药。

2. 注射给药。

(1)复方苦参注射液:静脉滴注速度不超过每分钟40滴。

(2)鸦胆子油注射液:静脉滴注速度不超过每分钟50滴。

(3)榄香烯注射液:稀释后宜在4小时内输注完成;建议使用中心静脉置管给药。

(4)康艾注射液:急性心衰、急性肺水肿,对人参、黄芪过敏者禁用。

3. 外用中药。

(二)特色技术

1. 穴位按摩。

2. 中药保留灌肠　患者左侧卧位、抬高臀部10 cm,保留药液20分钟左右。

3. 耳穴贴压(耳穴埋豆)。

4. 艾灸。

5. 穴位注射。

6. 中药离子导入。

7. 穴位贴敷。

8. 中药外敷。

### 四、健康指导

(一)生活起居

1. 保证充足的睡眠和休息,防止感冒。

2. 指导患者有序进行八段锦、简化太极拳锻炼。

(二)饮食指导

饮食宜清淡,忌烟酒、肥甘厚味、甜腻和易胀气的食品。

1. 脾肾阳虚证,宜食温阳健脾的食品,如山药、桂圆、大枣、南瓜等。忌生冷瓜果、寒凉食品。食疗方:桂圆大枣粥。

2. 肝肾阴虚证,宜食滋阴补肝肾的食品,如芝麻、银耳、胡萝卜、桑椹等。忌温热之品。食疗方:银耳羹。

3. 气血两亏证,宜食益气养血的食品,如大枣、桂圆、莲子、鸡蛋等。食疗方:桂圆莲子汤。

4. 痰湿内停证,宜食化痰利湿的食品,如白萝卜、莲子、薏苡仁、赤小豆等。忌大温大热之品。食疗方:赤小豆苡仁粥。

5. 瘀毒内结证,宜食化瘀软坚的食品,如桃仁、紫菜、苋菜、油菜等。禁食酸敛类果品,如柿子、杨梅、石榴等。食疗方:桃仁紫菜汤。

6. 急性腹痛患者诊断未明确时应暂禁食;腹泻患者宜食健脾养胃及健脾利湿的食品,如胡萝卜、薏苡仁等。严重腹泻者适量饮淡盐水。

(三)情志调理

1. 多与患者沟通,及时予以心理疏导。鼓励家属多陪伴,亲朋好友给予情感支持。

2. 采用暗示疗法、认知疗法、移情调志法,建立积极的情志状态。

3. 人工造瘘患者自我形象紊乱突出，帮助患者重新认识自我并鼓励其参加社会活动。

**五、护理难点**

患者人工造瘘口的自我管理能力差。

解决思路如下。

1. 指导患者正确使用造口袋，袋内容物超过三分之一时，应将便袋取下清洗，替换新便袋。

2. 指导患者做好造口周围皮肤护理，减少肠液的刺激及湿疹的出现，用氧化锌软膏或防漏膏保护皮肤。

3. 指导患者及家属扩张造瘘口，避免造口狭窄。

4. 指导患者调节饮食，使大便成形。注意饮食卫生，防止腹泻。避免食过多的粗纤维食物，如笋、芹菜等，忌洋葱、大蒜、豆类、山芋等，以及刺激性气味或胀气的食物。

**六、护理效果评价**

见：结直肠癌中医护理效果评价表

见：结直肠癌护理效果评价量表

### 附表1　结直肠癌中医护理效果评价表

医院：　　　　科室：　　　　入院日期：　　　　出院日期：　　　　住院天数：

患者姓名：　　　性别：　　　年龄：　　　　ID：　　　　　　文化程度：

纳入中医临床路径：是□　否□

证候诊断：脾肾阳虚证□　　肝肾阴虚证□　　气血两亏证□　　痰湿内停证□

　　　　　瘀毒内结证□　　其他□

（一）护理效果评价

| 主要症状 | 主要辨证施护方法 | 中医护理技术 | 护理效果 |
| --- | --- | --- | --- |
| 腹胀□ | 1. 观　　察□<br>2. 肛管排气□<br>3. 其他护理措施 | 1. 穴位按摩□　应用次数：＿＿次　应用时间：＿＿天<br>2. 耳穴贴压□　应用次数：＿＿次　应用时间：＿＿天<br>3. 中药保留灌肠□　应用次数：＿＿次　应用时间：＿＿天<br>4. 中药离子导入□　应用次数：＿＿次　应用时间：＿＿天<br>5. 艾　　灸□　应用次数：＿＿次　应用时间：＿＿天<br>6. 其他：＿＿　应用次数：＿＿次　应用时间：＿＿天<br>（请注明，下同） | 好　□<br>较好□<br>一般□<br>差　□ |

(续表)

| 主要症状 | 主要辨证施护方法 | 中医护理技术 | 护理效果 |
|---|---|---|---|
| 腹痛□ | 1. 评估疼痛□ 评分：____<br>2. 体　　位□<br>3. 观　　察□<br>4. 其他护理措施 | 1. 穴位注射□　应用次数：____次　应用时间：____天<br>2. 耳穴贴压□　应用次数：____次　应用时间：____天<br>3. 中药外敷□　应用次数：____次　应用时间：____天<br>4. 其他：____　应用次数：____次　应用时间：____天 | 好　□<br>较好□<br>一般□<br>差　□<br>疼痛评分：____ |
| 腹泻□ | 1. 观　　察□<br>2. 其他护理措施 | 1. 艾　　灸□　应用次数：____次　应用时间：____天<br>2. 穴位贴敷□　应用次数：____次　应用时间：____天<br>3. 穴位按摩□　应用次数：____次　应用时间：____天<br>4. 其他：____　应用次数：____次　应用时间：____天 | 好　□<br>较好□<br>一般□<br>差　□ |
| 黏液血便□ | 1. 观　　察□<br>2. 其他护理措施 | 1. 穴位按摩□　应用次数：____次　应用时间：____天<br>2. 耳穴贴压□　应用次数：____次　应用时间：____天<br>3. 中药保留灌肠□　应用次数：____次　应用时间：____天<br>4. 其他：____　应用次数：____次　应用时间：____天 | 好　□<br>较好□<br>一般□<br>差　□ |
| 便秘□ | 1. 观　　察□<br>2. 其他护理措施 | 1. 穴位按摩□　应用次数：____次　应用时间：____天<br>2. 耳穴贴压□　应用次数：____次　应用时间：____天<br>3. 艾　　灸□　应用次数：____次　应用时间：____天<br>4. 中药保留灌肠□　应用次数：____次　应用时间：____天<br>5. 其他：____　应用次数：____次　应用时间：____天 | 好　□<br>较好□<br>一般□<br>差　□ |
| 其他□<br>（请注明） | 1.<br>2.<br>3. |  | 好　□<br>较好□<br>一般□<br>差　□ |

## (二)护理依从性及满意度评价

<table>
<tr><th colspan="2" rowspan="2">评价项目</th><th colspan="3">患者对护理的依从性</th><th colspan="3">患者对护理的满意度</th></tr>
<tr><th>依从</th><th>部分依从</th><th>不依从</th><th>满意</th><th>一般</th><th>不满意</th></tr>
<tr><td rowspan="7">中医护理技术</td><td>穴位按摩</td><td></td><td></td><td></td><td></td><td></td><td></td></tr>
<tr><td>中药保留灌肠</td><td></td><td></td><td></td><td></td><td></td><td></td></tr>
<tr><td>耳穴贴压(耳穴埋豆)</td><td></td><td></td><td></td><td></td><td></td><td></td></tr>
<tr><td>艾灸</td><td></td><td></td><td></td><td></td><td></td><td></td></tr>
<tr><td>穴位注射</td><td></td><td></td><td></td><td></td><td></td><td></td></tr>
<tr><td>中药离子导入</td><td></td><td></td><td></td><td></td><td></td><td></td></tr>
<tr><td>穴位贴敷</td><td></td><td></td><td></td><td></td><td></td><td></td></tr>
<tr><td colspan="2">中药外敷</td><td></td><td></td><td></td><td></td><td></td><td></td></tr>
<tr><td colspan="2">健康指导</td><td>/</td><td>/</td><td>/</td><td></td><td></td><td></td></tr>
<tr><td colspan="2">签名</td><td colspan="3">责任护士签名:</td><td colspan="3">上级护士或护士长签名:</td></tr>
</table>

## (三)对本病中医护理方案的评价

实用性强□　　实用性较强□　　实用性一般□　　不实用□

改进意见:

## (四)评价人(责任护士)

姓名:_____　技术职称:_____　完成日期:_____　护士长签字:_____

### 附表2　结直肠癌护理效果评价量表

<table>
<tr><th rowspan="2">分级<br>症状</th><th rowspan="2">无<br>(0分)</th><th rowspan="2">轻(2分)</th><th rowspan="2">中(4分)</th><th rowspan="2">重(6分)</th><th colspan="2">实施前评价</th><th colspan="2">实施后评价</th></tr>
<tr><th>日期</th><th>分值</th><th>日期</th><th>分值</th></tr>
<tr><td>腹胀</td><td>无</td><td>轻微腹胀满,时作时止,不影响工作及休息</td><td>胀满可忍,发作频繁,影响工作及休息</td><td>胀满难忍,持续不止,常需服理气消导缓解</td><td></td><td></td><td></td><td></td></tr>
<tr><td>腹痛</td><td>无</td><td>腹痛轻微,隐痛,偶发</td><td>腹痛或胀痛,每日发作数次</td><td>腹部剧痛或绞痛,反复发作</td><td></td><td></td><td></td><td></td></tr>
<tr><td>腹泻</td><td>无</td><td>每日<4次</td><td>每日4~6次</td><td>每日>6次</td><td></td><td></td><td></td><td></td></tr>
<tr><td>黏液血便</td><td>无</td><td>少量脓血</td><td>脓血便为主</td><td>全部脓血便或便新鲜血</td><td></td><td></td><td></td><td></td></tr>
<tr><td>便秘</td><td>无</td><td>大便干结,每日一行</td><td>大便秘结,两日一行</td><td>大便艰难,数日一行</td><td></td><td></td><td></td><td></td></tr>
</table>

# 第四十一节 白疕(寻常型银屑病)中医护理方案

## 一、常见证候要点

(一)血热证

新出皮疹不断增多,迅速扩大;皮损潮红,银白鳞屑,有筛状出血,瘙痒,可伴有尿黄、便干。舌质红,舌苔薄黄或白,脉数。

(二)血燥证

皮损淡红,干燥脱屑,可伴有皲裂,口干咽燥。舌质淡,舌苔少或薄白,脉弦细。

(三)血瘀证

皮损肥厚浸润,经久不退,颜色暗红,鳞屑附着紧密,女性可有痛经,舌质紫暗或有瘀点、瘀斑,脉细或涩。

## 二、常见症状/证候施护

(一)皮损潮红、鳞屑

1. 观察皮疹部位、颜色、形状、鳞屑、有无出血点及同形反应。如突然出现全身弥漫性潮红、大量脱屑,并伴有高热等症状或皮肤瘙痒剧烈时,立即报告医师。

2. 禁用热水烫洗皮肤,避免外伤等。

3. 遵医嘱中药湿敷。

4. 遵医嘱中药涂药。

5. 鳞屑较多的患者宜在擦药前温水洗浴,轻轻去除鳞屑;皮损处留有其他药物时宜用棉球蘸植物油将其拭去;当患处结痂较厚时,用植物油或清热解毒软膏,如黄连膏、化毒散膏厚涂,待痂皮软化去除后再行涂药。

6. 头皮部位的皮损,擦药前宜把头发剪短;女患者不愿剪发时,可用梳子将头发分开再上药。

(二)皮损淡红、干燥脱屑

1. 观察皮疹部位、颜色、形状、鳞屑情况。

2. 遵医嘱中药药浴。

3. 遵医嘱中药熏洗。

4. 遵医嘱中药涂药。

(三)皮损肥厚浸润、经久不退

1. 观察皮疹部位、颜色、形状、鳞屑情况。

2. 遵医嘱中药涂药,涂后选用塑料薄膜或纱布封包患处。

3. 遵医嘱中药药浴。

4. 遵医嘱拔火罐,适用于肌肤丰厚处。

(四)瘙痒

1. 评估瘙痒程度,观察皮肤有无抓痕、血痂、感染,是否影响睡眠等。

2. 宜选用干净柔软的纯棉衣服,可用手轻轻拍打痒处。

3. 保持皮肤清洁,选用温和、刺激性小的洗涤用品,水温适宜。

4. 遵医嘱中药涂药。

5. 遵医嘱中药药浴。

6. 遵医嘱中频治疗,取曲池、内关、足三里、三阴交等穴。

7. 遵医嘱穴位贴敷,取神阙穴。

(五)便干

1. 评估排便的次数、量、性质。

2. 告知患者养成定时排便的习惯,指导进行腹肌锻炼。

3. 腹部按摩,取平卧位,以肚脐为中心,顺时针方向按摩腹部,以腹内有热感为宜。每日2~3次。

4. 遵医嘱穴位按摩,取胃俞、脾俞、关元、中脘、支沟、天枢等穴。

5. 遵医嘱耳穴贴压(耳穴埋豆),取大肠、直肠、肺、便秘点等穴。

### 三、中医特色治疗护理

(一)药物治疗

1. 内服中药。

2. 注射给药。

(二)特色技术

1. 中药湿敷　适用于皮损色红者,药液温度20~25℃,以6~8层纱布浸湿,用双钳夹起或戴无菌手套将其挤干(以不滴水为度),将湿敷垫紧贴在患部(中间不能有空隙),每隔10分钟更换1次,持续时间20分钟,每日1~2次。

2. 中药药浴　适用于血燥、血瘀证,皮损色暗或淡,静止或趋于消退者。遵医嘱中药煎汤浸浴,每次30分钟,每日或隔日1次。

3. 中药熏洗　适用于血燥、血瘀证。遵医嘱中药煎汤,熏蒸温度50~70℃为宜,待药液降至38~42℃时拭洗,每日或隔日1次。

4. 中药涂药　薄涂患部,揉擦使之均匀,每日1~2次。血瘀证,皮损肥厚浸润、经久不退的患者,宜厚涂,涂药后可选用塑料薄膜或纱布封包患处,每日1~2次。

5. 穴位贴敷　每次6~8小时,每日1次。

6. 拔火罐　适用于血燥、血瘀证。在肌肤丰厚,皮损肥厚处,遵医嘱采用拔(走)罐法,每日或隔日1次。

7. 耳穴贴压(耳穴埋豆)　瘙痒影响睡眠时,取穴心、神门、皮质下以镇静安神。

8. 穴位按摩　便秘患者取胃俞、脾俞、关元、中脘、支沟、天枢等穴。

### 四、健康指导

(一)生活起居

1. 保持床单位清洁,选用柔软、纯棉制品,减少摩擦。

2. 保护皮肤,勤修剪指甲,防止搔抓及强力刺激;禁用热水烫洗,避免外伤及滥用药物。

3. 保证充足睡眠,避免过度疲劳,避免风、湿、热邪侵入。

4. 鼓励患者加强健身和文体活动,可进行八段锦、太极拳等养生操锻炼。

(二)饮食指导

1. 血热证,宜食清热凉血、清淡的食品,如雪梨、藕粉、莲子、西瓜等。食疗方:绿豆百合汤、地黄马齿苋粥。多饮水,忌狗肉、巧克力、芒果等热性食物。

2. 血燥证,宜食调理脾胃、平补清补、滋阴润燥的食品,如瘦肉、蛋类、鸭肉等。

3. 血瘀证,宜食健脾利湿、活血散瘀的食品,如薏苡仁、山药、山楂、红糖等。

4. 瘙痒者禁食辛辣腥发动风的食品,如牛羊肉、鹿肉、狗肉、海鲜、辣椒、花椒等。

5. 皮损部位大量脱屑的患者,应提高蛋白质和微量元素摄入量,宜食禽、畜、蛋、奶、植物蛋白等,必要时可使用营养素补充剂。

6. 告知患者注意观察可能引起病情发作或加重的食物,对可疑食物避免食用。

7. 建议选用蒸、煮、炖等方法烹制食物,避免烟熏、炙烤、油炸等。

(三)情志调理

1. 多与患者沟通,采用倾听、言语开导、移情易性、顺情解郁、暗示调理等方法,及时疏导患者。

2. 鼓励家属多陪伴患者,给予良好的家庭和社会支持。

3. 建立患者互动平台,分享成功经验,树立信心。

### 五、护理难点

患者情志失调。

解决思路如下。

1. 对白疕病患者情志致病情况进行评估调查,如使用焦虑测评量表等。

2. 通过健康宣教、集体心理疏导和单独心理治疗等多层次干预,改善患者心理状态,减少情志致病,提高中医临床疗效和中医护理效果。如通过网络微博,宣传健身、导引术、八段锦运动等。

3. 建立"银屑病患者病友会",利用"世界银屑病日""银屑病患者关爱"等系列活动,开展医、护、患等多种形式的互动活动。

### 六、护理效果评价

见:白疕(寻常型银屑病)中医护理效果评价表

见:白疕(寻常型银屑病)护理效果评价量表

#### 附表1 白疕(寻常型银屑病)中医护理效果评价表

医院:　　　　科室:　　　　入院日期:　　　　出院日期:　　　　住院天数:

患者姓名:　　　性别:　　　　年龄:　　　　ID:　　　　　　　文化程度:

纳入中医临床路径:是□　否□

证候诊断:血热证□　　　血燥证□　　　血瘀证□　　　其他□

(一)护理效果评价

| 主要症状 | 主要辨证施护方法 | 中医护理技术 | 护理效果 |
| --- | --- | --- | --- |
| 皮损潮红、鳞屑□ | 1. 观察皮损情况□<br>2. 皮损护理□<br>3. 其他护理措施 | 1. 中药湿敷□　应用次数:____次　应用时间:____天<br>2. 中药涂药□　应用次数:____次　应用时间:____天<br>3. 其他:____　应用次数:____次　应用时间:____天<br>(请注明,下同) | 好　□<br>较好□<br>一般□<br>差　□ |
| 皮损淡红、干燥脱屑□ | 1. 观察皮损情况□<br>2. 其他护理措施 | 1. 中药药浴□　应用次数:____次　应用时间:____天<br>2. 中药熏洗□　应用次数:____次　应用时间:____天<br>3. 中药涂药□　应用次数:____次　应用时间:____天<br>4. 其他:____　应用次数:____次　应用时间:____天 | 好　□<br>较好□<br>一般□<br>差　□ |
| 皮损肥厚浸润,经久不退□ | 1. 观察皮损情况□<br>2. 其他护理措施 | 1. 中药涂药□　应用次数:____次　应用时间:____天<br>2. 中药药浴□　应用次数:____次　应用时间:____天<br>3. 拔火罐□　　应用次数:____次　应用时间:____天<br>4. 其他:____　应用次数:____次　应用时间:____天 | 好　□<br>较好□<br>一般□<br>差　□ |
| 瘙痒□ | 1. 评估瘙痒情况□<br>2. 生活起居□<br>3. 中频治疗□<br>4. 其他护理措施 | 1. 中药涂药□　应用次数:____次　应用时间:____天<br>2. 中药药浴□　应用次数:____次　应用时间:____天<br>3. 中频治疗□　应用次数:____次　应用时间:____天<br>4. 穴位贴敷□　应用次数:____次　应用时间:____天<br>5. 其他:____　应用次数:____次　应用时间:____天 | 好　□<br>较好□<br>一般□<br>差　□ |

（续表）

| 主要症状 | 主要辨证施护方法 | 中医护理技术 | | | 护理效果 |
|---|---|---|---|---|---|
| 便干□ | 1.评估排便情况<br>2.腹部按摩□<br>3.其他护理措施 | 1.穴位按摩□ 应用次数：____次<br>2.耳穴贴压□ 应用次数：____次<br>3.其他：____ 应用次数：____次 | 应用时间：____天<br>应用时间：____天<br>应用时间：____天 | | 好　□<br>较好□<br>一般□<br>差　□ |
| 其他□<br>（请说明） | 1.<br>2.<br>3. | | | | 好　□<br>较好□<br>一般□<br>差　□ |

（二）护理依从性及满意度评价

| 评价项目 | | 患者对护理的依从性 | | | 患者对护理的满意度 | | |
|---|---|---|---|---|---|---|---|
| | | 依从 | 部分依从 | 不依从 | 满意 | 一般 | 不满意 |
| 中医护理技术 | 中药湿敷 | | | | | | |
| | 中药药浴 | | | | | | |
| | 中药熏洗 | | | | | | |
| | 中药涂药 | | | | | | |
| | 耳穴贴压（耳穴埋豆） | | | | | | |
| | 穴位贴敷 | | | | | | |
| | 穴位按摩 | | | | | | |
| | 拔火罐 | | | | | | |
| | 中频治疗 | | | | | | |
| 健康指导 | | / | / | / | | | |
| 签　名 | | 责任护士签名： | | | 上级护士或护士长签名： | | |

（三）对本病中医护理方案的评价

　　实用性强□　　实用性较强□　　实用性一般□　　不实用□

　　改进意见：

（四）评价人（责任护士）

　　姓名：_____　技术职称：_____　完成日期：_____　护士长签字：_____

附表2 白疕(寻常型银屑病)护理效果评价量表

| 症状\分级 | 无(0分) | 轻(2分) | 中(4分) | 重(6分) | 实施前评价 | | 实施后评价 | |
|---|---|---|---|---|---|---|---|---|
| | | | | | 日期 | 分值 | 日期 | 分值 |
| 鳞屑 | 无 | 表面无鳞屑可见 | 大多数皮损表面完全或不完全覆有鳞屑,鳞屑呈片状 | 几乎全部皮损表面覆有鳞屑,鳞屑较厚呈层 | | | | |
| 浸润 | 皮损与正常皮肤平齐 | 皮损轻微高于正常皮肤表面 | 中等度隆起,斑块的边缘为圆形或斜坡形 | 皮损肥厚,隆起明显 | | | | |
| 红斑 | 无 | 呈淡红色 | 红色 | 深红色 | | | | |
| 皮损面积(%) | 0 | <10 | 10~29 | >30 | | | | |
| 瘙痒程度 | 无 | 轻度瘙痒 | 瘙痒轻,少量搔抓但不影响睡眠 | 瘙痒严重,多数搔抓影响睡眠 | | | | |

# 第四十二节 蛇串疮(带状疱疹)中医护理方案

## 一、常见证候要点

(一)肝经郁热证

常见于急性期。皮损鲜红,疱壁紧张,灼热刺痛,口苦咽干,烦躁易怒,大便干或小便黄。舌质红,苔薄黄或黄厚,脉弦滑数。

(二)脾虚湿蕴证

皮损色淡,疱壁松弛,伴疼痛,口不渴,食少腹胀,大便时溏。舌质淡,苔白或白腻,脉沉缓或滑。

(三)气滞血瘀证

常见于后遗神经痛期。皮疹消退后局部疼痛不止。舌质暗有瘀斑,苔白,脉弦细。

## 二、常见症状/证候施护

（一）疼痛

1. 评估患者疼痛的部位、性质、强度、持续时间及伴随症状，做好疼痛评分，可应用疼痛自评工具"数字评分法（NRS）"评分，记录具体分值。

2. 遵医嘱耳穴贴压（耳穴埋豆），取肺、肝、内分泌、皮质下、肾上腺等穴，每3～5天更换至对侧耳郭。

3. 遵医嘱穴位按摩，取合谷、阳陵泉、太冲等穴；后遗神经痛期取阿是穴。

4. 遵医嘱拔火罐（刺血）。

5. 遵医嘱使用中医诊疗设备，如微波、低频、红光治疗、电疗、磁疗等，以减轻疼痛。

6. 遵医嘱应用止痛药，并观察用药后反应。

7. 遵医嘱穴位注射，常取足三里。

（二）丘疹及水疱

1. 评估皮损部位、水疱大小、疱液性状、疱壁紧张度等，有特殊情况及时报告医师并配合治疗。

2. 指导患者修剪指甲，避免摩擦、搔抓。保持皮损处清洁干燥，忌用热水肥皂烫洗局部皮肤，忌用化学洗涤剂洗涤衣物，避免对皮肤造成刺激。

3. 指导患者采取健侧卧位，防止挤压引起疱疹破裂。

4. 皮损累及眼部时，鼓励患者多做眨眼运动，防止粘连。遵医嘱使用眼药水和眼药膏，白天每2～3小时滴眼药水1次，晚上涂眼药膏后纱布覆盖。注意观察眼部病情变化及视力变化，防止眼睑粘连及溃疡性角膜炎的发生。

5. 皮损发生于头皮、腋下、外阴等毛发部位时，应剪去局部毛发，保持创面清洁。

6. 遵医嘱给予中药塌渍，可用复方黄柏液。

7. 遵医嘱使用中医诊疗设备，如微波、低频、光疗、电疗、磁疗等，以减轻疼痛。

8. 遵医嘱中药涂药，外用龙珠软膏、老鹳草软膏等。

## 三、中医特色治疗护理

（一）药物治疗

1. 内服中药。

2. 注射给药。

3. 外用中药。

（二）特色技术

1. 耳穴贴压（耳穴埋豆）。

2. 拔火罐　刺血拔罐时，应注意无菌操作。

3. 中药塌渍　以6～8层纱布浸湿复方黄柏液，将其挤干（以不滴水为度），将其紧贴在皮肤患部,每隔10分钟更换1次,持续时间20分钟。

4. 穴位按摩。

5. 红光治疗　每周3次或每日1次。

6. 中药涂药　外用龙珠软膏、老鹳草软膏涂患部,揉擦使之均匀,每日1~2次。

7. 穴位注射　甲钴胺注射液足三里穴位注射以营养神经,提高免疫力。

### 四、健康指导

(一)生活起居

1. 保持床单及衣物的整洁,穿宽松、棉质衣物,以避免摩擦皮损,造成不适或创面感染。

2. 注意手部卫生,勤修剪指甲,避免搔抓皮损。

3. 鼓励患者适当运动,如散步、做八段锦、打太极拳等。

(二)饮食指导

1. 肝经郁热证　宜食清肝胆之火的食品,如新鲜绿叶蔬菜、西瓜、冬瓜、黄瓜、橙子、苦瓜、绿豆,忌食腥发之品。

2. 脾虚湿蕴证　宜食健脾利湿的食品,如山药、扁豆、大枣、红薯、薏苡仁,忌食生冷之品。

3. 气滞血瘀证　宜食行气、活血化瘀的食品,如白萝卜、柑橘、木耳、油菜、黑豆,忌食甜食及易胀气食品。

(三)情志调理

1. 主动和患者建立良好的关系,消除陌生感和紧张感。使患者愉快地配合治疗及护理。

2. 向患者讲解引起本病疼痛的原因、疾病的病程及缓解疼痛的方法,消除患者对疼痛的恐惧心理。

3. 指导患者通过聊天、听广播等放松,转移注意力,以减轻疼痛。

### 五、护理难点

患者及家属对疾病过于焦虑,对医护人员产生不信赖感,缺乏依从性。

解决思路如下。

1. 向患者及家属讲解疾病的有关知识,消除患者对疾病本身的焦虑,舒缓情绪。

2. 加强与患者及家属的沟通,树立患者的康复信心,使其积极配合疾病的治疗工作。

3. 鼓励患者积极治疗遗留神经痛,促使其尽快恢复健康。

### 六、护理效果评价

见:蛇串疮(带状疱疹)中医护理效果评价表

见:蛇串疮(带状疱疹)护理效果评价量表

## 附表1 蛇串疮(带状疱疹)中医护理效果评价表

医院： 科室： 入院日期： 出院日期： 住院天数：

患者姓名： 性别： 年龄： ID： 文化程度：

纳入中医临床路径:是□ 否□

证候诊断:肝经郁热证□ 脾虚湿蕴证□ 气滞血瘀证□ 其他□

### (一)护理效果评价

| 主要症状 | 主要辨证施护方法 | 中医护理技术 | 护理效果 |
|---|---|---|---|
| 疼痛□ | 1.评估疼痛的性质、部位、程度□<br>2.其他护理措施 | 1.中药涂药□ 应用次数:___次 应用时间:___天<br>2.穴位按摩□ 应用次数:___次 应用时间:___天<br>3.拔火罐□ 应用次数:___次 应用时间:___天<br>4.穴位注射□ 应用次数:___次 应用时间:___天<br>5.红光治疗□ 应用次数:___次 应用时间:___天<br>6.其他:____ 应用次数:___次 应用时间:___天 | 好 □<br>较好 □<br>一般 □<br>差 □ |
| 丘疹及小疱□ | 1.观察皮损部位、水疱大小、疱液性状、疱壁紧张度□<br>2.观察皮损情况□<br>3.皮肤的护理□<br>4.体位□<br>5.其他护理措施□ | 1.中药塌渍□ 应用次数:___次 应用时间:___天<br>2.中药涂药□ 应用次数:___次 应用时间:___天<br>3.其他:____ 应用次数:___次 应用时间:___天 | 好 □<br>较好 □<br>一般 □<br>差 □ |
| 其他□<br>(请说明) | 1.<br>2.<br>3. |  | 好 □<br>较好 □<br>一般 □<br>差 □ |

### (二)护理依从性及满意度评价

| 评价项目 | | 患者对护理的依从性 | | | 患者对护理的满意度 | | |
|---|---|---|---|---|---|---|---|
| | | 依从 | 部分依从 | 不依从 | 满意 | 一般 | 不满意 |
| 中医护理技术 | 中药塌渍 |  |  |  |  |  |  |
| | 中药涂药 |  |  |  |  |  |  |
| | 穴位按摩 |  |  |  |  |  |  |

(续表)

| 评价项目 | | 患者对护理的依从性 | | | 患者对护理的满意度 | | |
|---|---|---|---|---|---|---|---|
| | | 依从 | 部分依从 | 不依从 | 满意 | 一般 | 不满意 |
| 中医护理技术 | 拔火罐 | | | | | | |
| | 穴位注射 | | | | | | |
| | 红光治疗 | | | | | | |
| 健康指导 | | / | / | / | | | |
| 签　　名 | | 责任护士签名： | | | 上级护士或护士长签名： | | |

(三) 对本病中医护理方案的评价

实用性强□　　实用性较强□　　实用性一般□　　不实用□

改进意见：

(四) 评价人(责任护士)

姓名：_____　技术职称：_____　完成日期：_____　护士长签字：_____

附表 2　蛇串疮(带状疱疹)护理效果评价量表

| 分级<br>症状 | 无<br>(0分) | 轻(2分) | 中(4分) | 重(6分) | 实施前评价 | | 实施后评价 | |
|---|---|---|---|---|---|---|---|---|
| | | | | | 日期 | 分值 | 日期 | 分值 |
| 丘疱疹/水疱 | 无 | 丘疱疹/水疱数目<25个 | 丘疱疹/水疱数目25~50个 | 丘疱疹/水疱数目>50个 | | | | |
| 糜烂 | 无 | 1~3处糜烂,或糜烂直径<5 mm | 4~6出糜烂,或糜烂直径5~10 mm,中度渗出 | >6处糜烂,或糜烂直径>10 mm,重度渗出 | | | | |
| 红斑/水肿 | 正常肤色 | 皮肤淡红 | 皮肤潮红,中度肿胀 | 明显的潮红、肿胀 | | | | |
| 疼痛 | 无疼痛(NRS评分:0分) | 轻度疼痛(NRS评分:1~3分) | 中度疼痛(NRS评分:4~6分) | 重度疼痛(NRS评分:7~10分) | | | | |

# 第四十三节 湿疮(湿疹)中医护理方案

## 一、常见证候要点

（一）湿热证

发病迅速，患处可见潮红、肿胀、水疱、糜烂、渗液、结痂，自觉灼热、瘙痒，伴心烦、口渴。舌质红，苔黄腻，脉滑数。

（二）风热证

发病迅速，皮疹以丘疹为主，灼热潮红，剧痒，常抓破渗血，渗液较少。舌红苔薄白或黄，脉浮数。

（三）血虚风燥证

病程日久，反复发作，患处见浸润肥厚、干燥脱屑、皲裂甚至苔藓样变、色素沉着等，自觉剧痒，呈阵发性。舌淡红，苔薄白，脉弦细。

（四）脾虚湿盛证

病情反复发作，缠绵难愈，皮损浸润，色淡红，时有糜烂、渗液、结痂，常伴面色萎黄、乏力、纳呆、腹胀、便溏。舌淡苔薄白或白腻，脉细弱。

## 二、常见症状/证候施护

（一）红斑、丘疹

1. 观察皮疹部位、颜色、鳞屑，以了解疾病发展情况。

2. 加强皮肤护理，定期修剪指甲，避免抓伤引起感染。

3. 患者衣物以柔软、棉质为宜。

4. 遵医嘱耳穴贴压(耳穴埋豆)，取神门、肾上腺、肺、内分泌等穴位。

5. 遵医嘱中药药浴，红肿渗出者，可用新燥湿洗药加减外洗。

6. 遵医嘱中药涂药，无渗出者，以丹皮酚软膏外涂。

（二）糜烂、渗液

1. 观察糜烂的范围，渗液的程度。

2. 保持皮肤清洁，勿用手抓挠。

3. 遵医嘱中药湿敷，可用复方黄柏液或硝矾散湿敷。

4. 遵医嘱中药涂药，渗液减少后涂老鹳草软膏、青鹏软膏。

5. 遵医嘱耳穴贴压(耳穴埋豆)。

（三）浸润肥厚，干燥、皲裂、脱屑

1. 观察皮疹部位、颜色、形状、鳞屑情况。

2. 遵医嘱中药涂药,老鹳草软膏、复方蛇脂软膏或奥深复方氟米松软膏薄涂。

3. 遵医嘱中药药浴,黑豆洗方加减外洗。

4. 遵医嘱耳穴贴压(耳穴埋豆)。

(四)瘙痒

1. 评估瘙痒程度,观察皮肤有无抓痕、血痂、感染,是否影响睡眠等。

2. 宜选用干净柔软的纯棉衣服,可用手轻轻拍打痒处。

3. 保持皮肤清洁,选用温和、刺激性小的洗涤用品,水温适宜。

4. 遵医嘱中药涂药,皮疹无渗出瘙痒明显者,以黄连紫草油、老鹳草软膏、复方蛇脂软膏外涂。

5. 遵医嘱中药药浴。

## 三、中医特色治疗护理

(一)药物治疗

1. 内服中药。

2. 注射给药。

3. 外用中药。

(二)特色技术

1. 中药涂药　薄涂患部,揉擦使之均匀,每日1~2次。皮损肥厚浸润者厚涂,保鲜膜封包患处。

2. 中药湿敷　糜烂渗液者,可用复方黄柏液湿敷或硝矾散(明矾、芒硝、硼砂按3:3:2配成)开水冲化,浓度为3%~5%,待药液温度20~25℃,以6~8层纱布浸湿,用双钳夹起或戴无菌手套将其挤干(以不滴水为度),将湿敷垫紧贴在患部(中间不能有空隙),每隔10分钟更换一次,持续时间20分钟,每日1~2次。

3. 中药药浴　以黑豆洗方或新燥湿洗药加减外洗(中药煎汤后按比例加水,泡浴30分钟,水温不宜过高,以36~38℃为宜)。

4. 耳穴贴压(耳穴埋豆)　瘙痒影响睡眠时,取穴心、神门、皮质下以镇静安神。

## 四、健康指导

(一)生活起居

1. 患病期间,应暂缓预防注射。

2. 穿棉质衣物,加强个人卫生;保持皮肤干燥,洗浴次数不宜过多,不宜使用香皂、沐浴露,可经常使用滋润剂,不可抓挠皮肤,忌用过烫的水清洗皮肤。

3. 湿疹最忌四个字:烫、抓、洗、馋。

(二)饮食指导

1. 饮食宜清淡易消化,多食蔬菜水果,忌食辛辣及腥发之品。

2. 若发现某些能加重本病的食物应禁食。

3. 不饮酒、不喝浓茶及咖啡等。

（三）情志调理

1. 关心尊重患者，多与患者沟通，了解其心理状态，及时予以心理疏导。

2. 鼓励家属多陪伴患者，亲朋好友多探视，多给予情感支持。

## 五、护理难点

患者及家属对治疗与护理依从性差，容易乱用偏方加重病情。

解决思路如下。

1. 向患者及家属讲解疾病的发生、发展及转归，加强患者及家属对疾病本身的认知程度，取得他们的积极配合。

2. 加强与患者及家属的沟通和反复宣教。

3. 鼓励患者，树立康复信心，避免其自寻偏方乱用偏方，以免加重病情。

## 六、护理效果评价

见：湿疮（湿疹）中医护理效果评价表

见：湿疮（湿疹）护理效果评价量表

### 附表1　湿疮（湿疹）中医护理效果评价表

医院：　　　　科室：　　　　入院日期：　　　　出院日期：　　　　住院天数：

患者姓名：　　　性别：　　　年龄：　　　ID：　　　　　文化程度：

纳入中医临床路径：是□　否□

证候诊断：湿热证□　　风热证□　　血虚风燥证□　　脾虚湿盛证□　　其他□

（一）护理效果评价

| 主要症状 | 主要辨证施护方法 | 中医护理技术 | 护理效果 |
| --- | --- | --- | --- |
| 红斑、丘疹□ | 1. 观察皮疹部位、颜色、鳞屑□<br>2. 皮肤的护理□<br>3. 其他护理措施 | 1. 中药药浴□　应用次数：＿＿次　应用时间：＿＿天<br>2. 中药涂药□　应用次数：＿＿次　应用时间：＿＿天<br>3. 耳穴贴压□　应用次数：＿＿次　应用时间：＿＿天<br>4. 其他：＿＿　应用次数：＿＿次　应用时间：＿＿天<br>（请注明，下同） | 好　□<br>较好　□<br>一般□<br>差　□ |
| 糜烂、渗液□ | 1. 观察糜烂的范围、渗液的程度□<br>2. 皮肤的护理□<br>3. 其他护理措施 | 1. 中药湿敷□　应用次数：＿＿次　应用时间：＿＿天<br>2. 中药涂药□　应用次数：＿＿次　应用时间：＿＿天<br>3. 耳穴贴压□　应用次数：＿＿次　应用时间：＿＿天<br>4. 其他：＿＿　应用次数：＿＿次　应用时间：＿＿天 | 好　□<br>较好　□<br>一般□<br>差　□ |

(续表)

| 主要症状 | 主要辨证施护方法 | 中医护理技术 | | | 护理效果 |
|---|---|---|---|---|---|
| 浸润肥厚,干燥、皲裂、脱屑□ | 1. 观察皮损情况□<br>2. 其他护理措施 | 1. 中药涂药□ 应用次数：___次 应用时间：___天<br>2. 中药药浴□ 应用次数：___次 应用时间：___天<br>3. 耳穴贴压□ 应用次数：___次 应用时间：___天<br>4. 其他：___ 应用次数：___次 应用时间：___天 | | | 好 □<br>较好 □<br>一般 □<br>差 □ |
| 瘙痒□ | 1. 评估瘙痒的程度□<br>2. 生活起居□<br>3. 皮肤的护理□<br>4. 其他护理措施 | 1. 中药涂药□ 应用次数：___次 应用时间：___天<br>2. 中药药浴□ 应用次数：___次 应用时间：___天<br>3. 其他：___ 应用次数：___次 应用时间：___天 | | | 好 □<br>较好 □<br>一般 □<br>差 □ |
| 其他□<br>(请说明) | 1.<br>2.<br>3. | | | | 好 □<br>较好 □<br>一般 □<br>差 □ |

(二)护理依从性及满意度评价

| 评价项目 | | 患者对护理的依从性 | | | 患者对护理的满意度 | | |
|---|---|---|---|---|---|---|---|
| | | 依从 | 部分依从 | 不依从 | 满意 | 一般 | 不满意 |
| 中医护理技术 | 中药湿敷 | | | | | | |
| | 中药药浴 | | | | | | |
| | 中药涂药 | | | | | | |
| | 耳穴贴压(耳穴埋豆) | | | | | | |
| | 健康指导 | / | / | / | | | |
| 签　名 | | 责任护士签名： | | | 上级护士或护士长签名： | | |

(三)对本病中医护理方案的评价

实用性强□　　实用性较强□　　实用性一般□　　不实用□

改进意见：

(四)评价人(责任护士)

姓名：_____　技术职称：_____　完成日期：_____　护士长签字：_____

## 附表2 湿疮(湿疹)护理效果评价量表

| 分级 症状 | 无(0分) | 轻(2分) | 中(4分) | 重(6分) | 实施前评价 日期 | 实施前评价 分值 | 实施后评价 日期 | 实施后评价 分值 |
|---|---|---|---|---|---|---|---|---|
| 红斑 | 正常肤色 | 皮肤淡红 | 皮肤潮红 | 明显的潮红 | | | | |
| 硬肿(水肿)或丘疹 | 无 | 丘疹数目<25个 | 丘疹数目25~50个 | 丘疱疹数目>50个 | | | | |
| 表皮剥脱面积(%) | 无 | <10处 | 10~29处 | >30处 | | | | |
| 苔藓样变 | 无 | 轻微增厚 | 较厚 | 厚 | | | | |
| 糜烂 | 无 | 1~3处糜烂,或糜烂直径<5 mm | 4~6处糜烂,或糜烂直径5~10 mm,中度渗出 | >6处糜烂,或糜烂直径>10 mm,重度渗出 | | | | |
| 皮肤瘙痒 | 无 | 偶有皮肤瘙痒 | 经常皮肤瘙痒 | 皮肤瘙痒难忍,难以入寐 | | | | |

# 第三章 妇科系统

## 第一节 胎动不安(先兆流产)中医护理方案

### 一、常见证候要点

(一)肾虚证

阴道少量流血,色暗淡,腰酸腹痛,胎动下坠或曾屡孕屡堕,头晕耳鸣,夜尿多。舌淡暗,苔白,脉沉细滑。

(二)血热证

阴道少量出血,色鲜红或深红,质稠,腰酸,口苦咽干,心烦不安,便结溺黄。舌质红,苔黄,脉滑数。

(三)气血虚弱证

阴道少量出血,色淡红质清稀。或小腹空坠痛,腰酸,面色㿠白,心悸气短,神疲体倦。舌质淡,苔薄白,脉细弱略滑。

(四)血瘀证

宿有积,腰酸、腹痛、下坠,阴道少量出血,色暗红,或妊娠期跌仆闪挫,继之腹痛或少量阴道出血,舌暗红,脉弦滑或沉弦。

### 二、常见症状/证候施护

(一)腰酸、腹痛及阴道出血

1. 观察腹痛的部位,性质和持续时间。

2. 观察阴道出血的情况,若阴道出血量多,疼痛加剧,且有下坠感或尿频,及时报告医师并配合处理。

3. 卧床休息,出血停止3~5天后可下床活动,避免过度劳累。

4. 严禁房事,防止损伤肾气。

5. 避免阴道检查及灌肠,以防加重出血。

6. 保持会阴清洁,每日用温水清洗会阴,勤换内裤。

7. 注意腰部保暖,避免久站久坐。

8. 耳穴贴压。

9. 穴位贴敷。

10. 膳食指导。

11. 音乐疗法。

(二)恶心呕吐、食欲缺乏

1. 观察恶心呕吐的频率、程度、伴随症状及饮食的关系。

2. 加强饮食调护少量多餐,食清淡易消化食物及蔬菜,忌食辛、辣、油腻等刺激性食物。

3. 呕吐明显者,用温淡盐水漱口。

4. 做好口腔护理,可遵医嘱应用中药含漱。

5. 遵医嘱穴位贴敷,取穴内关、足三里、神阙等。

6. 遵医嘱耳穴贴压(耳穴埋豆),取穴脾、胃、肝、神门等。

7. 膳食指导。

8. 音乐疗法。

(三)营养失衡

1. 宜食高热量、高优质蛋白、高维生素、易消化的食物,忌肥甘厚味、煎炸之品。

2. 定期测量体重,监测电解质对症处理。

3. 根据患者饮食情况、口中感觉、伴随症状,合理调配饮食。

4. 遵医嘱耳穴贴压(耳穴埋豆),取穴脾、胃、肝、交感等。

5. 遵医嘱穴位注射,取穴足三里、内关、合谷等。

(四)精神紧张

1. 与患者沟通,了解其心理状态,可采用暗示疗法和顺情从欲法,消除患者忧思恼怒、恐惧紧张等不良情绪。

2. 告知成功病例及防治经验,提高认识,增加治疗信心。

3. 鼓励家属多陪伴患者,给予其心理支持。

4. 听舒缓音乐,缓解精神压力。

### 三、中医特色治疗护理

(一)药物治疗

1. 内服中药(中药汤剂和中成药)。

2. 静脉给药。

(二)特色技术

1. 中药穴位贴敷　取穴内关、足三里、神阙等。

2. 耳穴贴压(耳穴埋豆)　取穴脾、胃、肝、交感等。

3. 音乐疗法　舒缓音乐。

4. 穴位注射　取穴足三里、内关。

### 四、健康指导

（一）生活起居

1. 病室整洁安静，空气新鲜流通，温湿度适宜。室内勿放鲜花等可能引起过敏的物品。

2. 生活规律，劳逸结合，适当活动，保证睡眠。

3. 指导患者加强营养，忌食辛辣等刺激性食物。

4. 注意保暖，及时增加衣物，避免风寒刺激，加重病情。

5. 避免负重、攀高、防止跌仆。

6. 妊娠前3个月及后3个月严禁房事，防止损伤肾气，避免不必要的检查，以防加重出血。

（二）饮食指导

饮食以高营养、高蛋白为主，忌食辛辣、油腻等刺激性食物。

1. 肾虚证　宜食补肝益肾之品，如枸杞、黑芝麻、山药等。

2. 血热证　宜食清热凉血，清淡的食品。如雪梨、莲子、西瓜等，忌狗肉、巧克力、荔枝等热性食物。

3. 气血虚弱证　宜食补气养血之品，如大枣、桂圆、阿胶等。忌食萝卜、白芥子等破气的食品。

4. 血瘀证　宜食健脾利湿，活血散瘀的食品，如山药、红糖、番茄等，忌海产品等凉性食品。

（三）情志调理

1. 保持心情舒畅，避免不良刺激。

2. 加强宣教，沟通疾病的防治经验，做好自我防护。

3. 指导患者自我放松疗法，如听音乐、放松操等，达到怡养心神、舒畅情志。

4. 鼓励家属多陪伴患者，给予患者心理支持。

### 五、护理难点

患者精神紧张。

解决思路：加强心理疏导，告知成功病例，增强自信心。

### 六、护理效果评价

见：胎动不安（先兆流产）中医护理效果评价表

见：胎动不安（先兆流产）护理效果评价量表

## 附表1 胎动不安（先兆流产）中医护理效果评价表

医院：　　　　科室：　　　入院日期：　　　出院日期：　　　住院天数：
患者姓名：　　　性别：　　　年龄：　　　ID：　　　文化程度：
纳入中医临床路径：是□　否□
证候诊断：肾虚证□　　　血热证□　　　气血虚弱证□
　　　　　血瘀证□　　　其他□

（一）护理效果评价

| 主要症状 | 主要辨证施护方法 | 中医护理技术 | 护理效果 |
|---|---|---|---|
| 腰酸、腹痛□ | 1. 保　暖□<br>2. 饮　食□<br>3. 情志护理□<br>4. 其他护理措施 | 1. 耳穴贴压□　应用次数：＿＿次　应用时间：＿＿天<br>2. 膳食指导□　应用次数：＿＿次　应用时间：＿＿天<br>3. 穴位贴敷□　应用次数：＿＿次　应用时间：＿＿天<br>4. 音乐疗法□　应用次数：＿＿次　应用时间：＿＿天<br>5. 其他：＿＿　应用次数：＿＿次　应用时间：＿＿天<br>（请注明，下同） | 好　□<br>较好□<br>一般□<br>差　□ |
| 阴道出血□ | 1. 体　位□<br>2. 饮　食□<br>3. 皮肤护理□<br>4. 其他护理措施 | 1. 卧位指导□　应用次数：＿＿次　应用时间：＿＿天<br>2. 膳食指导□　应用次数：＿＿次　应用时间：＿＿天<br>3. 其他：＿＿　应用次数：＿＿次　应用时间：＿＿天 | 好　□<br>较好□<br>一般□<br>差　□ |
| 恶心呕吐、食欲缺乏□ | 1. 保　暖□<br>2. 饮　食□<br>3. 情志护理□<br>4. 其他护理措施 | 1. 耳穴贴压□　应用次数：＿＿次　应用时间：＿＿天<br>2. 穴位贴敷□　应用次数：＿＿次　应用时间：＿＿天<br>3. 膳食指导□　应用次数：＿＿次　应用时间：＿＿天<br>4. 音乐疗法□　应用次数：＿＿次　应用时间：＿＿天<br>5. 穴位注射□　应用次数：＿＿次　应用时间：＿＿天<br>6. 针　灸□　应用次数：＿＿次　应用时间：＿＿天<br>7. 其他：＿＿　应用次数：＿＿次　应用时间：＿＿天 | 好　□<br>较好□<br>一般□<br>差　□ |
| 营养失衡□ | 1. 保　暖□<br>2. 饮　食□<br>3. 情志护理□<br>4. 其他护理措施 | 1. 耳穴贴压□　应用次数：＿＿次　应用时间：＿＿天<br>2. 穴位注射□　应用次数：＿＿次　应用时间：＿＿天<br>3. 穴位贴敷□　应用次数：＿＿次　应用时间：＿＿天<br>4. 音乐疗法□　应用次数：＿＿次　应用时间：＿＿天<br>5. 其他：＿＿　应用次数：＿＿次　应用时间：＿＿天 | 好　□<br>较好□<br>一般□<br>差　□ |
| 精神紧张□ | 1. 情志导引□<br>2. 药　食□<br>3. 心理疗法□ | 1. 音乐疗法□　应用次数：＿＿次　应用时间：＿＿天<br>2. 顺情从欲□　应用次数：＿＿次　应用时间：＿＿天<br>3. 移　情□　应用次数：＿＿次　应用时间：＿＿天<br>4. 耳穴贴压□　应用次数：＿＿次　应用时间：＿＿天<br>5. 其他：＿＿　应用次数：＿＿次　应用时间：＿＿天 | 好　□<br>较好□<br>一般□<br>差　□ |

## (二)护理依从性及满意度评价

| 评价项目 | | 患者对护理的依从性 | | | 患者对护理的满意度 | | |
|---|---|---|---|---|---|---|---|
| | | 依从 | 部分依从 | 不依从 | 满意 | 一般 | 不满意 |
| 中医护理技术 | 穴位贴敷 | | | | | | |
| | 耳穴贴压(耳穴埋豆) | | | | | | |
| | 穴位注射 | | | | | | |
| | 音乐疗法 | | | | | | |
| | 针灸 | | | | | | |
| 健康指导 | | / | / | / | | | |
| 签 名 | | 责任护士签名: | | | 上级护士或护士长签名: | | |

## (三)对本病中医护理方案的评价

实用性强□　　实用性较强□　　实用性一般□　　不实用□

改进意见:

## (四)评价人(责任护士)

姓名:_____　技术职称:_____　完成日期:_____　护士长签字:_____

### 附表2　胎动不安(先兆流产)护理效果评价量表

| 症状 \ 分级 | 无(0分) | 轻(2分) | 中(4分) | 重(6分) | 实施前评价 | | 实施后评价 | |
|---|---|---|---|---|---|---|---|---|
| | | | | | 日期 | 分值 | 日期 | 分值 |
| 腹痛 | 无疼痛(FPS-R评分:0分) | 疼痛轻微(FPS-R评分:2~4分) | 中度疼痛(FPS-R评分:6~8分) | 重度疼痛(FPS-R评分:10分) | | | | |
| 腰酸 | 无 | 轻微 | 介于轻重度之间 | 明显 | | | | |
| 阴道出血 | 无 | 少量 | 介于轻重度之间 | 多量 | | | | |
| 恶心呕吐 | 无 | 偶有疲乏,可坚持轻体力劳动 | 活动后即感乏力,勉强支持日常活动 | 活动休息后仍感疲乏,不能坚持日常活动 | | | | |

(续表)

| 分级<br>症状 | 无<br>(0分) | 轻(2分) | 中(4分) | 重(6分) | 实施前评价 ||实施后评价||
|---|---|---|---|---|---|---|---|---|
| | | | | | 日期 | 分值 | 日期 | 分值 |
| 营养失衡 | 正常 | 轻度 | 介于轻重度之间 | 重度 | | | | |

# 第二节 滑胎(习惯性流产)中医护理方案

## 一、常见证候要点

(一)肾气虚弱证

屡孕屡堕,腰膝酸软,月经后期或稀发,眩晕耳鸣,夜尿频多,舌质淡,苔薄白,脉沉细或细滑。

(二)肾虚夹瘀证

屡孕屡堕,腰膝酸软,小腹刺痛,月经后期或稀发,经来腹痛明显,合并癥瘕,头晕耳鸣,夜尿频多,舌质紫暗或舌边有瘀点,苔薄白,脉弦细涩。

(三)脾肾两虚证

屡孕屡堕,神疲纳呆,腰酸畏寒,月经初潮迟或月经后期,小腹下坠,夜尿频多,舌淡胖边有齿痕,脉沉缓无力。

(四)气血两虚证

屡孕屡堕,神疲乏力,面色萎黄或苍白,月经量少或色淡质稀,气短懒言,头晕眼花,舌淡,苔薄白,脉细无力。

(五)阴虚血热证

屡孕屡堕,心烦口干,月经量或多或少,经色紫红或鲜红,质黏稠,手足心热,两颧潮红,舌红,少苔,脉细数。

## 二、常见症状/证候施护

(一)腰腹部疼痛

1.观察腹痛的部位、性质、程度、持续时间,若阴道出血量多,疼痛加剧,且有下坠感或尿频,及时报告医师并配合处理。

2.急性发作期宜卧床休息,给予精神安慰。

3.注意卧床休息,忌久坐久站,注意腰腹部保暖,免受风寒侵袭。

4. 避免阴道检查及灌肠，以防感染及出血。

（二）月经失调

1. 行经期间，使用消毒卫生巾，忌坐浴、盆浴，出血量较多时，避免淋浴时间过长，以免增加出血量。

2. 注意保持会阴部清洁，每日清洗会阴部，勤换内裤。

3. 经期禁止同房，以免造成感染。

4. 经血量多时，遵医嘱给予三七粉冲服。

（三）神疲乏力

1. 卧床休息，适当活动，避免过度劳累。

2. 坐卧起立时，动作切忌过快，不宜单独外出或如厕，防止眩晕、跌倒。出血量多时，需卧床休息，以减少出血。

3. 畅情志，告知患者治疗过程及效果，使其放松心情，积极配合治疗。

（四）精神紧张

1. 与患者多沟通，了解其心理状态，可采用暗示疗法，消除患者忧思恼怒、恐惧等不良情绪。

2. 告知成功案例及防治经验，提高认识，增加治疗信心。

3. 鼓励家属多陪伴，给予心理支持。

4. 听舒缓音乐，缓解精神压力。

## 三、中医特色治疗护理

（一）药物治疗

1. 内服中药（中药汤剂和中成药）。

2. 静脉给药。

（二）特色技术

1. 中药穴位贴敷　取穴神阙、关元等。

2. 耳穴贴压（耳穴埋豆）　取穴脾、胃、肝、交感等。

3. 音乐疗法　舒缓音乐。

4. 穴位按摩　取穴三阴交、涌泉、足三里、内关。

## 四、健康指导

（一）生活起居

1. 病室整洁安静，空气新鲜流通，温湿度适宜。室内勿放鲜花等可能引起过敏的物品。

2. 生活规律，劳逸结合，适当活动，保证睡眠。

3. 指导患者加强营养,忌食辛辣等刺激性食物。

4. 注意保暖,及时增加衣物,避免风寒刺激,加重病情。

5. 避免负重、攀高、防止跌仆。

(二)饮食指导

饮食以高营养、高蛋白为主,忌食辛辣、油腻等刺激性食物。

1. 肾气虚弱证　宜食补肝益肾之品,如黑芝麻、山药、枸杞排骨汤等。

2. 肾虚夹瘀证　易食补肾活血化瘀之品,如黑芝麻、栗子等。

3. 脾肾两虚证　宜食健脾益肾之品,如山药红枣粥、红豆薏米粥等。

4. 气血两虚证　给予补气养血之品,如大枣、桂圆、阿胶粥、安胎鲤鱼汤等。忌食萝卜等破气的食物。

5. 阴虚血热证　给予清热凉血、清淡的食物。如雪梨、莲子、西瓜等,忌食狗肉、荔枝等热性食物。

(三)情志调理

1. 保持心情舒畅,避免不良刺激。

2. 加强宣教,沟通疾病的防治经验,做好自我防护。

3. 指导患者自我放松疗法,如听音乐、放松操等,达到怡养心神、舒畅情志。

4. 鼓励家属多陪伴患者,给予患者心理支持。

## 五、护理难点

患者精神紧张。

解决思路:加强心理疏导,告知成功病例,增强自信心。

## 六、护理效果评价

见:滑胎(习惯性流产)中医护理效果评价表

见:滑胎(习惯性流产)护理效果评价量表

### 附表1　滑胎(习惯性流产)中医护理效果评价表

医院:　　　　科室:　　　　入院日期:　　　　出院日期:　　　　住院天数:

患者姓名:　　　性别:　　　年龄:　　　　ID:　　　　　文化程度:

纳入中医临床路径:是□　　否□

证候诊断:肾气虚弱证□　　肾虚夹瘀证□　　脾肾两虚证□　　气血两虚证□

　　　　　阴虚血热证□　　其他□

## （一）护理效果评价

| 主要症状 | 主要辨证施护方法 | 中医护理技术 | 护理效果 |
|---|---|---|---|
| 腰酸腹痛□ | 1. 保　　暖□<br>2. 饮　　食□<br>3. 情志护理□<br>4. 其他护理措施 | 1. 耳穴贴压□　应用次数：＿＿次　应用时间：＿＿天<br>2. 穴位注射□　应用次数：＿＿次　应用时间：＿＿天<br>3. 穴位贴敷□　应用次数：＿＿次　应用时间：＿＿天<br>4. 音乐疗法□　应用次数：＿＿次　应用时间：＿＿天<br>5. 其他：＿＿＿　应用次数：＿＿次　应用时间：＿＿天<br>（请注明，下同） | 好　　□<br>较好□<br>一般□<br>差　　□ |
| 阴道出血□ | 1. 体　　位□<br>2. 饮　　食□<br>3. 皮肤护理□<br>4. 其他护理措施 | 1. 耳穴贴压□　应用次数：＿＿次　应用时间：＿＿天<br>2. 穴位贴敷□　应用次数：＿＿次　应用时间：＿＿天<br>3. 穴位注射□　应用次数：＿＿次　应用时间：＿＿天<br>4. 其他：＿＿＿　应用次数：＿＿次　应用时间：＿＿天 | 好　　□<br>较好□<br>一般□<br>差　　□ |
| 神疲乏力□ | 1. 保　　暖□<br>2. 饮　　食□<br>3. 情志护理□<br>4. 其他护理措施 | 1. 耳穴贴压□　应用次数：＿＿次　应用时间：＿＿天<br>2. 穴位贴敷□　应用次数：＿＿次　应用时间：＿＿天<br>3. 穴位注射□　应用次数：＿＿次　应用时间：＿＿天<br>4. 音乐疗法□　应用次数：＿＿次　应用时间：＿＿天<br>5. 其他：＿＿＿　应用次数：＿＿次　应用时间：＿＿天 | 好　　□<br>较好□<br>一般□<br>差　　□ |
| 精神紧张□ | 1. 保　　暖□<br>2. 饮　　食□<br>3. 情志护理□<br>4. 其他护理措施 | 1. 耳穴贴压□　应用次数：＿＿次　应用时间：＿＿天<br>2. 穴位注射□　应用次数：＿＿次　应用时间：＿＿天<br>3. 穴位贴敷□　应用次数：＿＿次　应用时间：＿＿天<br>4. 音乐疗法□　应用次数：＿＿次　应用时间：＿＿天<br>5. 其他：＿＿＿　应用次数：＿＿次　应用时间：＿＿天 | 好　　□<br>较好□<br>一般□<br>差　　□ |

## (二)护理依从性及满意度评价

| 评价项目 | | 患者对护理的依从性 | | | 患者对护理的满意度 | | |
|---|---|---|---|---|---|---|---|
| | | 依从 | 部分依从 | 不依从 | 满意 | 一般 | 不满意 |
| 中医护理技术 | 穴位贴敷 | | | | | | |
| | 耳穴贴压(耳穴埋豆) | | | | | | — |
| | 穴位按摩 | | | | | | — |
| | 音乐疗法 | | | | | | |
| | 穴位注射 | | | | | | |
| 健康指导 | | / | / | / | | | |
| 签 名 | | 责任护士签名: | | | 上级护士或护士长签名: | | |

## (三)对本病中医护理方案的评价

实用性强□　　实用性较强□　　实用性一般□　　不实用□

改进意见:

## (四)评价人(责任护士)

姓名:_____ 技术职称:_____ 完成日期:_____ 护士长签字:_____

### 附表2　滑胎(习惯性流产)护理效果评价量表

| 分级症状 | 无(0分) | 轻(2分) | 中(4分) | 重(6分) | 实施前评价 | | 实施后评价 | |
|---|---|---|---|---|---|---|---|---|
| | | | | | 日期 | 分值 | 日期 | 分值 |
| 腹痛 | 无疼痛(FPS-R评分:0分) | 疼痛轻微(FPS-R评分:2~4分) | 中度疼痛(FPS-R评分:6~8分) | 重度疼痛(FPS-R评分:10分) | | | | |
| 腰酸 | 无 | 轻微 | 介于轻重度之间 | 明显 | | | | |
| 小腹下坠 | 无 | 轻微 | 介于轻重度之间 | 明显 | | | | |
| 阴道出血 | 无 | 少量 | 介于轻重度之间 | 多量 | | | | |

(续表)

| 症状\分级 | 无(0分) | 轻(2分) | 中(4分) | 重(6分) | 实施前评价 | | 实施后评价 | |
|---|---|---|---|---|---|---|---|---|
| | | | | | 日期 | 分值 | 日期 | 分值 |
| 疲倦乏力 | 无 | 偶有疲乏,可坚持轻体力劳动 | 活动后即感乏力,勉强支持日常活动 | 活动休息后仍感疲乏,不能坚持日常活动 | | | | |
| 脉象 | 正常 | 脉滑 | | | | | | |

## 第三节 异位妊娠中医护理方案

### 一、常见证候要点

(一)未破损期

有停经史及早孕反应,或下腹隐痛,或阴道出血,可触及软性包块,有压痛。尿妊娠试验多为阳性或弱阳性。舌质正常,苔薄白,脉弦滑。

(二)已破损期

腹腔血肿包块形成,腹痛逐渐减轻,可有下腹坠胀或便意感。阴道出血逐渐停止。舌质暗或正常,苔薄白,脉细涩。

### 二、常见症状/证候施护

(一)腹痛

1. 观察疼痛的部位、性质、程度、持续时间及伴随症状。

2. 严密监测生命体征的变化并及时记录,若有异常,立即报告医师。

3. 如出现下腹剧痛、面色苍白、肛门下坠、血压下降时,应立即通知医师,并做好术前准备。

4. 保持情绪稳定,避免过度紧张。

5. 保持大便通畅,勿强行怒责,防止腹压增大。

6. 24 小时留陪人。

(二)阴道出血

1. 观察流血质、色、量的变化,并做好记录。

2. 观察阴道出血有无伴随排泄物、肛门有无下坠感及血压情况,做好后穹隆穿刺的准备。

3. 保持会阴清洁,预防感染。

(三)腹部包块

1. 做好患者及家属的沟通,稳定情绪。

2. 定期做妇科 B 超和血 β-HCG 监测,根据情况对症处理。

3. 指导进食膳食纤维高的食物,如蔬菜、水果、粗粮等,平时多饮蜂蜜水,保持大便通畅。遵医嘱正确使用缓泻剂。

4. 禁止腹部热敷和不必要的检查。

5. 保守治疗期间,绝对卧床休息,减少突然改变体位或增加腹压的因素,防止病情复发。

### 三、中医特色治疗护理

(一)药物治疗

1. 内服中药(中药汤剂和中成药)。

2. 注射给药。

(二)特色技术

1. 中药保留灌肠。

2. 中药离子导入。

3. 耳穴贴压(耳穴埋豆)。

4. 中药穴位贴敷。

5. 中药封包治疗。

6. 针灸。

7. 热罨包。

### 四、健康指导

(一)生活起居

1. 病室环境清新整洁,温湿度适宜。

2. 绝对卧床休息,避免突然改变体位、咳嗽等骤然增加腹压的动作,避免再出血的可能。

3. 为患者制订推荐食谱,改变不合理的饮食结构。

4. 注意保暖,避免腹部受凉。

(二)饮食指导

未破损期给予高营养、易消化饮食;包块型患者可食破瘀消癥食。

1. 未破损期　饮食以高营养、清淡易消化为宜,忌生冷、油腻、辛辣、刺激之品。

2. 包块型　宜食破瘀消癥食,如海带、木耳、山楂,忌食辛辣、油腻食物。

### 五、护理难点

患者及家属情绪易激动。

解决思路如下。

1. 向患者及家属解释疾病的发生发展及转归,使其做好心理准备,积极配合治疗。

2. 加强与患者及家属的沟通和反复宣教。

**六、护理效果评价**

见:异位妊娠中医护理效果评价表

见:异位妊娠护理效果评价量表

附表1　异位妊娠中医护理效果评价表

医院:　　　　科室:　　　　入院日期:　　　　出院日期:　　　　住院天数:

患者姓名:　　　性别:　　　年龄:　　　　ID:　　　　　文化程度:

纳入中医临床路径:是□　否□

证候诊断:未破损期□　已破损期(休克型□　不稳定型□　包块型□)　其他□

(一)护理效果评价

| 主要症状 | 主要辨证施护方法 | 中医护理技术 | | | 护理效果 |
|---|---|---|---|---|---|
| 腹痛□ | 1. 绝对卧床□<br>2. 严密观察□<br>3. 饮　　食□<br>4. 情志护理□<br>5. 其他护理措施 | 1. 耳穴贴压□<br>2. 穴位贴敷□<br>3. 针　　灸□<br>4. 音乐疗法□<br>5. 穴位按摩□<br>3. 其他:＿＿＿<br>(请注明,下同) | 应用次数:＿次<br>应用次数:＿次<br>应用次数:＿次<br>应用次数:＿次<br>应用次数:＿次<br>应用次数:＿次 | 应用时间:＿天<br>应用时间:＿天<br>应用时间:＿天<br>应用时间:＿天<br>应用时间:＿天<br>应用时间:＿天 | 好　□<br>较好□<br>一般□<br>差　□ |
| 阴道出血□ | 1. 体　　位□<br>2. 皮肤护理□<br>3. 卧床休息□<br>4. 情志护理□<br>5. 其他护理措施 | 1. 耳穴贴压□<br>2. 穴位贴敷□<br>3. 针　　灸□<br>4. 音乐疗法□<br>5. 其他:＿＿＿ | 应用次数:＿次<br>应用次数:＿次<br>应用次数:＿次<br>应用次数:＿次<br>应用次数:＿次 | 应用时间:＿天<br>应用时间:＿天<br>应用时间:＿天<br>应用时间:＿天<br>应用时间:＿天 | 好　□<br>较好□<br>一般□<br>差　□ |
| 腹部包块□ | 1. 绝对卧床□<br>2. 情志护理□<br>3. 饮　　食□<br>4. 其他护理措施 | 1. 耳穴贴压□<br>2. 穴位贴敷□<br>3. 针　　灸□<br>4. 其他:＿＿＿ | 应用次数:＿次<br>应用次数:＿次<br>应用次数:＿次<br>应用次数:＿次 | 应用时间:＿天<br>应用时间:＿天<br>应用时间:＿天<br>应用时间:＿天 | 好　□<br>较好□<br>一般□<br>差　□ |

## (二)护理依从性及满意度评价

<table>
<tr><th colspan="2" rowspan="2">评价项目</th><th colspan="3">患者对护理的依从性</th><th colspan="3">患者对护理的满意度</th></tr>
<tr><th>依从</th><th>部分依从</th><th>不依从</th><th>满意</th><th>一般</th><th>不满意</th></tr>
<tr><td rowspan="8">中医护理技术</td><td>耳穴贴压(耳穴埋豆)</td><td></td><td></td><td></td><td></td><td></td><td></td></tr>
<tr><td>穴位贴敷</td><td></td><td></td><td></td><td></td><td></td><td></td></tr>
<tr><td>穴位按摩</td><td></td><td></td><td></td><td></td><td></td><td></td></tr>
<tr><td>音乐疗法</td><td></td><td></td><td></td><td></td><td></td><td></td></tr>
<tr><td>针 灸</td><td></td><td></td><td></td><td></td><td></td><td></td></tr>
<tr><td>中药保留灌肠</td><td></td><td></td><td></td><td></td><td></td><td></td></tr>
<tr><td>中药封包</td><td></td><td></td><td></td><td></td><td></td><td></td></tr>
<tr><td>热熨包</td><td></td><td></td><td></td><td></td><td></td><td></td></tr>
<tr><td colspan="2">中药离子导入</td><td></td><td></td><td></td><td></td><td></td><td></td></tr>
<tr><td colspan="2">健康指导</td><td>/</td><td>/</td><td>/</td><td></td><td></td><td></td></tr>
<tr><td colspan="2">签 名</td><td colspan="3">责任护士签名：</td><td colspan="3">上级护士或护士长签名：</td></tr>
</table>

## (三)对本病中医护理方案的评价

实用性强□　　实用性较强□　　实用性一般□　　不实用□

改进意见：

## (四)评价人(责任护士)

姓名：_____　技术职称：_____　完成日期：_____　护士长签字：_____

### 附表2　异位妊娠护理效果评价量表

<table>
<tr><th rowspan="2">分级<br>症状</th><th rowspan="2">无<br>(0分)</th><th rowspan="2">轻(2分)</th><th rowspan="2">中(4分)</th><th rowspan="2">重(6分)</th><th colspan="2">实施前评价</th><th colspan="2">实施后评价</th></tr>
<tr><th>日期</th><th>分值</th><th>日期</th><th>分值</th></tr>
<tr><td>腹痛</td><td>无疼痛<br>(FPS-<br>R评分：<br>0分)</td><td>疼痛轻微<br>(FPS-R评分：<br>2~4分)</td><td>中度疼痛<br>(FPS-R评分：<br>6~8分)</td><td>重度疼痛<br>(FPS-R评分：<br>10分)</td><td></td><td></td><td></td><td></td></tr>
<tr><td>阴道<br>出血</td><td>无</td><td>少量</td><td>介于轻重度<br>之间</td><td>大量或休克</td><td></td><td></td><td></td><td></td></tr>
<tr><td>盆腔<br>B超</td><td>无</td><td colspan="3">宫内未见孕囊,宫旁出现轮廓不清的液性或混合性<br>回声区,或该区查有胚芽或原始心管搏动</td><td></td><td></td><td></td><td></td></tr>
</table>

(续表)

| 分级<br>症状 | 无<br>(0分) | 轻(2分) | 中(4分) | 重(6分) | 实施前评价 || 实施后评价 ||
|---|---|---|---|---|---|---|---|---|
| | | | | | 日期 | 分值 | 日期 | 分值 |
| 妇科检查 | 无 | 子宫略大,一侧附件区或可触及包块 | | | | | | |
| β-HCG | 无 | 阳性,或曾经阳性现转为阴性 | | | | | | |

# 第四节  月经过多症(无排卵性功能失调性子宫出血)中医护理方案

## 一、常见证候要点

(一)血热证

经行量多,色鲜红或深红,质黏稠,或有小血块;伴口渴心烦,尿黄便结。舌红,苔黄,脉滑数。

(二)血瘀证

经行量多,色紫暗,有血块;经行腹痛,或平时小腹胀痛拒按。舌紫暗或有瘀点,脉涩。

(三)气虚证

经行量多,色淡红,质清稀;神疲肢倦,气短懒言,小腹空坠,面色不华。舌淡,苔薄,脉细弱。

## 二、常见症状／证候施护

(一)经血量多有血块

1.行经期间,使用消毒卫生巾,忌坐浴、盆浴,出血量较多时,避免淋浴时间过长,以免增加出血量。

2.注意保持会阴部清洁,每日清洗会阴部,勤换内裤。

3.经期禁止同房,以免造成感染。

4.避免阴道检查及灌肠,以防感染及出血。

5.经血量多时,遵医嘱给予三七粉冲服。

(二)腰酸腹痛

1.观察腹痛的部位、性质、程度、持续时间,若阴道出血量多,疼痛加剧,及时报告医师并配合处理。

2. 注意卧床休息,忌久坐久站。
3. 注意腰腹部保暖,免受风寒侵袭。

(三)贫血

1. 注意休息,适当活动,重度贫血者,卧床休息,限制探视。
2. 注意观察患者的面色、皮肤和黏膜以及自觉症状,监测血红蛋白值及白细胞、粒细胞、血小板计数等。
3. 必要时遵医嘱输血。
4. 遵医嘱耳穴贴压(耳穴埋豆),取穴心、神门、交感、皮质下、内分泌等。
5. 遵医嘱穴位贴敷,取脾俞、肾俞、足三里等。

### 三、中医特色治疗护理

(一)药物治疗

1. 内服中药(中药汤剂和中成药)。
2. 静脉给药。

(二)特色技术

1. 体针  血热证选脾俞、足三里、血海穴,用泻法;血瘀证选脾俞、百会、足三里、子宫穴,用泻法;气虚证选脾俞、百会、足三里穴,用补法;阴虚证选脾俞、足三里、太溪穴,用补法。
2. 耳针  取子宫、卵巢、内分泌区。
3. 艾灸  取穴百会、关元、三阴交、隐白,每日2次。

### 四、健康指导

(一)生活起居

保持外阴清洁,忌盆浴,勤换内裤,使用消毒的卫生巾、卫生纸;出血多时应卧床休养,避免劳累;中药宜温服。

(二)饮食指导

饮食宜清淡而富有营养,多食鱼、瘦肉、鸡、蛋类等血肉有情之品和新鲜水果蔬菜,多饮水,忌辛辣、煎炸、酒类等生火动血之品。

(三)情志调理

加强情志护理,消除忧郁、焦虑、恐惧心理,怡情悦志,配合治疗。

### 五、护理难点

患者对疾病的认识不足,规范治疗意识差。

解决思路如下。

1. 加强与患者的沟通,重视患者的健康宣教,普及月经过多对机体造成的严重后果。
2. 建立患者的信息系统,对出院患者定期随访,增强患者的防护意识及行为管理能力。

**六、护理效果评价**

见:月经过多症(无排卵性功能失调性子宫出血)中医护理效果评价表

见:月经过多症(无排卵性功能失调性子宫出血)护理效果评价量表

### 附表1 月经过多症(无排卵性功能失调性子宫出血)中医护理效果评价表

医院:　　　　科室:　　　　入院日期:　　　　出院日期:　　　　住院天数:

患者姓名:　　　　性别:　　　　年龄:　　　　ID:　　　　文化程度:

纳入中医临床路径:是□　否□

证候诊断:血热证□　　血瘀证□　　气虚证□　　其他□

**(一)护理效果评价**

| 主要症状 | 主要辨证施护方法 | 中医护理技术 | 护理效果 |
|---|---|---|---|
| 腰酸腹痛□ | 1. 保　暖□<br>2. 饮　食□<br>3. 情志护理□<br>4. 其他护理措施 | 1. 耳穴贴压□　应用次数:____次　应用时间:____天<br>2. 穴位注射□　应用次数:____次　应用时间:____天<br>3. 穴位贴敷□　应用次数:____次　应用时间:____天<br>4. 音乐疗法□　应用次数:____次　应用时间:____天<br>5. 其他:_____　应用次数:____次　应用时间:____天<br>(请注明,下同) | 好　□<br>较好□<br>一般□<br>差　□ |
| 阴道出血□ | 1. 体　位□<br>2. 饮　食□<br>3. 皮肤护理□<br>4. 其他护理措施 | 1. 耳穴贴压□　应用次数:____次　应用时间:____天<br>2. 穴位贴敷□　应用次数:____次　应用时间:____天<br>3. 穴位注射□　应用次数:____次　应用时间:____天<br>4. 其他:_____　应用次数:____次　应用时间:____天 | 好　□<br>较好□<br>一般□<br>差　□ |
| 乏力□ | 1. 保　暖□<br>2. 饮　食□<br>3. 情志护理□<br>4. 其他护理措施 | 1. 耳穴贴压□　应用次数:____次　应用时间:____天<br>2. 穴位贴敷□　应用次数:____次　应用时间:____天<br>3. 穴位注射□　应用次数:____次　应用时间:____天<br>4. 音乐疗法□　应用次数:____次　应用时间:____天<br>5. 其他:_____　应用次数:____次　应用时间:____天 | 好　□<br>较好□<br>一般□<br>差　□ |
| 贫血□ | 1. 保　暖□<br>2. 饮　食□<br>3. 情志护理□<br>4. 其他护理措施 | 1. 耳穴贴压□　应用次数:____次　应用时间:____天<br>2. 穴位注射□　应用次数:____次　应用时间:____天<br>3. 穴位贴敷□　应用次数:____次　应用时间:____天<br>4. 音乐疗法□　应用次数:____次　应用时间:____天<br>5. 其他:_____　应用次数:____次　应用时间:____天 | 好　□<br>较好□<br>一般□<br>差　□ |

## (二)护理依从性及满意度评价

| 评价项目 | | 患者对护理的依从性 | | | 患者对护理的满意度 | | |
| --- | --- | --- | --- | --- | --- | --- | --- |
| | | 依从 | 部分依从 | 不依从 | 满意 | 一般 | 不满意 |
| 中医护理技术 | 穴位贴敷 | | | | | | |
| | 耳穴贴压(耳穴埋豆) | | | | | | |
| | 艾灸 | | | | | | |
| | 音乐疗法 | | | | | | |
| | 穴位注射 | | | | | | |
| 健康指导 | | / | / | / | | | |
| 签 名 | | 责任护士签名: | | | 上级护士或护士长签名: | | |

## (三)对本病中医护理方案的评价

实用性强□　　实用性较强□　　实用性一般□　　不实用□

改进意见：

## (四)评价人(责任护士)

姓名：_____　技术职称：_____　完成日期：_____　护士长签字：_____

### 附表2　月经过多症(无排卵性功能失调性子宫出血)护理效果评价量表

| 分级<br>症状 | 无<br>(0分) | 轻(2分) | 中(4分) | 重(6分) | 实施前评价 | | 实施后评价 | |
| --- | --- | --- | --- | --- | --- | --- | --- | --- |
| | | | | | 日期 | 分值 | 日期 | 分值 |
| 腹痛 | 无疼痛(FPS-R评分:0分) | 疼痛轻微(FPS-R评分:2~4分) | 中度疼痛(FPS-R评分:6~8分) | 重度疼痛(FPS-R评分:10分) | | | | |
| 腰酸 | 无 | 轻微 | 介于轻重度之间 | 明显 | | | | |
| 下坠 | 无 | 轻微 | 介于轻重度之间 | 明显 | | | | |
| 阴道出血 | 无 | 少量 | 介于轻重度之间 | 多量 | | | | |

(续表)

| 症状\分级 | 无(0分) | 轻(2分) | 中(4分) | 重(6分) | 实施前评价 | | 实施后评价 | |
|---|---|---|---|---|---|---|---|---|
| | | | | | 日期 | 分值 | 日期 | 分值 |
| 疲倦乏力 | 无 | 偶有疲乏,可坚持轻体力劳动 | 活动后即感乏力,勉强支持日常活动 | 活动休息后仍感疲乏,不能坚持日常活动 | | | | |
| 脉象 | 正常 | 脉滑 | | | | | | |

# 第五节　带下(盆腔炎性疾病)中医护理方案

## 一、常见证候要点

（一）湿热瘀结证

少腹部隐痛或疼痛拒按,痛连腰骶,低热起伏,经期劳累后加重,带下量多,色黄,质黏稠,胸闷纳呆,口干不欲饮,大便溏或秘结,小便黄赤,月经先期,量多。舌红,苔黄腻,脉弦数或滑数。

（二）气滞血瘀证

少腹胀痛或刺痛,经行腰腹疼痛加重,经血量多有块,块出痛减,带下增多,婚久不孕。经前乳房胀痛,精神抑郁。舌质紫暗或有瘀斑,苔薄,脉弦涩。

（三）气虚血瘀证

下腹部疼痛结块,缠绵日久,痛连腰骶,经行加重,经血量多有块,精神不振,疲乏无力,食少纳呆。舌质暗红,有瘀点瘀斑,苔白,脉弦涩无力。

（四）血瘀兼肾虚证

下腹坠痛或刺痛,腰骶酸痛。带下量多,色白或黄,月经不调,经行腹痛,面色晦暗,神疲乏力。舌质暗或有瘀点瘀斑,脉沉或涩。

（五）寒湿凝滞证

少腹冷痛,得温则舒,腰骶疼痛,月经后期,量少,色暗有块,白带增多,质稀。舌质淡,苔白腻,脉沉迟。

## 二、常见症状/证候施护

（一）下腹及腰骶部疼痛

1.观察疼痛的部位、性质、程度、持续时间、诱发因素及伴随症状。若腹痛阵阵加剧,且有下坠感,伴腰酸,体温升高,及时报告医师。

2. 急性发作期宜卧床休息,给予精神安慰。伴有腰腹部冷痛时,注意卧床休息,腰部保暖。

3. 根据证型,指导患者进行饮食调护,多食蛋白质类食物及蔬菜(如鱼、肉、禽、乳类),忌食辛辣刺激性食物。

4. 遵医嘱给予中药离子导入,取穴关元、气海。

5. 遵医嘱中药灌肠。

6. 遵医嘱给予艾灸,腹部冷痛者可用热罨包热熨小腹部。

7. 遵医嘱神灯照射,取穴关元、气海、三阴交等。

8. 中药封包。

9. 耳穴贴压,取穴子宫、卵巢、内分泌、皮质下、肾。

(二)月经不调,带下量多

1. 行经期间,使用消毒卫生巾,忌坐浴、盆浴。出血量较多时,避免淋浴时间过长,以免增加出血量。

2. 注意保持会阴部清洁,每日清洗会阴部,勤换内裤。

3. 经期禁止同房,以免造成感染。

4. 经血量多时,遵医嘱给予三七粉冲服。

5. 经行腹痛者,注意腰腹部保暖。

6. 中医技术,如神灯照射、中药封包、艾灸、热罨包、耳穴贴压等。

(三)体温偏高

1. 注意观察体温变化及汗出情况,防止受凉。

2. 卧床休息,限制活动量,避免劳累。

3. 病室安静,空气新鲜流通,保持湿润。

4. 进食清热生津之品,如苦瓜、冬瓜、猕猴桃等。忌辛辣、香燥、助热、动火之品。

5. 高热者给予补液

(四)纳呆

1. 观察患者饮食情况、伴随症状及舌质舌苔的变化,保持口腔清洁。

2. 指导患者少食多餐,宜清淡、易消化、富营养,如水果、蔬菜,多饮水。忌酸辣、生冷、油腻之品。

3. 遵医嘱耳穴贴压(耳穴埋豆),取穴脾、胃、肝、交感等。

(五)神疲乏力

1. 卧床休息,适当活动,避免过度劳累。

2. 盆腔炎经期时间较长,坐卧起立时,动作切忌过快,不宜单独外出或如厕,防止眩晕、跌倒。

3. 出血量较多时，需卧床休息，以减少盆腔充血。

4. 畅情志，告知患者治疗过程及效果，使其放松心情，积极配合治疗。

### 三、中医特色治疗护理

（一）药物治疗

1. 口服用药

（1）根据医嘱，辨证施护指导中药汤剂及中成药服用方法，每剂 200 mL，分早晚服用。服药期间不宜进食辛辣刺激之品，以免影响药效。三七粉单独冲服。

（2）中成药可服用康妇炎胶囊、妇科千金胶囊、妇可靖胶囊等，宜饭后半小时服用，以减少胃黏膜的刺激，服药期间根据治疗药物服用注意事项、禁忌，做好饮食调整。

2. 注射用药

（1）根据辨证，遵医嘱给予中药制剂静脉输注。用药前询问过敏史。

（2）加强巡视，控制输液总量及输液速度。

（二）特色技术

1. 中药离子导入或电磁波治疗。

2. 中药保留灌肠。

3. 中药封包或 TDP 照射。

4. 耳穴贴压（耳穴埋豆）。

5. 艾灸（隔姜灸、雷火灸等）。

6. 热罨包。

### 四、健康指导

（一）生活起居

1. 病室安静整洁，空气清新，温湿度适宜。

2. 生活规律，劳逸结合，适当活动，保证睡眠。

3. 指导患者养成良好的饮食习惯，加强营养，忌食辛辣等刺激食物。

4. 注意经期、产后及流产后的卫生保健。

（二）饮食指导

饮食以高蛋白、维生素饮食为主，忌食辛辣、油腻等刺激性食物。

1. 湿热瘀结证　多食有清热利湿功效的食材，如绿豆、赤小豆、玉米须、薏苡仁等，忌食辛辣刺激性油炸食品，如薯片、烤肉等。

2. 气滞血瘀证　宜食行气活血之品，如山药、桃仁、木耳等；少食红薯、豆浆等壅阻气机之品。

3. 气虚血瘀证　宜食益气活血之品，如鸡肉、山药、大枣等。

4. 血瘀兼肾虚证　易食补肾活血化瘀之品,如黑芝麻、栗子等。

5. 寒湿凝滞证　宜食温热活血之品,如姜汤、红糖水、桂圆肉等,忌食生冷之品。

(四)情志调理

1. 保持情绪稳定,避免不良刺激。

2. 鼓励患者表达内心感受,针对性给予心理支持。

3. 指导患者自我排除不良情绪,如音乐疗法、转移法。

## 五、护理难点

患者不良生活习惯和饮食习惯难以纠正。

解决思路如下。

1. 利用多种形式向患者介绍食疗及养生方法,鼓励患者建立良好的生活方式。

2. 定期电话回访,筛查危险因素,进行针对性干预。

3. 对目标人群进行追踪回访和效果评价。

## 六、护理效果评价

见:带下(盆腔炎性疾病)中医护理效果评价表

见:带下(盆腔炎性疾病)护理效果评价量表

### 附表1　带下(盆腔炎性疾病)中医护理效果评价表

医院:　　　　科室:　　　　入院日期:　　　　出院日期:　　　　住院天数:

患者姓名:　　　性别:　　　年龄:　　　ID:　　　文化程度:

纳入中医临床路径:是□　否□

证候诊断:湿热瘀结证□　　气滞血瘀证□　　气虚血瘀证□　　血瘀兼肾虚证□
　　　　　寒湿凝滞证□　　其他□

(一)护理效果评价

| 主要症状 | 主要辨证施护方法 | 中医护理技术 | 护理效果 |
|---|---|---|---|
| 下腹及腰骶部疼痛□ | 1. 保　　暖□<br>2. 饮　　食□<br>3. 情志护理□<br>4. 功能锻炼□<br>5. 其他护理措施 | 1. 神灯照射□　应用次数:____次　应用时间:____天<br>2. 中药离子导入□　应用次数:____次　应用时间:____天<br>3. 中药灌肠□　应用次数:____次　应用时间:____天<br>4. 中药封包□　应用次数:____次　应用时间:____天<br>5. 盆腔操□　应用次数:____次　应用时间:____天<br>6. 艾　灸□　应用次数:____次　应用时间:____天<br>7. 热罨包□　应用次数:____次　应用时间:____天<br>8. 耳穴贴压□　应用次数:____次　应用时间:____天 | 好　□<br>较好□<br>一般□<br>差　□ |

（续表）

| 主要症状 | 主要辨证施护方法 | 中医护理技术 | 护理效果 |
|---|---|---|---|
| 月经不调□ | 1. 保　　暖□<br>2. 饮　　食□<br>3. 情志护理□<br>4. 其他护理措施 | 1. 神灯照射□　应用次数：____次　应用时间：____天<br>2. 中药离子导入□　应用次数：____次　应用时间：____天<br>3. 中药灌肠□　应用次数：____次　应用时间：____天<br>4. 中药封包□　应用次数：____次　应用时间：____天<br>5. 艾　　灸□　应用次数：____次　应用时间：____天<br>6. 热罨包□　应用次数：____次　应用时间：____天<br>7. 耳穴贴压□　应用次数：____次　应用时间：____天 | 好　□<br>较好□<br>一般□<br>差　□ |
| 体温偏高□ | 1. 保　　暖□<br>2. 饮　　食□<br>3. 情志护理□<br>4. 其他护理措施 | 1. 穴位按摩□　应用次数：____次　应用时间：____天<br>2. 耳穴贴压□　应用次数：____次　应用时间：____天<br>3. 中药灌肠□　应用次数：____次　应用时间：____天<br>4. 其他：____　应用次数：____次　应用时间：____天 | 好　□<br>较好□<br>一般□<br>差　□ |
| 纳呆、神疲乏力□ | 1. 饮　　食□<br>2. 情志护理□<br>3. 功能锻炼□<br>4. 排便指导□<br>5. 其他护理措施 | 1. 耳穴贴压□　应用次数：____次　应用时间：____天<br>2. 穴位按摩□　应用次数：____次　应用时间：____天<br>3. 盆腔操□　应用次数：____次　应用时间：____天<br>4. 中药灌肠□　应用次数：____次　应用时间：____天 | 好　□<br>较好□<br>一般□<br>差　□ |

（二）护理依从性及满意度评价

| 评价项目 | | 患者对护理的依从性 | | | 患者对护理的满意度 | | |
|---|---|---|---|---|---|---|---|
| | | 依从 | 部分依从 | 不依从 | 满意 | 一般 | 不满意 |
| 中医护理技术 | 中药灌肠 | | | | | | |
| | 中药离子导入 | | | | | | |
| | 中药神灯照射 | | | | | | |
| | 中药封包 | | | | | | |
| | 耳穴贴压 | | | | | | |
| | 艾灸 | | | | | | |
| | 热罨包 | | | | | | |
| 健康指导 | | / | / | / | | | |
| 签　　名 | | 责任护士签名： | | | 上级护士或护士长签名： | | |

## (三) 对本病中医护理方案的评价

实用性强□    实用性较强□    实用性一般□    不实用□

改进意见：

## (四) 评价人（责任护士）

姓名：_____    技术职称：_____    完成日期：_____    护士长签字：_____

**附表2  带下（盆腔炎性疾病）护理效果评价量表**

| 分级<br>症状 | 无<br>(0分) | 轻(2分) | 中(4分) | 重(6分) | 实施前评价 | | 实施后评价 | |
|---|---|---|---|---|---|---|---|---|
| | | | | | 日期 | 分值 | 日期 | 分值 |
| 下腹胀痛或刺痛 | 无 | 下腹轻微胀痛或刺痛,时作时止 | 下腹明显胀痛或刺痛,频繁发作 | 下腹胀痛或刺痛持续,影响工作和生活 | | | | |
| 腰骶胀痛 | 无 | 腰骶胀痛 | 腰骶胀痛明显 | 腰骶胀痛,较难忍受 | | | | |
| 带下量多 | 带下量正常 | 带下量较平时增加1/2以内 | 带下量较平时增加1/2~1倍 | 带下量较平时增加1倍以上,需用护垫 | | | | |
| 色黄质稠或气臭 | 带下色、质正常 | 带下色微黄,质微稠或偶有臭味 | 带下色黄,质稠或有腥臭 | 带下色黄如脓,质稠,或有秽臭 | | | | |
| 经期腹痛加重 | 无 | 偶有疲乏,可坚持轻体力劳动 | 活动后即感乏力,勉强支持日常活动 | 活动休息后仍感疲乏,不能坚持日常活动 | | | | |
| 月经病 | 无 | 有 | | | | | | |
| 纳呆 | 无 | 有 | | | | | | |
| 神疲乏力 | 无 | 轻度 | 介于轻重度之间 | 重度 | | | | |

# 第六节  不孕症中医护理方案

## 一、常见证候要点

### (一) 肾虚证

婚久不孕,月经不调,经量或多或少,头晕耳鸣,腰酸腿软,精神疲倦。舌淡,苔薄白,脉沉细。

(二)肝郁证

婚久不孕,月经后期,量多少不定,经前乳房胀痛,胸胁不舒,小腹胀痛,精神抑郁,或烦躁易怒。舌质正常或暗红、苔薄,脉弦。

(三)痰湿证

婚久不孕,形体肥胖,经行延后,甚或闭经,色白质黏,带下量多。头晕心悸,胸闷泛恶。舌质暗红,苔白腻,脉滑。

(四)血瘀证

婚久不孕,月经后期,量或多或少,色紫黑,有血块,经行不畅甚或漏下不止,少腹疼痛拒按,经前痛剧。舌紫黑,或舌边有瘀点,脉弦涩。

## 二、常见症状/证候施护

(一)月经不调

1. 保持心情舒畅,勿多思久虑,避免不良刺激。

2. 饮食要规律,宜多吃补血补肾食物,尽量少食辛辣之品。

(二)腰酸腹痛

1. 观察腰酸、腹痛的部位、性质和持续时间,注意观察带下的色、质、量。

2. 注意卧床休息,忌久站久坐,注意腰腹部保暖,免受风寒侵袭。

3. 进食宜温热,忌食辛辣生冷之品。

4. 经期严禁房事,避免阴道检查和盆浴,防止损伤肾气和感染。

5. 保持会阴部清洁,每日用温水清洗。

(三)精神紧张

1. 与患者沟通,了解其心理状态,可采用暗示疗法和顺情欲法,消除患者的紧张情绪。

2. 告知成功案例及防治经验,提高认识,增加治疗信心。

3. 鼓励家属多陪伴,给予心理支持。

## 三、中医特色治疗护理

(一)药物治疗

辨证选择口服中药汤剂或中成药。

(二)特色技术

1. 针刺疗法　选穴足三里、三阴交、脾俞、中极。

2. 耳穴贴压(耳穴埋豆)　选穴子宫、神门、交感、内分泌、肝、脾。

3. 穴位贴敷　选穴足三里、三阴交、脾俞、中极。

4. 直肠给药　中药保留灌肠和中药直肠滴入疗法。

5. 中药热熨　中药封包加热外敷下腹部。

6. 中药输卵管通液。

7. 应用中医诊疗设备如盆腔治疗仪、微波治疗仪等。

### 四、健康指导

(一)生活起居

指导性生活,房事要适时适度,以防损伤肾气。

(二)饮食指导

采用低热量饮食疗法,宜食高蛋白、高维生素、低热量易消化高纤维食物。

(三)情志调理

加强中医心理疏导,调畅情志,改善焦虑等病态心理,保持心情舒畅,提高患者配合治疗的依从性。

(四)运动疗法

有氧运动(慢跑、游泳、骑自行车、打太极拳等),每次时间持续30～60分钟,每周5次以上。

### 五、护理难点

不孕症病程长,患者焦虑重,治疗信心不足。

解决思路如下。

1. 建立信任与良好的医患关系,重视患者的个性特征和心理活动。消除因情绪引起的功能障碍。

2. 加强体质锻炼,加强营养,积极治疗全身慢性病灶。

### 六、护理效果评价

见:不孕症中医护理效果评价表

见:不孕症护理效果评价量表

#### 附表1　不孕症中医护理效果评价表

医院:　　　　科室:　　　　入院日期:　　　　出院日期:　　　　住院天数:

患者姓名:　　　性别:　　　年龄:　　　　ID:　　　　　　文化程度:

纳入中医临床路径:是□　否□

证候诊断:肾虚证□　　肝郁证□　　痰湿证□　　血瘀证□　　其他□

## (一)护理效果评价

| 主要症状 | 主要辨证施护方法 | 中医护理技术 | 护理效果 |
|---|---|---|---|
| 月经不调□ | 1. 保　　暖□<br>2. 饮　　食□<br>3. 情志护理□<br>4. 功能锻炼□<br>5. 其他护理措施 | 1. 艾　　灸□　应用次数：＿＿次　应用时间：＿＿天<br>2. 耳穴贴压□　应用次数：＿＿次　应用时间：＿＿天<br>3. 其他：＿＿＿　应用次数：＿＿次　应用时间：＿＿天<br>（请注明，下同） | 好　　□<br>较好□<br>一般□<br>差　　□ |
| 腰酸腹痛□ | 1. 保　　暖□<br>2. 饮　　食□<br>3. 情志护理□<br>4. 其他护理措施 | 1. 神灯照射□　应用次数：＿＿次　应用时间：＿＿天<br>2. 穴位按摩□　应用次数：＿＿次　应用时间：＿＿天<br>3. 其他：＿＿＿　应用次数：＿＿次　应用时间：＿＿天 | 好　　□<br>较好□<br>一般□<br>差　　□ |
| 精神紧张□ | 1. 保　　暖□<br>2. 饮　　食□<br>3. 其他护理措施 | 1. 穴位按摩□　应用次数：＿＿次　应用时间：＿＿天<br>2. 耳穴贴压□　应用次数：＿＿次　应用时间：＿＿天<br>3. 音乐疗法□　应用次数：＿＿次　应用时间：＿＿天<br>4. 其他：＿＿＿　应用次数：＿＿次　应用时间：＿＿天 | 好　　□<br>较好□<br>一般□<br>差　　□ |
| 其他□<br>（请注明） | 1.<br>2.<br>3. |  | 好　　□<br>较好□<br>一般□<br>差　　□ |

## (二)护理依从性及满意度评价

| 评价项目 | | 患者对护理的依从性 | | | 患者对护理的满意度 | | |
|---|---|---|---|---|---|---|---|
| | | 依从 | 部分依从 | 不依从 | 满意 | 一般 | 不满意 |
| 中医护理技术 | 艾灸 | | | | | | |
| | 神灯照射 | | | | | | |
| | 中药热熨 | | | | | | |
| | 穴位贴敷 | | | | | | |
| | 耳穴贴压 | | | | | | |
| | 音乐疗法 | | | | | | |
| | 健康指导 | / | / | / | | | |
| 签　　名 | | 责任护士签名： | | | 上级护士或护士长签名： | | |

## (三)对本病中医护理方案的评价

实用性强□　　实用性较强□　　实用性一般□　　不实用□

改进意见：

## (四)评价人(责任护士)

姓名：_____　技术职称：_____　完成日期：_____　护士长签字：_____

**附表2　不孕症护理效果评价量表**

| 分级症状 | 无(0分) | 轻(2分) | 中(4分) | 重(6分) | 实施前评价 | | 实施后评价 | |
|---|---|---|---|---|---|---|---|---|
| | | | | | 日期 | 分值 | 日期 | 分值 |
| 下腹胀痛 | 无 | 小腹胀痛不适/小腹凉感轻微 | 小腹胀痛/小腹凉感明显 | 小腹胀痛/小腹凉感甚 | | | | |
| 腰膝酸软 | 无 | 腰酸痛,偶有发生 | 腰酸痛,经常发生 | 持续腰痛,程度重 | | | | |
| 经期腹痛 | 无疼痛(FPS-R评分：0分) | 疼痛轻微(FPS-R评分：2~4分) | 中度疼痛(FPS-R评分：6~8分) | 重度疼痛(FPS-R评分：10分) | | | | |
| 乏力 | 无 | 精神不振,可维持日常生活 | 精神疲乏,勉强坚持日常生活 | 精神极度疲乏,卧床 | | | | |
| 胸胁或乳房胀痛 | 无 | 偶尔发生 | 经常发生 | 持续,不易缓解 | | | | |
| 月经不调 | 无 | 偶尔发生 | 经常发生 | 总是 | | | | |

# 第四章 儿科系统

## 第一节 肺炎喘嗽(小儿肺炎)中医护理方案

### 一、常见证候要点

(一)风寒闭肺证

发热轻,恶寒重,咳嗽气急,流清涕。舌淡红,苔白,脉浮紧。

(二)风热闭肺证

发热重,恶寒轻,咳嗽气急,流黄涕。舌红,苔薄黄,脉滑数。

(三)痰热闭肺证

壮热烦躁,咳声重浊,气急鼻煽,痰多黄稠。舌红苔黄,脉象弦滑。

(四)阴虚肺热证

咳嗽日久,夜间咳多,痰少不爽,咽干唇燥,五心烦热,盗汗。干咳少痰,偏于肺热者,伴低热,便干;偏于阴伤者,伴盗汗,手足心热。舌红苔少。

(五)肺脾气虚证

咳嗽日久,咳而无力,晨起为主活动更甚。舌淡苔白。

### 二、常见症状/证候施护

(一)发热

1.密切观察发热时间及程度,性质和规律。中等程度以上发热,可物理降温,必要时可遵医嘱给予解热镇痛药,如对乙酰氨基酚(泰诺林)、布洛芬颗粒等,并可辅以羚羊角粉等。

2.高热烦躁者,应注意观察,提前干预,防止惊厥。

3.注意有无伴发症状,如怕冷、出汗、口渴、面色变化、舌苔、脉象、神志等的变化。

4.体温过高或过低、发热程度与伴随症状不符时,及时报告医师并配合处理。

5.遵医嘱穴位贴敷,取大椎、合谷、天突、肺俞、膏肓等穴位。

(二)咳喘

1.咳喘严重者卧床休息。

2. 出现呼吸困难、面唇发绀时半卧位,给予氧气吸入。

3. 注意观察咳嗽的声音、时间、性质,呼吸的频率、节律,咯痰的性质、量、气味、颜色,以及有无恶寒、发热、发绀、汗出等症状。

4. 遵医嘱穴位贴敷,给予"退热贴""敷胸散"、三九贴、三伏贴等,取穴大椎、合谷、天突、肺俞、膏肓等穴。

5. 遵医嘱给予中医定向透药治疗,取肺俞穴。

(三)咳痰

1. 痰多者取侧卧位,协助翻身拍背,必要时吸痰。

2. 遵医嘱给予雾化吸入,保持呼吸道通畅。

3. 遵医嘱给予机械排痰法,可采用机械排痰治疗,每次 5~10 分钟。

注意事项:①餐前或餐后 1~2 小时操作为宜。②叩击应避开胃肠、心脏、脊柱等部位。③使用一次性叩击头罩,避免交叉感染。

(四)腹胀

1. 指导患儿清淡易消化饮食,少食多餐。

2. 遵医嘱给予丁香开胃贴敷脐部。

3. 指导家长给患儿顺时针摩腹。

### 三、中医特色治疗护理

(一)药物治疗

1. 内服中药。

2. 注射给药。

(二)特色技术

1. 穴位贴敷　中医定向透药疗法、"退热贴""敷胸散"敷背以促进肺部炎症的吸收。

2. 推拿疗法　风寒闭肺者按揉定喘、丰隆、肺俞,可控制呼吸急促。风热闭肺高热时积极采取退热措施,如推大椎、风池等穴。

3. 雾化吸入。

4. 中药灌肠。

### 四、健康指导

(一)生活起居

1. 保持环境安静,空气新鲜,温湿度适宜。

2. 冬春季节指导家长少带患儿到公共场所,预防呼吸道疾病。

3. 告知患儿及家长在户外活动时所需的注意事项。

4. 讲解出院带药的用法及注意事项。

5. 指导患儿养成良好的卫生习惯,不偏食,保持大便通畅。

6. 患儿衣被适当,不可过热过寒,以手脚不凉为宜,汗出较多时及时擦干,以防汗出当风。

(二)饮食指导

1. 风寒闭肺证　饮食宜清淡易消化的半流质饮食,忌食油腻、肥厚、辛辣、过甜、过咸之品。

2. 风热闭肺证、痰热闭肺证　多饮水或清凉饮料,如梨汁、萝卜汁等以生津止渴。

3. 阴虚肺热证　指导患儿多饮水,可食用牛奶、鸡蛋、瘦肉、新鲜鱼类及蔬菜。

4. 肺脾气虚证　脾虚大便稀溏者可食山药等温补食物,肺虚不足者可食梨汁、橘子汁等以助养肺生津止渴。

(三)情志调理

1. 多与患儿交流、接触,减轻患儿不安情绪,避免不良刺激。

2. 鼓励年长患儿表达内心感受,针对性给予心理支持。

3. 指导家长掌握排解不良情绪的方法,如音乐疗法、谈心释放法、转移法等。

五、护理难点

患者服药依从性差。

解决思路如下。

1. 对适龄患儿采取相关的心理干预,如激励法。

2. 可用中药保留灌肠法代替口服给药,以达疗效。

3. 对年龄较小的患儿可采用滴管喂药、少量多次给药等。

六、护理效果评价

见:肺炎喘嗽(小儿肺炎)中医护理效果评价表

见:肺炎喘嗽(小儿肺炎)护理效果评价量表

## 附表1　肺炎喘嗽(小儿肺炎)中医护理效果评价表

医院:　　　　科室:　　　　入院日期:　　　　出院日期:　　　　住院天数:

患者姓名:　　　　性别:　　　　年龄:　　　　ID:　　　　文化程度:

纳入中医临床路径:是□　　否□

证候诊断:风寒闭肺证□　　风热闭肺证□　　痰热闭肺证□　　阴虚肺热证□

　　　　　肺脾气虚证□　　其他□

（一）护理效果评价

| 主要症状 | 主要辨证施护方法 | 中医护理技术 | 护理效果 |
|---|---|---|---|
| 发热□ | 1. 病情观察□<br>2. 物理降温□<br>3. 其他护理措施 | 1. 穴位贴敷□　应用次数：____次　应用时间：____天<br>2. 其他：____　应用次数：____次　应用时间：____天<br>（请注明，下同） | 好　□<br>较好□<br>一般□<br>差　□ |
| 咳喘□ | 1. 卧床休息□<br>2. 病情观察□<br>3. 安全防护□<br>4. 其他护理措施 | 1. 穴位贴敷□　应用次数：____次　应用时间：____天<br>2. 雾化吸入□　应用次数：____次　应用时间：____天<br>3. 针刺疗法□　应用次数：____次　应用时间：____天<br>4. 其他：____　应用次数：____次　应用时间：____天 | 好　□<br>较好□<br>一般□<br>差　□ |
| 咳痰□ | 1. 舒适卧位□<br>2. 雾化吸入□<br>3. 机械排痰□<br>4. 其他护理措施 | 1. 穴位贴敷□　应用次数：____次　应用时间：____天<br>2. 中药灌肠□　应用次数：____次　应用时间：____天<br>3. 雾化吸入□　应用次数：____次　应用时间：____天<br>4. 其他：____　应用次数：____次　应用时间：____天 | 好　□<br>较好□<br>一般□<br>差　□ |
| 腹胀□ | 1. 病情观察□<br>2. 饮　　食□<br>3. 肛管排气□<br>4. 其他护理措施 | 1. 穴位贴敷□　应用次数：____次　应用时间：____天<br>2. 穴位按摩□　应用次数：____次　应用时间：____天<br>3. 其他：____　应用次数：____次　应用时间：____天 | 好　□<br>较好□<br>一般□<br>差　□ |
| 其他□<br>（请注明） | 1.<br>2.<br>3. |  | 好　□<br>较好□<br>一般□<br>差　□ |

## (二)护理依从性及满意度评价

| 评价项目 | | 患者对护理的依从性 | | | 患者对护理的满意度 | | |
|---|---|---|---|---|---|---|---|
| | | 依从 | 部分依从 | 不依从 | 满意 | 一般 | 不满意 |
| 中医护理技术 | 穴位贴敷 | | | | | | |
| | 雾化吸入 | | | | | | |
| | 中药灌肠 | | | | | | |
| | 针刺疗法 | | | | | | |
| | 健康指导 | / | / | / | | | |
| 签　名 | | 责任护士签名： | | | 上级护士或护士长签名： | | |

## (三)对本病中医护理方案的评价

实用性强□　　实用性较强□　　实用性一般□　　不实用□

改进意见：

## (四)评价人(责任护士)

姓名：_____　技术职称：_____　完成日期：_____　护士长签字：_____

### 附表2　肺炎喘嗽(小儿肺炎)护理效果评价量表

| 分级<br>症状 | 无<br>(0分) | 轻(2分) | 中(4分) | 重(6分) | 实施前评价 | | 实施后评价 | |
|---|---|---|---|---|---|---|---|---|
| | | | | | 日期 | 分值 | 日期 | 分值 |
| 发热 | 无 | 37.2~37.5℃ | 37.6~38.0℃ | 38.1℃以上 | | | | |
| 咳嗽 | 无 | 白天间断咳嗽,不影响正常生活 | 介于轻度和重度之间 | 昼夜咳嗽频繁或阵咳影响生活和睡眠 | | | | |
| 痰多 | 无 | 偶有咯痰 | 咯痰较多 | 痰涎壅盛或喉中痰鸣 | | | | |
| 喘促 | 无 | 喘息偶发,程度轻,不影响休息或活动 | 喘息较频繁,但不影响睡眠 | 喘息明显,不能平卧,影响睡眠或活动 | | | | |

# 第二节　哮病(小儿支气管哮喘)中医护理方案

## 一、常见证候要点

(一)发作期

1. 寒性哮喘　哮鸣气促,咳痰色白,鼻流清涕。舌淡苔白滑。
2. 热性哮喘　哮鸣气促,咳痰色黄,鼻流浊涕。舌红苔黄。
3. 外寒内热　哮鸣气促,咳痰黏稠,恶寒发热,鼻塞流涕,烦躁便秘。舌红苔白。
4. 肺实肾虚　反复哮鸣气促。偏肺实者,痰壅胸闷;偏肾虚者,动则喘甚。舌淡苔薄腻。

(二)缓解期

1. 肺气虚证　多汗易感,面白少华,声低语微,舌淡胖苔白。
2. 脾气虚证　面色萎黄,倦怠乏力,痰多易咳,舌淡胖苔白。
3. 肾气虚证　动则气促。偏肾阳虚者,形寒肢冷,夜尿清长,偏肾阴虚者,形瘦盗汗,五心烦热,舌红少苔。

## 二、常见症状/证候施护

(一)咳嗽、咳痰

1. 指导家长让患儿保持舒适体位,咳嗽胸闷的患儿取半卧位或半坐卧位;持续性咳嗽时,可频饮温开水,以减轻咽喉部的刺激。
2. 保持口腔清洁,有助于预防口腔感染。
3. 密切观察咳嗽的性质、程度、持续时间、规律以及咳痰的颜色、性状、量及气味,有无喘促、发绀等伴随症状。
4. 痰多黏稠难咳时,遵医嘱给予雾化吸入以稀释痰液,家长协助患儿翻身拍背以利于痰液排出,必要时给予机械吸痰。
5. 遵医嘱给予止咳、祛痰药物,用药期间注意药物疗效及不良反应。
6. 遵医嘱给予穴位贴敷,可选择天突、肺俞、膏肓、定喘穴。

(二)喘息、气促

1. 根据喘息气短的程度及伴随症状,取适宜体位,如半卧位或端坐位,以利于患儿休息。
2. 痰气交阻,哮喘发作时,遵医嘱给予超声雾化吸入治疗,每次 15~20 分钟。
3. 遵医嘱给予吸氧,一般给予鼻导管、低流量、低浓度持续给氧,每分钟 1~2 L,氧疗时间每日不少于 15 小时。
4. 密切观察哮喘发作的时间、特点、痰色、痰量、神志、面色、汗出、体温及哮喘发作与季节、气候、饮食和精神等因素的关系,以及伴随症状。

5. 密切观察患儿喘息气短的程度、持续时间及有无突然加重的征象,若突然出现呼吸急促、张口抬肩、不能平卧、烦躁不安、神昏时,立即报告医师,配合处理。

(三)发热

1. 利用温水擦浴进行物理降温,必要时采用冰袋、冰毯等措施。

2. 遵医嘱使用发汗解表药时,密切观察体温变化及药物的不良反应。患儿汗出较多时,及时擦拭和更换衣服,避免汗出当风。

3. 遵医嘱给予刮痧疗法,感受外邪引起的发热,可取大椎、风池、肺俞等穴。

(四)腹痛、腹泻

1. 观察大便的次数、色、质、量、气味。

2. 观察体温、精神、哭声、指纹、腹痛、腹胀等情况。

3. 出现面色苍白、四肢厥冷、冷汗时出、便如稀水、脉细微时,及时报告医师配合处理。

4. 出现腹泻严重、尿少、皮肤干瘪及眼眶、前囟凹陷时,及时报告医师配合处理。

### 三、中医特色治疗护理

(一)药物治疗

1. 内服中药。

2. 注射给药。

(二)特色技术

1. 穴位贴敷。

2. 刮痧疗法。

3. 雾化吸入。

4. 中药灌肠。

(三)物理治疗

1. 背部叩击法。

2. 有效咳嗽。

3. 机械排痰  可遵医嘱采用机械排痰治疗,每次5~10分钟。

注意事项:①餐前或餐后1~2小时为宜。②叩击应避开胃肠、心脏、脊柱等部位。③使用一次性叩击头罩,避免交叉感染。

(四)呼吸功能锻炼

1. 腹式呼吸。

2. 缩唇呼吸。

### 四、健康指导

(一)生活起居

1. 保持病室空气新鲜、温湿度适宜。减少环境的不良刺激,避免寒冷、干燥、烟尘、花粉及刺激性气体等。

2. 居室内切勿放置花草,禁止养宠物及铺设地毯等。

3. 起居规律,注意四时气候变化,防寒保暖。

4. 保持良好的情绪,防止情绪波动,诱发哮喘发作。

5. 坚持锻炼身体以增强体质,劳逸结合。

6. 积极寻找过敏原,预防哮喘复发。

(二)饮食指导

1. 发作期

(1)寒性哮喘:饮食宜食偏温性食物,忌食生冷瓜果之品。

(2)热性哮喘:饮食以清热、润燥、化痰为主,多食新鲜蔬菜。忌食牛、羊肉、甜饮料、辣椒等食。

(3)外寒内热:饮食以清淡、易消化的软食为主,避免便秘。

(4)肺实肾虚:饮食宜清淡、富含营养,不宜过饱、过甜、过咸,忌生冷、辛辣、鱼腥发物、烟酒等食物。

2. 缓解期

(1)肺气虚证:饮食以补益肺气、滋阴润肺化痰为主,如银耳、百合、胡桃肉、糯米等。

(2)脾气虚证:饮食以补脾益气、醒脾开胃消食为主,如粳米、粟子、山药、鸡肉、大枣、胡萝卜等。忌食寒凉、易损伤脾气的食品,如苦瓜、黄瓜、梨等。

(3)肾气虚证:饮食以滋肾益气的食物为主,如山药、芡实等。

(三)情志调理

1. 多与患儿交流、接触,减轻患儿不安情绪,避免不良刺激。

2. 因病情反复发作引起的疑惑和顾虑,可采用释疑解惑法,消除患儿及家长的不良情绪。

3. 鼓励年长患儿表达内心感受,针对性给予心理支持。

4. 指导家长掌握排解不良情绪的方法,如音乐疗法、谈心释放法、转移法等。

### 五、护理难点

哮喘诱因多,容易反复发作。

解决思路如下。

1. 利用多种形式进行健康教育并进行个体化指导,建立良好的生活方式。

2. 筛查危险因素(过敏原、不良生活习惯、感染等),进行针对性干预。

3. 做好家长的健康教育,使家长能在哮喘先兆出现时及时给药,就有可能把哮喘抑制在萌芽状态,较快地控制病情或减轻哮喘的发作程度,变被动为主动。

**六、护理效果评价**

见:哮病(小儿支气管哮喘)中医护理效果评价表

见:哮病(小儿支气管哮喘)护理效果评价量表

### 附表1 哮病(小儿支气管哮喘)中医护理效果评价表

医院:　　　　　科室:　　　　　入院日期:　　　　　出院日期:　　　　　住院天数:

患者姓名:　　　　性别:　　　　年龄:　　　　ID:　　　　　　　文化程度:

纳入中医临床路径:是□　否□

证候诊断:寒性哮喘□　　热性哮喘□　　外寒内热□　　肺实肾虚□　　肺气虚证□

　　　　　脾气虚证□　　肾气虚证□　　其他□

(一)护理效果评价

| 主要症状 | 主要辨证施护方法 | 中医护理技术 | 护理效果 |
|---|---|---|---|
| 发热□ | 1. 病情观察□<br>2. 物理降温□<br>3. 其他护理措施 | 1. 穴位贴敷□　应用次数:＿＿次　应用时间:＿＿天<br>2. 耳穴贴压□　应用次数:＿＿次　应用时间:＿＿天<br>3. 其他:＿＿＿　应用次数:＿＿次　应用时间:＿＿天<br>(请注明,下同) | 好　□<br>较好□<br>一般□<br>差　□ |
| 喘息、气□ | 1. 卧床休息□<br>2. 病情观察□<br>3. 吸　　氧□<br>4. 其他护理措施 | 1. 穴位贴敷□　应用次数:＿＿次　应用时间:＿＿天<br>2. 雾化吸入□　应用次数:＿＿次　应用时间:＿＿天<br>3. 针刺疗法□　应用次数:＿＿次　应用时间:＿＿天<br>4. 其他:＿＿＿　应用次数:＿＿次　应用时间:＿＿天 | 好　□<br>较好□<br>一般□<br>差　□ |
| 咳嗽、咳□ | 1. 舒适卧位□<br>2. 机械排痰□<br>3. 其他护理措施 | 1. 穴位贴敷□　应用次数:＿＿次　应用时间:＿＿天<br>2. 中药灌肠□　应用次数:＿＿次　应用时间:＿＿天<br>3. 雾化吸入□　应用次数:＿＿次　应用时间:＿＿天<br>4. 其他:＿＿＿　应用次数:＿＿次　应用时间:＿＿天 | 好　□<br>较好□<br>一般□<br>差　□ |
| 腹痛腹泻□ | 1. 病情观察□<br>2. 皮肤护理□<br>3. 其他护理措施 | 1. 穴位贴敷□　应用次数:＿＿次　应用时间:＿＿天<br>2. 红外线治疗□　应用次数:＿＿次　应用时间:＿＿天<br>3. 穴位按摩□　应用次数:＿＿次　应用时间:＿＿天 | 好　□<br>较好□<br>一般□<br>差　□ |

（续表）

| 主要症状 | 主要辨证施护方法 | 中医护理技术 | 护理效果 |
|---|---|---|---|
| 其他□<br>（请注明） | 1.<br>2.<br>3. | | 好　□<br>较好□<br>一般□<br>差　□ |

（二）护理依从性及满意度评价

| 评价项目 | | 患者对护理的依从性 | | | 患者对护理的满意度 | | |
|---|---|---|---|---|---|---|---|
| | | 依从 | 部分依从 | 不依从 | 满意 | 一般 | 不满意 |
| 中医护理技术 | 穴位贴敷 | | | | | | |
| | 雾化吸入 | | | | | | |
| | 中药灌肠 | | | | | | |
| | 刮痧疗法 | | | | | | |
| | 健康指导 | / | / | / | | | |
| 签　　名 | | 责任护士签名： | | | 上级护士或护士长签名： | | |

（三）对本病中医护理方案的评价

实用性强□　　实用性较强□　　实用性一般□　　不实用□

改进意见：

（四）评价人（责任护士）

姓名：_____　技术职称：_____　完成日期：_____　护士长签字：_____

### 附表2　哮病（小儿支气管哮喘）护理效果评价量表

| 分级<br>症状 | 无<br>(0分) | 轻(2分) | 中(4分) | 重(6分) | 实施前评价 | | 实施后评价 | |
|---|---|---|---|---|---|---|---|---|
| | | | | | 日期 | 分值 | 日期 | 分值 |
| 咳痰 | 无 | 昼夜咳嗽10~60 mL | 昼夜咳痰60~100 mL | 昼夜咳痰>100 mL以上 | | | | |

(续表)

| 分级<br>症状 | 无<br>(0分) | 轻(2分) | 中(4分) | 重(6分) | 实施前评价 | | 实施后评价 | |
|---|---|---|---|---|---|---|---|---|
| | | | | | 日期 | 分值 | 日期 | 分值 |
| 喘息 | 无 | 活动后感气急，呼吸困难轻度发作 | 休息时易感呼吸困难 | 静息时喘息明显不能平卧影响睡眠和生活 | | | | |
| 气短 | 无 | 偶有发作不影响正常工作 | 轻度疼痛不影响工作 | 发作频繁 | | | | |
| 咳嗽 | 无 | 间断咳嗽，不影响正常生活 | 介于轻度和重度之前 | 咳嗽频繁或阵咳影响睡眠和工作 | | | | |

# 第三节 心痹(小儿病毒性心肌炎)中医护理方案

## 一、常见证候要点

(一)邪毒犯心证

烦躁,心悸,善太息。属风热犯心者,咽痛,咳嗽,舌红苔薄黄;属湿热犯心者,低热起伏,呕吐或腹泻。舌红苔黄腻。

(二)痰热扰心证

胸闷烦躁,夜寐不宁,或咳嗽痰多。舌红苔黄厚腻。

(三)气阴两虚证

心悸不宁,神疲乏力,多汗烦渴,夜寐不安。舌光红少苔。

(四)心阳虚弱证

面白乏力,畏寒肢冷,气短多汗,甚则冷汗浮肿。舌淡胖或淡紫。

(五)气滞血瘀证

胸闷胸痛,面色晦暗,偏气滞者,善太息;偏血瘀者,痛有定处。舌质紫暗,或有瘀点。

## 二、常见症状/证候施护

(一)乏力、心悸

1.乏力、心悸明显者,卧床休息,给予吸氧。

2.观察患者有无乏力、叹气、手足发凉、多汗、头晕、胸闷、胸痛、烦躁、嗜睡等症状。

3.观察患儿心率、心律、血压、心电图变化及有无颈静脉怒张。

4.遵医嘱穴位贴敷,选取气海、膻中、足三里等穴。

(二)胸闷、胸痛

1. 轻者可进行一般日常活动,需多休息,有心肌坏死者应卧床 3 个月以上,无心肌坏死者需休息 1 个月左右,不可进行剧烈运动。

2. 发作时绝对卧床休息,必要时给予氧气。

3. 密切观察胸痛的部位、性质、持续时间、诱发因素及伴随症状,遵医嘱监测心率、心律、脉搏、血压等变化。出现异常或胸痛加剧,汗出肢冷时,立即汇报医师。

4. 遵医嘱耳穴贴压(耳穴埋豆),取穴心、神门、交感、内分泌、肾等穴位。

(三)便秘

1. 便秘者给予润肠通便之物,多食富含纤维素的食物。

2. 晨起饮温开水 200~300 mL,少量多次频服。

3. 腹部按摩,顺时针按摩,每次 15~20 分钟,每日 2~3 次。

4. 遵医嘱穴位贴敷,可用"丁香开胃贴""腹泻贴"贴敷神阙穴。

(四)腹泻

1. 适当控制饮食,忌食荤腥、油腻、生冷瓜果之品,吐泻严重患儿可暂禁食 6~8 小时,以后随病情好转,逐渐增加饮食量。

2. 观察大便的次数、色、质、量、气味。

3. 遵医嘱穴位贴敷,可用"暖脐膏"贴脐部。

4. 遵医嘱艾灸疗法,注意腹部保暖,可取神阙、天枢等穴。

5. 遵医嘱推拿疗法,可推脾土、三关穴。方法如下:用左手扶住患儿的手,右手用拇指蘸姜水,先推脾土,然后向上推三关,每次推的次数以皮肤发红为度,需推 200 次以上。两手交替进行。

### 三、中医特色治疗护理

(一)药物治疗

1. 内服中药。

2. 注射给药。

(二)特色技术

1. 穴位贴敷。

2. 耳穴贴压(耳穴埋豆)。

4. 穴位按摩。

5. 推拿治疗。

6. 捏脊疗法。

7. 中药灌肠。

**四、健康指导**

(一)生活起居

1. 环境安静,空气新鲜,温湿度适宜。

2. 尽量少带儿童去公共场所,避免感冒;患者的餐具、衣被等生活用品要经常清洗、消毒。

3. 避免感染、劳累、情绪激动、便秘等诱发因素。

4. 保证充分的休息,急性期,卧床不少于3~4周。一些合并心脏扩大、心力衰竭或心源性休克的中重型患者,休息时间至少为3个月。病情严重的患儿病后6个月至1年,如自觉症状消失,各项检查恢复正常,活动量可适当增加,但仍应避免剧烈活动。

5. 指导患儿及家属在病情突然变化时的简易应急措施。

(二)饮食指导

1. 合理调整饮食,少食多餐,忌食刺激性食物,多吃蔬菜、水果。

2. 对服用利尿药者,应鼓励多进食富含钾的食物,如橘子、香蕉等,避免出现低钾血症诱发心律失常。

3. 邪毒犯心证,饮食宜少量多餐,进食低脂、低胆固醇、低热量、高维生素、清淡、易消化的食物,多食当令蔬菜水果。

4. 痰热扰心证,饮食以清淡、易消化为主。禁食油腻、过甜之品,禁暴饮暴食。

5. 气阴两虚证,给予营养丰富之品,多食豆制品、大枣等。

6. 心阳虚弱证,心力衰竭者给予低盐饮食。

7. 气滞血瘀证,宜选用有行气、活血功能的食物,如萝卜、桃仁等,禁食油腻、过甜的食物。

(三)情志调理

1. 多与患儿交流、接触,减轻患儿不安情绪,避免不良刺激。

2. 鼓励年长患儿表达内心感受,针对性地给予心理支持。

3. 指导家长掌握排解不良情绪的方法,如音乐疗法、谈心释放法、转移法等。

4. 对患儿及父母进行宣传教育,耐心宣讲有关疾病知识,调整心理状态,嘱其适当休息配合治疗。

**五、护理难点**

(一)家长对本病重视程度不够

部分患儿在临床症状减轻后,不能继续治疗

解决思路如下。

1. 加强健康宣教,指导家长遵医嘱按时、按量给患儿服药。

2. 与患儿家长多沟通,加强健康宣教,提高患儿服药的依从性。

## （二）病程较长，遇到易感因素后容易复发

解决思路如下。

1. 预防感染，尽量少带儿童去公共场所，避免感冒；患儿的餐具、衣被等生活用品要经常清洗、消毒。

2. 避免感染、劳累、情绪激动、便秘等诱发因素。

3. 定期门诊复查。

## 六、护理效果评价

见：心痹（小儿病毒性心肌炎）中医护理效果评价表

见：心痹（小儿病毒性心肌炎）护理效果评价量表

### 附表1　心痹（小儿病毒性心肌炎）中医护理效果评价表

医院：　　　　科室：　　　　入院日期：　　　出院日期：　　　住院天数：

患者姓名：　　　性别：　　　　年龄：　　　　ID：　　　　　　文化程度：

纳入中医临床路径：是□　否□

证候诊断：邪毒犯心证□　　痰热扰心证□　　气阴两虚证□　　心阳虚弱证□

　　　　　气滞血瘀证□　　其他□

（一）护理效果评价

| 主要症状 | 主要辨证施护方法 | 中医护理技术 | 护理效果 |
|---|---|---|---|
| 乏力、心悸□ | 1.卧床休息□<br>2.病情观察□<br>3.吸　氧□<br>4.其他护理措施 | 1.穴位贴敷□　应用次数：＿＿次　应用时间：＿＿天<br>2.中药灌肠□　应用次数：＿＿次　应用时间：＿＿天<br>3.其他：＿＿＿　应用次数：＿＿次　应用时间：＿＿天<br>（请注明，下同） | 好　　□<br>较好□<br>一般□<br>差　　□ |
| 胸闷、胸痛□ | 1.卧床休息□<br>2.病情观察□<br>3.吸　氧□<br>4.其他护理措施 | 1.穴位贴敷□　应用次数：＿＿次　应用时间：＿＿天<br>2.耳穴贴压□　应用次数：＿＿次　应用时间：＿＿天<br>3.其他：＿＿＿　应用次数：＿＿次　应用时间：＿＿天 | 好　　□<br>较好□<br>一般□<br>差　　□ |
| 便秘□ | 1.舒适卧位□<br>2.饮食护理□<br>3.其他护理措施 | 1.穴位贴敷□　应用次数：＿＿次　应用时间：＿＿天<br>2.中药灌肠□　应用次数：＿＿次　应用时间：＿＿天<br>3.穴位按摩□　应用次数：＿＿次　应用时间：＿＿天<br>4.其他：＿＿＿　应用次数：＿＿次　应用时间：＿＿天 | 好　　□<br>较好□<br>一般□<br>差　　□ |

（续表）

| 主要症状 | 主要辨证施护方法 | 中医护理技术 | | | 护理效果 |
|---|---|---|---|---|---|
| 腹泻□ | 1. 饮食护理□<br>2. 腹部保暖□<br>3. 病情观察□<br>4. 其他护理措施 | 1. 穴位贴敷□<br>2. 艾灸疗法□<br>3. 推拿疗法□<br>4. 其他：＿＿ | 应用次数：＿＿次<br>应用次数：＿＿次<br>应用次数：＿＿次<br>应用次数：＿＿次 | 应用时间：＿＿天<br>应用时间：＿＿天<br>应用时间：＿＿天<br>应用时间：＿＿天 | 好 □<br>较好□<br>一般 □<br>差 □ |
| 其他□<br>（请注明） | 1.<br>2.<br>3. | | | | 好 □<br>较好□<br>一般 □<br>差 □ |

（二）护理依从性及满意度评价

| 评价项目 | | 患者对护理的依从性 | | | 患者对护理的满意度 | | |
|---|---|---|---|---|---|---|---|
| | | 依从 | 部分依从 | 不依从 | 满意 | 一般 | 不满意 |
| 中医护理技术 | 穴位贴敷 | | | | | | |
| | 推拿疗法 | | | | | | |
| | 中药灌肠 | | | | | | |
| | 艾灸疗法 | | | | | | |
| | 穴位按摩 | | | | | | |
| | 耳穴贴压（耳穴埋豆） | | | | | | |
| | 健康指导 | / | / | / | | | |
| 签　　名 | | 责任护士签名： | | | 上级护士或护士长签名： | | |

（三）对本病中医护理方案的评价

实用性强□　　实用性较强□　　实用性一般□　　不实用□

改进意见：

（四）评价人（责任护士）

姓名：＿＿＿＿　技术职称：＿＿＿＿　完成日期：＿＿＿＿　护士长签字：＿＿＿＿

附表2 心瘅(小儿病毒性心肌炎)护理效果评价量表

| 分级<br>症状 | 无<br>(0分) | 轻(2分) | 中(4分) | 重(6分) | 实施前评价 | | 实施后评价 | |
|---|---|---|---|---|---|---|---|---|
| | | | | | 日期 | 分值 | 日期 | 分值 |
| 发热 | 无 | 37.2~37.5℃ | 37.6~38.0℃ | 38.1℃以上 | | | | |
| 咽痛 | 无 | 偶有 | 介于轻重度之间 | 持续存在 | | | | |
| 恶心呕吐 | 无 | 偶有恶心,欲呕 | 常有恶心,呕吐每日2~4次 | 恶心不息,呕吐频作,每日4次以上 | | | | |
| 腹泻 | 无 | 便软或稍烂,成堆不成形,每日2~3次 | 烂便、便溏,每日4~5次或稀便每日1~2次 | 稀便,每日3次以上 | | | | |
| 心悸 | 无 | 偶见轻微心悸 | 未活动亦心悸发作 | 心悸怔忡 | | | | |
| 胸闷 | 无 | 轻度胸憋 | 胸闷明显,时见太息 | 胸闷如窒 | | | | |
| 胸痛 | 无 | 偶有发作,隐隐作痛,不影响正常工作 | 发作频繁,疼痛重,影响工作 | 反复发作,疼痛剧烈难以忍受 | | | | |
| 气短 | 无 | 感气短 | 气短,活动后加剧 | 明显气短,影响工作及生活 | | | | |
| 水肿 | 无 | 双下肢轻微水肿 | 介于轻重度之间 | 双下肢明显水肿 | | | | |

# 第四节 紫癜(小儿过敏性紫癜)中医护理方案

## 一、常见证候要点

(一)风邪伤络证

起病急,病程短,皮疹散发,多为鲜红,可伴痒感。舌质红,苔薄白或黄,脉浮数。

(二)湿热阻络证

皮疹多见于关节周围,尤其下肢关节,关节肿痛,或伴腹痛。舌质红,苔黄腻,脉滑或弦数。

### （三）血热妄行证

起病较急，病程短，皮疹鲜红或紫红，甚合成片，或伴鼻衄、齿衄、呕血、便血、尿血。舌质红，脉细数。

### （四）气不摄血证

病久不愈，皮疹色淡，反复出现，面色苍黄，神疲乏力，饮食不振，口唇色淡。舌质淡胖，脉沉细无力。

### （五）阴虚火旺证

紫癜反复，时发时止，皮疹鲜红，可内脏出血，或低热盗汗，手足心热，烦躁不宁，口燥咽干。舌红少津，脉细微。

### （六）瘀血阻络证

病程缠绵，出血反复不已，色泽紫暗，并有血肿、关节肿痛或腹痛。舌质紫暗，脉沉细涩。

## 二、常见症状/证候施护

### （一）皮肤紫癜

1. 观察皮肤色泽和紫癜分布情况，以了解疾病发展情况。
2. 加强皮肤护理，忌用碱性肥皂等，定期修剪指甲，避免抓伤引起感染。
3. 患儿衣被宜柔软宽松、棉质为宜。
4. 皮肤瘙痒时可用中药涂擦皮肤。
5. 遵医嘱耳穴贴压（耳穴埋豆），取肺、肾上腺、内分泌等穴。
6. 遵医嘱中药熏洗。

### （二）关节肿痛

1. 急性期患儿卧床休息，抬高患肢，尽量减少活动。
2. 疼痛关节不宜热敷。
3. 幼儿患者加床档，做好安全防护工作。
4. 遵医嘱耳穴贴压（耳穴埋豆），取肘、膝、肾上腺等穴。

### （三）腹痛

1. 注意观察腹痛的性质、持续时间及有无呕吐等伴随症状；观察大便色、质、量。腹痛时禁忌热敷。
2. 遵医嘱穴位按摩，取中脘、三阴交、内关、足三里等穴。
3. 遵医嘱耳穴贴压（耳穴埋豆），取胃、腹、肾上腺、脾、三焦等穴。
4. 遵医嘱中药贴敷，止痛散外敷神阙穴以温和散寒，行气止痛。

### （四）咽痛

1. 注意观察咽部黏膜变化情况。

2. 遵医嘱中药雾化。

3. 遵医嘱耳穴贴压（耳穴埋豆），取咽喉、扁桃体、肺、肾上腺等穴。

4. 遵医嘱中药含漱、频饮。指导患儿仰头含漱，含漱液含口中1～2分钟后吐出，含漱后不要立刻漱口、进食（半小时后可漱口、进食）。

（五）发热

1. 观察体温，有无汗出、恶风寒、头身痛等。

2. 遵医嘱物理降温。

3. 遵医嘱耳穴贴压（耳穴埋豆），取咽耳尖、肺、神门、咽喉、扁桃体等穴。

### 三、中医特色治疗护理

（一）药物治疗

1. 内服中药。

2. 注射给药。

（二）特色技术

1. 耳穴贴压（耳穴埋豆）　选穴以肾上腺、肘、膝、腹为主；稳定期选穴以补益脾肾为原则，选穴以脾、胃、肾为主。

2. 中药雾化。

3. 穴位按摩　局部皮肤紫癜严重者不宜摩法，手法以按压为主。

4. 中药熏洗　中药熏洗时间20分钟为宜，熏蒸药液温度50～60℃为宜，当药液温度降至35～38℃时，方可冲洗。

### 四、健康指导

（一）生活起居

1. 避免接触过敏原。病室内温湿度适宜，注意通风，护士注意保护性隔离。

2. 避风寒，防外感诱发加重疾病。

3. 注意安全，避免外伤，保持皮肤清洁、干燥，防破损、划伤。

4. 急性期应卧床休息，急性期症状消失后，适度锻炼。

（二）饮食指导

1. 急性期禁食鱼、虾、肉、蛋、奶、蟹、膨化食品等易引起过敏的食物。明确过敏原的患儿禁食过敏物，避免使用过敏物质接触的灶具和餐具，禁食生、冷、辛辣、硬等刺激性食物。紫癜完全消退10天后，可恢复一般的正常饮食，但首次进食时应少量为宜，逐渐加量加品种，病情无反复，2个月后可酌加肉、蛋、奶，但鱼、虾、牛肉、羊肉。

2. 腹痛患者，宜进半流食、少渣食物，少食多餐，不可饱餐，大出血者则禁食。肾型患儿尿蛋白在（＋＋）以上应给予低盐优质低蛋白饮食。

（三）情志调理

1. 因病情反复，住院时间长引起患儿和家长焦虑，可采用释疑解惑法，消除患儿和家长的不良情绪。

2. 对因饮食限制引起焦虑的患儿,可采用移情易性法,尽量满足患儿合理要求,家属多陪伴,安排同病种患儿于同一病房,以保持饮食原则的一致性。

3. 减少不良应激事件对患儿的刺激,鼓励支持患儿诉说自身感受,培养兴趣爱好,多听音乐、多与其他患儿交流,树立患儿治愈疾病的信心和耐心。

### 五、护理难点

家长治愈心切,对治疗效果期望值高,患儿病情反复时家长容易产生焦虑情绪,治疗积极性不高。

解决思路如下。

1. 责任护士在制订护理对策时,必须先进行病因分析,了解患儿具体情况,制订出个体化的护理措施。

2. 医护人员在治疗前向患儿及家属讲解疾病特点、治疗检查要点、用药目的及护理重点,并交代治疗过程中可能出现的各种不适和并发症,使患儿及家属对疾病有治愈的信心,对治疗过程中出现不良反应及不适有一定的思想准备和应对措施。

3. 加强家属对已知过敏原及其诱因的重视,指导患儿尽量不接触过敏原,根据季节变化及时增减衣服、改变不良的生活方式及饮食习惯,以减少该病复发。

### 六、护理效果评价

见:紫癜(小儿过敏性紫癜)中医护理效果评价表

见:紫癜(小儿过敏性紫癜)护理效果评价量表

#### 附表1 紫癜(小儿过敏性紫癜)中医护理效果评价表

医院:　　　　　科室:　　　　　入院日期:　　　　　出院日期:　　　　　住院天数:

患者姓名:　　　　性别:　　　　　年龄:　　　　　　ID:　　　　　　　　文化程度:

纳入中医临床路径:是□　否□

证候诊断:风邪伤络证□　　湿热阻络证□　　血热妄行证□　　气不摄血证□
　　　　　阴虚火旺证□　　瘀血阻络证□　　其他□

(一)护理效果评价

| 主要症状 | 主要辨证施护方法 | 中医护理技术 | | | 护理效果 |
|---|---|---|---|---|---|
| 皮肤紫癜□ | 1. 皮肤护理□<br>2. 观察皮肤紫癜情况□<br>3. 其他护理措施 | 1. 耳穴贴压□　应用次数:___次<br>2. 中药熏洗□　应用次数:___次<br>3. 其他:___　应用次数:___次<br>(请注明,下同) | 应用时间:___天<br>应用时间:___天<br>应用时间:___天 | | 好　□<br>较好□<br>一般□<br>差　□ |

（续表）

| 主要症状 | 主要辨证施护方法 | 中医护理技术 | 护理效果 |
|---|---|---|---|
| 关节肿痛□ | 1. 卧床休息□<br>2. 患肢抬高□<br>3. 安全防护□<br>4. 其他护理措施 | 1. 耳穴贴压□ 应用次数：____次 应用时间：____天<br>2. 其他：____ 应用次数：____次 应用时间：____天 | 好 □<br>较好 □<br>一般 □<br>差 □ |
| 腹痛□ | 1. 卧床休息□<br>2. 腹痛的性质、时间伴随症状□<br>3. 记录便色质量□<br>4. 其他护理措施 | 1. 耳穴贴压□ 应用次数：____次 应用时间：____天<br>2. 穴位按摩□ 应用次数：____次 应用时间：____天<br>3. 其他：____ 应用次数：____次 应用时间：____天 | 好 □<br>较好 □<br>一般 □<br>差 □ |
| 咽痛□ | 1. 观察口腔黏膜□<br>2. 中药含漱、频饮□<br>3. 其他护理措施 | 1. 耳穴贴压□ 应用次数：____次 应用时间：____天<br>2. 中药雾化□ 应用次数：____次 应用时间：____天<br>3. 其他：____ 应用次数：____次 应用时间：____天 | 好 □<br>较好 □<br>一般 □<br>差 □ |
| 发热□ | 1. 病情观察□<br>2. 物理降温□<br>3. 其他护理措施 | 1. 耳穴贴压□ 应用次数：____次 应用时间：____天<br>2. 中药雾化□ 应用次数：____次 应用时间：____天<br>3. 其他：____ 应用次数：____次 应用时间：____天 | 好 □<br>较好 □<br>一般 □<br>差 □ |
| 其他□<br>（请注明） | 1.<br>2.<br>3. | | 好 □<br>较好 □<br>一般 □<br>差 □ |

（二）护理依从性及满意度评价

| 评价项目 | | 患者对护理的依从性 | | | 患者对护理的满意度 | | |
|---|---|---|---|---|---|---|---|
| | | 依从 | 部分依从 | 不依从 | 满意 | 一般 | 不满意 |
| 中医护理技术 | 耳穴贴压（耳穴埋豆） | | | | | | |
| | 中药雾化 | | | | | | |
| | 中药熏洗 | | | | | | |
| | 穴位按摩 | | | | | | |
| | 健康指导 | / | / | / | | | |
| | 签　　名 | 责任护士签名： | | | 上级护士或护士长签名： | | |

(三)对本病中医护理方案的评价

实用性强□　　实用性较强□　　实用性一般□　　不实用□

改进意见：

(四)评价人(责任护士)

姓名：_____　技术职称：_____　完成日期：_____　护士长签字：_____

**附表2　紫癜(小儿过敏性紫癜)护理效果评价量表**

| 分级<br>症状 | 无<br>(0分) | 轻(2分) | 中(4分) | 重(6分) | 实施前评价 || 实施后评价 ||
|---|---|---|---|---|---|---|---|---|
| | | | | | 日期 | 分值 | 日期 | 分值 |
| 皮肤紫癜 | 无 | 偶有紫癜 | 部分紫癜 | 全身紫癜 | | | | |
| 关节肿胀 | 无 | 关节轻度肿、皮肤纹理变浅,关节的骨标志仍明显 | 关节中度肿,关节肿胀明显,皮肤纹理基本消失,骨标志不明显 | 关节重度肿胀,关节肿胀甚,皮肤紧,骨标志消失 | | | | |
| 关节疼痛 | 无 | 疼痛轻,尚能忍受,或仅劳累或天气变化时疼痛,基本不影响工作 | 疼痛加重,工作和休息均受到影响 | 疼痛严重,难以忍受,严重影响休息和工作,需配合使用止痛药物 | | | | |
| 腹痛 | 无 | 偶有 | 介于轻重度之间 | 持续存在 | | | | |
| 咽痛 | 无 | 偶有 | 介于轻重度之间 | 持续存在 | | | | |
| 发热 | 36.0~37.4℃ | 37.5~37.9℃ | 38.0~38.9℃ | 39.0℃以上 | | | | |

# 第五节　痫证(癫痫)中医护理方案

## 一、常见证候要点

(一)惊痫证

平素胆小易惊、精神恐惧或烦躁易怒、寐中不安,起病前常有惊吓史,发作时惊叫、吐舌、急啼、惊惕不安、神志恍惚,四肢抽搐、神昏。舌淡红、舌苔白。

（二）痰痫证

发作时瞪目直视、喉中痰鸣、四肢抽搐，或局部抽动，或抽搐不甚明显，意识丧失或神志恍惚、失神，平素面色少华、口黏多痰，可伴智力低下。舌淡红，苔白腻。

（三）风痫证

常由外感发热引起，发作时两目上视或斜视、牙关紧闭、口吐白沫、颈项、全身强直或阵挛或四肢抽搐、神志不清。舌淡红或舌红，苔白。

（四）瘀血痫证

发作时头部晕眩、单侧或四肢抽搐，抽搐部位固定，或肢体麻木，痛有定处。舌紫暗或有瘀点。

（五）脾虚痰盛证

抽搐无力，平素面色无华，神疲乏力，食欲欠佳，泛恶易呕。舌淡，苔白或白腻。

（六）脾肾两虚证

发病年久，屡发不止，发作时多以瘈疭抖动为主要表现，平素神疲乏力，少气懒言，四肢不温，大便稀溏，可伴有智力发育迟滞。舌淡或淡红，苔白。

## 二、常见症状/证候施护

（一）抽搐

1. 抽搐时，可按压人中（水沟）或合谷急救穴，遵医嘱选用强有力的抗惊厥药物，经注射途径给药以控制惊厥发作。

2. 保持病室安静，空气流通。加设床档，床边备压舌板。

3. 抽搐时，切勿强力制止，以免扭伤筋骨，应使患儿保持侧卧位，用纱布包裹压舌板放在上下牙齿之间，使呼吸通畅，痰涎流出，避免咬伤舌头或发生窒息。

4. 严密观察患儿病情变化，做好生命体征监测，及时向医师汇报病情。

5. 遵医嘱针刺疗法，取穴内关、水沟、风府、大椎、后溪。若针刺后神志不能尽快恢复、抽搐不止，应立即给予氧气吸入，以保证氧的供应。

（二）痰涌喉间

1. 发病时，应立即将其安置于安全舒适之处，解开衣扣，头偏向一侧，及时清理口鼻腔内涎沫，保持气道通畅，以防窒息。

2. 遵医嘱针刺疗法，取风府、涌泉等穴位，以疏通经气，豁痰开窍，调动正气，促其苏醒。

3. 遵医嘱穴位按摩，选取具有涤痰息风、醒脑开窍功效的穴位，每日早晚各按摩1次，取穴太冲、丰隆、间使、腰奇、鸠尾、大椎等穴位。

4. 要严密监测体温、脉象、呼吸、血压、神色的变化，并做好详尽记录。

5. 保持病房安静，光线柔和适宜，避免声、光的刺激。注意休息。

### 三、中医特色治疗护理

(一)药物治疗

1. 内服中药(详见附录1)。

2. 注射给药(详见附录2)。

(二)特色技术

1. 针刺疗法。

2. 穴位按摩。

### 四、健康指导

(一)生活起居

1. 生活要有规律,起居有节,作息有序,劳逸适度,外避风雨。

2. 加强体育锻炼,增强体质,保持二便通畅,避免过度劳累和精神刺激,消除自卑感和恐惧心理。

3. 按时规范服药,定期复诊。

4. 对家长加强疾病相关知识的宣教,指导家长掌握癫痫急性发作时的急救措施。

(二)饮食指导

1. 惊痫证　宜镇惊安神,豁痰息风。多食富含锌镁钙之品,如全麦面粉、小米、无花果、肉、鱼、坚果和豆类,动物内脏、麦芽、坚果、蟹、牡蛎和小扁豆,牛奶和乳制品。

2. 痰痫证　宜顺气豁痰,通络开窍。饮食宜清淡,应多摄入一些养阴安神、滋阴润燥的食物,在煮粥时可加入一些百合、生地黄、莲子一同煮熟。忌辛辣油炸、肥甘油腻,以免动火生痰。

3. 风痫证　宜息风止痉。饮食宜清淡而富有营养;多食米面、新鲜蔬菜。

4. 瘀血痫证　宜活血化瘀通窍,可指导患儿多食藕、山楂、黑木耳等。

5. 脾虚痰盛证　宜健脾益气,化痰息风。指导患者多食用黑豆、薏苡仁、山药、赤小豆煮粥饮等,多摄取富含维生素、清淡的水果蔬菜等。

6. 脾肾两虚证　宜补益脾肾。指导患儿多食枸杞紫米粥、黑豆、韭菜、山药等。

(三)情志调理

1. 适当安抚患儿,予以表扬和鼓励,并告知患儿家长应充分给予患儿关怀。

2. 用适当的方式方法解释开导,使患儿从心理上正确认识病因,克服诱因,从容对待病情,树立战胜疾病的信心。

3. 护理人员应加强巡视或有专人守护,并用"移心法"将其注意力转移到其他事情上,创造坦然、开朗的心境。

4. 了解患者的思想动态,帮助他们解决生活中的困难,各种治疗、护理操作尽量做到轻、稳、准,减少其痛苦,消除胆怯心理,保持情绪稳定,避免精神刺激。

### 五、护理难点

患儿病情易反复,家长焦虑。

解决思路如下。

1. 与患儿及其家属建立良好的沟通,了解和关心患儿及家属的需求和问题,减少其对疾病的恐惧和不确定感,提高患儿及家属对治疗的配合。

2. 加强癫痫疾病相关知识的健康教育,纠正患儿及家属对疾病和治疗措施的认知偏差。

3. 针对已产生焦虑、恐惧及抑郁的患儿及其家属进行心理疏导,尤其是先要做好家属的心理疏导工作,使其配合医护人员共同鼓励和帮助患儿建立乐观自信的态度,增强患儿战胜疾病的自信

### 六、护理效果评价

见:痫证(癫痫)中医护理效果评价表

见:痫证(癫痫)护理效果评价量表

#### 附表1 痫证(癫痫)中医护理效果评价表

医院:　　　　科室:　　　　入院日期:　　　　出院日期:　　　　住院天数:

患者姓名:　　　性别:　　　年龄:　　　ID:　　　文化程度:

纳入中医临床路径:是□　否□

证候诊断:惊痫证□　　痰痫证□　　风痫证□　　瘀血痫证□

　　　　　脾虚痰盛证□　脾肾两虚证□　其他□

(一)护理效果评价

| 主要症状 | 主要辨证施护方法 | 中医护理技术 | 护理效果 |
| --- | --- | --- | --- |
| 抽搐□ | 1.病情观察□<br>2.安全防护□<br>3.急救护理□<br>4.其他护理措施 | 1.穴位按压□　应用次数:___次　应用时间:___天<br>2.针刺疗法□　应用次数:___次　应用时间:___天<br>3.其他:___　应用次数:___次　应用时间:___天<br>(请注明,下同) | 好 □<br>较 □<br>一般□<br>差 □ |
| 痰涌喉间□ | 1.安全舒适□<br>2.病情观察□<br>3.安全防护□<br>4.其他护理措施 | 1.针刺疗法□　应用次数:___次　应用时间:___天<br>2.穴位按摩□　应用次数:___次　应用时间:___天<br>3.其他:___　应用次数:___次　应用时间:___天 | 好 □<br>较 □<br>一般□<br>差 □ |
| 其他□<br>(请注明) | 1.<br>2.<br>3. | | 好 □<br>较 □<br>一般□<br>差 □ |

## (二)护理依从性及满意度评价

<table>
<tr><th rowspan="2">评价项目</th><th colspan="3">患者对护理的依从性</th><th colspan="3">患者对护理的满意度</th></tr>
<tr><th>依从</th><th>部分依从</th><th>不依从</th><th>满意</th><th>一般</th><th>不满意</th></tr>
<tr><td>中医护理技术 穴位按压</td><td></td><td></td><td></td><td></td><td></td><td></td></tr>
<tr><td>中医护理技术 针刺疗法</td><td></td><td></td><td></td><td></td><td></td><td></td></tr>
<tr><td>中医护理技术 穴位按摩</td><td></td><td></td><td></td><td></td><td></td><td></td></tr>
<tr><td>健康指导</td><td>/</td><td>/</td><td>/</td><td></td><td></td><td></td></tr>
<tr><td>签 名</td><td colspan="3">责任护士签名:</td><td colspan="3">上级护士或护士长签名:</td></tr>
</table>

## (三)对本病中医护理方案的评价

实用性强□　　实用性较强□　　实用性一般□　　不实用□

改进意见:

## (四)评价人(责任护士)

姓名:_____　技术职称:_____　完成日期:_____　护士长签字:_____

### 附表2　痫证(癫痫)护理效果评价量表

| 分级症状 | 无(0分) | 轻(2分) | 中(4分) | 重(6分) | 实施前评价 | | 实施后评价 | |
|---|---|---|---|---|---|---|---|---|
| | | | | | 日期 | 分值 | 日期 | 分值 |
| 抽搐 | 无 | 抽搐轻、持续几秒 | 介于轻度和重度之间 | 抽搐持续时间长达数分钟或更长,间歇时间短,频繁抽搐 | | | | |
| 痰涌喉间 | 无 | 意识模糊,语言不清,喉中痰鸣 | 神志痴呆,举止失常,喉中痰鸣 | 猝然昏倒、不省人事、口吐痰涎、手足抽搐,两目窜视 | | | | |

# 第六节　泄泻(小儿腹泻病)中医护理方案

## 一、常见证候要点

### (一)风寒泄泻证

大便色淡,带有泡沫,无明显臭气,腹痛肠鸣。或伴鼻塞,流涕,身热。舌苔白腻,脉滑有力。

（二）湿热泄泻证

下利垢浊，稠黏臭秽，便时不畅，似痢非痢，次多量少，肛门赤灼，发热或不发热，渴不思饮，腹胀。面黄唇红，舌红苔黄厚腻，指纹紫滞，脉濡数。

（三）伤食泄泻证

大便酸臭，或如败卵，腹部胀满，口臭纳呆，泻前腹痛哭闹，多伴恶心呕吐。舌苔厚腻，脉滑有力。

（四）寒湿泄泻证

大便稀薄如水，淡黄不臭，腹胀肠鸣，口淡不渴，唇舌色淡，不思乳食，或食入即吐，小便短少，面黄腹痛，神疲倦怠。舌苔白厚腻，指纹淡，脉濡。

（五）脾虚泄泻证

久泻不止，或反复发作，大便稀薄，或呈水样，带有奶瓣或不消化食物残渣。神疲纳呆，面色少华，舌质偏淡，苔薄腻，脉弱无力。

## 二、常见症状/证候施护

（一）腹痛、腹胀

1. 病室空气新鲜流通，温度要适宜。

2. 注意观察患儿腹痛的性质、部位、间歇时间，腹胀的程度等情况。

3. 患儿出现精神不好、面色苍白、四肢厥冷、冷汗时出、便如稀水、脉微细时，报告医师配合处理。

4. 遵医嘱穴位贴敷，可醋调止痛散外敷神阙穴。

5. 指导家长顺时针按摩患儿腹部。

（二）泄泻

1. 严格消毒隔离，按肠道传染病隔离。

2. 注意观察大便的次数、色、质、量、气味。

3. 注意饮食卫生，饭前便后要用流动水洗手，食具、玩具要消毒。

4. 注意腹部保暖，避免腹部受凉。

5. 做好臀部皮肤护理，便后温水清洗，涂紫草油保护局部皮肤，使用柔软棉布尿布。

6. 适当控制饮食，减轻脾胃负担。对吐泻严重及伤食泄泻患儿暂时禁食，随着病情好转，逐渐增加饮食量。忌食油腻、生冷、污染及不易消化的食物。

7. 遵医嘱给中医定向透药疗法，取穴神阙、天枢。

8. 遵医嘱给推拿治疗，揉足三里，推上承山，揉脐，揉天枢等穴位。

9. 根据不同证型，将药物分别按一定的比例配制成糊状药饼，根据患儿证型取一人份，放置于患儿脐部，外以医用胶贴固定，每次贴敷 6~8 小时，每日 1 次。

（三）体液不足

1. 密切观察患儿病情变化，若出现精神萎靡尿少、皮肤干瘪及眼眶、前囟凹陷时，报告医师配合处理。

2. 认真记录患儿的出入量,补液过程中做好病情评估,将信息及时反馈给医师。

3. 指导家长合理给孩子饮食,6个月以上的小儿可喂些米汤、熟米糊等。遵医嘱补充补液盐。勿饮高糖饮料、甜茶、汽水等饮料,因否则可使腹泻加重。

### 三、中医特色治疗

(一)药物治疗

1. 内服中药(详见附录1)。

2. 注射给药(详见附录2)。

(二)特色技术

1. 穴位贴敷。

2. 中医定向透药。

3. 推拿疗法。

### 四、健康指导

(一)生活起居

1. 病室空气新鲜流通,温度要适宜。

2. 患儿腹泻在秋冬季节容易爆发流行,指导家长不要给患儿食吃高糖、高脂、生冷、粗纤维、煎炸及胀气食物和生冷瓜果,注意腹部保暖。

3. 户外活动注意气候变化,防止感受外邪,少去人多的公共场所,以防交叉感染。

4. 注意饮食卫生,食品应新鲜、清洁,不吃变质食品,饮食有节。饭前便后要用流动水洗手,食具、玩具要消毒。

(二)饮食指导

1. 风寒泄泻证  宜疏风散寒,化湿和中。给予清淡、细软、易消化食物。如稀姜粥、烂面条等。

2. 湿热泄泻证  宜清肠解热,化湿止泻。饮食宜清热除湿之品:如冬瓜汤、藕汁、荸荠汁、绿豆汤或粥,少食动火之品,如油腻、甘肥、煎炸等。

3. 伤食泄泻证  宜运脾和胃,消食化滞。饮食宜清淡,切勿暴饮暴食,宜少食多餐。伤食者要禁食8~12小时,腹胀、腹泻、腹痛好转后,逐渐往正常饮食方向过渡,可以给予山楂水、锅焦饮服用。好转后再进食细软或半流质饮食。

4. 寒湿泄泻证  宜温脾燥湿,渗湿止泻。饮食宜富含营养容易消化之食物,如南瓜、茯苓粥、焦米粥、大枣莲子粥等,忌食生冷瓜果及粗、硬、油炸、凉拌等性凉难消化之食物。

5. 脾虚泄泻证  宜健脾益气,助运止泻。饮食要有节制,宜熟食,不宜过饱,如食薏米莲子粥、山药大米粥、蒸苹果,因苹果含糖及各种有机酸、鞣质和果胶能吸附毒素又能和脾生津、收敛止泻。

### (三)情志调理

1. 护理人员要操作轻、说话轻、走路轻,避免惊吓到患儿。

2. 对患儿赞扬、哄诱及鼓励方式,减少患儿恐慌心理。

3. 鼓励年长患儿表达内心感受,针对性给予心理支持。如使用谈心释放法、转移法等。

### 五、护理难点

患儿健康指导依从性差。

解决思路如下。

1. 积极讲解疾病相关知识。

2. 加强健康宣教,采取循环宣教模式。

3. 做好床边的指导督促。

### 六、护理效果评价

见:泄泻(小儿腹泻病)中医护理效果评价表

见:泄泻(小儿腹泻病)中医护理评价量表

### 附表1 泄泻(小儿腹泻病)中医护理效果评价表

医院:　　　　科室:　　　　入院日期:　　　　出院日期:　　　　住院天数:

患者姓名:　　　　性别:　　　　年龄:　　　　ID:　　　　文化程度:

纳入中医临床路径:是□　否□

证候诊断:风寒泄泻证□　　湿热泄泻证□　　伤食泄泻证□　　寒湿泄泻证□

　　　　　脾虚泄泻证□　　其他□

(一)护理效果评价

| 主要症状 | 主要辨证施护方法 | 中医护理技术 | 护理效果 |
|---|---|---|---|
| 腹胀、腹痛□ | 1.病情观察□<br>2.摩　腹□<br>3.其他护理措施 | 1.穴位贴敷□ 应用次数:___次 应用时间:___天<br>2.其他:_____ 应用次数:___次 应用时间:___天<br>(请注明,下同) | 好　□<br>较好□<br>一般□<br>差　□ |
| 泄泻□ | 1.卧床休息□<br>2.病情观察□<br>3.皮肤护理□<br>4.其他护理措施 | 1.穴位贴敷□ 应用次数:___次 应用时间:___天<br>2.推拿治疗□ 应用次数:___次 应用时间:___天<br>3.其他:_____ 应用次数:___次 应用时间:___天 | 好　□<br>较好□<br>一般□<br>差　□ |
| 体液不足□ | 1.卧床休息□<br>2.病情观察□<br>3.饮食指导□<br>4.其他护理措施 | 1.穴位贴敷□ 应用次数:___次 应用时间:___天<br>2.其他:_____ 应用次数:___次 应用时间:___天 | 好　□<br>较好□<br>一般□<br>差　□ |

(续表)

| 主要症状 | 主要辨证施护方法 | 中医护理技术 | 护理效果 |
|---|---|---|---|
| 其他□<br>(请注明) | 1.<br>2.<br>3. |  | 好 □<br>较好□<br>一般□<br>差 □ |

(二)护理依从性及满意度评价

| 评价项目 | | 患者对护理的依从性 | | | 患者对护理的满意度 | | |
|---|---|---|---|---|---|---|---|
| | | 依从 | 部分依从 | 不依从 | 满意 | 一般 | 不满意 |
| 中医护理技术 | 穴位贴敷 | | | | | | |
| | 摩腹 | | | | | | |
| | 推拿治疗 | | | | | | |
| 健康指导 | | / | / | / | | | |
| 签名 | | 责任护士签名: | | | 上级护士或护士长签名: | | |

(三)对本病中医护理方案的评价

　　实用性强□　　实用性较强□　　实用性一般□　　不实用□

　　改进意见:

(四)评价人(责任护士)

　　姓名:_____　技术职称:_____　完成日期:_____　护士长签字:_____

### 附表2　泄泻(小儿腹泻病)护理效果评价量表

| 分级<br>症状 | 无<br>(0分) | 轻(2分) | 中(4分) | 重(6分) | 实施前评价 | | 实施后评价 | |
|---|---|---|---|---|---|---|---|---|
| | | | | | 日期 | 分值 | 日期 | 分值 |
| 腹胀<br>腹痛 | 无 | 疼痛1级,轻度腹胀,食欲欠佳 | 疼痛3级,腹胀,食欲差 | 疼痛4级,腹胀明显,无食欲、恶心 | | | | |
| 泄泻 | 无 | 24小时泄泻2~4次,大便呈稀糊状 | 24小时泄泻6~8次,大便呈蛋花汤样 | 24小时泄泻10次以上,大便呈水样便 | | | | |
| 体液不足 | 无 | 轻微口渴、尿少 | 精神不振或躁动不安、口渴、尿少、口唇干、皮肤弹性差 | 反应差、躁动或昏睡、四肢凉、脉细弱、皮肤弹性消失、尿少或无尿 | | | | |

# 第五章　五官科系统

## 第一节　青盲（视神经萎缩）中医护理方案

### 一、常见证候要点

（一）肝郁气滞证

视物模糊，视野中央区或某象限可有大片暗影遮挡，心烦郁闷，口苦胁痛，头晕目胀。舌红苔薄白。

（二）肝肾不足证

双眼昏蒙日久，渐至失明，口眼干涩，头晕耳鸣，腰酸肢软，烦热盗汗，男子遗精，大便干。舌红苔薄白。

（三）气血两虚证

视力渐降，日久失明，面色无华，唇甲色淡，神疲乏力，懒言少语，心悸气短。舌淡苔薄白。

（四）气滞血瘀证

视神经萎缩见于外伤或颅内手术后，头痛健忘。舌暗红有瘀点。

### 二、常见症状/证候施护

（一）视物模糊

1. 做好安全评估，如日常生活能力评定、跌倒/坠床评估等，防止意外事件发生。

2. 加强巡视，及时了解患者所需，协助服药到口，防止漏服、误服。

3. 遵医嘱耳穴贴压（耳穴埋豆），取肝、肾、眼、神门等穴。

4. 遵医嘱穴位注射，取太阳穴、肾俞、肝俞等穴。

5. 遵医嘱中药离子导入，取太阳穴。

6. 遵医嘱艾灸，取光明、足三里等穴。

7. 遵医嘱足部中药泡洗。

8. 遵医嘱穴位贴敷，取太阳穴、翳风穴、足三里穴。

（二）心烦郁闷

1. 为患者提供安静、舒适的休养环境，室内光线柔和，温度适宜。

2.观察患者情绪变化,经常与其交谈,增强患者与慢性疾病做斗争的信心,保持情志安和,身心愉快。

3.对于忧郁、焦虑的患者,要安慰患者,讲解情志与疾病的密切关系,使患者能自觉调整和控制情绪。

4.遵医嘱耳穴贴压(耳穴埋豆),取心、肾、神门、交感等穴。

5.遵医嘱中药代茶饮,如菊花代茶饮。

(三)眼干涩

1.指导患者少用目力,适当休息,保证充足的睡眠时间。

2.避免强光刺激,室内光线柔和,外出可佩戴有色眼镜。

3.遵医嘱穴位按摩,取上睛明、承泣、四白、养老等穴。

4.遵医嘱给予睑板腺按摩。

5.遵医嘱中药熏蒸及中药雾化。

6.遵医嘱中药代茶饮,如菊花、金银花、枸杞子代茶饮。

### 三、中医特色治疗护理

(一)药物治疗

1.内服中药。

2.注射给药。

(二)特色技术

1.穴位注射。

2.耳穴贴压(耳穴埋豆)。

3.中药泡洗。

4.穴位按摩。

5.中药熏蒸 患者宜采取坐位,眼部由远及近,慢慢向熏蒸头靠近,觉得温度可耐受时保持此距离进行熏蒸,注意眼部距熏蒸头不得小于10 cm。

6.中药离子导入。

7.艾灸。

8.中药雾化 患者取坐位,根据需要调整雾量,喷头距离眼睛5~10 cm。

### 四、健康指导

(一)生活起居

1.生活起居有节,注意用眼卫生,不可久用目力。

2.指导患者做眼保健操,按摩眼部周围穴位,如上睛明、丝竹空、承泣、养老等穴,或按摩肾俞、涌泉等强壮穴。

3.患者外出活动应有人陪伴,并尽量避免夜间外出。

4. 根据患者年龄、病情等选择太极拳、散步等活动,以增强体质。

5. 指导患者戒烟限酒。

(二)饮食指导

指导患者饮食上补充动物的肝脏、麸皮等富含维生素 $B_1$、维生素 $B_{12}$ 的食品,多吃新鲜水果蔬菜,补充维生素 C,忌食辛辣刺激之品,忌烟酒。

1. 肝郁气滞证　宜食疏肝理气的食品,如荞麦、橘皮、豆制品、萝卜等。也可用菊花茶、绿豆汤、荷叶粥等配合治疗。悲伤郁怒后不宜立刻进食,以免影响消化。

2. 肝肾不足证　宜食补肝益肾的食品,如肝、血、黑芝麻、黑豆。食疗方:银杞明目汤。眼干涩者,可配合菊花、枸杞子代茶饮,多食滋阴食物,如百合、薏苡仁、木耳等。

3. 气血两虚证　宜食补气养血的食品,如大枣、桂圆、甲鱼,服用补药时忌食萝卜、白芥子等破气的食品,也可配合服龙眼肉粥以养心安神。

4. 气滞血瘀证　宜多食有活血行气功效的食品,如山楂、丝瓜、大白菜等。食疗方:桃仁粥。少食寒凉之品,以免加重气血郁滞。

(三)情志调理

1. 告知患者及家属本病的特殊性,向患者介绍有关疾病知识及治疗成功经验,增强患者信心,鼓励患者积极面对疾病。

2. 多听舒缓放松的音乐,如渔舟唱晚、高山流水、彩云追月等。

3. 适当增加户外活动及社会交往,以放松身心。

### 五、护理难点

患者易产生悲观失望情绪。

解决思路如下。

1. 向患者及家属讲解疾病的发生发展及转归,使患者逐渐接受此病的康复是一个长期过程。

2. 鼓励病友间沟通、交流,提高患者对治疗、护理的依从性。

3. 鼓励患者提高生活自理能力,如自取物品、室内活动、独自出行。

### 六、护理效果评价

见:青盲(视神经萎缩)中医护理效果评价表

见:青盲(视神经萎缩)护理效果评价量表

**附表1　青盲(视神经萎缩)中医护理效果评价表**

医院:　　　　科室:　　　　入院日期:　　　　出院日期:　　　　住院天数:

患者姓名:　　　　性别:　　　年龄:　　　ID:　　　　文化程度:

纳入中医临床路径:是□　否□

证候诊断:肝郁气滞证□　肝肾不足证□　气血两虚证□　气滞血瘀证□　其他□

## (一)护理效果评价

| 主要症状 | 主要辨证施护方法 | 中医护理技术 | 护理效果 |
|---|---|---|---|
| 视物模糊□ | 1. 安全管理□<br>2. 服药护理□<br>3. 其他护理措施 | 1. 穴位注射□　应用次数：＿＿次　应用时间：＿＿天<br>2. 中药泡洗□　应用次数：＿＿次　应用时间：＿＿天<br>3. 耳穴贴压□　应用次数：＿＿次　应用时间：＿＿天<br>4. 艾　　灸□　应用次数：＿＿次　应用时间：＿＿天<br>5. 中药离子导入□　应用次数：＿＿次　应用时间：＿＿天<br>6. 穴位贴敷□　应用次数：＿＿次　应用时间：＿＿天<br>7. 其他：＿＿＿　应用次数：＿＿次　应用时间：＿＿天<br>(请注明,下同) | 好　□<br>较好□<br>一般□<br>差　□ |
| 心烦郁闷□ | 1. 情志护理□<br>2. 其他护理措施 | 1. 耳穴贴压□　应用次数：＿＿次　应用时间：＿＿天<br>2. 其他：＿＿＿　应用次数：＿＿次　应用时间：＿＿天 | 好　□<br>较好□<br>一般□<br>差　□ |
| 眼干涩□ | 1. 休　　息□<br>2. 日常护理□<br>3. 其他护理措施 | 1. 中药熏蒸□　应用次数：＿＿次　应用时间：＿＿天<br>2. 穴位按摩□　应用次数：＿＿次　应用时间：＿＿天<br>3. 中药雾化□　应用次数：＿＿次　应用时间：＿＿天<br>4. 其他：＿＿＿　应用次数：＿＿次　应用时间：＿＿天 | 好　□<br>较好□<br>一般□<br>差　□ |
| 其他□<br>(请注明) | 1.<br>2.<br>3. |  | 好　□<br>较好□<br>一般□<br>差　□ |

## (二)护理依从性及满意度评价

| 评价项目 | | 患者对护理的依从性 | | | 患者对护理的满意度 | | |
|---|---|---|---|---|---|---|---|
| | | 依从 | 部分依从 | 不依从 | 满意 | 一般 | 不满意 |
| 中医护理技术 | 穴位注射 | | | | | | |
| | 耳穴贴压(耳穴埋豆) | | | | | | |
| | 中药泡洗 | | | | | | |
| | 中药熏蒸 | | | | | | |
| | 穴位按摩 | | | | | | |

(续表)

| 评价项目 | | 患者对护理的依从性 | | | 患者对护理的满意度 | | |
|---|---|---|---|---|---|---|---|
| | | 依从 | 部分依从 | 不依从 | 满意 | 一般 | 不满意 |
| 中医护理技术 | 艾灸 | | | | | | |
| | 中药雾化 | | | | | | |
| | 中药离子导入 | | | | | | |
| 健康指导 | | / | / | / | | | |
| 签　名 | | 责任护士签名: | | | 上级护士或护士长签名: | | |

(三)对本病中医护理方案的评价

实用性强□　　实用性较强□　　实用性一般□　　不实用□

改进意见：

(四)评价人(责任护士)

姓名：_____　技术职称：_____　完成日期：_____　护士长签字：_____

**附表2　青盲(视神经萎缩)护理效果评价量表**

| 分级<br>症状 | 无<br>(0分) | 轻(2分) | 中(4分) | 重(6分) | 实施前评价 | | 实施后评价 | |
|---|---|---|---|---|---|---|---|---|
| | | | | | 日期 | 分值 | 日期 | 分值 |
| 视物模糊 | 无 | 视力轻度下降 | 介于轻重度之间 | 不辨人物,甚至不分明暗 | | | | |
| 暗影遮挡 | 无 | 视野检查中心暗点 | 介于轻重度之间 | 视野检查视野缺损严重 | | | | |
| 视疲劳 | 无 | 眼轻度干涩 | 介于轻重度之间 | 眼干涩严重 | | | | |

# 第二节　视瞻昏渺(老年性黄斑变性)中医护理方案

## 一、常见证候要点

(一)脾虚湿困证

视物变形、发暗,全身可兼见头重如裹,食少纳呆,大便溏薄。舌质淡,苔白腻,脉弦。

(二)阴虚火旺证

视物变形,视力突然下降,口干欲饮,潮热面赤,五心烦热,盗汗多梦,腰酸膝软。舌质红、苔少,脉数。

(三)痰瘀互结证

视物变形,视力下降,全身症见倦怠乏力、纳食呆顿。舌淡、苔薄白腻,脉弦滑。

(四)肝肾两虚证

视物变形,视物模糊,头晕失眠,精神倦怠,腰膝无力。舌淡红,苔薄白,脉沉细无力。

## 二、常见症状/证候施护

(一)视物模糊

1. 做好安全评估,物品摆放有序,穿防滑鞋,防坠床防跌倒。

2. 加强巡视,做好生活护理,了解患者所需。

3. 遵医嘱给予耳穴贴压(耳穴埋豆),取肝、肾、眼、神门、交感等穴。

4. 遵医嘱给予艾灸,取光明、足三里等穴。

5. 遵医嘱眼部中药熏蒸和雾化。

6. 遵医嘱穴位贴敷,取太阳穴、翳风穴、足三里穴。

(二)心烦失眠

1. 为患者提供良好的生活环境,温湿度适宜,光线柔和。

2. 多与患者沟通,嘱患者保持心态平和,避免情致过激,忧思恼怒。

3. 睡前嘱患者热水泡足、按摩涌泉穴等,胃不和则卧不安,晚餐不宜过饱,睡前宜饮热牛奶,忌咖啡、浓茶等刺激性饮品。

4. 遵医嘱给予耳穴贴压(耳穴埋豆),取穴心、肝、肾、神门、皮质下等。

5. 遵医嘱给予穴位按摩,取失眠穴、内关、神门、三阴交等穴位。

6. 遵医嘱足部中药泡洗。

(三)视物变形

1. 病室光线适宜,忌强光刺激,地面平整,忌杂乱,以防意外事故发生。

2. 患者不宜单独外出,外出应家人陪伴。

3. 遵医嘱穴位贴敷,取穴太阳、翳风、足三里等。

4. 遵医嘱给予耳穴贴压(耳穴埋豆),取穴肝、眼、肾、皮质下、交感等。

## 三、中医特色治疗护理

(一)药物治疗

1. 内服中药。

2. 注射给药。

(二)特色技术

1. 耳穴贴压(耳穴埋豆)。

2. 穴位贴敷。

3. 艾灸。

4. 中药熏蒸。

5. 中药雾化。

### 四、健康指导

(一)生活起居

1. 指导患者生活起居有节,戒烟酒,注意适当休息,避免身体过劳。

2. 嘱患者少用目力,避免视力疲劳及强光刺激,注意用眼卫生。

3. 保持睡眠充足,有失眠或神经衰弱者,应遵医嘱给予镇静安神药。

4. 选择合理的运动方式,如太极拳、散步等,避免剧烈运动。

5. 及时提醒患者动作宜缓慢,穿防滑鞋,外出应由家人陪伴。

(二)饮食护理

1. 脾虚湿困证　宜食健脾利湿的食品,如冬瓜、鸭肉、莴笋、红豆、薏苡仁等。食疗方:红豆薏仁粥。

2. 阴虚火旺证　宜食滋阴降火的食品,如莲子、黄瓜、西红柿等。食疗方:绿豆汤、猪肝炒木耳等。

3. 痰瘀互结证　宜食化痰软坚的食品,如山楂、橘皮等。食疗方:凉拌海蜇丝黄瓜等。

4. 肝肾两虚　宜食补益肝肾的食品,如肝、血、黑豆、黑芝麻等。食疗方:熟地鸡肝汤。

(三)情志调理

1. 保持心情舒畅,避免情绪过度激动,保证全身气血流畅,提高机体抗病能力。

2. 多听舒缓放松的音乐,如高山流水、彩云追月等。

3. 讲解疾病的相关知识,耐心听取患者的主诉,给予心理疏导。

### 五、护理难点

患者易出现悲观失望情绪。

解决思路如下。

1. 向患者及家属解释本病的特殊性,介绍相关疾病知识及治疗成功经验,增强患者信心,鼓励患者积极面对疾病。

2. 向患者及家属讲解疾病的发生、发展及转归,使患者逐渐接受此病的康复是一个长期的过程。

3. 鼓励病友间相互沟通,交流,提高患者对治疗,护理的依从性。

### 六、护理效果评价

见:视瞻昏渺(老年性黄斑变性)中医护理效果评价表

见:视瞻昏渺(老年性黄斑变性)护理效果评价量表

## 附表1　视瞻昏渺(老年性黄斑变性)中医护理效果评价表

医院：　　　　科室：　　　　入院日期：　　　出院日期：　　　住院天数：

患者姓名：　　　性别：　　　年龄：　　　ID：　　　　　文化程度：

纳入中医临床路径：是□　否□

证候诊断：脾虚湿困证□　阴虚火旺证□　痰瘀互结证□　脾肾两虚证□　其他□

(一)护理效果评价

| 主要症状 | 主要辨证施护方法 | 中医护理技术 | 护理效果 |
|---|---|---|---|
| 视物模糊□ | 1.用眼卫生□<br>2.其他护理措施 | 1.穴位按摩□　应用次数：____次　应用时间：____天<br>2.中药熏蒸□　应用次数：____次　应用时间：____天<br>3.中药雾化□　应用次数：____次　应用时间：____天<br>4.中药湿敷□　应用次数：____次　应用时间：____天<br>5.中药贴敷□　应用次数：____次　应用时间：____天<br>6.耳穴贴压□　应用次数：____次　应用时间：____天<br>7.其他：____　应用次数：____次　应用时间：____天<br>(请注明，下同) | 好　□<br>较好□<br>一般□<br>差　□ |
| 心烦失眠□ | 1.安全指导□<br>2.症状观察□<br>3.其他护理措施 | 1.耳穴贴压□　应用次数：____次　应用时间：____天<br>2.穴位按摩□　应用次数：____次　应用时间：____天<br>3.中药泡洗□　应用次数：____次　应用时间：____天<br>4.其他：____　应用次数：____次　应用时间：____天 | 好　□<br>较好□<br>一般□<br>差　□ |
| 视物变形□ | 1.安全护理□<br>2.症状观察□<br>3.其他护理措施 | 1.耳穴贴压□　应用次数：____次　应用时间：____天<br>2.穴位贴敷□　应用次数：____次　应用时间：____天<br>3.其他：____　应用次数：____次　应用时间：____天 | 好　□<br>较好□<br>一般□<br>差　□ |
| 其他□<br>(请注明) | 1.<br>2.<br>3. |  | 好　□<br>较好□<br>一般□<br>差　□ |

## (二)护理依从性及满意度评价

| 评价项目 | | 患者对护理的依从性 | | | 患者对护理的满意度 | | |
|---|---|---|---|---|---|---|---|
| | | 依从 | 部分依从 | 不依从 | 满意 | 一般 | 不满意 |
| 中医护理技术 | 耳穴贴压(耳穴埋豆) | | | | | | |
| | 穴位贴敷 | | | | | | |
| | 中药熏蒸 | | | | | | |
| | 中药雾化 | | | | | | |
| | 艾灸 | | | | | | |
| 健康指导 | | / | / | / | | | |
| 签　　名 | | 责任护士签名： | | | 上级护士或护士长签名： | | |

## (三)对本病中医护理方案的评价

实用性强□　　实用性较强□　　实用性一般□　　不实用□

改进意见：

## (四)评价人(责任护士)

姓名：_____　技术职称：_____　完成日期：_____　护士长签字：_____

### 附表2　视瞻昏渺(老年性黄斑变性)护理效果评价量表

| 分级<br>症状 | 无<br>(0分) | 轻(2分) | 中(4分) | 重(6分) | 实施前评价 | | 实施后评价 | |
|---|---|---|---|---|---|---|---|---|
| | | | | | 日期 | 分值 | 日期 | 分值 |
| 视物模糊 | 无 | 轻度视物模糊，不影响读写 | 轻度视物模糊，读写活动受影响，但不影响日常活动 | 视物模糊，严重影响日常活动 | | | | |
| 目珠坠痛 | 无 | 偶有发生 | 经常发生 | 持续坠痛，程度重 | | | | |
| 畏光 | 无 | 强光照射环境下发生 | 中等强度光照环境下发生 | 有光环境下总是发生 | | | | |

(续表)

| 分级<br>症状 | 无<br>(0分) | 轻(2分) | 中(4分) | 重(6分) | 实施前评价 ||实施后评价||
|---|---|---|---|---|---|---|---|---|
| | | | | | 日期 | 分值 | 日期 | 分值 |
| 角膜荧光素染色 | 阴性 | 阳性 | 阳性 | 阳性 | | | | |

# 第三节 圆翳内障(白内障)中医护理方案

## 一、常见证候要点

(一)肝热上扰证

视物不清,视力缓降,晶珠浑浊,目涩胀痛,时有头昏,口苦咽干。舌红,苔薄黄,脉弦。

(二)肝肾不足证

视物昏花,头昏耳鸣,失眠健忘,腰膝酸软,潮热盗汗,口干咽痛。舌红,少津,苔薄黄,脉细弦数。

(三)脾虚气弱证

视物模糊,面色萎黄,少气懒言,肢体倦怠。舌红,苔白,脉缓弱。

## 二、常见症状/证候施护

(一)视物模糊

1. 室内光线柔和,避免强光刺激,以免加重病情。
2. 密切观察患者的视功能变化,评估跌倒的高危因素并悬挂标示,防止意外事故发生。
3. 遵医嘱给予中药贴敷,取穴太阳、翳风、足三里。
4. 遵医嘱给予中药泡足。
5. 遵医嘱给予中药代茶饮,如菊花枸杞茶。

(二)心烦郁闷

1. 观察患者情绪变化,经常与其沟通,帮助患者树立战胜疾病的信心和勇气。
2. 指导患者通过闭目静坐,全身放松,以达到全身气血流通,心态平和。
3. 遵医嘱给予耳穴贴压(耳穴埋豆),取穴神门、心、皮质下、内分泌等。
4. 遵医嘱穴位贴敷,取穴太阳、翳风、足三里。

（三）眼痛眼胀

1.患者出现眼痛眼胀,及时通知医师,或遵医嘱给予甘露醇降低眼压及给予滴眼液滴眼。

2.嘱患者放松心情,以免症状加重,眼压升高。

3.遵医嘱给予耳穴贴压(耳穴埋豆),取穴肝、肾、神门等。

4.遵医嘱穴位按摩,取穴太阳等。

### 三、中医特色治疗护理

（一）药物治疗

1.内服中药。

2.注射给药。

（二）特色技术

1.耳穴贴压(耳穴埋豆)。

2.穴位按摩。

3.穴位贴敷。

4.中药泡足。

（三）围手术期的护理

1.手术前的护理

(1)告知患者手术注意事项及准备工作,取得患者配合,饮食宜清淡,禁烟酒。

(2)术前1小时遵医嘱给予散瞳滴眼液,每10分钟1次,直到手术。

(3)给予心理护理,消除患者的紧张及焦虑情绪,必要时遵医嘱使用镇静药,以取得患者配合。

2.手术后的护理

(1)观察伤口有无疼痛及渗血情况。

(2)术后第二天,遵医嘱给予抗生素滴眼液滴眼。

(3)嘱患者清淡饮食,多食新鲜水果和蔬菜,保持大便通畅。

(4)术后1周内指导患者应减少头部活动及弯腰用力动作,并避免剧烈咳嗽,以防晶体脱出。

(5)手术后1个月内出门宜佩戴墨镜以防阳光直射。

### 四、健康指导

（一）生活起居

1.生活起居有节,注意劳逸结合,保证充足的睡眠,戒烟酒。

2.嘱患者注意用眼卫生,不可久用目力,阅读看电视等不宜超过1小时。

3.根据年龄病情选择合适的运动方式,如太极拳、散步等。

## （二）饮食指导

1. 肝热上扰证　宜食清肝泻火的食品，如西红柿、柑橘、梨等。食疗方：决明子茶。
2. 肝肾不足证　宜食补肝益肾的食品，如肝、血、黑芝麻、黑豆，可选用富有营养之瘦肉、动物肝脏及豆制品以滋养双目，维持视觉正常功能。食疗方：鸡肝明目汤。
3. 脾虚气弱证　宜食健脾益气的食品，如黑木耳、赤豆、桂圆、大枣等补气养血之品。食疗方：土豆烧牛肉。

## （三）情志调理

1. 嘱患者心情开朗，安心静养，勿忧思恼怒。
2. 耐心向患者解释手术情况，解除顾虑，积极配合治疗。

## 五、护理难点

患者对术后效果不满意。

解决思路如下。

1. 向患者及家属解释眼底病变会影响手术效果，使患者了解疾病的发展及规律。
2. 向患者及家属解释视力需要一段时间的恢复，使患者了解视力是逐渐恢复。
3. 嘱患者及时复诊。

## 六、护理效果评价

见：圆翳内障（白内障）中医护理效果评价表

见：圆翳内障（白内障）护理效果评价量表

### 附表1　圆翳内障（白内障）中医护理效果评价表

医院：　　　　科室：　　　　入院日期：　　　出院日期：　　　住院天数：

患者姓名：　　　性别：　　　年龄：　　　ID：　　　　文化程度：

纳入中医临床路径：是□　否□

证候诊断：肝热上扰证□　　　肝肾不足证□　　　脾虚气弱证□　　　其他□

（一）护理效果评价

| 主要症状 | 主要辨证施护方法 | 中医护理技术 | 护理效果 |
| --- | --- | --- | --- |
| 眼痛眼胀□ | 1. 安全护理□<br>2. 症状观察□<br>3. 其他护理措施 | 1. 耳穴贴压□　应用次数：____次　应用时间：____天<br>2. 中药贴敷□　应用次数：____次　应用时间：____天<br>3. 其他：____　应用次数：____次　应用时间：____天<br>（请注明，下同） | 好　□<br>较好□<br>一般□<br>差　□ |

(续表)

| 主要症状 | 主要辨证施护方法 | 中医护理技术 | | | 护理效果 |
|---|---|---|---|---|---|
| 视物模糊□ | 1. 用眼卫生□<br>2. 其他护理措施 | 1. 穴位按摩□<br>2. 艾灸疗法□<br>3. 中药贴敷□<br>4. 耳穴贴压□<br>5. 其他：_____ | 应用次数：___次<br>应用次数：___次<br>应用次数：___次<br>应用次数：___次<br>应用次数：___次 | 应用时间：___天<br>应用时间：___天<br>应用时间：___天<br>应用时间：___天<br>应用时间：___天 | 好 □<br>较好□<br>一般□<br>差 □ |
| 心烦郁闷□ | 1. 安全指导□<br>2. 症状观察□<br>3. 其他护理措施 | 1. 耳穴贴压□<br>2. 穴位贴敷□<br>3. 其他：_____ | 应用次数：___次<br>应用次数：___次<br>应用次数：___次 | 应用时间：___天<br>应用时间：___天<br>应用时间：___天 | 好 □<br>较好□<br>一般□<br>差 □ |
| 其他：□<br>（请注明） | 1.<br>2.<br>3. | | | | 好 □<br>较好□<br>一般□<br>差 □ |

（二）护理依从性及满意度评价

| 评价项目 | | 患者对护理的依从性 | | | 患者对护理的满意度 | | |
|---|---|---|---|---|---|---|---|
| | | 依从 | 部分依从 | 不依从 | 满意 | 一般 | 不满意 |
| 中医护理技术 | 耳穴贴压(耳穴埋豆) | | | | | | |
| | 中药贴敷 | | | | | | |
| | 穴位按摩 | | | | | | |
| | 中药泡足 | | | | | | |
| 健康指导 | | / | / | / | | | |
| 签　名 | | 责任护士签名： | | | 上级护士或护士长签名： | | |

（三）对本病中医护理方案的评价

　　实用性强□　　实用性较强□　　实用性一般□　　不实用□

　　改进意见：

（四）评价人（责任护士）

　　姓名：_____　技术职称：_____　完成日期：_____　护士长签字：_____

附表2　圆翳内障(白内障)护理效果评价量表

| 分级<br>症状 | 无<br>(0分) | 轻(2分) | 中(4分) | 重(6分) | 实施前评价 | | 实施后评价 | |
|---|---|---|---|---|---|---|---|---|
| | | | | | 日期 | 分值 | 日期 | 分值 |
| 视物模糊 | 无 | 轻度视物模糊，不影响读写 | 轻度视物模糊，读写活动受影响，但不影响日常活动 | 视物模糊，严重影响日常活动 | | | | |
| 视力下降 | 无 | 轻微 | 介于轻重之间 | 失明 | | | | |
| 眩晕 | 无 | 偶尔出现 | 经常出现，尚可忍受 | 频繁出现难以忍受 | | | | |
| 耳鸣 | 无 | 偶有耳鸣 | 耳鸣较重，常出现 | 耳如蝉鸣，影响生活 | | | | |
| 目涩 | 无 | 偶感目涩 | 经常目涩 | 目涩难忍 | | | | |

# 第四节　暴聋(突发性耳聋)中医护理方案

**一、常见证候要点**

(一)风热侵袭证

因感冒后突发听力下降，伴耳鸣、耳内胀闷、眩晕、鼻塞、流涕，或有头痛、耳胀闷，或有恶寒、发热、身痛。舌质红，苔薄白，脉浮。

(二)肝火上扰证

情志抑郁或恼怒之后，突发耳聋，伴耳鸣、眩晕、口苦口干，便秘尿黄，面红，目赤。舌红，苔黄，脉弦数。

(三)肝肾阴虚、肝阳上亢证

多发于中老年人，突聋多发于恼怒之后，伴耳鸣、头晕、头痛、口苦，烦躁易怒。舌红少苔，脉弦细数。

(四)气滞血瘀证

突发耳聋伴耳胀闷感，耳鸣不休，或耳聋因强大声音震击而成。舌质暗红，苔白，脉涩。

(五)心脾两虚证

素体虚弱，面色无华，突发耳聋；或暴聋数日后头痛、耳胀闷等症消除，而面色无华、头晕眼花、语声无力、四肢倦怠等症仍在。舌淡,苔薄白。

(六)肾精亏损证

暴聋多发于老年人,平素体弱,突发耳聋,伴耳鸣、头晕、腰膝酸软、失眠多梦。舌红少苔,脉沉涩。

## 二、常见症状/证候施护

(一)耳聋

1. 评估患者耳聋的程度以及有无眩晕等伴随症状,禁用耳塞,嘱患者勿用力挖耳,避免感染。加强巡视,及时了解患者所需,与患者交流要耐心仔细,必要时书面交流。

2. 过马路时左右环顾,确定无车辆后方可通过。

3. 遵医嘱给予耳穴贴压(耳穴埋豆),取内耳、肝、心、脾、肾、神门、皮质下、内分泌等穴。

4. 遵医嘱给予中药声频耳聋治疗,选用耳聋方。

5. 遵医嘱给予声信息治疗仪治疗,选用耳聋方。

6. 指导患者行耳部的按摩术

(1)鸣天鼓:两手掌心紧贴两耳,两手食指、中指、无名指、小指横按在两侧枕部,两中指相接触,将两食指翘起叠在中指上面,用力滑下,重重地叩击脑后枕部,即可闻及洪亮清晰之声如击鼓。每日1次,每次50下。

(2)营治城郭:以两手分别自上而下按摩两侧耳轮,每日1次,每次做15分钟,以耳郭微热为度。

(3)鼓膜按摩:以手食指(或中指)按压耳屏,随按随放。每日3次,每次15~30下为宜。

(二)耳鸣

1. 指导患者避免噪声刺激,勿久戴耳机。

2. 学会分散注意力,培养健康的业余爱好,保持健康有节奏的生活方式。利用环境声来减轻耳鸣,培养音乐兴趣,能够遮蔽耳鸣,还能转移注意力,放松心情。

3. 遵医嘱给予耳穴贴压(耳穴埋豆),取内耳、神门、肾、心等穴。

4. 指导患者睡前用双手摩擦足底涌泉穴,使其发热,有引火归原的作用,以减轻耳鸣。

5. 遵医嘱穴位贴敷,用吴茱萸等药为末,温水或醋调和,每日睡前敷贴于双足底涌泉穴。

6. 遵医嘱给予声信息治疗仪治疗。

(三)眩晕

1. 观察患者眩晕发作的持续时间及伴随症状。

2. 改变体位时应缓慢,避免低头、旋转等动作,做好安全措施。

3. 遵医嘱耳穴贴压(耳穴埋豆)，取神门、肝、皮质下、心等穴。肝火上扰者伴血压升高可加降压沟、肝阳等穴。

4. 指导其穴位按摩，取印堂、太阳、风池、百会、内关等穴。

(四)耳内胀闷

1. 观察患者有无耳痛情况。

2. 伴鼻塞、流涕时，指导患者正确擤鼻方法。

3. 行鼓气吹张法，即捏鼻、闭唇、鼓气。

4. 遵医嘱给予穴位按摩，取听会、听宫、耳门、翳风等穴。

### 三、中医特色治疗护理

(一)药物治疗

1. 内服中药。

2. 注射给药。

(二)特色技术

1. 穴位按摩。

2. 耳穴贴压(耳穴埋豆)。

3. 穴位贴敷。

4. 中药声频耳聋治疗仪治疗。

5. 声信息治疗仪治疗。

### 四、健康指导

(一)生活起居

1. 起居有节，注意用耳卫生，避免噪声刺激，勿久戴耳机。

2. 加强体育锻炼，增强机体抵抗力。根据患者年龄、病情等选择太极拳、散步、慢跑、游泳等活动，勿过度劳累，以增强体质。

3. 适时增减衣服，预防感冒，因感冒会使内耳毛细胞进一步水肿，加重耳聋症状。

4. 忌掏耳朵，防止损伤外耳道和鼓膜。

5. 双耳重度耳聋者，避免单独外出，注意行走安全。

6. 指导患者戒烟限酒，忌食辛辣之品。

(二)饮食指导

1. 风热侵袭证 宜食营养丰富、含维生素多的食物。如新鲜薄荷、桔梗，有行气宣肺通窍作用的蔬菜和水果、鸡汤、蔬菜汤、胡萝卜汤、芋头汤、菠菜汤等，都是绝佳的食疗品。

2. 肝火上扰证 宜均衡饮食，以主食为主，多吃蔬菜和水果，多食富含维生素B、C及富含铁的食物，如动物肝、蛋黄、胡萝卜、橘子等。

3. 肝肾阴虚、肝阳上亢证 宜食滋补肾阴，平肝潜阳的食品。如玫瑰花茶、菊花决明茶、百合、茄子、木耳等。

4. 气滞血瘀证　宜少量饮酒,多食醋。宜多食有活血行气功效的食品,如山楂、丝瓜、山药等。食疗方:桃仁粥。少食寒凉之品,以免加重气血郁滞。

5. 气血两虚证　宜食补气养血的食品,如大枣、桂圆、甲鱼、山药等。服用补药时忌食萝卜、白芥子等破气的食品,也可配合龙眼肉粥以养心安神。

6. 肾精亏损证　宜食补肾养血之品,如桂圆、大枣、黑芝麻、核桃、枸杞子等。

(三)情志调理

1. 告知患者及家属本病的特殊性,向患者介绍有关疾病知识及治疗成功经验,增强患者信心,鼓励患者积极面对疾病。

2. 指导患者怡情养性,保持心情舒畅,情绪稳定,忌暴怒抑郁。使患者知晓情志与耳鸣、耳聋息息相关。

3. 适当增加户外活动及社会交往,培养健康的兴趣爱好,以放松身心。

## 五、护理难点

重症耳聋患者易产生悲观失望情绪。

解决思路如下。

1. 向患者及家属讲解疾病的发生、发展及转归,使患者逐渐接受此病的康复是一个长期过程。

2. 鼓励病友间沟通、交流,提高患者对治疗、护理的依从性。

3. 鼓励患者参与耳鸣、耳聋自助小组。互相交流各自的耳鸣、耳聋体验和改善方法,进行简单的娱乐活动,以助找到缓解耳鸣的方法。

## 六、护理效果评价

见:暴聋(突发性耳聋)中医护理效果评价表

见:暴聋(突发性耳聋)护理效果评价量表

### 附表1　暴聋(突发性耳聋)中医护理效果评价表

医院:　　　科室:　　　入院日期:　　　出院日期:　　　住院天数:

患者姓名:　　性别:　　年龄:　　　ID:　　　　文化程度:

纳入中医临床路径:是□　否□

证候诊断:风热侵袭证□　肝火上扰证□　肝肾阴虚、肝阳上亢证□　气滞血瘀证□
　　　　　心脾两虚证□　肾精亏损证□　其他□

## (一)护理效果评价

| 主要症状 | 主要辨证施护方法 | 中医护理技术 | 护理效果 |
|---|---|---|---|
| 耳聋□ | 1.病情观察□<br>2.生活护理□<br>3.用药护理□<br>4.其他护理措施 | 1.耳穴贴压□ 应用次数：____次 应用时间：____天<br>2.穴位按摩□ 应用次数：____次 应用时间：____天<br>3.中药声频治疗□ 应用次数：____次 应用时间：____天<br>4.其他：____ 应用次数：____次 应用时间：____天<br>（请注明，下同） | 好 □<br>较好□<br>一般□<br>差 □ |
| 耳鸣□ | 1.病情观察□<br>2.用药护理□<br>3.生活护理□<br>4.其他护理措施 | 1.耳穴贴压□ 应用次数：____次 应用时间：____天<br>2.穴位贴敷□ 应用次数：____次 应用时间：____天<br>3.穴位按摩□ 应用次数：____次 应用时间：____天<br>4.中药声频治疗□ 应用次数：____次 应用时间：____天<br>5.声信息治疗□ 应用次数：____次 应用时间：____天<br>6.其他：____ 应用次数：____次 应用时间：____天 | 好 □<br>较好□<br>一般□<br>差 □ |
| 眩晕□ | 1.生活护理□<br>2.情志护理□<br>3.其他护理措施 | 1.穴位按摩□ 应用次数：____次 应用时间：____天<br>2.耳穴贴压□ 应用次数：____次 应用时间：____天<br>3.其他：____ 应用次数：____次 应用时间：____天 | 好 □<br>较好□<br>一般□<br>差 □ |
| 耳内胀闷□ | 1.病情观察□<br>2.用药护理□<br>3.生活护理□ | 1.咽鼓管吹张□ 应用次数：____次 应用时间：____天<br>2.穴位按摩□ 应用次数：____次 应用时间：____天<br>3.耳穴贴压□ 应用次数：____次 应用时间：____天<br>4.其他：____ 应用次数：____次 应用时间：____天 | 好 □<br>较好□<br>一般□<br>差 □ |
| 其他□<br>（请注明） | 1.<br>2.<br>3. | | 好 □<br>较好□<br>一般□<br>差 □ |

## (二)护理依从性及满意度评价

<table>
<tr><th rowspan="2" colspan="2">评价项目</th><th colspan="3">患者对护理的依从性</th><th colspan="3">患者对护理的满意度</th></tr>
<tr><th>依从</th><th>部分依从</th><th>不依从</th><th>满意</th><th>一般</th><th>不满意</th></tr>
<tr><td rowspan="7">中医护理技术</td><td>咽鼓管吹张</td><td></td><td></td><td></td><td></td><td></td><td></td></tr>
<tr><td>穴位贴敷</td><td></td><td></td><td></td><td></td><td></td><td></td></tr>
<tr><td>耳穴贴压(耳穴埋豆)</td><td></td><td></td><td></td><td></td><td></td><td></td></tr>
<tr><td>穴位按摩</td><td></td><td></td><td></td><td></td><td></td><td></td></tr>
<tr><td>声信息治疗</td><td></td><td></td><td></td><td></td><td></td><td></td></tr>
<tr><td>中药声频耳聋治疗仪治疗</td><td></td><td></td><td></td><td></td><td></td><td></td></tr>
<tr><td>声信息治疗仪治疗</td><td></td><td></td><td></td><td></td><td></td><td></td></tr>
<tr><td colspan="2">健康指导</td><td>/</td><td>/</td><td>/</td><td></td><td></td><td></td></tr>
<tr><td colspan="2">签　　名</td><td colspan="3">责任护士签名:</td><td colspan="3">上级护士或护士长签名:</td></tr>
</table>

## (三)对本病中医护理方案的评价

实用性强□　　实用性较强□　　实用性一般□　　不实用□

改进意见:

## (四)评价人(责任护士)

姓名:_____　技术职称:_____　完成日期:_____　护士长签字:_____

### 附表2　暴聋(突发性耳聋)护理效果评价量表

<table>
<tr><th rowspan="2">分级<br>症状</th><th rowspan="2">无<br>(0分)</th><th rowspan="2">轻(2分)</th><th rowspan="2">中(4分)</th><th rowspan="2">重(6分)</th><th colspan="2">实施前评价</th><th colspan="2">实施后评价</th></tr>
<tr><th>日期</th><th>分值</th><th>日期</th><th>分值</th></tr>
<tr><td>听力损失</td><td>无</td><td>近距离听一般谈话无困难,听力计检查纯音和语言听阈26~40 dB</td><td>近距离听话感到困难,听阈41~70 dB</td><td>听不到耳边大声呼喊的声音,纯音测听听阈超过71 dB</td><td></td><td></td><td></td><td></td></tr>
<tr><td>眩晕</td><td>无</td><td>头晕眼花,时作时止</td><td>视物旋转,不能行走</td><td>眩晕欲仆,不能行走</td><td></td><td></td><td></td><td></td></tr>
<tr><td>耳鸣</td><td>无</td><td>偶有耳鸣</td><td>耳鸣较重,常出现</td><td>耳如蝉鸣,影响生活</td><td></td><td></td><td></td><td></td></tr>
<tr><td>耳堵塞感</td><td>无</td><td>偶尔发生</td><td>经常发生</td><td>持续,不易缓解</td><td></td><td></td><td></td><td></td></tr>
</table>

(续表)

| 分级 症状 | 无(0分) | 轻(2分) | 中(4分) | 重(6分) | 实施前评价 | | 实施后评价 | |
|---|---|---|---|---|---|---|---|---|
| | | | | | 日期 | 分值 | 日期 | 分值 |
| 恶心、呕吐 | 无 | 偶有恶心呕吐 | 常有恶心,每日呕吐1~2次 | 每日呕吐3次以上 | | | | |

## 第五节　耳鸣(特发性耳鸣)中医护理方案

### 一、常见证候要点

(一)风热侵袭证

耳鸣初起,病程较短,可伴耳内堵塞感或听力下降,或伴有鼻塞、流涕、头痛、咳嗽等症。舌质稍红,苔薄黄或薄白,脉浮数。

(二)肝火上扰证

耳鸣的起病或加重与情志抑郁或恼怒有关,口苦,咽干,面红目赤,尿黄,便秘,夜寐不宁,胸胁胀痛,头痛或眩晕。舌红苔黄,脉弦数有力。

(三)痰火郁结证

耳鸣,耳中胀闷,头重如裹,胸脘满闷,咳嗽痰多,口苦或淡而无味,大便不爽。舌质红,苔黄腻,脉滑数。

(四)脾胃虚弱证

耳鸣的起病或加重与劳累有关,或在下蹲站起时加重,倦怠乏力,少气懒言,面色无华,纳呆,腹胀,便溏。舌质淡红,苔薄白,脉细弱。

(五)肾精亏损证

耳鸣已久,腰膝酸软,头晕眼花,发脱或齿摇,夜尿频多,性功能减退,潮热盗汗或畏寒肢冷。舌质淡或嫩红,脉虚弱或细数。

### 二、常见症状/证候施护

(一)耳鸣

1.观察患者耳鸣的性质,音调高低,有无头痛眩晕的症状。

2.观察患者的血压、睡眠状况。

3.遵医嘱给予耳穴贴压(耳穴埋豆),取内耳、肾、肝、神门、皮质下等穴位,以王不留行籽贴压。

4.遵医嘱给予中药声频耳聋治疗仪治疗,选用耳鸣方。

5.遵医嘱给予声信息治疗仪治疗。

6. 遵医嘱行耳部的按摩术

(1)鸣天鼓:两手掌心紧贴两耳,两手食指、中指、无名指、小指横按在两侧枕部,两中指相接触,将两食指翘起叠在中指上面,用力滑下,重重地叩击脑后枕部,即可闻及洪亮清晰之声如击鼓。每日1次,振动50次。

(2)鼓膜按摩:以手食指(或中指)按压耳屏,随按随放。每日3次,每次15~30次为宜。

(3)营治城郭:以两手分别自上而下按摩两侧耳轮。每日1次,每次做15分钟。以耳郭微热为度。

(二)失眠

1. 嘱患者每晚睡前热水泡足可使耳部气血流通,促进睡眠。

2. 嘱患者用手按摩两足底涌泉穴直至发热,有引火归原的作用,可减轻耳鸣促使入睡。

3. 嘱患者晚餐不可过饱,饮食以清淡富营养为宜。

4. 遵医嘱给予穴位贴敷,用吴茱萸等药为末,温水或醋调和,每日睡前敷贴于双足涌泉穴。

(三)心烦焦虑

1. 为患者提供安静、舒适的休养环境,室内光线柔和,温度适宜。

2. 观察患者情绪变化,根据患者的心理问题给予相应的心理疏导。

3. 对于忧郁、焦虑的患者,要安慰患者,讲解情志与疾病的密切关系,告知患者情志与耳鸣息息相关。

### 三、中医特色治疗护理

(一)药物治疗

1. 内服中药。

2. 注射给药。

(二)特色技术

1. 穴位贴敷。

2. 耳穴贴压(耳穴埋豆)。

3. 声信息治疗仪治疗。

4. 穴位按摩。

5. 中药声频耳聋治疗仪治疗。

### 四、健康指导

(一)生活起居

1. 指导患者适时增减衣服,避风寒,防止感冒。

2. 避免噪声的刺激,忌戴耳机听音乐。

3. 适当休息,顺应天时避免过度劳累,避免熬夜等不良的生活习惯。

4. 根据患者年龄、病情等选择太极拳、散步等活动,以增强体质。

5. 指导患者戒烟限酒。

6. 避免处于过分安静的环境下,适度的环境声有助于减轻耳鸣的困扰。

(二)饮食指导

1. 风热侵袭证　宜食疏风清热、宣肺通窍之品,如桑叶、菊花、杏仁等。胡萝卜汤、芋头汤、菠菜汤等都是绝佳的食疗品。

2. 肝火上扰证　宜食清肝泄热、解郁通窍之品,饮食宜清淡富营养,多食富含维生素B的食物,如苦瓜、苦菜、西红柿、动物肝脏等。

3. 痰火郁结证　宜食清热祛火之品,如菊花、黄瓜、竹笋等,可多食冬瓜荷叶汤、百合蜜枣汤,禁食辛辣燥热及鱼腥之品。

4. 脾胃虚弱证　宜多食健脾益气养胃之品,多食用新鲜蔬菜水果和富含蛋白质的食物,如山药、地瓜、玉米、秋葵等;忌辛辣刺激的食物,禁烟酒、咖啡和浓茶。

5. 肾精亏损证　进食补肾益精之物,可多食胡桃仁、山药、白果、莲子能补肾固精的食物,多食富含锌硒的蔬菜和水果。

(三)情志调理

1. 做好情志护理,帮助患者树立战胜疾病的信心,积极配合治疗和护理。

2. 责任护士应多与患者沟通、交流,了解其心理问题,给予相应的心理疏导。

3. 鼓励病友间多沟通交流提高患者对治疗、护理的依从性。

4. 指导患者和家属了解本病的知识,掌握减轻耳鸣的方法,减轻精神压力。

五、护理难点

患者易产生忧郁焦虑情绪。

解决思路如下。

1. 向患者及家属讲解疾病的病因治疗和护理,使患者逐渐接受此病的康复是一个长期过程。

2. 告知患者情志与耳鸣息息相关,应学会适当调节情绪保持心情平稳,以良好心态与耳鸣共生存。

3. 鼓励病友间沟通、交流,提高患者对治疗、护理的依从性。

六、护理效果评价

见:耳鸣(特发性耳鸣)中医护理效果评价表

见:耳鸣(特发性耳鸣)护理效果评价量表

## 附表1　耳鸣(特发性耳鸣)中医护理效果评价表

医院：　　　　科室：　　　　入院日期：　　　　出院日期：　　　　住院天数：

患者姓名：　　　性别：　　　年龄：　　　ID：　　　　文化程度：

纳入中医临床路径：是□　　否□

证候诊断：风热侵袭证□　　肝火上扰证□　　痰火郁结证□　　脾胃虚弱证□

　　　　　肾精亏损证□　　其他□

(一)护理效果评价

| 主要症状 | 主要辨证施护方法 | 中医护理技术 | 护理效果 |
| --- | --- | --- | --- |
| 耳鸣□ | 1.病情观察□<br>2.生活护理□<br>3.用药护理□<br>4.其他护理措施 | 1.穴位贴敷□　应用次数：＿＿次　应用时间：＿＿天<br>2.耳穴贴压□　应用次数：＿＿次　应用时间：＿＿天<br>3.穴位按摩□　应用次数：＿＿次　应用时间：＿＿天<br>4.耳聋治疗□　应用次数：＿＿次　应用时间：＿＿天<br>5.其他：＿＿＿　应用次数：＿＿次　应用时间：＿＿天<br>(请注明，下同) | 好　□<br>较好□<br>一般□<br>差　□ |
| 失眠□ | 1.病情观察□<br>2.用药护理□<br>3.生活护理□<br>4.情志护理□<br>5.其他护理措施 | 1.耳穴贴压□　应用次数：＿＿次　应用时间：＿＿天<br>2.穴位贴敷□　应用次数：＿＿次　应用时间：＿＿天<br>3.穴位按摩□　应用次数：＿＿次　应用时间：＿＿天<br>4.耳聋治疗□　应用次数：＿＿次　应用时间：＿＿天<br>5.其他：＿＿＿　应用次数：＿＿次　应用时间：＿＿天 | 好　□<br>较好□<br>一般□<br>差　□ |
| 心烦郁闷□ | 1.生活护理□<br>2.情志护理□<br>3.其他护理措施 | 1.穴位按摩□　应用次数：＿＿次　应用时间：＿＿天<br>2.耳穴贴压□　应用次数：＿＿次　应用时间：＿＿天<br>3.其他：＿＿＿　应用次数：＿＿次　应用时间：＿＿天 | 好　□<br>较好□<br>一般□<br>差　□ |
| 其他□<br>(请注明) | 1.<br>2.<br>3. |  | 好　□<br>较好□<br>一般□<br>差　□ |

## (二)护理依从性及满意度评价

<table>
<tr><th colspan="2" rowspan="2">评价项目</th><th colspan="3">患者对护理的依从性</th><th colspan="3">患者对护理的满意度</th></tr>
<tr><th>依从</th><th>部分依从</th><th>不依从</th><th>满意</th><th>一般</th><th>不满意</th></tr>
<tr><td rowspan="5">中医护理技术</td><td>穴位贴敷</td><td></td><td></td><td></td><td></td><td></td><td></td></tr>
<tr><td>耳穴贴压(耳穴埋豆)</td><td></td><td></td><td></td><td></td><td></td><td></td></tr>
<tr><td>穴位按摩</td><td></td><td></td><td></td><td></td><td></td><td></td></tr>
<tr><td>中药声频耳聋治疗仪治疗</td><td></td><td></td><td></td><td></td><td></td><td></td></tr>
<tr><td>声信息治疗仪治疗</td><td></td><td></td><td></td><td></td><td></td><td></td></tr>
<tr><td colspan="2">健康指导</td><td>/</td><td>/</td><td>/</td><td></td><td></td><td></td></tr>
<tr><td colspan="2">签名</td><td colspan="3">责任护士签名:</td><td colspan="3">上级护士或护士长签名:</td></tr>
</table>

## (三)对本病中医护理方案的评价

实用性强□　　实用性较强□　　实用性一般□　　不实用□

改进意见:

## (四)评价人(责任护士)

姓名:_____　技术职称:_____　完成日期:_____　护士长签字:_____

### 附表2　耳鸣(特发性耳鸣)护理效果评价量表

<table>
<tr><th rowspan="2">分级<br>症状</th><th rowspan="2">无<br>(0分)</th><th rowspan="2">轻(2分)</th><th rowspan="2">中(4分)</th><th rowspan="2">重(6分)</th><th colspan="2">实施前评价</th><th colspan="2">实施后评价</th></tr>
<tr><th>日期</th><th>分值</th><th>日期</th><th>分值</th></tr>
<tr><td>耳鸣</td><td>无</td><td>安静环境出现,间歇时间大于持续时间,有时影响睡眠、生活、工作及情绪</td><td>一般环境出现,持续时间大于间歇时间,经常影响睡眠、生活、工作及情绪</td><td>任何环境出现,持续性耳鸣,总是响睡眠、生活、工作及情绪</td><td></td><td></td><td></td><td></td></tr>
<tr><td>耳堵塞感</td><td>无</td><td>偶尔发生</td><td>经常发生</td><td>持续,不易缓解</td><td></td><td></td><td></td><td></td></tr>
</table>

(续表)

| 分级\症状 | 无(0分) | 轻(2分) | 中(4分) | 重(6分) | 实施前评价 | | 实施后评价 | |
|---|---|---|---|---|---|---|---|---|
| | | | | | 日期 | 分值 | 日期 | 分值 |
| 乏力 | 无 | 精神不振,可维持日常生活 | 精神疲乏,勉强坚持日常生活 | 精神极度疲乏,卧床 | | | | |
| 腰膝酸软 | 无 | 腰酸痛,偶有发生 | 腰酸痛,经常发生 | 持续腰痛,程度重 | | | | |
| 焦虑 | 无 | 偶有心情烦闷 | 经常心情烦躁不安 | 心烦气躁,影响工作生活 | | | | |
| 失眠 | 无 | 偶发对生活质量影响小 | 每晚发生,严度影响生活质量,伴一定症状(易有焦虑、疲乏等) | 每晚发生,严重影响生活质量,临床症状表现突出 | | | | |

## 第六节 耳胀(分泌性中耳炎)中医护理方案

### 一、常见证候要点

(一)风邪外袭,痞塞耳窍证

耳内胀闷,微痛不适,耳鸣如闻风声,自声增强,听力减退。可伴有鼻塞、流涕、头痛、发热、恶寒等症。舌质淡红,苔白,脉浮。

(二)肝胆湿热,上壅耳窍证

耳内胀闷堵塞感,耳内微痛,耳鸣如隆隆声,自声增强,重听。可伴有烦躁易怒、口苦口干、胸胁苦闷。舌红,苔黄腻,脉弦数。

(三)脾虚失运,湿浊困耳证

耳内胀闷堵塞感,听力渐降,伴有耳鸣声嘈杂,可有胸闷、纳呆、腹胀便溏、肢倦乏力、面色不华。舌质淡红,或舌体胖,边有齿痕,脉细滑或细缓。

### 二、常见症状/证候施护

(一)耳部胀闷

1.观察患者耳胀的性质、程度及伴发症状,有无耳部刺痒疼痛。

2.指导患者保持外耳道清洁干燥,鼓膜穿刺后注意用耳卫生,禁用滴耳剂,避免感染。

3.遵医嘱给予疏风消肿通窍的中药滴鼻,使鼻窍及耳窍通畅,减轻堵塞。

4.遵医嘱耳部微波治疗,成人每次5瓦,13分钟,儿童5瓦,10分钟。

5.遵医嘱指导患者行咽鼓管自行吹张法;指导患者调整好呼吸,闭唇合齿,用拇、食二指捏紧双前鼻孔,然后用力鼓气,使气体经咽鼓管咽口进入中耳,此时感觉鼓膜突然向外膨出,并有哄然之声,每日1次。若耳痛较甚,鼓膜充血,或鼻塞涕多者,不宜进行咽鼓管吹张。

(二)耳鸣耳聋

1.观察耳鸣的性质、音调高低、耳聋程度是否在喷嚏、擤鼻时好转。

2.指导患者正确进行鼓膜按摩,减轻耳内不适。

3.指导患者注意用耳卫生,避免噪声刺激,勿长时间戴耳机。

4.加强巡视,及时了解患者所需,与患者交流时耐心仔细,必要时进行书面交流。

5.遵医嘱给予中药声频耳聋治疗,观察治疗后的效果和反应。

6.遵医嘱给予声信息治疗仪治疗。

7.告知患者睡前用中药浴足或者双手摩擦足底涌泉穴,使其发热,有引火归原的作用,以减轻耳鸣。

### 三、中医特色治疗护理

(一)药物治疗

1.内服中药。

2.注射给药。

(二)特色技术

1.穴位贴敷。

2.耳穴贴压(耳穴埋豆)。

3.声信息治疗。

4.咽鼓管吹张术。

5.中药声频耳聋治疗。

6.耳部微波。

### 四、健康指导

(一)生活起居

1.起居有节,注意用耳卫生,避免耳内进水,避免噪声刺激,勿久戴耳机。

2.加强体育锻炼,增强机体抵抗力,根据患者年龄、病情等选择合适的运动,如太极拳、散步等。

3.适时增减衣服,预防感冒,因感冒可使咽鼓管黏膜肿胀,通气功能下降,诱发或加重耳胀症状。

4.忌掏耳朵,防止损伤外耳道和鼓膜。

5. 指导患者戒烟限酒,忌食辛辣之品。

(二)饮食指导

1. 风邪外袭、痞塞耳窍证　宜食疏风清热、营养丰富、含维生素多的食物。如新鲜的薄荷、桔梗,有疏风、宣肺作用。新鲜的蔬菜和水果、鸡汤、蔬菜汤、胡萝卜汤、芋头汤、菠菜汤等,都是绝佳的食疗品。

2. 肝胆湿热、上壅耳窍证　宜食疏肝利胆的食品,如苦瓜、蒲公英、白菜、百合、薏苡仁,木耳等,忌食壅阻气机的食品,如豆类、红薯、南瓜等。

3. 脾虚失运、湿浊困耳证　宜食健脾祛湿的食品,如百合薏苡仁粥、山药、南瓜、玉米、赤小豆等,忌生冷刺激的食物。

(三)情志调理

1. 告知患者及家属本病的特殊性,向患者介绍有关疾病知识及治疗成功经验,增强患者信心,鼓励患者积极面对疾病。

2. 指导患者怡情养性,保持心情舒畅,情绪稳定,忌暴怒抑郁。使患者知晓情志与耳鸣耳聋息息相关。

3. 适当增加户外活动及社会交往,培养健康的兴趣爱好,以放松身心。

## 五、护理难点

病情反复使患者易产生悲观失望情绪。

解决思路如下。

1. 向患者及家属讲解疾病的发生发展及转归,使患者逐渐接受此病的康复是一个长期过程。

2. 鼓励病友间沟通、交流,提高患者对治疗、护理的依从性。

3. 鼓励患者参与耳鸣耳聋自助小组。互相交流各自的耳鸣耳聋体验和改善方法,进行简单的娱乐活动,以助找到缓解耳鸣的方法。

## 六、护理效果评价

附:耳胀(分泌性中耳炎)中医护理效果评价表

附:耳胀(分泌性中耳炎)护理效果评价量表

### 附表1　耳胀(分泌性中耳炎)中医护理效果评价表

医院:　　　　科室:　　　　入院日期:　　　　出院日期:　　　　住院天数:

患者姓名:　　　性别:　　　年龄:　　　ID:　　　　文化程度:

纳入中医临床路径:是□　否□

证候诊断:风邪外袭,痞塞耳窍证□　　肝胆湿热,上壅耳窍证□

　　　　　脾虚失运,湿浊困耳证□　　其他□

## (一)护理效果评价

| 主要症状 | 主要辨证施护方法 | 中医护理技术 | 护理效果 |
|---|---|---|---|
| 耳部胀闷□ | 1.病情观察□<br>2.生活护理□<br>3.用药护理□<br>4.其他护理措施 | 1.穴位贴敷□ 应用次数：____次 应用时间：____天<br>2.耳穴贴压□ 应用次数：____次 应用时间：____天<br>3.穴位按摩□ 应用次数：____次 应用时间：____天<br>4.耳部微波□ 应用次数：____次 应用时间：____天<br>5.其他：____ 应用次数：____次 应用时间：____天<br>（请注明,下同） | 好 □<br>较好□<br>一般□<br>差 □ |
| 耳鸣耳聋□ | 1.病情观察□<br>2.用药护理□<br>3.生活护理□<br>4.其他护理措施 | 1.耳穴贴压□ 应用次数：____次 应用时间：____天<br>2.穴位贴敷□ 应用次数：____次 应用时间：____天<br>3.穴位按摩□ 应用次数：____次 应用时间：____天<br>4.耳聋治疗□ 应用次数：____次 应用时间：____天<br>5.其他：____ 应用次数：____次 应用时间：____天 | 好 □<br>较好□<br>一般□<br>差 □ |
| 其他□<br>（请注明） | 1.<br>2.<br>3. | | 好 □<br>较好□<br>一般□<br>差 □ |

## (二)护理依从性及满意度评价

| 评价项目 | | 患者对护理的依从性 | | | 患者对护理的满意度 | | |
|---|---|---|---|---|---|---|---|
| | | 依从 | 部分依从 | 不依从 | 满意 | 一般 | 不满意 |
| 中医护理技术 | 穴位注射 | | | | | | |
| | 穴位贴敷 | | | | | | |
| | 耳穴贴压(耳穴埋豆) | | | | | | |
| | 耳部微波 | | | | | | |
| | 中药声频耳聋治疗仪治疗 | | | | | | |
| | 声信息治疗仪治疗 | | | | | | |
| | 健康指导 | / | / | / | | | |
| 签　　名 | | 责任护士签名： | | | 上级护士或护士长签名： | | |

(三)对本病中医护理方案的评价

实用性强□　　实用性较强□　　实用性一般□　　不实用□

改进意见:

(四)评价人(责任护士)

姓名:_____　技术职称:_____　完成日期:_____　护士长签字:_____

### 附表2　耳胀(分泌性中耳炎)护理效果评价量表

| 分级<br>症状 | 无<br>(0分) | 轻(2分) | 中(4分) | 重(6分) | 实施前评价 ||实施后评价||
|---|---|---|---|---|---|---|---|---|
| | | | | | 日期 | 分值 | 日期 | 分值 |
| 耳内胀闷 | 无 | 偶尔发生 | 经常发生 | 持续,不易缓解 | | | | |
| 听力损失 | 无 | 近距离听一般谈话无困难,听力计检查纯音和语言,听阈 26~40 dB | 近距离听话感到困难,听阈41~90 dB | 听不到耳边大声呼喊的声音,纯音测听,听阈超过91 dB | | | | |
| 耳鸣 | 无 | 偶有耳鸣 | 耳鸣较重,常出现 | 耳如蝉鸣,影响生活 | | | | |
| 头痛 | 无 | 轻微头痛,时作时止 | 头痛可忍,持续不止 | 头痛难忍,上冲额顶 | | | | |
| 胸闷 | 无 | 轻微胸憋 | 胸闷明显,时见太息 | 胸闷如窒 | | | | |
| 乏力 | 无 | 精神不振,可维持日常生活 | 精神疲乏,勉强坚持日常生活 | 精神极度疲乏,卧床 | | | | |

# 附 录

## 附录1 中药应用注意事项

### 一、内服汤剂

1. 服药时间　一般情况下,每剂药分2~3次服用,具体服药时间可根据药物的性能、功效、病情遵医嘱选择适宜的服药时间。例如,解表药、清热药宜饭前1小时服用,服用解表剂应避风寒,或增衣被,或辅之以粥以助汗出;消食化积药通常饭后服;泻下药宜饭前服;驱虫药应在早晨空腹服;安神药宜睡前服;补益药宜空腹服;驱虫药宜空腹服,尤以睡前服用为妥,忌油腻、香甜食物;急诊用药遵医嘱。

2. 服药温度　一般情况宜采用温服法,对有特殊治疗需要的情况应遵医嘱服用。

3. 服药剂量　成人一般每次服用200 mL,心衰及限制入量的患者每次宜服100 mL,老年人、儿童应遵医嘱服用。

### 二、内服中成药

1. 内服中成药一般用温开水(或药引)送服,散剂用水或汤药冲服。

2. 用药前仔细询问过敏史,对过敏体质者,提醒医师关注。

3. 密切观察用药反应,对婴幼儿、老年人、孕妇等特殊人群尤应注意,发现异常,及时报告医师并协助处理。

4. 服用胶囊不能锉碎或咬破;合剂、混悬剂、糖浆剂、口服液等不能稀释,应摇匀后直接服用;如番泻叶、胖大海等应用沸水浸泡后代茶饮。

### 三、中药注射剂

1. 用药前认真询问患者药物过敏史。

2. 按照药品说明书推荐的调配要求、给药速度予以配置及给药。

3. 中药注射剂应单独使用,现配现用,严禁混合配伍。

4. 中西注射剂联用时,应将中西药分开使用,前后使用间隔液。

5. 除有特殊说明,不宜2个或2个以上品种同时共用一条静脉通路。

6. 密切观察用药反应,尤其对老年人、儿童、肝肾功能异常等特殊人群和初次使用中药注射剂的患者尤应加强巡视和监测,出现异常,立即停药,报告医师并协助处理。

7. 发生过敏反应的护理

(1) 立即停药,更换输液管路,通知医师。

(2) 封存发生不良反应的药液及管路,按要求送检。

(3) 做好过敏标识,明确告知患者及家属,避免再次用药。

(4) 过敏反应治疗期间,指导患者清淡饮食,禁食鱼腥发物。

**四、外用中药的使用**

使用前注意皮肤干燥、清洁,必要时局部清创。应注意观察用药后的反应,如出现灼热、发红、瘙痒、刺痛等局部症状时,应及时报告医师,协助处理;如出现头晕、恶心、心慌、气促等症状,应立即停止用药,同时采取必要的处理措施,并报告医师。过敏体质者慎用。

# 附录2　特色技术应用注意事项

**一、耳穴贴压(耳穴埋豆)**

1. 遵医嘱实施耳穴贴压(耳穴埋豆),准确选择穴位。

2. 护理评估

(1) 耳部皮肤情况,有炎症、破溃、冻伤的部位禁用。

(2) 对疼痛的耐受程度。

(3) 女性患者妊娠期禁用。

3. 用探针时力度应适度、均匀,准确探寻穴区内敏感点。

4. 耳部用75%乙醇擦拭待干。

5. 观察患者情况,若有不适应立即停止,并通知医师配合处理。

6. 常规操作以单耳为宜,一般可留置3~7天,两耳交替使用。指导患者正确按压。

7. 观察

(1) 耳穴贴是否固定良好。

(2) 症状是否缓解或减轻。

(3) 耳部皮肤有无红、肿、破溃等情况。

8. 操作完毕后,记录耳穴贴压(耳穴埋豆)的部位、时间及患者感受等情况。

**二、艾灸**

1. 遵医嘱实施艾灸,选用适当的艾灸方式,如艾炷灸、艾条灸、艾盒灸等。

2. 护理评估

(1) 施灸的皮肤情况。

(2) 患者对艾灸气味的接受程度。

(3)颜面部、大血管部位、孕妇腹部及腰骶部不宜施灸。

3. 注意室内温度的调节,保持室内空气流通。

4. 取合理体位,充分暴露施灸部位,注意保暖及保护隐私。

5. 施灸部位宜先上后下,先灸头顶、胸背,后灸腹部、四肢。

6. 施灸过程中询问患者有无灼痛感,调整距离,及时将艾灰弹入弯盘,防止灼伤皮肤。

7. 注意施灸的时间,如失眠症要在临睡前施灸,不要在饭前空腹或饭后立即施灸。

8. 施灸后局部皮肤出现微红灼热,属于正常现象。如灸后出现小水疱时,无须处理,可自行吸收。如水疱较大时,需立即报告医师,遵医嘱配合处理。

9. 施灸完毕,立即将艾炷或艾条放置熄火瓶内,熄灭艾火。

10. 初次使用灸法时,以小剂量、短时间为宜,待患者耐受后,逐渐增加剂量。

11. 操作完毕后,记录患者施灸的方式、部位、施灸处皮肤及患者感受等情况。

### 三、拔火罐

1. 遵医嘱实施拔火罐,正确选择拔火罐部位及方法。

2. 护理评估

(1)拔火罐部位的皮肤情况,有皮肤溃疡、水肿、毛发较多处及大血管处不宜拔火罐。

(2)对疼痛的耐受程度。

(3)高热抽搐及凝血机制障碍者忌拔火罐。

(4)女性患者妊娠期腰骶部禁用。

3. 取合理体位,充分暴露拔火罐部位,注意保暖及保护隐私。

4. 操作前检查罐口是否光滑、有无裂缝。根据不同部位,选用大小适宜的火罐。

5. 拔火罐过程中观察火罐吸附情况和皮肤颜色。注意询问患者感觉,如有不适,及时起罐,防止烫伤。

6. 拔火罐时动作要稳、准、快,起罐时切勿强拉。

7. 在使用多罐时,火罐排列的距离适宜,否则因火罐牵拉会产生疼痛。

8. 起罐后,一般局部皮肤呈现红晕或发绀(瘀血),为正常现象,会自行消退。如局部瘀血严重者,不宜在原位再拔。如局部出现小水疱,可不必处理;如水疱较大,消毒局部皮肤后,用注射器吸出液体,覆盖消毒敷料。

9. 操作完毕后,记录拔火罐的部位、时间及患者的感受等情况。

### 四、刮痧

1. 遵医嘱实施刮痧治疗,根据部位选择适宜的刮痧用具。

2. 护理评估

(1)评估患者体质和皮肤情况,体形消瘦者慎用,局部皮肤瘀斑、水疱、瘢痕、炎症、破溃、有出血倾向等情况者禁止刮痧。

(2)评估患者证候表现,遵医嘱辨证选择刮痧油及刮痧方向。

(3)评估患者耐受能力,确定手法轻重。

(4)女性患者月经期或妊娠期禁用。

3. 室温保持在 22～24℃,暴露刮痧部位,注意保暖和隐私保护。

4. 刮痧手法以患者能耐受为度,局部皮肤发红或有紫色痧点为宜,但不强求出痧,禁用暴力。

5. 刮痧时不可过饥过饱,宜饭后 1～2 小时后刮痧。

6. 关节部位、脊柱、头面部禁止采用重手法,刮痧时间相对较短。

7. 糖尿病患者皮肤耐受性差,血管脆性增加,刮痧的力度不宜太大,速度不宜太快,时间不宜太长。下肢静脉曲张及下肢浮肿者,宜从下往上刮。

8. 刮痧过程中询问患者有无不适,如果出现头晕、恶心,甚至晕厥等现象称为晕痧,应立即停止,迅速让其平卧,饮一杯糖盐水,报告医师配合处理。

9. 告知

(1)操作前:刮痧时局部可有疼痛、灼热感。

(2)操作中:出现头晕、恶心、四肢无力等情况,应及时告知。

(3)治疗后:刮痧部位可出现痧点或瘀斑为出痧,出痧后 1～2 天,皮肤可能轻度疼痛、发痒,属正常现象。刮痧后局部注意保暖,多喝热水,避风寒,3 小时内避免洗浴。

10. 操作完毕后,记录实施的部位、时间及患者的感受等情况。

### 五、穴位按摩

1. 遵医嘱实施穴位按摩。

2. 护理评估

(1)按摩部位皮肤情况。

(2)对疼痛的耐受程度。

(3)女性患者月经期或妊娠期禁用。

3. 操作者应修剪指甲,以防损伤患者皮肤。

4. 操作时用力要均匀、柔和,注意为患者保暖及保护隐私。

5. 操作时要密切观察患者的反应,如有不适应停止按摩并做好相应的处理。

6. 操作完毕后,记录按摩穴位、手法、按摩时间及患者感受等。

### 六、穴位贴敷

1. 遵医嘱实施穴位贴敷。

2. 护理评估

(1)贴敷部位的皮肤情况。

(2)女性患者妊娠期禁用。

3. 充分暴露贴敷部位,同时注意保暖并保护隐私。

4. 膏药的摊制厚薄要均匀,一般以 0.2~0.3 cm 为宜,并保持一定的湿度。

5. 观察局部及全身情况,若出现红疹、瘙痒、水疱等过敏现象,停止使用,立即报告医师,遵医嘱予以处理。

6. 贴敷期间,应避免食用寒凉、过咸的食物,避免烟酒、海味、辛辣及牛羊肉等食物。

7. 操作完毕后,记录贴敷的穴位、时间及患者感受等。

### 七、穴位注射

1. 遵医嘱实施穴位注射。

2. 遵医嘱正确用药,注意药物配伍禁忌。

3. 护理评估

(1)当前主要症状、既往史及药物过敏史。

(2)穴位注射部位的局部皮肤情况。

4. 严格遵守无菌操作规程,防止感染。

5. 注射时避开血管丰富部位,避免药物注入血管内。患者有触电感时,针尖应向外退出少许后再进行注射。

6. 注意观察用药后反应,如有不适,报告医师并配合处理。

7. 操作完毕后,记录穴位注射的部位、药物、剂量及患者感受。

### 八、药熨法

1. 遵医嘱实施药熨法。

2. 按医嘱准备药熨所用药物,并将其装入布袋中,制作成温度为 60~70℃ 的中药热罨包。

3. 护理评估

(1)药熨部位的皮肤情况。

(2)既往史及药物过敏史。

(3)对热的耐受程度。

(4)女性患者月经期或妊娠期腹部禁用。

4. 药熨前嘱患者排空小便。

5. 选择合理体位。

6. 药熨中保持药袋的温度,冷却后应及时更换或加热。温度以患者耐受为宜,一般不宜超过70℃,老年人、婴幼儿及感觉障碍者药袋温度不宜超过50℃,以免发生烫伤。

7. 观察患者反应及皮肤情况,若患者感到疼痛或出现红疹、瘙痒、水疱时,立即停止操作,报告医师,并配合处理。

8. 操作完毕后，记录药熨的温度、部位、实施时间及患者感受等。

## 九、中药保留灌肠

1. 遵医嘱实施中药保留灌肠。

2. 护理评估

（1）肛周皮肤有无红肿、破溃。

（2）有无药物过敏史。

（3）操作前应了解病变的部位，以便掌握灌肠时的卧位和肛管插入的深度。

（4）近期有无实施肛门、直肠、结肠等手术，有无大便失禁。

3. 操作时注意保暖及保护患者隐私。

4. 操作前嘱患者排空大便，必要时遵医嘱先行清洁灌肠。

5. 药液温度应保持在39～41℃，过低可使肠蠕动加强，腹痛加剧；过高则引起肠黏膜烫伤或肠管扩张，产生强烈便意，致使药液在肠道内停留时间短，吸收少。

6. 抬高臀部10 cm，肛管插入肛门10～15 cm。采用直肠滴注法时，药液液面距肛门30～40 cm，滴速每分钟60～80滴，每次灌注量不超过200 mL。

7. 在晚间睡前灌肠，灌肠后不再下床活动。药液灌注完毕后，协助患者取舒适卧位，并尽量保留药液1小时以上，以提高疗效。

8. 中药保留灌肠后，患者大便次数增加，需注意对肛周皮肤的观察及保护，必要时可局部涂抹油剂或膏剂。

9. 操作过程中询问患者的感受，并嘱患者深呼吸，可减轻便意，延长药液的保留时间。如有不适应立即停止灌肠并通知医师做好相应处理。

10. 操作完毕后，记录灌肠时间、保留时间及患者排便的情况。

## 十、中药全结肠灌洗

1. 遵医嘱实施中药全结肠灌洗，正确配制结肠灌洗液。

2. 护理评估

（1）是否有肠道疾病、肠道手术史等。

（2）药物过敏史。

3. 患者宜取左侧卧位，注意保暖及保护患者隐私。

4. 灌洗前做好肠道准备。遵医嘱先清洁灌肠，后结肠灌洗。

5. 灌洗置管深度为50 cm，置管动作轻柔，避免损伤肠腔。

6. 药液温度以37～39℃为宜。

7. 治疗过程观察患者生命体征、面色及感受；治疗结束后观察排便、肠功能情况。

8. 指导患者加强肛周卫生，防止出现破溃或湿疹。

9. 操作完毕后，记录灌肠时间、置管深度、药量、排便情况及患者感受等。

### 十一、中药离子导入

1. 遵医嘱实施中药离子导入。

2. 护理评估

(1) 评估离子导入部位皮肤。

(2) 孕妇、婴儿慎用。

(3) 药物、皮肤过敏者慎用。

3. 操作前告知患者中药离子导入的过程及注意事项,如有不适,报告医师并做相应处理。

4. 操作环境宜温暖,暴露治疗部位,保护患者隐私,注意为患者保暖。

5. 遵医嘱选择处方并调节电流强度,治疗过程中询问患者的感受,如有不适及时调整电流强度。

6. 观察患者局部及全身的情况,若出现红疹、瘙痒、水疱等情况,立即报告医师,遵医嘱予以处置。

7. 操作完毕后,记录中药离子导入的皮肤情况及患者感受等。

### 十二、中药泡洗

1. 遵医嘱实施中药泡洗。

2. 护理评估

(1) 评估中药泡洗部位的皮肤,有皮损者慎用。

(2) 严重心肺功能障碍、出血性疾病的患者禁用。

(3) 药物、皮肤过敏者慎用。

(4) 评估患者下肢对温度的感知觉。

3. 操作前告知患者中药泡洗的过程及注意事项,如有不适,及时与医务人员沟通。

4. 空腹及餐后 1 小时内不宜泡洗。餐后立即泡洗可因局部末梢血管扩张而影响消化。

5. 操作环境宜温暖,关闭门窗,注意为患者保暖及隐私保护。

6. 充分暴露泡洗部位,药液以浸过患者双足踝关节为宜。

7. 药液温度一般以 37~40℃ 为宜,泡洗时间不宜过长,以 20~30 分钟为宜。考虑病种的差异性,以防烫伤。

8. 治疗过程中观察患者局部及全身的情况,如出现红疹、瘙痒、心悸、汗出、头晕目眩等症状,立即报告医师,遵医嘱配合处理。

9. 泡浴后以浅色毛巾轻轻拭干皮肤,注意拭干指(趾)间皮肤,指(趾)甲长者给予修剪。

10. 患者实施中药泡洗后,嘱患者饮 200 mL 温开水。

11. 操作完毕后,记录泡洗的温度、时间、泡洗部位皮肤情况及患者感受等。

### 十三、中药塌渍

1. 遵医嘱实施中药塌渍。

2. 护理评估

(1) 皮肤感知觉,迟钝者掌握适宜的温度。

(2) 皮肤对中药过敏者或婴幼儿慎用。

(3) 治疗部位皮肤有水疱、瘢痕、破溃、活动性出血或有出血倾向者禁用。

3. 充分暴露治疗部位,注意保暖及保护隐私。

4. 根据治疗部位选择适宜的药垫,药液均匀浸泡,干湿度适中,以不滴水为宜。

5. 药液温度以皮肤耐受为度,不可过热,以免烫伤皮肤;若药液已冷,可再加热后浸泡。热塌、罨敷的温度宜在 45~60℃。

6. 治疗中注意巡视和观察,如局部皮肤出现红疹、瘙痒、泛红或水疱时,应停止治疗,报告医师并配合处理。

7. 操作完毕后,记录实施部位皮肤情况及患者的感受等。

### 十四、中药湿敷

1. 遵医嘱正确选择药物,实施中药湿敷。

2. 护理评估

(1) 患者湿敷部位的皮肤。

(2) 药物/皮肤过敏者慎用;疮疡脓肿迅速扩散者不宜湿敷。

3. 暴露湿敷部位,注意保暖并保护隐私。

4. 用 5~6 层纱布浸透药液,干湿度适中,以不滴水为宜。注意药液温度,一般以 38~41℃ 为宜,防止烫伤。

5. 操作中观察局部皮肤反应,如出现苍白、红斑、水疱、痒痛或破溃等症状时,立即停止治疗,报告医师,遵医嘱对症处理。

6. 如有特殊专科用药,遵医嘱给予相应护理。

7. 注意消毒隔离,避免交叉感染。

8. 操作完毕,记录湿敷部位、时间、温度及患者感受等。

### 十五、中药外敷

1. 遵医嘱实施中药外敷。

2 护理评估

(1) 评估中药外敷部位皮肤的情况。

(2) 评估患者对温度的感知觉。

(3) 药物、皮肤过敏者慎用。

（4）婴幼儿患者慎用。

3. 操作前告知患者中药外敷的过程及注意事项，如有不适，及时报告医师，予以相应处理。

4. 操作环境宜温暖。

5. 充分暴露敷药部位，注意为患者保暖及保护隐私。

6. 遵医嘱确定敷药部位，敷药面积应大于患处。

7. 中药涂抹厚薄均匀，保持一定湿度，外固定敷料松紧适宜。

8. 观察患者局部及全身情况，若出现红疹、瘙痒、水疱等现象，立即报告医师，遵医嘱配合处理。

9. 操作完毕后，记录中药外敷部位的皮肤情况及患者的感受等。

### 十六、中药熏洗

1. 遵医嘱实施中药熏洗。

2. 护理评估

（1）熏洗部位皮肤情况。

（2）药物、皮肤过敏者慎用。

（3）孕妇及经期妇女不宜坐浴及外阴部熏洗。

（4）心、肺、脑病患者，水肿患者，体质虚弱及老年患者慎用。

3. 操作前告知患者中药熏洗的过程及注意事项，如有不适，及时与医务人员沟通。

4. 操作环境宜温暖，关闭门窗。

5. 暴露熏洗部位，注意遮挡，注意为患者保暖及保护隐私。

6. 熏蒸药液温度以 50~70℃ 为宜，当药液温度降至 37~40℃ 时，方可坐浴、冲洗，以防烫伤。

7. 熏洗时间不宜过长，以 20~30 分钟为宜。

8. 治疗过程中询问患者的感受，及时调节药液温度。

9. 中药熏洗后要休息 30 分钟方可外出，防止外感。

10. 操作中观察患者局部及全身的情况，若有不适，立即报告医师，遵医嘱处理。

11. 操作完毕后，记录中药熏洗时间、温度及熏洗处皮肤情况及患者感受等。

### 十七、中药熏蒸

1. 遵医嘱实施中药熏蒸。

2. 护理评估

（1）观察熏蒸部位的皮肤情况。

（2）心、肺、脑病患者，水肿患者，体质虚弱及老年患者慎用。

（3）药物、皮肤过敏者慎用。

3. 操作前告知患者中药熏蒸的过程及注意事项,如有不适,及时与医务人员沟通。

4. 操作环境宜温暖,关闭门窗。

5. 暴露熏蒸部位,注意遮挡,保护患者隐私及注意保暖。

6. 熏蒸药液温度以 50～70℃ 为宜。

7. 熏蒸时间不宜过长,以 20～30 分钟为宜。

8. 熏蒸时在熏蒸部位加熏蒸罩,以免蒸汽流失,影响疗效。

9. 治疗过程中询问患者的感受,及时调节药液温度。

10. 治疗过程中观察患者局部及全身的情况,若有不适,立即停止操作,报告医师,遵医嘱予以处置。

11. 熏蒸完毕时清洁局部皮肤,协助着衣,30 分钟后方可外出,防止汗出当风。

12. 操作完毕后,记录熏蒸时间、温度、熏蒸处皮肤情况及患者感受等。

### 十八、中药药浴

1. 遵医嘱实施中药药浴。

2. 护理评估

(1) 急性传染病、严重心肺脑疾患、严重贫血、妇女妊娠及月经期、软组织损伤、急性出血等疾患的患者禁用。

(2) 药物、皮肤过敏者慎用。

3. 操作前告知患者中药药浴的过程及注意事项,如有不适,及时与医务人员沟通。

4. 空腹及餐后 1 小时内不宜药浴。

5. 操作环境宜温暖,关闭门窗,室内要通风。

6. 注意药浴温度及水位的控制。

7. 药浴过程中要加强巡视。对汗出较多者,可嘱其饮温盐水,以防虚脱。观察患者局部及全身的情况,如出现红疹、瘙痒、心悸、汗出、头晕目眩等症状,立即报告医师,遵医嘱配合处理。

8. 药浴时间不宜过长,以 20～30 分钟为宜。

9. 当药浴结束后,应嘱患者动作宜缓,防止直立性低血压。

10. 年老体弱者进行药浴时,应专人全程陪伴。

11. 药浴室内应配有抢救药品、物品。

12. 注意消毒隔离,防止交叉感染。

13. 操作完毕后,记录药浴的温度、时间、皮肤情况及患者感受等。

### 十九、中药蜡疗

1. 遵医嘱实施中药蜡疗,准确选择部位。

2. 护理评估

(1)肢体皮肤情况,有炎症、破溃、冻伤的部位禁用。

(2)肢体功能活动和感觉,对热度的耐受程度。

3. 注意室内温度的调节,保持室内温湿度适宜。

4. 取合理体位,充分暴露治疗部位,注意保暖及保护隐私。

5. 将恒温箱中取出的中药蜡饼趁热用中单包裹紧贴皮肤于治疗部位,盖被,局部保暖。

5. 观察患者情况,询问患者的感觉,指导患者放松体位。

6. 治疗时间30分钟。

7. 操作完毕后,记录蜡疗的部位、时间及患者感受等情况。

## 二十、脐灸

1. 遵医嘱实施脐灸,选择穴位:神阙穴。

2. 护理评估

(1)施灸的皮肤情况。

(2)患者对艾灸气味的接受程度。

3. 注意室内温度的调节,保持室内空气流通。

4. 取仰卧位,充分暴露施灸部位,注意保暖及保护隐私。

5. 脐孔内加入药粉,面团置于脐上,点燃艾炷放于面圈内,配合红外线灯照射。

6. 施灸过程中询问患者有无灼痛感,调整距离,及时将艾灰清理入弯盘,防止灼伤皮肤。

7. 施灸共3柱,每柱时间20分钟,每次治疗1小时左右,及时更换艾炷。

8. 施灸后局部皮肤出现微红灼热,属于正常现象。如灸后出现小水疱时,无须处理,可自行吸收。如水疱较大时,需立即报告医师,遵医嘱配合处理。

9. 施灸完毕,以敷贴将药粉封于脐部内,24小时后揭开,温水清洗脐孔,注意保暖。

10. 操作完毕后,记录患者施灸的方式、部位、施灸处皮肤及患者感受等情况。

## 二十一、督灸

1. 遵医嘱实施督灸,选择施灸部位:督脉(大椎穴至腰俞穴)。

2. 护理评估

(1)施灸的皮肤情况。

(2)患者对艾灸气味的接受程度。

3. 注意室内温度的调节,保持室内空气流通。

4. 取俯卧位,充分暴露施灸部位,注意保暖及保护隐私。

5. 沿脊柱正中从上至下铺匀督灸粉、铺桑皮纸、铺姜绒,点燃艾炷放于姜蓉之上,配合红外线灯照射。

6. 施灸过程中询问患者有无灼痛感,调整距离,及时将艾灰清理入弯盘,防止灼伤皮肤。

7. 施灸共3壮,每壮时间30分钟,每次治疗1.5小时左右,及时更换艾炷。

8. 施灸后局部皮肤出现微红灼热,属于正常现象。如灸后出现小水疱时,无须处理,可自行吸收。如水疱较大时,需立即报告医师,遵医嘱配合处理。

9. 施灸完毕,休息10~20分钟再活动,注意保暖。

11. 操作完毕后,记录患者施灸的方式、部位、施灸处皮肤及患者感受等情况。

# 附录3  物理疗法的方法及注意事项

## 一、背部叩击法

【方法】

1. 协助患儿坐位或侧卧位。

2. 操作者五指并拢呈弓形,用中等以患儿能承受为宜的力量、以腕关节的力量,以每分钟40~50次的频率由下至上、由外至内叩击。

3. 每次10~15分钟。

4. 同时指导患儿深呼吸气后用力咳痰。咳嗽时嘱患儿身体略向前倾,腹肌用力收缩、在深吸气后屏气3~5秒再咳嗽,重复数次。

5. 咳嗽后注意心律,有无缺氧,听诊呼吸音。如果心率增加每分钟20次,喘息、缺氧则应暂缓咳痰,并予以吸氧。

【注意事项】

1. 叩击的时间和强度应根据患者的具体情况而定,应在饭前30分钟或饭后2小时进行。每日2~3次,每次5~10分钟。若痰多,可增加次数。

2. 由下至上、由外至内叩击,叩击的相邻部位应重叠1/3,力量中等。

3. 若患儿咳嗽反应弱,则在吸气后给予刺激——按压及横向滑动胸骨上窝的气管,以使咳嗽。

4. 咳痰前可雾化吸入。

## 二、有效咳嗽

【方法】

1. 指导患儿尽可能采用坐位,先进行深而慢的腹式呼吸5~6次,然后深吸气至膈肌完全下降,屏气3~5秒。

2. 继而缩唇,缓慢的经口将肺内气体呼出,再深吸一口气,屏气3~5秒,身体前倾,从胸腔进行2~3次短促有力的咳嗽,咳嗽的同时收缩腹肌,或用手按压上腹部,帮助痰液咳出。

【注意事项】

1. 不宜在空腹、饱餐时进行,宜在餐前或餐后 1~2 小时为宜。

2. 有效咳嗽时,可让患儿怀抱枕头。

### 三、腹式呼吸

【方法】

1. 患儿取坐卧或平卧位,两膝半屈或膝下垫小枕,使腹肌放松。

2. 一手放在腹部肚脐,一手放在胸部。用鼻缓慢吸气使膈肌最大幅度下降,腹部松弛。腹部手感向上抬起,胸部手在原位不动,抑制胸廓运动。

3. 呼气时,腹肌收缩,胸部保持不动。

4. 循环往复,保持每一次呼吸的节奏一致。细心体会腹部的一起一落。

5. 每日进行锻炼,时间由短到长,经过一段时间的练习之后,就可以将手拿开,只是用意识关注呼吸过程即可。

【注意事项】

1. 呼吸要深长而缓慢。

2. 用鼻吸气用口呼气。

3. 一呼一吸掌握在 15 秒左右。即深吸气(鼓起肚子)3~5 秒,屏息 1 秒,然后慢呼气(回缩肚子)3~5 秒,屏息 1 秒。

4. 每次 5~10 分钟。

### 四、缩唇呼吸

【方法】

1. 患者取端坐位,双手扶膝,舌尖放在下颌牙齿内底部,舌体略弓起靠近上颌硬腭、软腭交界处,以增加呼气气流的阻力,口唇缩成"吹口哨"状。吸气时让气体从鼻孔进入,这样吸入肺部的空气经鼻腔黏膜的吸附、过滤、湿润、加温可以减少对咽喉、气道的刺激,并有防止感染的作用。

2. 每次吸气后不要忙于呼出,宜稍屏气片刻再行缩唇呼气,呼气时缩拢口唇呈吹哨样,使气体通过缩窄的口形徐徐将肺内气体轻轻吹出。

3. 尽量深吸慢呼,吸气和呼气时间比为 1:2,每分钟呼吸 7~8 次。

4. 每日练习 2 次,每次 5~10 分钟,就能逐渐延长呼气时间,降低呼吸频率。

【注意事项】

1. 不宜在空腹、饱餐时进行,宜在餐前或餐后 1~2 小时为宜。

2. 全身肌肉要放松,节奏要自然轻松,动作由慢而快。

3. 不可操之过急,要长期坚持锻炼。

4. 根据病情进行，以患儿不感到疲劳为宜。

# 附录4 "中医护理效果评价表"填表说明

1. 证候诊断　"辨证分型"要根据本病的中医护理方案书写，在相应的证型后划"√"，如有其他分型填写在"其他"一栏。

2. 主要症状　指中医护理方案中涉及的本疾病的主要症状，以及方案未涉及但在具体患者病程中表现出的主要症状。根据患者病情在相应的症状下划"√"。

3. 主要辨证施护方法　指临床护理工作中针对某一主要症状采取的关键护理措施，不包含一般护理措施，如生活起居、环境等常规护理。在相应的护理措施后划"√"。

4. 中医护理技术

（1）指依据本病的中医护理方案，针对主要症状采取的中医护理技术。护理方案中未涉及但临床实际应用的，可在"其他"一栏补充说明。

（2）"应用次数"指在患者住院期间，应用某一项中医护理技术的次数。

"应用时间"指在患者住院期间，应用某一项中医护理技术的合计天数。

若针对不同症状采用了同一种护理技术，应分别填写应用次数，但应在表后说明该项技术应用的总次数和总天数，以免重复计算。

5. 护理效果　指针对某一主要症状，实施"主要辨证施护方法"及"中医护理技术"后症状的改善情况。根据患者某症状实际缓解程度，在相应的项目后划"√"。

6. 患者对护理依从性及满意度评价

（1）"中医护理技术"指为患者实施的中医护理技术。根据临床实施情况如实填写。

（2）"健康指导"只填写患者对责任护士实施本病中医护理健康指导的满意度（不填写依从性）。

（3）"患者对护理的依从性"由责任护士填写，"患者对护理的满意度"由上级护士或护士长填写。

7. 对本病中医护理方案的评价

（1）由落实"中医护理方案"的责任护士填写。根据临床应用情况，在相应的选项后划"√"。

（2）改进意见指针对本病的中医护理方案提出意见和建议，请用文字表述。